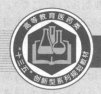

高等教育医药类"十三五"创新型系列规划教材

药事管理学

孙桂芝　罗斌华　主　编
熊大维　夏明莉　副主编

U0301612

化学工业出版社

·北京·

内 容 简 介

《药事管理学》全书共 14 章,主要内容包括:绪论(第一章)、药品及药品管理制度(第二章)、药师和药学职业道德(第三章)、药事组织(第四章)、药品管理法(第五章)、药物研究开发与药品注册管理(第六章)、药品生产质量管理(第七章)、药品经营与管理(第八章)、医疗机构药事管理(第九章)、中药管理(第十章)、特殊管理药品(第十一章)、药品信息管理(第十二章)、药品不良反应监测与药品召回(第十三章)、药品知识产权的保护(第十四章)。全书以 2019 版《药品管理法》结构为主线,以药品质量监督管理为重点,涉及药品研发、生产、经营、使用及监督管理各个方面内容,力求全面反映我国药事管理法律、法规体系和药事管理理论知识体系。

《药事管理学》为高等教育医药类"十三五"创新型系列规划教材之一,可供全国高等院校药学、中药学、制药工程、生物制药、药品营销及相关专业本科、专科使用;也适用于药品监管及药品研制、生产、经营和使用的从业人员学习参考。

图书在版编目(CIP)数据

药事管理学/孙桂芝,罗斌华主编. —北京:化学工业
出版社,2021.5(2025.1 重印)
高等教育医药类"十三五"创新型系列规划教材
ISBN 978-7-122-38920-6

Ⅰ.①药… Ⅱ.①孙…②罗… Ⅲ.①药政管理-管理
学-高等学校-教材 Ⅳ.①R95

中国版本图书馆 CIP 数据核字(2021)第 064880 号

责任编辑:褚红喜 甘九林 宋林青	文字编辑:朱 允 陈小滔
责任校对:赵懿桐	装帧设计:关 飞

出版发行:化学工业出版社(北京市东城区青年湖南街 13 号 邮政编码 100011)
印 装:涿州市般润文化传播有限公司
787mm×1092mm 1/16 印张 22¾ 字数 582 千字 2025 年 1 月北京第 1 版第 4 次印刷

购书咨询:010-64518888 售后服务:010-64518899
网 址:http://www.cip.com.cn

定 价:58.00 元

《药事管理学》编写组

主　　编：孙桂芝　罗斌华

副　主　编：熊大维　夏明莉

参加编写人员(按姓氏笔画排序)：

王宇亮（佳木斯大学）

孙桂芝（武汉生物工程学院）

程　烨（湖北省肿瘤医院）

罗斌华（湖北科技学院）

夏明莉（信阳农林学院）

韩　月（哈尔滨医科大学）

焦　珂（山东第一医科大学）

熊大维（武汉生物工程学院）

薛雪梅（湖北医药学院）

前　言

药品是关系人民群众身体健康和生命安全的特殊商品，因此，国家对其研制、生产、流通、使用、价格、信息等实行严格的法律控制。我国通过不断地完善药品法规与政策，以法律手段保障老百姓用药安全，促进医药行业健康、有序发展。药品的质量和安全不仅反映了药品研制和生产水平，而且反映了国家药品质量监管法律法规的先进程度。药学及其相关专业学生毕业后，不论进入哪类药事组织，都要按照国家政策和法规开展相关工作和活动，所以《药事管理学》成为现代药学科学和药学实践的重要组成部分，是药学及其相关专业的一门重要的专业课程，也是国家执业药师资格考试必考的科目之一。

医药行业是一个政策导向明显、法规密集繁杂的行业。尤其是 2017 年以来，国家医药政策、规章密集发布，2017 年 CFDA 发文 132 份，2018 年发文 150 多份，其中化学药品注册分类的改革、药品生产流通使用政策、"两票制"、一致性评价、中医药法、中药饮片质量追溯体系以及进口药品注册管理办法等新变化对行业影响较大。特别是 2019 年版《中华人民共和国药品管理法》颁布与实施，与之配套的新版《药品生产监督管理办法》和《药品注册管理办法》也相继出台，且于 2020 年 7 月 1 日起施行。在这种我国药事管理大变革与大发展的时间窗口，组织编写一本全新《药事管理学》是非常有意义的。

本着理论联系实践的原则，本教材以 2019 年版《药品管理法》为主线，结合 2020 年新修订的《药品注册管理办法》《药品生产监督管理办法》和《药品经营监督管理办法（征求意见稿）》等我国有关药品政策法规和药学实践最新发展，以药品质量监督管理为重点，涉及药品研发、生产、经营、使用及监督管理各个方面内容，力求全面反映我国药事管理法律、法规体系和药事管理理论知识体系。为高度契合药学专业人才的培养目标，本书在编写形式上多元化：每章节前设置明确的"学习目标"，以突出每章内容的重点与难点；选取思想性、启发性和适用性的"案例引导"引出各章正文，并提出讨论问题，启发学生思考，以提高学习兴趣；章节中适时增加了"案例分析""知识拓展"等内容，通过对有关问题或相关领域的延展思考，提高学生分析问题和解决问题的能力；编写内容力求简洁精要；主要知识点以表、图等概括，直观扼要；每章最后设置"本章小结"；每章后附"复习思考题"引导学生课外进一步学习。

本书由孙桂芝、罗斌华任主编，熊大维、夏明莉任副主编，全书具体编写分工如下：孙桂芝负责编写第一、七章；罗斌华负责编写第二、四、五、六章；夏明莉负责编写第三、十一章；韩月负责编写第八章；焦珂负责编写第九章；王宇亮负责编写第十章；熊大维负责编写第十二章；薛雪梅负责编写第十三章；程烨负责编写第十四章。

本教材的编写得到化学工业出版社的大力支持；参与本书编写的各个编委都付出了辛勤劳动，在此深表感谢。在本书编写过程中，我们参考借鉴了相关书籍与文献，在此一并表示诚挚的谢意！

由于编者知识水平有限，书中难免有不足之处，恳请广大读者批评指正。

编者

2021 年 3 月

目 录

第一章

绪 论

【学习目标】

　　通过本章学习，学生对药事管理学科的研究内容和重要性有比较清楚的认识，为其进一步学习该课程奠定基础。

　　1. 掌握：药事的含义；药事管理的含义及其重要性；药事管理学科的定义、性质；调查研究方法中的问卷调查法的基本程序。

　　2. 熟悉：药事管理学科课程体系；药事管理学科课程的研究内容；药事管理研究的一般程序与方法。

　　3. 了解：药事管理学科的发展过程。

案例引导

国家食品药品监督管理总局通告 65 家涉嫌违法生产销售银杏叶提取物及制剂企业调查处理情况

　　2015 年 11 月，国家食品药品监督管理总局发布了对违法生产销售银杏叶提取物及制剂行为处罚意见的公告，组织有关省（区、市）食品药品监管部门对涉嫌违法生产的 65 家银杏叶提取物及制剂企业依法进行调查处理。因生产假药、劣药被依法处罚的企业 59 家。其中，被吊销《药品生产许可证》4 家；拟被撤销药品批准证明文件 4 家；被处以罚款等行政处罚 47 家，罚没款总金额 1.03 亿元；无药品生产资质的企业被提请地方政府予以关停 4 家。上述企业中，涉嫌犯罪被移送公安机关 8 家；被处以十年内不得从事药品生产、经营活动资格处罚的责任人员 7 名；被免于或不予行政处罚 6 家。

　　请阅读以上材料，思考并讨论：

　　(1) 为什么要学习药事管理学？

　　(2) 药事管理学涉及哪些内容？

第一节 药事管理概述

"药事""药事管理""药事管理学科"是在 20 世纪 80 年代出现在我国高等教育课程的专业名称用语。"药事"一词现已广泛用于与药品有关的事务中，如药事管理期刊、药事管理专业学会、高等教育、药品管理立法、药品监督管理以及司法活动。

一、药事及药事管理的含义

1. 药事

《周礼·天官冢宰》记载："医师掌医之政令，聚毒药以供医事。"其中"医师"为众医之长，主管全国的医药卫生行政事务，下设有"上士二人、下士四人、府二人、史二人、徒二十人"。"士"系指食医、疾医、疡医、兽医；"府"系指掌管药物、器械人员；"史"掌管文书和医案；"徒"主要负责看护病人及制药等工作。所有人员各司其职，分工明确，"府"是最早的专门从事"药事"的人员。到了南北朝时期（420—589 年），史书《册府元龟》（1005 年，北宋景德二年）中记载"北齐门下省，统尚药局，有典御药二人，侍御药二人，尚药监四人，总御药之事"。南北朝时期的北周设天官府太医下大夫属官主药下士，"员六人"，主管皇帝用药的配制、收藏，由此可见，医药管理已有明确的分工，有专职人员负责掌管药事工作。

尽管"药事"一词早在我国古代就已经使用，但是随着社会的发展，"药事"一词的含义也在变化，现代"药事"即药学事业，泛指一切与药有关的现象和活动事项。在不同的国家，"药事"所涉及内容也不尽相同，根据我国药品管理法规有关规定，药事，即与药品的安全、有效和经济、合理、方便、及时使用相关的药品研究与开发、制造、采购、储藏、营销、运输、交易中介、服务、使用等活动，包括与药品价格、药品储备、医疗保险、药学教育有关的活动。当然"药事"所涉及的内容范围也不是一成不变的，会根据国家有关药事管理的法律法规及政策等规定实时做出调整，因此，"药事"是一个动态用词。

2. 药事管理

1985 年，原华西医科大学药学院（现四川大学华西药学院）将"pharmacy administration"译为药事管理，并且成立了药事管理教研室，正式给药学各专业本科生开设药事管理学必修课程。之后，药事管理被公认并广泛使用。

药事管理系指对药学事业的综合管理，是为了保证公众用药安全、有效、经济、合理、方便、及时，运用管理学、法学、社会学、经济学的原理和方法对药事活动进行研究，总结其规律，并用以指导药事工作健康发展的社会活动。

药事管理包括宏观和微观两个方面。宏观上是指国家依照宪法通过立法，政府依法施行相关法律，制定并施行相关法规、规章等对药事进行有效监管的管理活动，在我国也称为药政管理（drug administration）或药品监督管理（drug supervision），主要包括：药品研究开发注册管理、药品生产质量管理、药品经营质量管理、医疗机构药剂管理、国家基本药物管理、药品储备管理、药品价格管理和医疗保险用药与定点药店管理等。微观上是指药事组织依法施行相关的管理措施，对药事活动施行必要的监管，也称为药事部门内部管理，主要包括：药品质量管理、人员管理、财务管理、设施设备管理、信息管理、药学服务管理等工作。

二、药事管理的重要性

药品是一种商品，和其他商品一样遵循市场规律进行等价交换，而又不同于一般商品，它用于防病治病的同时，对人体也存在不同程度的毒副作用，与人们的生命健康密切相关，与社会和谐发展息息相关。从古至今，每个国家对药品的研制、生产、流通、使用、检验、价格、广告、信息、质量监督等事项的管理都很重视。20世纪以来各国普遍进行药事管理立法，制定了一系列药事法律法规，可以说药品是受法律控制最严格的商品，药事管理一直受到国家、社会、公众的关注。目前，从医药卫生事业的发展来看，药事管理的重要性主要表现在以下方面：

（1）实施健康中国战略，必须加强药事管理

2016年8月，习近平总书记在全国卫生与健康大会上发表重要讲话指出："要把人民健康放在优先发展的战略地位"。2017年，习近平总书记在党的十九大报告中指出，实施健康中国战略。要完善国民健康政策，为人民群众提供全方位全周期健康服务。2017年10月18日，中共中央、国务院印发的《"健康中国2030"规划纲要》中关于药品方面强调了完善药品供应保障体系，规范医药电子商务，丰富药品流通渠道和发展模式；巩固完善国家基本药物制度，加强对市场竞争不充分药品和高值医用耗材的价格监管；建立药品出厂价格信息可追溯机制；强化短缺药品供应保障和预警，完善药品储备制度和应急供应机制；完善国家药品标准体系，实施医疗器械标准提高计划，积极推进中药（材）标准国际化进程；全面加强药品监管，形成全品种、全过程的监管链条。

（2）保障药品的质量，保证人民群众用药安全有效，必须加强药事管理

药品是用于预防、治疗和诊断人的疾病的必不可少的特殊商品，其真伪优劣，一般消费者很难辨别，因此时常有一些不法分子为了牟取暴利，以假药、劣药冒充合格药品，甚至有些不法分子未经允许擅自生产、配制、进口、销售药品，对这些行为，如果不进行严惩，势必危害人民群众的生命健康，影响社会和谐稳定。为此，各国政府必须加强药品的监督管理，对违反《药品管理法》等相关法律法规的违法犯罪行为依法惩治，从而保障药品质量。而药品本身又具有两重性，即管理得当，合理用药可以治病救人；管理不当，不合理用药则产生毒副作用，甚至对社会造成严重不良影响。因此，各国政府采取行政的、法律的方法对药品的研制、生产、经营、价格和使用等药事活动进行严格管理。20世纪以来，我国政府在对药品监督管理的实践中，形成了一系列质量管理规范，经立法成为药事管理法规，如《药物非临床研究质量管理规范》（Good Laboratory Practice，GLP）、《药物临床试验质量管理规范》（Good Clinical Practice，GCP）、《药品生产质量管理规范》（Good Manufacturing Practice，GMP）、《药品经营质量管理规范》（Good Supply Practice，GSP）、《中药材生产质量管理规范（试行）》（Good Agricultural Practice，GAP）。这些法规被人们称为GXP，意味着从药品研制至上市后监测全过程的依法管药，从而保障药品质量，保证人们用药安全、有效、经济，维护人民身心健康。

"欣弗"药害事件

2006年6月、7月，青海、广西、浙江、黑龙江和山东等16省、自治区陆续有部分患者使用"欣弗"药品后，出现胸闷、心悸、心慌、寒战、肾区疼痛、过敏性休克、肝肾功能损害等临床症状，共报告不良反应病例93例，死亡11人。2006年8月3日，卫生部立即发出紧急通知，要求各地停用安徽华源生物药业有限公司生产的药品"欣弗"。之后，国家食品药品监督管理局会同安徽省食品药品监督管理局对安徽华源生物药业有限公司进行现场检查。经查，该公司2006年6月至7月生产的克林霉素磷酸酯葡萄糖注射液（欣弗）未按批准的工艺参数灭菌，降低灭菌温度，缩短灭菌时间，增加灭菌柜装载量，影响了灭菌效果。经中国药品生物制品检定所对相关样品进行检验，结果表明，无菌检查和热原检查不符合规定。2006年8月15日，国家食品药品监督管理局召开新闻发布会，通报了对安徽华源生物药业有限公司生产的克林霉素磷酸酯葡萄糖注射液（欣弗）引发的药品不良事件调查结果：现已查明，安徽华源生物药业有限公司违反规定生产，是导致这起不良事件的主要原因。

【问题与思考】

（1）该公司在生产克林霉素磷酸酯葡萄糖注射液的过程中，违反哪种质量管理规范？

（2）该公司生产的克林霉素磷酸酯葡萄糖注射液属于假药还是劣药？

（3）该公司的药品生产和销售药品行为是否属于药事管理范畴？如果对该行为不加以管理，会导致什么后果？

（3）提高制药工业在全球的竞争力，促进新药研究开发，必须加强药事管理

经过多年发展，我国医药产业进入了较为成熟的发展阶段，医药行业生产规模和市场规模不断扩大，是近年来我国增长较快的产业之一。目前，我国已经成为全球最大的原料药生产国和出口国，可生产全球2000多种化学原料药中的1600余种，占全球近20％的市场份额，居世界第一位。但是我国主要通过低价出口参与国际分工，产业附加值较低，而在医药附加值比较高的制剂产业，主要是进口，成药的出口很少，基本上没有参与产业内分工。且我国药物原创的软硬件基础相对落后和薄弱，新药研究开发经费投入相对于发达国家和一些新兴市场国家来说严重不足，自主研发能力相对较弱，导致国际竞争力仍然较弱，在全球处于弱势分工地位。

而目前人口老龄化程度不断加深、城镇化水平不断提高、农村医疗条件不断提升、居民收入不断增长、消费结构加快升级、政府对医药行业大力扶持的相关政策等诸多因素不断促进着我国医药产业的发展。而在经济全球化进程中，制药企业的竞争日益激烈，药品质量水平是制药工业生存竞争的基础，如果制药企业仅仅重视经济效益，忽视了药品质量和保证体系的质量，生产出假药、劣药，会给社会造成严重后果。只有政府加强药事管理，确保药品质量，才能提高制药企业竞争力，促进新药研究开发。

从"反应停"事件反思制药企业质量管理

"反应停"即沙利度胺（Thalidomide），1953年，由瑞士的Ciba药厂首次合成。此后，Ciba药厂的初步实验表明该药并无确定的临床疗效，便停止了对此药的研发。然而当时联邦德国的Chemie Gruenenthal制药公司对"反应停"颇感兴趣，研究人员发现"反应停"具有一定的镇静安眠的作用，而且对孕妇怀孕早期的妊娠呕吐疗效极佳。该公司便于1957年10月1日将"反应停"正式推向了市场。此后，该药便成了"孕妇的理想选择"，在欧洲、亚洲、非洲、澳洲和南美洲被医生大量开处方给孕妇以治疗妊娠呕吐。到1959年，仅在联邦德国就有近100万人服用过"反应停"，在联邦德国的某些州，患者甚至不需要医生处方就能购买到该药。

1961年11月16日，联邦德国汉堡大学的遗传学家兰兹博士根据自己的临床观察通过电话提醒Chemie Gruenenthal公司，"反应停"可能具有致畸胎性，该公司不得不于1961年11月底将"反应停"从联邦德国市场上召回，但为时已晚，受其影响的婴儿已多达1.2万名（不包括4000名天折患儿）。经过媒体进一步曝光，研究人员发现该药在上市之前，缺乏毒性试验研究，尤其是妊娠毒性试验研究。"反应停"引发的这场药物灾难震惊了世界，引起了各个国家对药事管理的思考。英美等各国开始重视药事立法，其中美国在1962年修订了《食品、药品和化妆品法案》，加强药品监督管理，从而保证药品的安全性和有效性。

【问题与思考】

（1）"反应停"事件说明了药品首先应具有哪种基本属性？

（2）药品在上市之前，生产企业向药品监督管理部门至少提供什么证明资料？

（4）整顿规范医药市场，建立健全药品供应保障体系，必须加强药事管理

2016年3月11日，国务院办公厅发布了《关于促进医药产业健康发展的指导意见》（下文简称《意见》）。《意见》指出，整顿规范医药市场，严厉打击生产经营假冒伪劣医药产品、实施商业贿赂、暗中操纵价格等违法违规行为。当前，全世界药品品种大约有20000种，我国中药制剂约5000种，化学制剂约4000种，由此可见，药品的种类复杂、品种繁多。如果药品市场管理混乱，药品流通过程势必影响药品质量。唯有加强药品监督管理，规范药品市场，避免假药、劣药混入药市，保证药品质量、价格合理、药品信息真实，反对不正当竞争，打击扰乱药品市场秩序的违法犯罪活动，才能保证及时地为人民群众供应合格药品。

长春长生疫苗事件

2017年11月，长春长生生物科技有限公司生产的批号为201605014-01的"百白破"疫苗共计252600支效价指标不符合药品标准规定，被国家食品药品监督管理总局责令企业查明流向，并要求立即停止使用不合格产品。

2018年7月15日，国家药品监督管理局发布通告指出，长春长生生物科技有限公司冻干人用狂犬病疫苗生产存在记录造假等行为。这是长生生物自2017年11月份被发现疫苗效价指标不符合规定后不到一年,再曝疫苗质量问题。2018 年 7 月 16 日,长生生物发布公告,表示正对有效期内所有批次的冻干人用狂犬病疫苗全部实施召回,国家药品监督管理局组织检查组对该公司的生产现场进行飞行检查。检查组发现,该公司在冻干人用狂犬病疫苗生产过程中存在着编造生产记录和产品检验记录、随意变更工艺参数和设备等行为。

【问题与思考】

(1) 该公司在生产冻干人用狂犬病疫苗过程中存在什么问题?

(2) 该公司生产的"百白破"疫苗和冻干人用狂犬病疫苗属于假药还是劣药?

(3) 该公司的药品生产和药品销售行为是否属于药事管理范畴?如果对该行为不加以管理,会导致什么后果?

第二节　药事管理学科的形成与发展

一、药事管理学科的形成

19 世纪至 20 世纪初,随着西方医药经济的蓬勃发展,药品的作用日益受到社会、经济、法律、管理等非药学专业技术因素的影响,药学实践逐渐与社会、经济、法律、教育、公众心理等因素相互融合,药学科学也逐渐由自然科学发展成为一门与社会科学相互交叉渗透的综合性应用技术科学。随着医药经济的发展,各国政府及医药企业的药事管理活动也逐渐开展,积极探索药事管理活动的规律和方法,其内容逐渐系统化而自成体系。

1916 年,美国药学教师协会 (American Conference of Pharmaceutical Faculties,ACPF) 与美国药房理事会 (National Association of Boards of Pharmacy,NABP) 将"商业与法律药学 (commercial and legal pharmacy)"列为药学院系教师和药师考试的 6 个领域之一,首次明确了商业与法律药学的官方地位,之后该学科发展为药事管理学科。1924 年苏联全国药学教育代表大会明确提出:"药事组织学是药学科学的重要组成部分,是高、中等药学教育的必修专业课。"而这些事件是药事管理学科产生的重要标志,也反映了药事管理学科在药学教育中的法定地位。

二、国外药事管理学科发展情况简介

1. 美国药事管理学科的发展

美国药事管理学科一直处于世界领先地位,对各国药学界影响较大,该学科在美国的发展具有代表性。

19 世纪,美国的药品贸易发展迅速,新开设了许多药房、药店,药师既要配方发药又要经营生意,学习如何开展药房的经营业务以维持药房的生存,被列入当时的学徒式药学教育活动,这就是药事管理学科的萌芽。

在 1910—1952 年间,药事管理学教学内容由单纯的商业药学向更广泛的领域拓展。在 1910 年美国教育理事会 (American Council on Education,ACE) 公布的第 1 版《药学专业

教学大纲》中，只有 50 学时的商业药学（commercial pharmacy）和 5 学时的法学（juris-prudence）课程。1915 年 8 月，NABP 与 ACPF 联合组建了关于药学考试的专业委员会。1916 年，药学考试专业委员会分化为 6 个部门，即物理与化学、制剂与调剂、植物与生药学、生理与药理学、微生物与免疫学、商业药学与法学。这是商业药学确立正式地位的标志。商业药学是药事管理学的前身，研究内容和授课内容仅限制在与药师密切相关的药房工作实践。1928 年 8 月 21 日，商业药学与法学分委员会改名为药物经济学（pharmaceutical economics）分委员会。这是药事管理学科形成的开始。

到 1932 年，ACE 公布的药事管理学课程增加了经济学、会计学、商品学、广告学和推销学。1938 年，美国《联邦食品、药品和化妆品法》获得通过，药师法律意识随之增强。1938 年召开的药物经济学分委员会年会的调查问卷中首次使用"药事管理"一词以表达教师们对"管理"的理解。1950 年，ACPF 将所有专业认可文件中有关药物经济学和药物管理学的称谓统一改为"药事管理学"。药事管理学科已经从药店经营向药学实践活动管理转变，并得到社会的认可和支持。美国各药学院校纷纷成立药事管理系。

1949 年，普度大学经批准率先招收药事管理学博士研究生；1952 年，药事管理专业硕士学位在药学院校全面获得批准设立，而博士学位则部分获得批准设立；至 1982 年，美国共有 44 所药学院校设立了药事管理专业硕士或博士学位。

2. 苏联的药事组织学

从 20 世纪 20 年代至 1991 年苏联解体，苏联药学分支学科药事组织学（pharmacy organization）教学研究的主要方面是药事的公共行政管理，是国家对药事的行政管理活动。药事组织的教学内容包括：药学史，药事行政体系和机构，药事机关和企业的管理原则、组织原则和管理方法，药房管理和药物制剂质量检查。在苏联设有中央和地方各级药事组织研究所（室），主要研究国家对药事的管理活动。当时各社会主义国家的药学教育，均设立了药事组织学科，开展了药事组织学的教学和研究活动。

3. 日本和欧洲国家的社会药学

(1) 日本的社会药学

1982 年，日本医药有关人士（高等药学院校教授、药师、医生、药厂管理干部、工程师等）成立了社会药学研究会并创办年刊《社会药学》杂志，其涉及药事法实施中出现的问题的分析和研究；药学经济中药物定价、医药企业社会责任分析和新产品研究开发；各类药学实践中的医药情报管理；药学教育及社会药学教育与研究；合理用药研究等。

日本药学教育的管理体制与美国类似，药学会具有很高的权威性，其制定的《药学教育标准》（下文简称《标准》）是各药学院校制定教学计划的依据。《标准》共列有 54 门课程，其中药事管理学科的课程有药事关系法规、药学概论、品质管理学、药局管理学、医药情报管理、医药品总论及医药品管理学共 7 门。

(2) 欧洲国家的社会药学

20 世纪 80 年代以前，欧洲许多国家药学教育开设的药事管理学科课程主要是药品法课程，其他课程很少，但很强调从药房实习中获得管理和经营药房的能力。例如，法国的课堂教学阶段只开设有药事法规课程，在最后一年分为社会药学、工业药学、生物药学等专业方向，这一阶段各学校分别开设有关的药事管理学科课程。80 年代后期，欧洲药学界兴起社会药学热潮，丹麦、挪威、瑞典等北欧国家的大学药学院，多设置社会药学教学组。英国某些大学开设的药事管理学科的课程有：卫生保健组织、药事组织、药厂药房管理、社会药学。

三、中国药事管理学科的发展

我国高等教育药事管理学科体系的建立，相对于药学其他学科起步较晚，存在着较明显的差距。随着我国改革开放、法治化建设及经济全球化，特别是1984年《中华人民共和国药品管理法》的颁布，药事管理学科越来越受到各界重视，促进了药事管理学科的发展。

1906—1949年间，我国只有少数教会学校开设了药房管理、药物管理法及药学伦理等课程；1954—1964年间，各高等药学院校普遍开设了药事组织课程；1964—1983年间，各高等药学院校停开这类课程。1984年《中华人民共和国药品管理法》颁布后，药事管理学科的发展受到教育、医药卫生行政主管部门的重视。1985年秋季，华西医科大学药学院率先成立药事管理教研室，给药学类各专业本、专科学生开设药事管理学课程；1986年中国药学会建立了药事管理专业委员会；1987年国家教育委员会决定将药事管理学列入药学专业必修课；1990年，国务院学位委员会、药学学科评议组同意华西医科大学在药剂专业中招收药事管理方向硕士研究生；1993年人民卫生出版社出版发行规划教材《药事管理学（第一版）》；1995年国家人事部将"药事管理与法规"列为执业药师资格考试的科目；2000年沈阳药科大学工商管理学院率先开始招收药事管理学方向的博士研究生；2004年、2005年、2008年，国家教育部依次批准中国药科大学、沈阳药科大学、天津商业大学建立药事管理专业（本科）。2000年以来，各高等药学院校为药学类本科生、研究生普遍开设了药事管理学课程，药事管理学师资队伍人数增多，学历提高，逐步建立起符合我国药业在全球化中发展需求的药事管理学的学科体系，药事管理学科现已成为中国高等药学教育的重要组成部分。

四、药事管理学科的定义和性质

药事管理学科是现代药学科学的分支学科，是一个知识领域，它的基础理论研究内容和方法与药学其他分支学科（药物化学、药剂学、药理学、临床药学等）不相同，并在很大程度上具有社会科学性质。它应用法学、经济学、社会学、管理科学与行为科学的原理和方法，研究药学实践中的人、经济、政策、法律、信息、机构和制度；研究政治、经济、文化、科技等因素对药学实践的影响；研究药学实践各领域的科学管理；从社会科学角度探讨药品和药学事业发展规律。

1. 药事管理学科的研究内容和方法

药事管理学科是药学科学与社会科学相互交叉、相互渗透而形成的药学类边缘学科。它与药学其他学科的研究目标都是保证药品质量，实现药品使用安全、有效、合理，促进人类健康发展，但是它们研究所应用的基础理论、研究方向、研究方法和研究成果等却有所不同，可从以下几个方面说明（表1-1）。

表1-1 药事管理学科与药学其他学科的不同点

不同点	药事管理学科	药学其他学科
药品的定义及分类	从社会、管理、法律方向进行研究：如研究药物实践环境、人与药物治疗合理性关系的规律，将药物分为处方药、非处方药、基本药物、现代药与传统药等	药物化学：从化学结构定义及分类 药理学：以药理作用定义及分类

不同点	药事管理学科	药学其他学科
新药的研究	从国家医药创新战略,企业药品研究与开发的动力及效率,保证行业规范性和药品安全、有效、质量可控等方向进行研究,完善药品的评价、审核体系	从药物开发的技术去研究,如提取分离、合成、组分、制剂、吸收、分布、代谢、药理、质量分析等方面
药品生产的研究	从药品生产全过程的质量管理、监管控制、保证药品质量方向进行研究	从药物生产的工艺技术、质量检测方法去研究,如提取分离、合成、制剂、成分检测等方面
药品的效用评价	从人们的健康权利、生命质量、对医疗的满意程度、人均期望寿命、社会经济发展水平等社会、心理、经济方向进行研究	从治疗效果、毒副作用、药物不良反应等生理学、病理学效应方向进行研究

2. 药事管理学科的定义、性质

药事管理学科是研究药事管理活动的基本规律和一般方法的应用学科,是药学科学的分支学科。该学科以药品质量管理为重点、解决公众用药问题为导向,应用社会学、法学、经济学、管理学与行为科学等学科的理论与方法,对药品研制、生产、经营、使用、监督管理等活动或过程进行研究,总结其基本规律,指导药学事业健康发展。

药事管理学科的内涵包括以下内容:

① 药事管理学科是药学的二级学科,是一个知识领域,它不同于药物制剂、药物化学、药理学等学科,具有社会科学性质。

② 该学科是多学科理论和方法的综合应用。

③ 该学科研究药品研制、生产、经营、使用中非专业技术性方面的内容。

④ 该学科研究环境因素(政治、社会、经济、法律、技术、伦理)和管理因素(管理者理念、管理者职能、管理者水平)与使用药品防病治病、维护人们健康之间的关系。

第三节 药事管理学科课程概述

药事管理学科的应用性很强,由于各个时期、各国各地区药学事业及其管理的差异,在药学教育中开设的药事管理学科课程有所不同。

一、药事管理学科课程体系

药事管理学科所涵盖的内容相当广泛,包括药事管理学、医院药事管理学、医药企业管理学、社会药学、药物经济学、药物政策学、药事法学、医药市场营销学等若干个研究方向,这些研究方向在部分高等医药院校药学教育中已经成为若干门具体的课程。国外药学教育中很少只开设一门单纯的药事管理学课程,而是给药学专业学生开设一系列药事管理学科课程。按其基本内容、性质分类,药事管理学科课程体系可分为法学与伦理学类、管理学类、经济学类、社会和行为科学类、研究方法学类、信息科学类六大类,如图1-1所示。

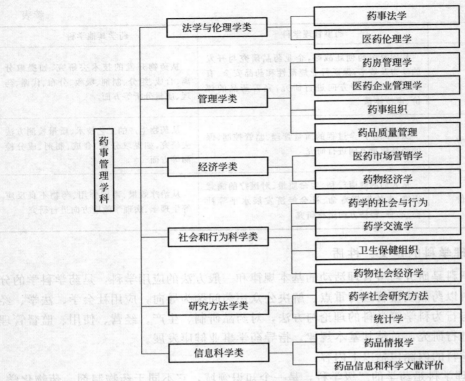

图 1-1　药事管理学科课程体系

二、我国药事管理学科课程的设置情况

在近 30 年，虽然我国的药事管理学科得到长足发展，目前药事管理学已成为药学及相关专业的重要必修课之一，也是执业药师资格考试的重要科目之一，但和世界水平相比，我国的药事管理学科仍属于新兴学科，很多药学院校的药学专业仅开设药事管理学一门课程。国内《药事管理学》教材内容多以宽泛的领域介绍为主，缺少前期铺垫课程和后期的具体化课程。随着药事管理学科正日益完善，部分院校开设了分支课程，比较成熟的有药物经济学、医药市场营销学、药品生产质量管理、药品经营质量管理、医院药事管理（医院药学）等，为药事管理学科课程体系的建设与发展奠定了基础。

三、我国药事管理学科课程的基本内容

我国药事管理学科课程以药品质量管理为主要研究对象，以药品注册、生产、经营、使用、监督等方面为主线，经过近 30 年的教学、研究、实践，药事管理学科课程的内容和构架不断充实、调整、更新，形成了一定的独特风格。

药事管理学科课程的基本内容涉及以下 10 个方面。

1. 药品监督管理

药品监督管理的目的是保证药品的安全、有效和合理使用，维护人们的身体健康。其内容包括运用法学、管理学、行为学和统计学等知识和方法，研究药品的特殊性及其管理的方法，制定药品质量标准，制定影响药品质量标准的工作标准、制度，制定国家基本药物目录，实施药品分类管理制度、药品不良反应监测报告制度、药品质量公报制度，对上市药品

进行再评价，整顿与淘汰药品品种，并对药品质量监督、检验进行研究。

2. 药事管理体制

药事管理体制是指一定社会制度下药事系统的组织方式、管理制度和管理方法；是关于药事工作的国家行政机关、企事业单位机构设置、隶属关系和管理权限划分的制度；是药事组织运行机制的体系和工作制度。它属于宏观范畴的药事组织工作，对药事单位发挥微观管理的作用具有很大的影响。

根据现行法律法规和国务院办公厅印发相关部委的主要职责规定，药品监督管理工作涉及多个政府职能部门，但药品监督管理的主管部门是国家药品监督管理局。药事管理体制主要研究国家、省、市、县各级药品监督管理行政机构及药品监督管理技术机构工作的组织方式、管理制度和管理方法。关于药事组织机构设置、职能配置及运行机制等方面的制度，药事管理学运用社会科学的理论，进行分析、比较、设计和建立完善的药事组织机构及制度，优化职能配备，减少行业、部门之间重叠的职责设置，提高管理水平。

3. 药学技术人员管理

药学与药学技术人员不仅是药事管理的基本要素，药事的一切活动均需素质良好的药学技术人员参与。因此保证药品的质量，首先要有一支依法经过资格认证的药学技术人员队伍，他们要有良好的职业道德素养、精湛的业务技术水平以及优良的药学服务能力。因此，研究药师管理的制度、办法，通过立法的手段实施药师管理是非常必要的。

4. 药品管理立法

用法律的方法管理药品和药事活动，是大多数国家和政府的基本做法和有效措施。药品和药学实践管理的立法与执法，是本学科的一项重要内容。要根据社会和药学事业的发展，完善药事管理法规体系，对不适应社会需求或过时的法律、法规、规章要适时修订。药事法规是从事药学实践工作的基础，药学人员应在实践工作中能够辨别合法与不合法，做到依法办事，同时应具备运用药事管理与法规的基本知识和有关规定分析来解决药品在生产、经营、使用以及管理等环节出现的实际问题的能力。

5. 药品注册管理

药品注册是药品监督管理部门对拟上市销售的药品安全性、有效性、质量可控性进行系统的评价。主要对新药研究管理进行探讨，对新药的分类、临床前研究、临床研究及其申报、审批进行规范化、科学化的管理，制定实施管理规范，如《药物非临床研究质量管理规范》（GLP）、《药物临床试验质量管理规范》（GCP），建立公平、合理、高效的评审机制。

6. 药品知识产权保护

运用法律对药品知识产权进行保护，涉及药品的注册商标保护、专利保护、行政保护（如中药品种保护）等内容。

7. 药品信息管理

药品信息的监督管理，主要是国家对药品标签、说明书和药品广告等的审查、监督，以保证药品信息的真实性、准确性和全面性，保障人们用药安全、有效。

8. 药品生产管理

运用管理学、法学、经济学等多学科的原理和方法，研究国家对药品生产的管理和药品企业自身的科学管理，制定科学的管理规范，如《药品生产质量管理规范》（GMP），用于指导制药企业的生产活动。药品生产企业自身应依据 GMP 组织生产，国家对药品生产企业是否符合规范的情况进行监督检查，对生产假药、劣药等违法情况予以处罚或吊销药品批准文号，乃至药品生产企业许可证。

9. 药品经营管理

药品经营管理是研究药品经营企业的监督管理和药品经营企业自身的管理。国家主管部门制定药品经营企业的准入条件和制度，出台《药品经营质量管理规范》（GSP），对药品经营企业是否符合规范的情况进行监督检查，对药品经营行为实施管理，指导企业的经营活动。药品经营企业管理也涉及内部的人员管理、财务管理、药品储存管理、药品质量管理和药学信息管理等工作。

10. 药品使用管理

药品使用管理的核心问题是向患者提供优质服务，保证合理用药，提高医疗质量。研究的内容涉及医疗机构药事组织机构管理、药学技术人员配置与管理、调剂和处方管理、制剂管理、药品供应与管理、药物临床应用管理等药学管理内容，以及研究药师的职责及其能力，药师与医护人员、患者的关系及沟通的能力，临床药师指导医务人员合理用药，优化药物治疗成本等药学服务内容。

四、本教材的主要内容和特点

1. 本教材的结构

本教材是以我国 2019 年的新版《药品管理法》为核心，结合 2020 年新修订的《药品注册管理办法》《药品生产监督管理办法》和《药品经营监督管理办法（征求意见稿）》等我国有关药品政策法规和药学实践的最新发展变化，以药品质量监督管理为重点，以药品研发、生产、经营、使用及监督管理为主线，力求全面反映药事管理法律法规体系和药事管理理论知识体系。教材由药事管理概述、药事法规和药事部门管理三部分构成，具体章节和框架可见图 1-2。

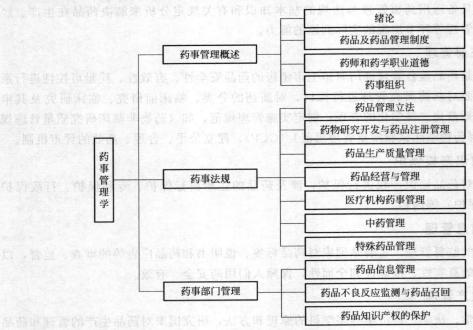

图 1-2 《药事管理学》教材结构

2. 本教材的特点

（1）以药品质量监督管理为主要研究对象

国家不断完善的药品法规与政策，是通过法律的手段保障人们用药安全，促进医药行业有序、健康发展的重要条件。药品的质量和安全不仅反映了药品的研制和生产水平，而且反映了国家药品质量监管法律法规的先进程度。药学及其相关专业学生毕业后，不论进入哪类药事组织，都要按照法规开展相关工作和活动，所以，本教材以药品质量监督管理为重点，力求提高学生对国家药事宏观管理、药品监督法律法规的认识，在实践工作中能够辨别合法与不合法，培养学生遵法、守法的法律观念。

（2）以解决药学实践问题的能力为主线

本着培养应用型人才的目标，增强学生的法律意识，同时使学生具备运用药事管理与法规的基本知识分析解决药品生产、经营、使用以及管理等环节实际问题的能力。本教材纳入适用性与实践性较广的药事管理法律法规及规范性文件，每章节前面有明确的"学习目标"，选取思想性、启发性和适用性的"案例引导"提出问题，引导学生思考，以提高学生的学习兴趣。章节中适时增加了"知识拓展""案例分析"等内容，通过对有关问题或有关领域的延展思考，启迪学生的遐想空间，提高学生分析问题和解决问题的能力。每章最后设置"本章小结"，便于学生更好地掌握本章重点内容。每章后附"复习思考题"引导学生课外进一步学习。

第四节　药事管理研究方法的概述

研究方法是指在研究中发现新现象、新事物，或提出新理论、新观点，揭示事物内在规律的工具和手段。药事管理学研究属社会科学研究范畴，是人们依据药事管理学的理论，运用一定的研究方法，以实现认识药事管理学领域的客观世界和主观世界，对药事管理现象达到了解、说明、解释或预测目的的科学认知活动。药事管理研究对于提高药事管理水平，促进药事管理实现规范化、科学化、法治化、国际化，具有十分重要的理论意义和现实意义。由于药事管理学是现代管理学等相关社会科学与药学等自然科学相结合所产生的一门新兴的边缘学科，也就决定了药事管理学在现阶段还没有成熟的、隶属于自身的具体研究方法，而是需要在哲学方法的指导下，综合借鉴和运用社会科学与药学等自然科学的一般方法，研究药事管理学相关内容。

一、药事管理学的研究内容与选题原则

药事管理学是研究药事管理法律、法规、政策、制度在贯彻实施过程中的社会与人文因素的影响及其作用规律。其研究内容十分庞杂，包括一切为了保障药品的安全性、有效性、经济性、质量可控性，保障人们身体健康和用药的合法权益的管理内容；一切有关保障医药产业可持续发展，在创造社会效益的同时，创造经济效益的管理内容；一切为了保障向药事组织提供高质量的人力资源的管理内容。例如：药事管理体制与组织机构对新药的分类、申报、审批进行规范化、科学化的管理，国家对药品生产、经营企业的管理和药品企业自身的科学管理，药品使用过程的管理，药品的价格管理，药品的广告管理，药品分类管理，国家基本药物管理，药品知识产权保护及管理以及产业规划、产业政策、产业布局、产业结构等

的管理。

药事管理学科科研选题的原则：

① 实际需要的原则。面向药事管理活动的实际需要选题，面向药事管理学科发展需要选题。

② 科学性原则。选题不但具有科学的理论依据，还要具有事实依据。理论依据作为分析和阐述的依据，事实依据作为研究的素材，二者缺一不可。

③ 创新性原则。创新性包括题目的创新，概念观点上的创新，研究方法上的创新，研究结果应用上的创新。如果研究结果不具有应用价值，那么再好的创新题目也没有用。

④ 可行性原则。可行性原则是指在选题时要考虑主观条件和客观条件能否保证课题的完成。主观条件要考虑研究者的水平、时间、精力等，客观条件要考虑研究所需经费，分析工具与技术，研究成果的应用等限制因素。

二、药事管理研究的一般程序

药事管理学作为自然科学"药学"与社会科学"管理学"的交叉学科，其研究方法可以借鉴自然科学和社会科学普遍应用的研究方法。社会科学提出理论的过程，其实也就是为特定目的系统的收集、分析和总结信息（或数据）的过程，这个过程，我们把它叫作研究（research）。药事管理研究的程序大体可分为 6 个阶段，即确定研究课题、文献检索、设计研究方案、收集数据、分析并解释数据、撰写研究报告。将这些工作依次排列，见图 1-3。

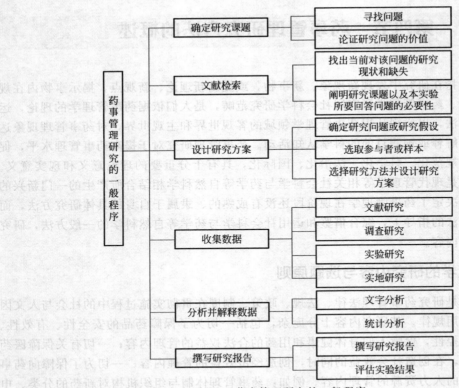

图 1-3　药事管理研究的一般程序

(1) 确定研究课题

确定研究问题是药事管理研究工作的起点。按照研究者要达到的目的，研究可分为三类：探索、描述和解释。一个新的课题，前人了解甚少，可供参考的文献不多，我们就可从头开始，这就是探索性研究，也叫作形成性研究；对某个社会现象或问题已有相当多的了解，我们就可以对它进行描述，描述性研究犹如展现一幅画面，给出情景、事件、关系的种种细节；解释性研究回答的是"为什么"的问题，它建立在探索和描述研究的基础之上，寻求事物何以存在或发生的原因。

确定研究问题及研究目的后，要对研究问题进行评价，根据药事管理学科科研选题的原则，论证研究问题的意义、价值、可行性以及研究条件等问题。

（2）文献检索

研究问题确定后，必须查阅、研究与题目有关的文献资料，并进行整理归纳，以了解在研究问题范围内有哪些相关的理论，已有哪些研究发现，使用了哪些研究方法，哪些方面尚无定论或无人探讨等情况，找出当前对该问题的研究现状和缺失，阐明研究课题以及本实验所要回答问题的必要性。根据文献研究结果来建立研究框架。

（3）设计研究方案

该阶段主是针对提出的待回答问题或研究假设，选择研究对象和研究方法并设计研究方案。

① 确定具体的研究问题或研究假设。需在此基础上进一步确定本研究的具体指导思想、研究方向，如研究的结果能够解决什么问题，达到什么效果等。根据研究目的决定研究方法的使用。一般来说，描述性研究或探索性研究，以提出待回答问题为宜；而解释性研究，则以提出研究假设较为适合，再通过种种方法和手段对调查资料进行分析，阐明发生的原因。无论是提出待回答问题还是假设，均应符合研究目的。

② 选择参与者或样本。药事管理研究对象通常是与药事活动有关的个人、群体组织等。研究者在进行收集资料之前，必须确定研究的对象，即分析单位和研究内容，并决定如何抽取"样本"，为方案设计奠定基础。注意研究所需要的时间，选择合适的研究群体和场所，确保所收集的数据真实地反映了参与者的观点和行为。

③ 选择研究方法并设计研究方案。形成具体的研究问题、变量和假设后，决定收集资料的方法，并且进一步对研究对象、研究工具以及实施程序作出规划安排。

（4）收集数据

药事管理研究收集研究数据的方法主要有：文献研究、调查研究、实验研究、实地研究等。它们既是药事管理研究的主要方法，同时也是研究过程中重要的收集数据的途径。

（5）分析并解释数据

即对各种研究工具所收集到的原始数据作进一步的整理与分析，使能表述其意义。资料整理是数据分析的重要基础，是提高数据质量和使用价值的必要步骤，是保存数据的客观要求。

按照研究的设计方案和获取数据的方法和手段，研究可以分成两个大类。一类是定性型研究，是将原始数据整理分析后，结果用适当的文字描述或阐述。另一类是定量型研究，选择适当的统计方法，结果以数据分析为依托加以呈现。

（6）撰写研究报告

报告数据分析的结果，根据分析结果，提出结论和建议，形成研究报告。研究报告的内容大致包括标题、摘要、结论、文献探讨、研究方法、研究结果与讨论、研究结论与建议、附注及参考文献9个方面。

三、药事管理研究的方法

药事管理学科研究具有社会科学性质，主要是探讨与药事有关的人们的行为和社会现象的系统知识。药事管理研究虽然也具有自然科学研究的客观性、系统性、实证性、验证性及复制性等特征，但因研究对象以人及社会为主，故其研究环境与条件、研究结果的解释程度等，均与研究对象以物及自然为主的自然科学研究有所差别。主要表现在复制性低、因素复杂、间接测量、普遍性低、误差较大等几方面。药事管理常用的研究方法有很多，此处简要介绍文献研究法、调查研究法、实验研究法和实地研究法 4 种。

1. 文献研究法

文献研究法主要指搜集、鉴别、整理文献资料，并通过对文献的分析研究，形成对事实的科学认识的方法。文献研究法的一般过程包括五个基本环节，分别是：提出课题或假设、研究设计、搜集文献、整理文献和进行文献综述。文献研究法的提出课题或假设是指依据现有的理论、事实和需要，对有关文献进行分析整理或重新归类研究的构思。文献研究最常用的方法，有内容分析、二次分析以及现存统计资料分析三种。内容分析是一种对文献的内容进行客观、系统和定量描述的研究技术；二次分析是指直接利用其他研究者所收集的原始资料数据进行新的分析或对数据加以深度开发；现有统计资料分析是对各种官方统计资料进行的分析研究。

2. 调查研究法

调查研究法是指人们深入现场进行考察，了解客观情况直接获取有关材料，并对这些材料进行分析的研究方法。它是探求客观事物的真相、性质和发展规律的活动。调查研究法是科学研究中一个常用的方法，在描述性、解释性和探索性的研究中都可以运用调查研究的方法。它一般通过抽样的基本步骤，多以个体为分析单位，通过问卷、访谈等方式了解调查对象的有关信息，加以分析来开展研究。我们也可以利用他人收集的调查数据进行分析，即所谓的二手资料分析的方法。对于学生以及缺少经费的人们，这种方法特别合适。

调查研究报告一般包括以下内容：调查目的、调查对象、调查内容、调查方式（一般可选择问卷法、访谈法、观察法、资料法等）、调查时间、调查结果、调查体会（可以是对调查结果的分析，也可以是找出结果的原因及应对办法等）。

问卷是收集调查数据的重要方法，包括自填式问卷、访问式问卷。问卷由封面信、指导语、问题及答案、编码等构成。问题和答案是问卷的主体，问卷中的问题，形式上可分为开放式和封闭式两类。开放式问题指不提供具体答案而由回答者自由填答的问题，封闭式问题是在提出问题时给出若干答案，让调查者选择。从问题的内容来看，可归结为特征、行为和态度三方面的问题。特征问题是指用来测量被调查者基本情况的问题，如年龄、性别、职业、文化程度等；行为问题用来测量被调查者过去发生或现在进行的某些实际行为和事件；态度问题则是指被调查者对某一事物的看法、意愿、情感、认识等涉及主观因素的问题。

3. 实验研究法

实验研究的目的是研究原因和结果的关系，即研究分析"为什么"。它通过探讨经过处理的实验组与未接受处理的对照组，研究因果关系。所谓"处理"是指采取了某项措施（引入刺激因素），是自变量，而观察有变化的指标就是因变量，实验研究一般具有定量研究的特征。例如欲研究执业药师继续教育的效果，将实验对象随机分成两组，进行合理用药知识的测试，记录成绩，然后实验组开展为期两天的合理用药知识的培训，对照组不进行培训，第三天再对两组进行合理用药知识的测试，记录成绩，比较两组平均成绩是否存在差异。

实验研究是在控制变量的情况下进行比较分析，包括以下环节：①明确自变量与因变量；②选取实验组与对照组；③进行事前测量与事后测量。实验方法的优点是：可以控制自变量，可以重复，因果关系的结论较准确。但应用于药事管理研究中的缺点在于其人为性质往往不能代表现实的社会过程，容易失真。这是因为参与实验的人会感觉到环境的变化和接收的刺激，变得对刺激敏感起来，因此实验中主观因素很难消除。例如上面的执业药师继续教育实验中，实验组接收到刺激，变得勤奋起来，自己主动阅读合理用药知识，从而导致测试效果加入了敏感因素所提升的效果。这一缺陷可以采用所罗门四组设计（the Solomon four-group design）（包括随机化前测两组设计与随机化后测两组设计的组合设计）方法来弥补。

4. 实地研究法

实地研究法是指不带有理论假设而直接深入社会生活中，采用观察、访问等方法去收集基本信息或原始资料，然后依靠研究者本人的理解和抽象概括从第一手资料中得出一般性结论的方法。通常是对为数不多的人或事进行一段时间的考察，参与观察、个案研究都是重要的实地研究形式。其本质特点是研究者深入所研究对象的生活环境中，通过参与观察和询问，去感受、感悟研究对象的行为方式及其在这些行为方式背后所蕴含的内容。实地研究最主要的优点是它的综合性，研究者通过直接观察研究对象可以获得许多形象信息供直觉判断。分析资料使用的是定性分析的方法，有些研究课题，靠定量分析往往不够或不合适，实地观察则可以发现用其他研究方法难以发现的问题。本方法一般用于探索或描述性研究，很少用于解释性研究。

本章小结

本章介绍了药事和药事管理的概念，药事管理学科的形成与发展，药事管理学教材的内容与特点，药事管理学的研究方法，重点介绍了药事管理学科的定义、性质，药事管理学科课程的研究内容，主要内容为：

1.药事是指与药品的研制、生产、流通、使用、价格、广告信息监督等活动有关的事项。

2.药事管理包括宏观和微观两个方面。宏观的药事管理是指国家依照宪法通过立法，政府依法施行相关法律，制定并施行相关法规、规章等对药事进行有效监管的管理活动。微观的药事管理是指药事组织依法施行相关的管理措施，对药事活动施行必要的监管，也称为药事部门内部管理。

3.药事管理学科是研究药事管理活动的基本规律和一般方法的应用学科，是药学科学的分支学科。该学科以药品质量管理为重点、解决公众用药问题为导向，应用社会学、法学、经济学、管理学与行为科学等多学科的理论与方法，对药品研制、生产、经营、使用和药品监督管理等活动或过程进行研究，总结其基本规律，指导药学事业健康发展，具有社会科学性质。

4. 我国药事管理学课程的主要内容有：药品监督管理，药事管理体制，药学技术人员管理，药品管理立法，药品注册管理，药品知识产权保护，药品信息管理，药品生产、经营、使用管理。

5. 药事管理学的学科课程体系分为法学与伦理学类、管理学类、经济学类、社会和行为科学类、研究方法学类、信息科学类六大类。

6. 药事管理研究的过程大体分为6个阶段：确定研究课题、文献检索、设计研究方案、收集数据、分析并解释数据、撰写研究报告。

7. 药事管理的研究方法可分为文献研究法、调查研究法、实验研究法、实地研究法4种。

8. 调查研究报告一般包括以下内容：调查目的、调查对象、调查内容、调查方式（一般可选择：问卷法、访谈法、观察法、资料法等）、调查时间、调查结果、调查体会（可以是对调查结果的分析，也可以是找出结果的原因及应对办法等）。问卷由封面信、指导语、问题及答案、编码等构成。问题和答案是问卷的主体，问卷中的问题，形式上可分为开放式和封闭式两类。开放式问题指不提供具体答案而由回答者自由填答的问题；封闭式问题是在提出问题时给出若干答案，让调查者选择。从问题的内容来看，可归结为特征、行为和态度三方面的问题。特征问题是指用来测量被调查者基本情况的问题，如年龄、性别、职业、文化程度等；行为问题用来测量被调查者过去发生或现在进行的某些实际行为和事件；态度问题则是指被调查者对某一事物的看法、意愿、情感、认识等涉及主观因素的问题。

复习思考题

一、单选题

1. 下列不属于药事管理活动的是（　　）。

A. 国家制定与修订《中华人民共和国药品管理法》

B. 药品生产企业依法取得《药品生产许可证》

C. 药品经营企业的财务管理

D. 医疗机构药房的药品质量管理活动

E. 药师的职业道德自律管理

2. 中华人民共和国国家教育委员会是哪一年决定将药事管理学列入药学专业必修课的？（　　）

A. 1982 年　　　　　　　B. 1985 年　　　　　　C. 1987 年　　　　　　D. 1990 年

3. 药事管理学科是（　　）。

A. 社会科学的分支学科　　　　　　　　　　B. 药学科学的分支学科

C. 药剂学的一个分支　　　　　　　　　　　D. 管理学的分支学科

4. 通过实验组与对照组比较分析，研究因果关系，是哪类研究方法？（　　）

A. 文献研究法　　　　　　　　　　　　　　B. 调查研究法

C. 实验研究法　　　　　　　　　　　　　　D. 实地研究法

二、多选题

1. 药事管理学科是（　　）。

A. 药学科学的分支学科　　　　　　　　　　B. 社会科学的分支学科

C. 很大程度上具有社会科学性质　　　　　　D. 应用性强的边缘学科

E. 多门课程组成的学科体系

2. 药事管理学科课程体系概括为以下哪几类？（　　　）

A. 经济学类　　　　　　　　　　　　　　　B. 法学和伦理学类

C. 研究方法学和信息科学类　　　　　　　　D. 管理学类

E. 社会和行为科学类

3. 药事管理学科科研选题的原则是（　　　）。

A. 实际需要的原则　　　　　　　　　　　　B. 科学性原则

C. 复杂性原则　　　　　　　　　　　　　　D. 创新性原则

E. 可行性原则

4. 药事管理学科的内涵包括以下哪些内容？（　　　）

A. 药事管理学科是药学的二级学科；具有社会科学性质。

B. 该学科是多学科理论和方法的综合应用。

C. 该学科研究药品研制、生产、经营、使用中专业技术性方面的内容。

D. 该学科研究环境因素和管理因素与使用药品防病治病，维护人们健康之间的关系。

三、思考题

1. 简述药事、药事管理、药事管理学科的概念。

2. 比较药事管理学科与药物化学、药剂学等药学其他学科的不同点。

3. 概述药事管理学课程的研究内容。

4. 说明学习和研究药事管理学的目的与意义。

5. 简述药事管理研究的步骤。

第二章

药品及药品管理制度

【学习目标】

通过本章学习，了解药品及其监督管理的相关内容，初步掌握药品监督管理的基本知识，并能在实际工作中加以应用。

1. 掌握：药品的定义；药品的质量特性；药品监督管理的意义；药品质量监督检验的概念、性质及分类；基本药物生产、经营、使用的监督管理；药品分类管理的主要内容。

2. 熟悉：药品管理的分类；药品标准和国家药品标准；国家基本药物制度的概念。

3. 了解：药品的商品特征；《中国药典》的主要内容；药品分类管理的意义和作用。

案例引导

印度"德里模式"的成功

1993年，印度将德里由国家行政区改变为一个州，任命 Harsh Vardham 为卫生部长，Harsh Vardham 先后组织考察了德里的许多医院和保健中心，并且和公众讨论了他们面临的问题：药品费用增长过快，占卫生费用总支出的35%，而且病人还不能得到优质的药品。

为有效地解决这些问题，德里政府在进行深入的研究后，迅速召集了相关学者、临床专家和公共卫生官员出谋划策。1996年6月，在世界卫生组织（WHO）印度基本药物合作项目协调人 Ranjit Roy Chaudhury 的指导下，制定了一系列的措施，如所有医院都必须制定基本药物目录、实行药品集中采购、实施《药品生产质量管理规范》（GMP）、对送至医院的药品随机抽样、对医生进行合理用药培训、给病人提供药品信息等。

印度德里的这种做法被称之为"德里模式"，已经取得了较大的成功，其他12个州纷纷效仿。印度的媒体和公众分外关注，WHO 将"德里模式"作为卫生保健的成功案例进行推广。概括地讲，"德里模式"成功的关键在于，从印度本国的国情出发，药品监督机构与国家其他各部门及专家学者的通力合作。

参照印度"德里模式"的成功，分析该案例对我国有什么启示。

第一节　药品

药品是一种特殊的商品，种类复杂，品种多，它与医学紧密结合，只有在专业人士的指导下合理用药，才能达到预防疾病、保护健康的目的，药品的管理直接关系到人们的身体健康甚至生命存亡。

一、药品的定义

为了加强药品的监督管理，各国政府均在药品法、药事法中规定了药品的定义，以明确管理对象。2019 年 8 月 26 日，新修订的《药品管理法》中关于药品的定义是："药品，是指用于预防、治疗、诊断人的疾病，有目的地调节人的生理机能并规定有适应证或者功能主治、用法和用量的物质，包括中药、化学药和生物制品等。"上述定义包含以下要点：

第一，区别药品与食品（含保健食品）、毒品等其他物质的基本点是基于其使用目的和使用方法。出于医疗的需要，具有医疗价值，合理用于医疗目的、用以为病人解除病痛的才称其为药品。与药品相比，食品或毒品的使用目的、使用方法不同。

第二，与部分西方国家的区别是，我国法律上明确规定中药、化学药和生物制品均是药品。其出发点是中药作为我国独特的卫生资源、潜力巨大的经济资源、具有原创优势的科技资源、优秀的文化资源和重要的生态资源，在经济社会发展中发挥着日益重要的作用。

第三，明确了《药品管理法》管理的是人用药品。而日本、美国、英国等许多国家的药事法、药品法对药品的定义是包括了人用药和兽用药。

知识拓展

新版《药品管理法》对药品定义的解读

将药品定义由附则调整至总则，并将分类"中药材、中药饮片、中成药、化学原料药及其制剂、抗生素、生化药品、放射性药品、血清、疫苗、血液制品和诊断药品等"简化为"中药、化学药和生物制品等"。

二、药品分类

药品分类方法多种多样，本节主要介绍的是药品管理法律、法规中有关药品分类管理的类别。

1. 传统药和现代药

（1）传统药（traditional drugs）

传统药是指各国历史上流传下来的药物，主要是动、植物药和矿物药。我国的传统药主要是中药，包括中药材、中药饮片、中成药。传统药还包括民族药（藏药、蒙药、维药、傣药、壮药、彝药、畲药等，前五者最具代表性），是各民族医药经典著作收载的防治疾病的天然药材及其制成品。

（2）现代药（modern drugs）

现代药是指 19 世纪以来发展起来的化学药品、抗生素、生化药品等，是用合成、分离、提取、化学修饰、生物工程等现代科学方法得到的物质，并且是用现代医学理论和方法筛选确定其药效的。因这类药最初在西方国家发展起来，后传入我国，又称西药，管理上现称为化学药品。

2. 处方药和非处方药

（1）处方药（prescription drugs）

处方药是指必须凭执业医师或执业助理医师处方才可购买、调配和使用的药品。

（2）非处方药（over the counter drugs，OTC drugs）

非处方药是指为方便公众用药，在保证用药安全的前提下，经国务院药品监督管理部门公布的，不需要执业医师或执业助理医师开写处方即可购买的药品，一般公众凭自我判断，按照药品标签及使用说明就可自行使用。

3. 新药、仿制药品、医疗机构制剂

（1）新药（new drugs）

新药是指未在中国境内外上市销售的药品。新药分为创新药和改良型新药。

（2）仿制药（generic drugs）

仿制药是指与原研药在剂量、安全性、效力、质量、作用以及适应证上相一致的药品。仿制药务必与原研药具备治疗等效性。WHO将仿制药称为多来源药品，即可互换治疗等效的药品。治疗等效性是指两种药品具有药物替代性，或者药剂学等效、生物等效性好，疗效和安全性基本相同。

（3）医疗机构制剂（pharmaceutical preparations）

医疗机构制剂是指医疗机构根据本单位临床需要经审批而配制、自用的固定处方制剂，该制剂应当是市场上没有供应的品种。

4. 国家基本药物、医疗保险用药、新农合用药

（1）国家基本药物（national essential medicines）

国家基本药物是指那些满足人群卫生保健优先需要、必不可少的药品。我国自2009年9月21日起施行《国家基本药物目录》。2018年9月，调整后的《国家基本药物目录（2018年版）》总品种为685种，包括西药417种，中成药268种。"基本药物"是WHO于20世纪70年代提出的概念，指的是最重要的、基本的、不可缺少的、满足人民所必需的药品。目前全球已有160多个国家制定了本国的《基本药物目录》，其中105个国家制定和颁布了国家基本药物政策。

（2）医疗保险用药

医疗保险用药是指医疗保险、工伤保险、生育保险药品目录所列的保险基金可以支付一定费用的药品。《中华人民共和国社会保险法》规定："符合基本医疗保险药品目录、诊疗项目、医疗服务设施标准以及急诊、抢救的医疗费用，按照国家规定从基本医疗保险基金中支付。"医疗保险用药通过国家、省级药品目录来确定药品品种，至今公布了5版目录，现行版《国家基本医疗保险、工伤保险和生育保险药品目录（2020年）》是基本医疗保险、工伤保险、生育保险基金支付参保人员药品费用和强化医疗保险医疗服务管理的政策依据及标准。

（3）新农合用药

新型农村合作医疗（简称"新农合"）是指由政府组织、引导、支持，农民自愿参加，个人、集体和政府多方筹资，以大病统筹为主的农民医疗互助共济制度。目前实行分级药物

目录，由各省级卫生行政部门结合实际，调整和制定全省（自治区、直辖市）统一的新农合报销药物目录，分县级（及以上）、乡或镇、村3级目录。

5. 特殊管理的药品

特殊管理的药品（the drugs of special control）是指由国家制定相应法律制度，实行比其他药品更为严格管制的药品。《药品管理法》第六十一条规定对疫苗（vaccine）、血液制品（blood products）、麻醉药品（narcotic drugs）、精神药品（psychotropic substances）、医疗用毒性药品（medicinal toxic drugs）、放射性药品（radioactive pharmaceuticals）、药品类易制毒化学品（pharmaceutial precursor chemicals）等国家实行特殊管理的药品不得在网络上销售。

三、药品的质量特性与商品特征

1. 药品的质量特性

药品的质量特性是指药品与满足预防、治疗、诊断人的疾病，有目的地调节人的生理机能的要求有关的固有特性。

（1）有效性（effectiveness）

有效性指在规定的适应证、用法和用量的条件下，能满足预防、治疗、诊断疾病及有目的地调节人体生理机能的要求。有效性是药品的基本特征，若对防治疾病无效，则不能成为药品。有效性也必须在一定的前提条件下，即有一定的适应证、用法和用量。我国对药品的有效性分为"痊愈""显效""有效"。国际上有的采用"完全缓解""部分缓解""稳定"来区别。

（2）安全性（safety）

安全性指按规定的适应证、用法和用量使用药品后，人体产生毒副作用的程度。新药的审批中要求提供急性毒性、长期毒性、致畸、致癌、致突变等数据。

（3）稳定性（stability）

稳定性指在规定的条件下保持其有效性和安全性的能力。其中规定的条件是指在规定的效期内，以及生产、贮存、运输和使用的条件。

（4）均一性（uniformity）

均一性是指药物制剂的每一单位产品都符合有效性、安全性的规定要求。

2. 药品的商品特征

在一定的历史阶段，药品亦是一种商品。人们需使用药品时，将由自己或有关单位通过支付一定数量的金钱进行购买。但这并不代表药品与其他商品一样，相反，药品自身具有明显的特性，即具有可作为标志的显著特点，主要有以下5个方面。

（1）生命关联性

药品是与人们的生命相关联的物质。这是药品的基本商品特征。

（2）高质量性

药品只有合格品与不合格品的区分。法定的国家药品标准是保证药品质量和划分药品合格与不合格的唯一依据。

国家对药品的研制、生产、流通、使用进行严格的质量监督管理，推行 GLP、GCP、GMP、GSP、GAP、GDP（药品供应和管理规范）、GPP（医疗机构制剂配制质量管理规范）等质量规范。

（3）公共福利性

药品是防治疾病、维护人们健康的商品，具有社会福利性质。国家为保证人们能买到质量高、价格适宜的药品，对基本医疗保险药品目录中的药品实行政府定价，并对广告进行审查管理，不由市场竞争自由定价，体现了公共福利特征。

（4）高度专业性

药品和其他商品又一不同的特征是高度专业性，药品的购买及使用必须要在合格的医师、药师的指导下才能得以实现，该特征使得药品明显区别于其他商品。药品的开发和研究过程极为精细、复杂，需要多学科高级专家的合作才能进行。因此，制药工业被称为高科技产业，药品被称为指导性商品。

（5）品种多、产量有限

人类疾病种类繁多，因此客观上用于防治疾病的药品亦较多。药品的需求由发病率来决定。个别罕见病种仅需极少量药品，但仍需生产，这种药称为罕用药（orphan drugs），也称孤儿药，其研制成本很高，如抗丝虫病药乙胺嗪（海群生）、伊维菌素。

综上所述，药品的质量特性和商品特征决定了其以特殊商品的形式存在，故必须加强监督管理，以确保其安全和有效、质量稳定、合理使用、可获得性。

第二节　药品标准与药品质量监督检验

一、概述

药品标准是监督与控制药品质量的法定技术依据，是药品生产、经营、使用、监督和检验共同遵循的质量标准，是国家药品保证体系的重要组成部分。药品标准代表着一个国家的药学科学技术水平，同时是药品生产的法定技术准绳并对临床用药具有重要的指导作用。因此，药品质量标准的高低直接关系到药品质量的好坏和临床用药的安全与有效。世界上对于药品标准管理有着悠久的历史，公元 659 年我国唐代就曾组织编写了《新修本草》。自 1772 年《丹麦药典》出版后，瑞典、西班牙等国陆续出版了国家药典。至 20 世纪，又有多个国家的国家药典出版，我国于 1930 年颁布了《中华药典》，WHO 于 1951 年出版了《国际药典》，瑞典、丹麦、挪威于 1964 年出版了合编的《北欧药典》，《欧洲药典》于 1977 年出版。在提高药品质量、发展制药工业、保证人们用药安全方面，这些国家或地区的药典，发挥了极其重要的作用。随着医药科技、生产发展的不断进步，政府组织对药典进行修订、再版。

二、药品标准管理

1. 药品标准的含义

药品标准（drug standard）即药品质量标准，是关于药品、药用辅料等的质量规格、指标要求及检测、验证方法等的技术规定。凡正式批准生产销售的药品（包括药品原料及其制剂、药材和饮片、成方制剂和单方制剂、植物油脂和提取物）、药用辅料、直接接触药品的包装材料和容器，都必须制定质量标准。药品标准是作为控制药品质量的法定依据。药品标准有两种，即法定标准与非法定标准。法定标准是指国家发布的药品标准，即国家药品标准，为强制性标准；非法定标准是指企业、行业药品标准，为内部控制标准。

2. 国家药品标准

国家药品标准是国家对药品质量规格及检验方法所作的技术规定，是药品生产、供应、使用、检验和管理部门共同遵循的法定依据。其目的是规范药品标准的制定、修订和发布实施工作以及加强药品标准的管理。

《药品管理法》规定：国务院药品监督管理部门颁布的《中华人民共和国药典》和药品标准为国家药品标准。其内容包括质量指标、检验方法以及生产工艺等技术要求。品种正文及其引用的凡例、通用技术要求共同构成国家药品标准；国家生物制品标准由凡例、生物制品通则、总论与正文（各论）及其引用的检测方法通则和指导原则构成。《中华人民共和国药典》收载的凡例、通则/生物制品通则、总论的要求对未载入本版药典但经国务院药品监督管理部门颁布的其他药品标准具有同等效力。

此外，我国省级药品监督管理部门制定医疗机构制剂规范、中药饮片炮制规范、地方性中药材（未载入国家药品标准的地区性习用药材）标准等，适用于地方的药品质量监督，是对国家标准的补充，从而形成完备的药品标准管理体系。

3.《中华人民共和国药典》

(1) 简介

《中华人民共和国药典》简称《中国药典》(Pharmacopoeia of the People's Republic of China，Chinese Pharmacopoeia，ChP)，是中国的最高药品标准法典，依据《中华人民共和国药品管理法》组织制定和颁布实施。凡《中国药典》收载的品种，自执行之日起，原收载于历版《中国药典》、国家卫生健康委员会颁布的药品标准、国家药品监督管理局颁布的新药转正标准和地方标准上升国家标准的同品种药品标准同时废止。除注明版次外，《中国药典》均指现行版《中国药典》(2020 年版)。新版药典进一步扩大药品品种的收载和修订，共收载品种 5911 种。一部收载品种 2711 种，其中新增品种 117 种、修订品种 452 种。二部收载品种 2712 种，其中新增品种 117 种、修订品种 2387 种。三部收载品种 153 种，其中新增品种 20 种、修订品种 126 种。四部收载通则总数 361 个，其中制剂通则 38 个、检测方法及其他通则 281 个、指导原则 42 个；药用辅料收载 335 种，其中新增 65 种、修订 212 种。

(2)《中国药典》(2020 年版) 内容

① 凡例：是对《中国药典》正文、通则及与质量检定有关的共性问题的统一规定，是正确使用《中国药典》进行药品质量检定的基本原则。故凡例具有通用性、指导性作用。

② 正文：是指各个品种项下收载的内容，即根据药品（含生物制品）自身的理化与生物学特性，按批准的药材或原材料、处方来源、处方组成、生产工艺或制法、贮存、运输条件等所制定的，用以检测药品质量是否达到用药要求并衡量其质量是否稳定均一的技术规定。所设各项规定是针对符合 GMP 的产品而言，任何违反 GMP 或有未经批准添加物质所生产的药品，即使符合《中国药典》或按照《中国药典》没有检出其添加物质或相关杂质，亦不能认为其符合规定。正文内容根据品种和剂型的不同设项目。

一部中药设 19 个项目：品名、来源、处方、制法、性状、鉴别、检查、浸出物、特征图谱或指纹图谱、含量测定、炮制、性味与归经、功能与主治、用法与用量、注意、规格、贮藏、制剂、附注等。

二部化学药按顺序列 16 个项目：品名、有机药物的结构式、分子式与分子量、来源或有机药物的化学名称、含量或效价规定、处方、制法、性状、鉴别、检查、含量或效价测定、类别、规格、贮藏、制剂、杂质信息。

三部生物制品设 6 个项目：品名，定义、组成及用途，基本要求，制造，检定，保存、运输及有效期等。

四部通则、药用辅料：通则（361 个）主要收载制剂通则、通用检测方法和指导原则。制剂通则是按照药物剂型分类，针对剂型特点所规定的基本技术要求；通用检测方法是各正文品种进行相同检查项目的检测时所采用的统一设备、程序、方法及限度等；指导原则是为执行《中国药典》、考察药品质量、起草与复核药品标准等所制定的指导性规定。药用辅料（335 种）正文内容包括品名，有机物的结构式、分子式、分子量与 CAS 编号，来源，制法，性状，鉴别，理化检查，含量测定，类别，贮藏，标示等项。

知识拓展

《中国药典》（2020 年版）的特点及作用

《中国药典》（2020 年版）标志着我国药品标准水平再上一个新台阶。其特点及作用可概括为以下几点：

① 收载品种适度增加，总数达到 5911 种，进一步稳步提高了药典收载品种数量。

② 基本完成国家药品标准清理工作，其中涉及化学药 6263 个品种、中成药 9585 个品种、饮片药材 1252 个品种、中药提取物 9 个品种、生物制品 373 个品种，为完善标准和提高淘汰机制奠定了基础。

③ 以实施"两法两条例"为契机，全面完善了药典标准体系，贯彻药品质量全程管理的理念，提高了横向覆盖中药、化学药、生物制品、原料药、药用辅料、药包材以及标准物质的质量控制技术要求，完善了纵向涵盖药典凡例、制剂通则、检验方法以及指导原则的制修订，加强了涉及药品研发、生产、质控、流通和使用等环节的通用技术要求体系的建设。

④ 强化了《中国药典》的规范性，各部药典之间更加协调统一。建立、完善了统一规范的药品、药用辅料和药包材通用名称命名原则，加强了通用技术要求与品种标准内容的统一。

⑤ 加强《中国药典》通用技术要求，重点完善了药品安全性和有效性的控制要求，实现了"中药标准继续主导国际标准制定，化学药、药用辅料标准基本达到或接近国际标准水平，生物制品标准紧跟科技发展前沿，与国际先进水平基本保持一致"的总目标。

⑥ 加强了药典机构间的国际交流与合作，促进了药典的协调统一，扩大了《中国药典》的国际影响力。

通过加强对《中国药典》相关通用技术要求和正文具体内容的制修订，整体提升我国药品标准水平，推进我国上市药品质量迈上新台阶。一是贯彻落实药品全生命周期的监管理念，加强了药品研发、生产、过程控制、质量控制、包装、运输、贮藏、有效性、稳定性考察等通用技术要求的制定，药品质量控制由终端逐步向源头和生产过程控制延伸，将风险控制点前移，全面保障药品的质量。二是完善药品检验方法学研究体系的建设，建立并完善了分析方法验证、方法转移、方法确认以及生物检验统计等技术规范要求，为科学规范制定药品标准夯实了基础。三是结合各类药品特性及质量控制关键点，进一步健全中药、化学药和生物制品涉及安全性和有效性的标准体系。四是加强了原料药、药用辅料以及药包材等相关通用技术要求的制修订，逐步形成以保障制剂质量为目标的原辅包标准体系，为推进关联审评审批制度改革提供技术支撑。

三、药品质量监督检验

1. 药品质量监督检验的概念

药品质量监督检验是指国家药品检验机构按照国家药品标准对需要进行质量监督的药品进行抽样、检查和验证，并发出相关质量结果报告的药品技术监督过程。

2. 药品质量监督检验的性质

药品质量监督检验具有第三方检验的公正性，因为它不涉及买卖双方的经济利益，不以营利为目的，具有公正立场。药品质量监督检验是代表国家对研制、生产、经营、使用的药品质量进行的检验，具有比生产或验收检验更高的权威性。药品质量监督检验是根据国家的法律规定进行的检验，在法律上具有更强的仲裁性。

3. 药品质量监督检验的分类及作用

（1）抽查检验

国家的药品检验机构依法对生产、经营和使用的药品质量进行抽查检验。抽查检验分为评价抽验和监督抽验。

① 评价抽验：它是药品监督管理部门为掌握、了解辖区内药品质量总体水平与状态而进行的抽查检验工作，它是建立在以科学理论为基础，以数理统计为手段的药品质量评价抽验方式，准确客观地评价一类或一种药品的质量状况。

② 监督抽验：它是药品监督管理部门在药品监督管理工作中，为保证民众用药安全而对监督检查中发现的质量可疑药品所进行的有针对性的抽验。监督抽验的抽样工作由药品监督管理部门承担，然后送达所属区域的药品检验机构检验。

药品抽查检验分为国家和省（自治区、直辖市）两级，国家药品抽验主要以评价为主，省级药品抽验主要以监督为主。不得以药品抽查检验为由收取任何费用。最终所得的抽查检验结果分别通过国家药品质量公告、省级药品质量公告予以发布。

（2）注册检验

注册检验包括样品检验和药品标准复核。药品注册检验由中国食品药品检定研究院或省级药品检验所承担。进口药品的注册检验由中国食品药品检定研究院或者国家药品监督管理局指定的药品检验机构承担。

（3）委托检验

委托检验是指对行政管理部门、药品监督管理部门、药品检验机构在行政管理、监督检查、质量检验中，根据工作需要提出检验申请的药品进行检测、验证，包括行政委托、司法委托以及其他委托检验。我国的GMP有关委托生产与委托检验的规定中要求：委托方和受托方必须签订书面合同，明确各方的责任、委托检验的内容及相关的技术事项。委托检验的所有活动，包括在技术或其他方面拟采取的任何变更均应符合注册的有关要求，以确保委托检验的准确性和可靠性。

（4）指定检验

指定检验是指按照国家法律或药品监督管理部门规定，部分药品在销售前或进口时必须经指定的政府药品检验机构检验，符合药品质量标准的才准予销售，对于进口药品则进行强制性药品检验。需指定检验的药品包括：①国家药品监督管理局规定的生物制品；②首次在中国销售的药品；③国务院规定的其他药品。指定检验具体可分为：

①口岸药品检验：是指国家药品监督管理局指定的药品检验机构根据《药品进口管理办

法》《进口药材管理办法（试行）》的规定对抵达口岸的进口药品、进口药材进行检验工作，其内容包括现场核验药品、核查相关文件资料、抽样和检验以及复验等。②生物制品批签发检验：是指由国家药品监督管理总局指定的药品检验机构按照《生物制品批签发管理办法》的规定对生产企业申请批签发的生物制品，在其每批次制品出厂上市或进口时进行的强制性检验。

（5）药品复验

药品复验指当事人对药品检验结果存在异议时，依法申请再次检验，药品检验机构按照规定作出复验结论的过程。当事人自收到药品检验结果之日起 7 日内提出复验申请。

四、药品质量公告

药品质量公告是指由国务院和省级药品监督管理部门向公众发布的有关药品质量抽查检验结果的通告。国家药品质量公告应当根据药品质量状况及时或定期发布。对由于药品质量严重影响用药安全、有效的，应当及时发布；对药品的评价抽验，应给出药品质量分析报告，定期在药品质量公告上予以发布。省级药品质量公告的发布由各省级药品监督管理部门自行规定。省级药品监督管理部门发布的药品质量公告，应当及时通过国家药品监督管理部门网站向社会公布，并在发布后 5 个工作日内报国家药品监督管理部门备案。药品质量公告应当包括抽验药品的品名、检品来源、检品标示的生产企业和生产批号、药品规格、检验机构、检验依据、检验结果、不合格项目等内容。

公布药品质量公告的目的是向全社会公布每年的全国药品质量信息，让人们了解药品质量状况，接受全社会的监督，进一步促进药品质量的提高。

第三节　国家药物政策及药品管理制度

一、国家基本药物政策

国家基本药物政策是对基本药物的遴选、生产、流通、使用、定价、报销、监测评价等环节实施有效管理的制度，与公共卫生、医疗服务、医疗保障体系相衔接。此政策是国家药品政策和药品供应保障体系的核心与基础工作，关系到公众的健康。下面介绍我国的基本药物政策。

《中共中央国务院关于深化医药卫生体制改革的意见》（2009 年 3 月发布）中提出初步建立国家基本药物制度政策，建立比较完整的基本药物遴选、生产供应、使用和医疗保险报销的体系。同年 8 月 18 日，原卫生部、国家发改委、工信部、监察部、财政部、人社部、商务部、国家药监局、国家中医药管理局 9 部委局联合发布了《关于印发〈关于建立国家基本药物制度的实施意见〉的通知》（以下简称《实施意见》）。《实施意见》共 20 项，明确了基本药物、国家基本药物政策的概念以及国家基本药物工作委员会的组成和职责，规定了实施国家基本药物政策的具体事项、措施。这是我国政府制定的第一部有关基本药物的政策，其实施将极大地促进我国基本药物生产供应与合理使用，确保民众基本用药的可及性、安全性和有效性，减轻医药负担。

二、国家基本医疗保险用药政策

1883 年，德国政府颁布了《疾病保险法》，标志着世界上第一个强制性医疗保险制度的诞生。但是随着制度的不断更新、完善，也导致了医疗卫生费用在不断攀升，民众在医疗卫生方面的经济负担也随之加重。为保证医疗卫生制度的可持续性实施，在医疗保险的药品管理方面，1989 年德国最先引入药品参考价格制度，根据相关标准对法定医疗保险药品进行分类并制定相对应的参考价格，这一举措可以看作是医疗保险药品分类的先行实践。

新中国成立后，随着我国经济的不断发展，逐渐从计划经济体制向社会主义市场经济体制转变，这迫切要求建立和健全包括社会医疗保险在内的社会保障体系。1998 年 12 月，国务院颁布了《关于建立城镇职工基本医疗保险制度的决定》，标志着新型医疗保障制度的建立。为了保障职工基本医疗用药，合理控制药品费用，次年 5 月下发了《城镇职工基本医疗保险用药范围管理暂行办法》，通过制定《基本医疗保险药品目录》规定了基本医疗保险用药范围。2000 年，《国家基本医疗保险药品目录》诞生，我国医疗保险制度改革配套措施正式启动。在此基础上，国家劳动和社会保障部在 2004 年 9 月颁布了《国家基本医疗保险和工伤保险药品目录》，进一步完善了国家基本医疗保险用药政策。

1. 国家基本医疗保险药品

国家基本医疗保险药品指适应基本医疗卫生需求，剂型适宜、价格合理、能保障供应、公众可公平获得的药品。2017 年 2 月，人社部发布了《关于印发〈国家基本医疗保险、工伤保险和生育保险药品目录（2017 年版）〉的通知》，正式公布了《国家基本医疗保险、工伤保险和生育保险药品目录（2017 年版）》。基本医疗保险基金支付药品费用时区分甲、乙类。西药部分甲类品种有 402 个，乙类品种有 895 个；中成药部分的甲类品种有 192 个，乙类品种有 1046 个。工伤保险和生育保险支付药品费用时不分甲、乙类。基本医保药品目录是作为医疗保险运行的不可或缺的支撑，在医疗保险运行中发挥着重要的作用。2017 年版药品目录相较于上一版的药品目录而言更加突出了"补缺、选优、支持创新、鼓励竞争"的政策思路，对工伤保险用药、儿童药、创新药、重大疾病治疗用药和民族药予以重点考虑和支持。

2. 基本医疗保障的药品管理制度

基本医疗保障的药品管理制度是指有关基本医疗保险用药、新农合用药的药品目录、费用管理的制度。我国的医疗保险制度包括：

（1）城镇职工医疗保险

城镇职工医疗保险是指城镇所有用人单位，包括企业（国有企业、集体企业、私营企业等）、事业单位、民办非企业单位及其职工，必须参加的基本医疗保险。乡镇企业及其职工、城镇个体经济组织及其从业人员是否参加基本医疗保险，由各省、自治区、直辖市人民政府决定。

城镇职工基本医疗保险费由职工与用人单位共同缴纳（分别约为工资额的 2%、6%），按统筹基金、个人账户、定点医疗机构、定点药店服务进行管理。

（2）城镇居民基本医疗保险

城镇居民基本医疗保险是指以没有参加城镇职工医疗保险的城镇未成年人和没有工作的居民为主要参保对象的医疗保险制度。

（3）工伤保险

工伤保险是指劳动者在工作中或在规定的特殊情况下，遭受意外伤害或罹患职业病导致暂时或永久丧失劳动能力以及死亡时，劳动者或其遗属从国家和社会获得物质帮助的一种社会保险制度。

（4）生育保险

生育保险是国家通过立法，在怀孕和分娩的妇女劳动者暂时中断劳动时，由国家和社会提供医疗服务、生育津贴和产假，并对生育的职工给予必要的经济补偿和医疗保健的社会保险制度。

（5）新型农村合作医疗

新型农村合作医疗是指由政府组织、引导、支持，农民自愿参加，个人、集体和政府多方筹资，以大病统筹为主的农民医疗互助共济制度。其采取个人缴费、集体扶持和政府资助的方式筹集资金。

城镇居民基本医疗保险、新型农村合作医疗以家庭缴费、政府适当补助的方式筹集保险基金，定点管理同上。2014 年人均缴费 90 元、政府补助 320 元，2015 年分别达到 120 元、380 元，2016 年分别达到 150 元、420 元，2017 年分别达到 180 元、450 元，2018 年分别为 180 元、450 元，2019 年分别为 220 元、520 元，2020 年分别为 280 元、550 元。

（6）其他

其他医疗保险制度包括大病保险、商业健康保险、医疗救助等。

三、药品分类管理制度

1. 处方药和非处方药分类管理概况

（1）处方药和非处方药分类管理的形成

1989 年世界卫生组织向发展中国家推荐将《处方药与非处方药分类管理办法》这一管理模式作为药品政策立法议题；1997 年 1 月印发的《中共中央、国务院关于卫生改革与发展的决定》中提出国家建立并完善处方药与非处方药分类管理制度；1999 年 4 月，国家药品监督管理局（SDA）与卫生部、国家中医药管理局、劳动和社会保障部、国家工商行政管理局五部局联合发布了《关于我国实施处方药与非处方药分类管理若干意见的通知》；1999 年 6 月，SDA 发布了《处方药与非处方药分类管理办法（试行）》，同年 10 月 18 日起开展药品分类管理流通试点工作，11 月公布了《非处方药专有标识及管理规定（暂行）》，12 月制定了《处方药与非处方药流通管理暂行规定》并发布了相关的部门规章和规范性文件。2000 年 1 月 1 日国家食品药品监督管理局（SFDA）颁布的《处方药与非处方药分类管理办法》正式实施，标志着我国将开始对药品实行分类管理。

我国实施的《处方药与非处方药分类管理办法》，一直遵循"结合国情、慎重从严、中西并重、突出特色"的指导思想和"积极稳妥，分步实施，注重实效，不断完善"的工作方针。在全国范围内，药品分类管理已初见成效。

（2）我国处方药和非处方药分类管理制度

① 法律法规的规定。《药品管理法》第五十四条规定："国家对药品实行处方药与非处方药分类管理制度。"《中华人民共和国药品管理法实施条例》第十五条规定："国家根据非处方药品的安全性，将非处方药分为甲类非处方药和乙类非处方药。经营处方药、甲类非处方药的药品零售企业，应当配备执业药师或者其他依法经资格认定的药学技术人员。经营乙类非处方药的药品零售企业，应当配备经设区的市级药品监督管理机构或者省、自治区、直辖市人民政府药品监督管理部门直接设置的县级药品监督管理机构组织考核合格的业务人员。"

② 规章和规范性文件的要求。1999 年 4 月，国家药品监督管理局、卫生部、国家中医药管理局、劳动和社会保障部、国家工商行政管理总局联合下发《关于我国实施处方药与非处方药分类管理若干意见的通知》，提出了药品分类管理的含义、作用、原则、实施要求等。2000 年 1 月 1 日国家食品药品监督管理局（SFDA）颁布的《处方药与非处方药分类管理办法》正式实施。2004 年 2 月又对注射剂的使用进行了规定，规定注射剂必须凭医生处方才能售出；2004 年 7 月 1 日又作出规定，抗菌药必须凭医生处方才能销售。未列入非处方药药品目录的各种抗菌药物在全国范围内的所有零售药店必须凭执业医师处方才能销售，这标志我国全面实行的药品分类管理制度已进入攻坚阶段。2005 年 1 月 1 日规定抗肿瘤药、激素类（避孕药除外）处方药等必须凭医生处方才能销售。2005 年 7 月 1 日规定治疗神经系统疾病、心脑血管疾病、糖尿病及内分泌疾病的处方药必须凭医生处方才能销售。2005 年 12 月 31 日以后，实现全部处方药必须凭医生处方才能销售，在药师指导下才能使用。

（3）处方药和非处方药分类管理的意义和作用

① 有利于保障人们用药安全、有效。药品分类管理是根据药品安全、有效以及使用方便的原则，依品种、规格、适应证、剂量及给药途径不同，分别按处方药和非处方药进行管理。处方药须凭执业医师或执业助理医师处方购买使用，非处方药则由消费者自行判断、购买和使用。我国建立并完善处方药与非处方药分类管理制度，是医药卫生事业发展、医疗卫生体制和药品监督管理深化改革的大事，对保障人民用药安全有效，增强人们自我保健、自我药疗意识，合理利用医疗卫生与药品资源产生重大作用。

② 有利于逐步与国际上同性的药品管理模式接轨。对药品实行分类管理制度是二十世纪六十年代西方国家出于对毒性、成瘾性药品的销售、使用进行管理和控制而产生的。随着医药行业和卫生保健的发展，现已被世界上大多数国家接受。对药品实行分类管理已成为国际上药品管理普遍应用的有效方法。

③ 有利于提高药品监管水平。据统计，我国药品社会零售额已由八十年代初期占药品市场总额的 5％增加到目前的 15％以上，沿海城市达到了 30％以上。在相关方面，强调处方药、非处方药的生产销售、批发销售业务必须由具有《药品生产企业许可证》和《药品经营企业许可证》的药品生产企业、药品批发企业经营。其次，药品生产、批发企业必须按照分类管理、分类销售的原则和规定向相应的具有合法经营资格的药品零售企业和医疗机构销售处方药和非处方药，并按有关药品监督管理规定保存销售记录备查。再次，药品生产、批发企业不得以任何方式直接向病患者推荐、销售处方药。这有利于严格和规范对处方药的监督，防止消费者因自我行为不当导致药物滥用和危及健康。通过规范并加强对非处方药的指导，引导消费者科学、合理地进行自我保健。

④ 有利于促进新药开发。我国是世界上最有潜力的非处方药市场，企业可根据药品分类要求，明确开发药品的目标，开发生产市场需要的产品，尤其是适用于大众自我药疗的新产品，传承、整理和改良传统药，促进药品的进出口贸易。

2. 处方药管理

（1）处方药的种类

国家药品监督管理部门将药理作用大、治疗较重病症、容易产生不良反应的各类药品规定为处方药，患者只能在医生的指导下使用。处方药大多属于以下几种情况。

① 上市的新药，对其活性或副作用还要进一步观察。

② 可产生依赖性的某些药物，例如吗啡类镇痛药及某些催眠安定药物等。

③ 药物本身毒性较大，例如抗癌药物等。

④ 用于治疗某些疾病所需的特殊药品，如心脑血管疾病的药物，须经医师确诊后开出处方并在医师指导下使用。

⑤ 注射剂、上市不满 5 年的由新活性成分组成的新药。

⑥ 其他不适合按非处方药管理的。

（2）处方药中不得零售的药品

国家食品药品监督管理局于 2005 年 8 月 12 日发出《关于做好处方药与非处方药分类管理实施工作的通知》，从 2006 年 1 月 1 日起，全国范围内的药品零售企业不得经营以下种类药品：麻醉药品、一类精神药品、放射性药品、终止妊娠药品、蛋白同化制剂、肽类激素（胰岛素除外）、药品类易制毒化学品、疫苗，以及我国法律法规规定的其他药品零售企业不得经营的药品。

（3）处方药的生产、经营、销售、使用和广告的管理

① 生产、经营管理

a. 处方药的生产销售、批发销售业务必须由具有《药品生产许可证》《药品经营许可证》《药品 GMP 证书》《药品 GSP 证书》的药品生产企业、药品批发企业经营。必须按有关规定和原则向相应的具有合法经营资格的药品零售企业和医疗机构销售处方药，并按规定保存销售记录备查。

b. 生产企业应当在进入药品流通领域的处方药的包装、标签和说明书上醒目地印制警示语或忠告语："凭医师处方销售、购买和使用！"药品生产、批发企业不得以任何方式直接向患者推荐、销售处方药。

c. 销售处方药的零售药店必须具有《药品经营许可证》《药品 GSP 证书》，必须配备驻店职业药师或药师以上药学技术人员，必须从具有《药品生产许可证》《药品经营许可证》的药品生产企业、药品批发企业采购药品。

d. 处方药与非处方药应分开陈列，处方药不得采用开架自选的方式陈列和销售，不得以搭售、买赠等方式向公众赠送处方药。执业药师应佩戴字迹清晰可见的胸卡，其上应标明姓名、技术职称等内容。

e. 处方药必须凭执业医师或执业助理医师处方销售、购买和使用。患者凭处方可以在药品零售企业或医疗机构购买相应的处方药品。除麻醉药品、精神药品、医疗用毒性药品、放射性药品和儿科处方外，医疗机构不得以各种理由限制门诊就诊人员持处方到药品零售企业购药。

f. 销售处方药时，处方应当经执业药师审核合格后在处方上签字或盖章（电子印章）方可调配；对处方所列药品不得擅自更改或代替，对配伍禁忌或超剂量的处方，应拒绝调配；调配处方经核对后方可销售，处方调配人员和处方的核对人员不得互相兼职；处方审核、调配、核对人员应当在处方上签字或盖章（电子印章）；处方保存 2 年以上备查，并填写"处方药销售登记表"，填写销售处方药的具体品种名称、批号、数量、时间等信息。如执业药师不能对处方进行审核时，应当停止销售处方药，并挂牌告知。禁止普通商业企业销售处方药。

② 医疗机构处方与使用管理。允许医疗机构根据临床住院和门诊治疗需要，按照法规的规定使用处方药。必须凭执业医师或执业助理医师开具的处方调配、发放处方药。医师、药师应当按照《处方管理办法》开具处方、调配药品。

③ 广告管理。处方药不得在大众传播媒介进行广告宣传，只允许在专业性医药报刊上进行广告宣传。其目的是要有效地加强对处方药品监管，防止对消费者可能产生误导，或不

能正确理解而错误使用，甚至滥用而危及健康，因此处方药必须在医师指导下使用，必须从严管理。国家食品药品监督管理总局 2018 年第 14 号文件公布了允许发布处方药广告的医学、药学刊物名单，如《神经病学与神经康复学杂志》《骨科临床与研究杂志》《中国药物评价》《中华临床营养杂志》等。仅宣传药品名称（包括通用名、商品名）的药品广告无须经审查，否则应当按照《药品广告审查办法》申请广告批准文号。

3. 非处方药管理

非处方药主要包括感冒药、止咳药、镇痛药、助消化药、抗胃酸药、维生素类药、驱虫药、滋补药、通便药、外用药、避孕药、护肤药等。被列入非处方药的药物，一般都经过较长时间的全面考察，具有疗效确切、毒副作用小、使用方便、便于贮存等优点。

从严格意义上讲，某种药物被批准为非处方药，只是获得了非处方药的身份，经法规许可放宽其出售和使用的自由度。事实上，许多药物既有处方药身份，又有非处方药身份。非处方药制定实施后，每隔 3～5 年进行一次再评价，推陈出新，优胜劣汰，确保非处方药的有效性和安全性。

（1）非处方药目录的遴选原则

国家药品监督管理局负责非处方药目录的遴选、审批、发布和调整工作。

遴选原则主要有以下几点。

① 应用安全

a.现有文献资料和临床长期使用，确已证实为安全性药品。

b.药品长期使用不产生依赖性和耐药性，无三致（致畸、致癌、致突变）作用，无潜在毒性，药品残留物在体内代谢快，不易蓄积中毒。

c.在推荐剂量下，无严重不良反应，或虽有反应也多为一过性，停药后可自行消失。

d.不会掩盖其他疾病的诊断和症状，不会诱导病原体产生耐药性或抗药性。

e.与其他药品、食品或保健品同服时，不产生有害的相互作用。

② 疗效确切

a.药物作用针对性强，功能与主治或适应证明确，易为消费者掌握使用。

b.使用剂量一般不需要调整，用量较为固定。

c.无须进行特殊试验、检查和监测。

d.长期使用不易产生耐药性。

③ 质量稳定。这是非处方药遴选原则的必要条件，非处方药既要安全有效，又要质量稳定。其制剂便于保存，因此必须是：

a.质量有可靠质控方法和质量标准作保证。

b.物理化学性质稳定，不需要特殊的保存条件。

c.包装严密，有效期及生产批号明确。

④ 使用方便

a.使用前后都不必进行特殊的检查与试验，以口服、外用、吸入等便于病人自行应用的剂型为主。

b.标签与使用说明书要力求详细、实事求是、准确无误，而且文字要深入浅出、通俗易懂，消费者易于掌握。

c.一般为单剂量包装，开启与携带方便，若要分剂量应用，需简便明了，易于掌握。

1999 年 6 月至 2015 年 9 月，国家食品药品监督管理总局公布的非处方药目录中包括化学药（1067 种）和中成药（3847 种）共 4914 个品种，以及非处方药说明书范本 5822 条

（其中化学药 1188 条、中成药 4634 条）。

（2）非处方药目录的调整

国家药品监督管理局药品评价中心对非处方药目录中的药品进行监测与评价，根据临床安全信息作出目录调整建议，由国家药品监督管理局公布调整结果。2020 年 7 月，经国家药品监督管理局组织论证和审定，将金花感颗粒、银黄丸、益母草软胶囊等 27 种药品由处方药转换为非处方药。

（3）处方药转换为非处方药的规定

处方药转换为非处方药是指根据我国《药品管理法》《处方药与非处方药分类管理办法（试行）》（国家药品监督管理局令第 10 号）、《关于开展处方药与非处方药转换评价工作的通知》（国食药监安〔2004〕101 号）等相关文件，按照国家食品药品监督管理局（现国家药品监督管理局）有关药品分类管理的具体要求，以"应用安全、疗效确切、质量稳定、使用方便"为评价基准，将已上市适于自我药疗的处方药评价转换为非处方药的过程。

① 转换程序

a. 经国家食品药品监督管理局批准上市的药品，符合申请范围，其国内药品生产企业（或进口药品代理商）可向所在地省级药品监督管理部门提出处方药转换评价为非处方药的申请。并按规定填报《处方药转换非处方药申请表》（下称《申请表》），提供相关资料。

b. 各省、自治区、直辖市食品药品监督管理局（现为药品监督管理局）接到药品生产企业申请资料后，对其申请资格、证明文件、申报资料的完整性和真实性进行初审，对不符合申请条件或文件资料不真实、不完整的予以退审；初审通过品种，在《申请表》上签署意见并加盖公章后，联同申请资料一式二份，集中并行文报送至国家食品药品监督管理局药品安全监管司。

c. 国家食品药品监督管理局对各省、自治区、直辖市食品药品监督管理局（现为药品监督管理局）报送的品种资料进行审查，符合条件的组织有关单位和专家按照"应用安全、疗效确切、质量稳定、使用方便"的原则进行医学和药学评价，并定期公布处方药转换为非处方药的品种名单及其说明书。

② 申请范围。除以下规定情况外，申请单位均可对其生产或代理的品种提出处方药转换评价为非处方药的申请：a. 监测期内的药品；b. 急救和其他患者不宜自我治疗的药品，如用于肿瘤、青光眼、消化道溃疡、精神病、糖尿病、肝病、肾病、前列腺疾病、免疫性疾病、心脑血管疾病、性传播疾病等的治疗药品；c. 消费者不便自我使用的药品剂型，如注射剂、埋植剂等；d. 用药期间需要专业人员进行医学监护和指导的药品；e. 需在特殊条件下保存的药品；f. 作用于全身的抗菌药、激素（避孕药除外）；g. 含毒性中药材，且不能证明其安全性的药品；h. 原料药、药用辅料、中药材、饮片；i. 国家规定的医疗用毒性药品、麻醉药品、精神药品和放射性药品，以及其他特殊管理的药品；j. 其他不符合非处方药要求的药品。

③ 转换评价、确定原则。国家食品药品监督管理局（2012 年食药监办 137 号文）发布有关处方药转换为非处方药评价、处理、确定的 6 个原则，是进行转换的申请、技术评价的政策性依据。

A. 处方药转换为非处方药评价指导原则。本指导原则主要用于指导处方药与非处方药转换技术评价部门开展已上市处方药转换为非处方药的技术评价，同时可作为药品生产企业申报处方药转换为非处方药的参考，也是处方药与非处方药转换技术评价中对申报药品的安全性、有效性、质量稳定性和使用方便性进行综合评价的重要依据。

B. 非处方药适应证范围确定原则。非处方药适应证是指消费者可以自我认知、自我判断，并可以通过自我药疗、自我监护的方式进行处理的疾病或症状。这些适应证范围包括发生率高、病情轻且稳定（一般不会恶化）的常见疾病和症状，症状明显容易判断的复发性疾病，用药时间短（一般在 2 周内、慢性用药 1 个月内）的慢性疾病及其他情况，如日常营养补充、戒烟、避孕、中医虚证类、辅助治疗类等。

C. 含毒性药材中成药转换为非处方药评价处理原则。为科学合理地评价含毒性药材中成药作为非处方药品种的安全性，保证公众自我药疗的用药安全，结合实际情况，特制定本原则。含毒性药材的中成药可能存在安全隐患，因此，此类产品用于患者自我药疗时，需特别慎重，尤其是药材毒性大、用量大、用药时间长的品种。在转换评价时，必须从严管理。

D. 乙类非处方药确定原则。根据《处方药与非处方药分类管理办法（试行）》的要求，将非处方药分为甲、乙两类。乙类非处方药系在一般情况下，消费者不需要医生及药师的指导，可以自我购买和使用的药品，与甲类非处方药相比，其安全性更好，消费者自行使用的风险更低。

应用范围：乙类非处方药应是用于常见轻微疾病和症状，以及日常营养补充等的非处方药药品。该类疾病和症状的特点为：

a. 发生率较高，消费者认知程度很高；

b. 症状明显，消费者可自我感知；

c. 病情轻微，对日常生活无严重影响；

d. 用药时间较短，一般在一周以内（日常营养补充及中成药补益类等除外）。

药品安全性：乙类非处方药应是安全性更好的药物，应符合以下要求。

a. 制剂及其各成分应已在国内上市 10 年以上，并有广泛的临床使用经验；

b. 药物活性成分安全性研究清楚、明确；

c. 药品不良反应研究清楚明确；

d. 药品质量稳定；

e. 说明书中适应证、用法用量、注意事项、不良反应、禁忌证等主要内容应为消费者能够非常清楚、准确地理解，并可以严格按要求使用，误用、滥用的可能性很小。

排除原则：以下情况下不应作为乙类非处方药。

a. 儿童用药（有儿童用法用量的均包括在内，维生素、矿物质类除外）；

b. 化学药品含抗菌药物、激素等成分的；

c. 中成药含毒性药材（包括大毒和有毒）、重金属的口服制剂和含大毒药材的外用制剂；

d. 严重不良反应发生率达万分之一以上；

e. 中成药组方中包括无国家或省级药品标准药材的（药食同源的除外）；

f. 中西药复方制剂；

g. 辅助用药。

E. 中成药的非处方药适应证范围。包括内科、儿科、外科、妇科、耳鼻喉科、骨伤科、眼科、口腔科、皮肤科等用药。

F. 化学药的非处方药适应证范围。包括神经科、风湿科、骨科、外科、营养科、呼吸科、消化科、传染病科、妇科、皮肤科、眼科、耳鼻喉科、骨伤科等用药，其他如肥胖症等用药。

④ 处方药转换为非处方药申请资料及要求

A. 综合要求：a. 处方药与非处方药转换评价属药品上市后评价范畴，以回顾性研究为主，对品种相关研究资料进行全面回顾和分析。文献检索范围应包括国内外主要医药学文献及期刊，相关文献应纳入综述中。b.引用的公开文献应说明文献来源，非公开文献应注明研究机构、研究时间，并应有研究机构的证明。c.中药一类、化学药一类品种必须提供的资料中，如无相关研究资料，应予以说明，并说明可不开展此项研究的理由；如未检索到相关文献，应予以说明且注明检索范围。

B.各项资料要求：a.综述资料。处方药转换非处方药申请表、申报资料目录、申报说明、拟使用的非处方药说明书样稿、现销售的最小销售单位样品一份、证明性文件。b.药学资料。药品制剂、药材和辅料的法定质量标准，药品质量资料。c.药品安全性研究。毒理研究资料，不良反应（事件）研究资料，依赖性研究资料，耐受性研究资料，其他药物和食物相互作用情况，消费者进行自我诊断、自我药疗情况下的安全性研究资料，广泛使用情况下的安全性研究资料。d.药品有效性研究。药效学研究资料、药品有效性临床研究资料。

（4）非处方药的分类

根据药品的安全性将非处方药分为甲、乙两类，甲类非处方药的安全性低于乙类非处方药。每类又可分为化学药、中成药，均分为 7 个治疗类别，分类统计结果见表 2-1、表 2-2。

表 2-1　非处方药中的化学药品种数

类别	类别名称	甲类品种	乙类品种	品种总数
一	皮肤科用药	105	91	196
二	消化系统用药	151	39	190
三	维生素与矿物质类药	49	140	189
四	神经系统用药	108	76	184
五	呼吸系统用药	156	14	170
六	五官科用药	56	22	78
七	妇科用药	59	1	60
	合计	684	383	1067

表 2-2　非处方药中的中成药品种数

类别	类别名称	甲类品种	乙类品种	品种总数
一	内科用药	1916	685	2601
二	妇科用药	274	44	318
三	五官科用药	245	47	292
四	骨伤科用药	169	58	227
五	儿科用药	196	5	201
六	外科用药	72	46	118
七	皮肤科用药	57	33	90
	合计	2929	918	3847

注：数据来源于《药事管理学》，杨世民主编.第 6 版.北京：人民卫生出版社.

（5）非处方药的生产、经营和使用管理

① 非处方药的注册：《药品注册管理办法》规定了非处方药注册的申报要求，申请仿制的药品属于按非处方药管理的，申请人应当在《药品注册申请表》的"附加申请事项"中标注非处方药项；申请仿制的药品属于同时按处方药和非处方药管理的，申请人可以选择按照

处方药或者非处方药的要求提出申请。具体规定参见本书第六章相关内容。

② 生产管理：生产企业必须取得《药品生产许可证》《药品 GMP 证书》，必须在非处方药的包装、标签和说明书上醒目地印制相应的警示语或忠告语："请仔细阅读药品使用说明书并按说明使用或在药师指导下购买和使用。"

③ 非处方药的专用标识、标签和说明书的管理：非处方药专用标识采用已列入《国家非处方药目录》并通过药品监督管理部门审核登记的非处方药药品标签、使用说明书、内包装、外包装的专有标识，也可用作经营非处方药药品的企业指南性标志。经营非处方药药品的企业在使用非处方药专有标识时，必须按照国家药品监督管理局公布的坐标比例和色标要求使用。专用标识图案分为红色和绿色，红色专有标识用于甲类非处方药；绿色专有标识用于乙类非处方药和用作指南性标志，即经营非处方药药品的企业指南性标志。

a.非处方药的包装上必须印有国家药品监督管理局规定的非处方药专用标识：图案为椭圆形背景下"OTC"3 个英文字母，甲类非处方药为红底白字的图案，乙类非处方药为绿底白字的图案。使用非处方药专有标识时，药品的使用说明书和大包装可以单色印刷，标签和其他包装必须按照国家药品监督管理局公布的色标要求印刷。单色印刷时，非处方药专用标识下方必须标示"甲类"或"乙类"字样。非处方药专有标识应与药品标签、使用说明书、内包装、外包装一体化印刷，其大小可根据实际需要设定，但必须醒目、清晰，并按照国家药品监督管理局公布的坐标比例使用。

b.非处方药药品标签、说明书和每个销售基本单元包装印有中文药品通用名称（或商品名称）的一面（侧），非处方药专用标识的固定位置是在包装右上角。

c.非处方药标签和说明书除符合规定外，文字表述应当科学、易懂，便于消费者自行判断、选择和使用。说明书中应当列出全部活性成分或者组方中的全部中药药味以及所用的全部辅料名称。

④ 经营管理：经营甲类非处方药的企业必须取得《药品经营许可证》《药品 GSP 证书》，具体规定见本书第十三章。

⑤ 使用管理：医疗机构根据医疗需要可以决定或推荐使用非处方药，消费者有权自主购买非处方药，并须按非处方药标签和说明书所示内容使用。

（6）非处方药广告的管理

宣传除药品名称以外的内容必须申请广告批准文号，若仅宣传非处方药药品名称（包括通用名称、商品名称），则无须经过审查批准。

① 非处方药广告不得利用公众对于医药学知识的缺乏，使用公众难以理解和容易引起混淆的医学、药学术语，造成公众对药品功效与安全性的误解。

② OTC 可以在大众传播媒介发布广告或者以其他方式进行以公众为对象的广告宣传。

③ 非处方药广告必须同时标明非处方药专用标识（OTC）。

④ 非处方药广告的忠告语是："请按药品说明书或在药师指导下购买和使用。"

⑤ 以非处方药商品名称为各种活动冠名的，可以只发布药品商品名称。

4."双跨"药品的含义与管理

（1）"双跨"药品的含义

既作为处方药又作为非处方药的药品，就是"双跨"药品。"双跨"药品是国家药品分类管理的一个阶段，界定"双跨"药品的身份主要是看其适应证。某些药作为处方药时有多个适应证，有些适应证患者能够自我诊断和自我药疗，在三限（限适应证、限剂量、限疗程）的规定下，将治疗此部分适应证的药品作为非处方药，可以安全地用于治疗患者的小伤小病；而患者难以判断的部分仍作为处方药，于是"双跨"药品应运而生。"双跨"药物现有 2300 多个品种，包括化学药物约 300 种，中药 2000 多种，其中以消化系统用药和解热镇痛类药物居多。以"双跨"药物铝碳酸镁片（达喜）为例，作为非处方药，适应证里只有慢性胃炎和与胃酸有关的胃部不适症状，用法用量为一次 1～2 片，一日 3 次；而作为处方药，适应证包括胃溃疡和十二指肠溃疡，用法用量为一次 2 片，一日 4 次，在症状缓解后，至少维持 4 周。两者的适应证与疗程上有很大的不同。

(2)"双跨"药品的管理

首先，这类药品必须符合国家药品监督管理局的《处方药转换为非处方药评价指导原则（试行）》规定的 7 个基本要求。

① 制剂或其成分应已在我国上市、并经过长期临床使用，同时应用比较广泛、有足够的使用人数。

② 制剂及其成分的研究应充分，结果应明确，安全性良好。

③ 制剂及其成分具有法定质量标准，质量可控、稳定。

④ 用法用量、疗程明确，疗效确切。

⑤ 药品适应证应符合非处方药适应证范围，适于自我药疗。

⑥ 如涉及小儿、孕妇等特殊人群用药，应有明确的用药指示。

⑦ 给药途径、剂型、剂量、规格、用药时间、贮存、包装、标签及说明书等特性均适于自我药疗需求。

> **知识拓展**
>
> ### 非处方药目录中的"双跨"药品
>
> 以三黄片为例，这是由大黄、黄连、黄芩三药组成的一种常用中成药，其适应证为清热解毒、泻火通便、急性胃肠炎以及痢疾等。如果消费者希望通过服用该药达到清热解毒、泻火通便的目的，就可以在药店的非处方药柜台直接购买。但如果消费者希望服用该药治疗急性胃肠炎、痢疾，就必须凭处方在处方药柜台购买作为处方药的三黄片。
>
> 例如治胃病的药物西咪替丁、雷尼替丁、法莫替丁等，作为处方药，其适应证为胃及十二指肠溃疡、应激性溃疡、上消化道出血、反流性食管炎、胃泌素瘤等，大众消费者对这些适应证难以理解，难以自我判断，不能自我药疗，必须由医生诊治，用作处方药。当西咪替丁等作为非处方药时，其适应证必须修改为患者能自我判断的轻微痛症，所以它们的适应证仅限于胃酸过多引起的胃痛、胃灼热、烧心、反酸，而且连续使用不得超过 7 天。

四、国家药品储备制度

药品储备制度属于国家物资储备制度，其目的主要是确保发生灾情、疫情及突发事故时药品、医疗器械的及时有效供应，维护社会稳定。我国在 20 世纪 70 年代就建立了中央一级储备、静态管理的国家药品储备制度。1997 年 1 月 15 日发布的《中共中央、国务院关于卫生改革与发展的决定》提出国家建立中央与省两级医药储备制度。

(1) 实施两级储备

在中央统一政策、统一规划、统一组织实施的原则下，建立中央与地方（省、自治区、直辖市）两级医药储备制度，实行统一领导、分级负责的管理体制。

（2）药品储备原则

医药储备实行品种控制、总量平衡、动态管理、有偿调用，以保证储备资金的安全、保值和有效使用。

（3）储备计划和储存管理

中央医药储备主要负责储备重大灾情、疫情及重大突发事故和战略储备所需的特种药品、专项药品及医疗器械；地方医药储备主要负责储备地区性或一般灾情、疫情及突发事故和地方常见病防治所需的药品和医疗器械。每年2月底前，工业和信息化部根据国家有关部门的灾情、疫情预报，按照实际需要和适当留有余地的原则，商卫生、财政等部门后制定年度中央医药储备计划，下达给有关企业执行，并抄送有关部门。地方医药储备年度计划，参照中央医药储备计划并结合当地实际情况制定，于4月底前上报工业和信息化部备案。承担医药储备任务的企业必须认真执行储备计划，在储备资金到位后一个月内，保证储备计划（品种和数量）的落实。承担中央医药储备任务的企业不得擅自变更储备计划。计划的变动或调整，需报工业和信息化部审核批准。

医药储备实行品种控制、总量平衡的动态储备。在保证储备药品、医疗器械品种、质量、数量的前提下，承担储备任务的企业要根据具体药品、医疗器械的有效期及质量要求对储备药品、医疗器械进行适时轮换，储备药品、医疗器械的库存总量不得低于计划总量的70%。

（4）储备药品动用原则

① 发生一般灾情、疫情及突发事故或一个省、自治区、直辖市区域范围内发生灾情、疫情及突发事故需紧急动用医药储备的，由本省、自治区、直辖市在省级医药储备内负责供应。

② 发生较大灾情、疫情及突发事故或发生灾情、疫情及突发事故涉及若干省、自治区、直辖市时，首先动用本省、自治区、直辖市医药储备，不足部分按有偿调用的原则，向相邻省、自治区、直辖市人民政府或其指定的部门请求动用其医药储备予以支援，仍难以满足需要时，再申请动用中央医药储备。

③ 发生重大灾情、疫情及重大突发事故时，首先动用地方医药储备，难以满足需要时，可申请动用中央医药储备。

④ 没有建立地方医药储备的省、自治区、直辖市原则上不得申请动用中央医药储备。

本章小结

本章介绍了药品及其管理上的分类、药品监督管理、药品标准与药品质量监督检验、我国主要药品制度、国家基本药物政策制度、药品分类管理制度等内容。主要内容为：

1.药品管理法律法规中有关药品分类管理的类别有：传统药、现代药、处方药、非处方药、新药、仿制药品、医疗机构制剂、国家基本药物、医疗保险用药、新农合用药、特殊管理的药品。

2.药品的质量特性为有效性、安全性、稳定性、均一性，药品具有生命关联性、高质量性、公共福利性、高度专业性、品种多而产量有限等商品特征。

3.国家药品标准是国家对药品质量规格及检验方法所作的技术规定，是药品生产、供应、使用、检验和管理部门共同遵循的法定依据。我国国家药品标准有《中国药典》、药品注册标准和国家药品监督管理局公布的其他药品标准。药品质量监督检验具有公正性、权威性、仲裁性，类别包括抽查检验、注册检验、委托检验、指定检验、药品复验。

4.我国的医疗保险制度包括：城镇职工医疗保险、城镇居民基本医疗保险、工伤保险、生育保险、新型农村合作医疗、大病保险、商业健康保险、医疗救助等。

5.药品分类管理的作用：有利于保障人们用药安全、有效，有利于逐步与国际上同性的药品管理模式接轨、提高药品监管水平、促进新药开发。我国的处方药包括 6 种情形的药品，必须凭医师处方销售、购买和使用。非处方药包括化学药、中成药，按临床治疗分为 7 类，每一类药品又可分为甲、乙两类。非处方药目录由国家药品监督管理局公布、调整，处方药和非处方药的生产、经营、广告必须遵守国家的相关规定。

复习思考题

一、单选题

1.按照我国《药品管理法》规定，以下不属于药品的是（　　）。

　　A.中药材　　　　　　B.保健食品　　　　　　C.血清疫苗　　　　　　D.血液制品

2.当事人对药品检验结果有异议时，可以进行（　　）。

　　A.制定检验　　　　　B.委托检验　　　　　　C.药品复验　　　　　　D.抽查检验

3.能零售的药品有（　　）。

　　A.麻醉药品　　　　　B.疫苗　　　　　　　　C.终止妊娠药品　　　　D.肿瘤治疗药

4.药品标准是（　　）。

　　A.企业对药品的质量的规定

　　B.国家药品卫生的规定

　　C.国家对药品质量及检验方法所做的技术规定，是药品生产、供应、使用和检验以及管理部门共同遵循的法定依据

　　D.国家和地方药品检验机构制定的检验药品质量的方法

5.处方药可以在下列哪种媒介上发布？（　　　）

　　A.电视　　　　　　　B.报纸　　　　　　　　C.互联网

　　D.国务院卫生行政部门和药品监督管理部门共同指定的医学、药学专业刊物

二、多选题

1.符合下列条件的，应当确定为处方药的是（　　）。

　　A.具有依赖性潜力或者易导致滥用的

　　B.因药物的毒性或者其他潜在风险，患者自行使用不安全的

　　C.用药方法有特殊要求，必须在医药卫生专业人员指导下使用的

　　D.注射剂、上市不满 5 年的由新活性成分组成的新药

2.《处方药转换为非处方药评价指导原则（试行）》规定的基本要求有（　　）。

　　A.制剂或其成分应已在我国上市、并经过长期临床使用，同时应用比较广泛、使用人数足够大

　　B.制剂及其成分的研究应充分，结果应当明确，安全性良好

　　C.制剂及其成分具有法定质量标准，质量可控、稳定

　　D.用法用量、疗程明确，疗效确切

3.非处方药目录的遴选原则包括（　　）。

A.应用安全 　　　　　　　B.疗效确切 　　　　　　C.质量稳定 　　　　　　D.使用方便

4.不应作为乙类非处方药的是（　　）。

A.儿童用药

B.中西药复方制剂

C.严重不良反应发生率达万分之一以上

D.制剂及其各成分应已在国内上市10年以上，并有广泛的临床使用经验

三、简答题

1.简述药品、处方药、非处方药、"双跨"药品、新药和仿制药的含义。

2.简述药品的质量特性。

3.试述处方药转换为非处方药的相关规定。

4.解释药品质量监督检验的概念、性质、类别。

5.简述处方药和非处方药分类管理的意义和作用。

6.简述非处方药的生产、经营和使用管理规定。

7.简述"双跨"药品的基本要求。

第三章

药师和药学职业道德

→→→→→→→→→
→→→→→→→→→
→→→→→→→→→
→→→→→→→→→

【学习目标】

通过本章学习，学生能够了解药师、执业药师的概念、功能、职责、分布以及药学技术人员应遵守的职业道德规范。

1. 掌握：执业药师的定义；执业药师考试、注册；继续教育管理规定；执业药师的职责；药师职业道德原则。

2. 熟悉：药师的功能；中国执业药师职业道德准则；药学道德规范的特点。

3. 了解：药师的含义和发展；药师法规的主要内容；药学技术人员的概念及配备依据。

案例引导

李××毕业于某医药院校药学专业，在某医药公司工作3年后，辞职创业，决定开办一家药店，主要经营西药、中成药和中药饮片。

请阅读以上材料，思考并进行讨论：

(1) 按照我国相关法律法规，李××最基本需要招收哪些人员，这些人员分别应具有什么资质？

(2) 李××没有执业药师资格证，想租用其他人的执业药师资格证，这个符合有关规定吗？

第一节　药学技术人员概述

一、概述

1. 药学技术人员

药学技术人员是指取得药学类专业学历，依法经过国家有关部门考试合格，取得专业技术职务证书或执业药师资格，遵循药事法规和职业道德规范，从事与药品的生产、经营、使用、科研、检验和管理有关实践活动的技术人员，包括药师、执业药师、临床药师等。

2. 药学技术人员配备依据

（1）法律规定

《中华人民共和国药品管理法（2019年修订）》规定：开办药品生产企业，必须具有依法经过资格认定的药学技术人员、工程技术人员及相应的技术工人；开办药品经营企业必须具有依法经过资格认定的药师或者其他药学技术人员；医疗机构必须应当配备依法经过资格认定的药师或者其他药学技术人员。非药学技术人员不得直接从事药剂技术工作。

（2）法规规定

《中华人民共和国药品管理法实施条例（2019年）》规定：经营处方药、甲类非处方药的药品零售企业，应当配备执业药师或者其他依法经资格认定的药学技术人员；医疗机构审核和调配处方的药剂人员必须是依法经资格认定的药学技术人员。

（3）有关规定、规范性文件的规定

①《处方管理办法（2007年）》规定：取得药学专业技术职务任职资格的人员方可从事处方调剂工作。药师在执业的医疗机构取得处方调剂资格。药师签名或者专用签章式样应当在本机构留样备查。具有药师以上专业技术职务任职资格的人员负责处方审核、评估、核对、发药以及安全用药指导；药士从事处方调配工作。

②《药品生产质量管理规范（2010年修订）》规定：生产管理负责人应当至少具有药学或相关专业本科学历（或中级专业技术职称或执业药师资格），具有至少三年从事药品生产和质量管理的实践经验，其中至少有一年的药品生产管理经验，接受过与所生产产品相关的专业知识培训。质量管理负责人应当至少具有药学或相关专业本科学历（或中级专业技术职称或执业药师资格），具有至少五年从事药品生产和质量管理的实践经验，其中至少有一年的药品质量管理经验，接受过与所生产产品相关的专业知识培训。质量受权人应当至少具有药学或相关专业本科学历（或中级专业技术职称或执业药师资格），具有至少五年从事药品生产和质量管理的实践经验，从事过药品生产过程控制和质量检验工作。

③《药品经营质量管理规范（2016年修正）》规定：企业负责人应当具有大学专科以上学历或者中级以上专业技术职称，经过基本的药学专业知识培训，熟悉有关药品管理的法律法规及本规范。企业质量负责人应当具有大学本科以上学历、执业药师资格和3年以上药品经营质量管理工作经历，在质量管理工作中具备正确判断和保障实施的能力。企业质量管理部门负责人应当具有执业药师资格和3年以上药品经营质量管理工作经历，能独立解决经营过程中的质量问题。从事质量管理工作的，应当具有药学中专或者医学、生物、化学等相关专业大学专科以上学历或者具有药学初级以上专业技术职称；从事验收、养护工作的，应当具有药学或者医学、生物、化学等相关专业中专以上学历或者具有药学初级以上专业技术职称；从事中药材、中药饮片验收工作的，应当具有中药学专业中专以上学历或者具有中药学中级以上专业技术职称；从事中药材、中药饮片养护工作的，应当具有中药学专业中专以上学历或者具有中药学初级以上专业技术职称；直接收购地产中药材的，验收人员应当具有中药学中级以上专业技术职称。从事疫苗配送的，还应当配备2名以上专业技术人员专门负责疫苗质量管理和验收工作。专业技术人员应当具有预防医学、药学、微生物学或者医学等专业本科以上学历及中级以上专业技术职称，并有3年以上从事疫苗管理或者技术工作经历。

④《医疗机构药事管理规定（2011年）》规定：二级以上医院药学部门负责人应当具有高等学校药学专业或者临床药学专业本科以上学历，及本专业高级技术职务任职资格；除诊

所、卫生所、医务室、卫生保健所、卫生站以外的其他医疗机构药学部门负责人应当具有高等学校药学专业专科以上或者中等学校药学专业毕业学历，及药师以上专业技术职务任职资格。医疗机构药学专业技术人员不得少于本机构卫生专业技术人员的 8%。建立静脉用药调配中心（室）的，医疗机构应当根据实际需要另行增加药学专业技术人员数量。医疗机构应当根据本机构性质、任务、规模配备适当数量临床药师，三级医院临床药师不少于 5 名，二级医院临床药师不少于 3 名。

二、药师的定义和类别

1. 药师的定义

随着社会的进步和经济的发展，药师的职能作用面临着新的要求和发展。药师的工作重点，将从过去的以分发调配、提供药品为中心的职能，转移到参与临床服务，面向以患者为中心，促使医生和患者经济合理地使用药品，提高药品使用的安全性、有效性以及经济性。

广义的"药师"（pharmacist）泛指受过高等药学专业学历教育，毕业后从事药学工作的各类高级药学人员，按规定取得相应的"药师"专业技术职称。我国《辞海》中药师的定义是"受过高等药学专业教育或在医疗预防机构、药事机构和制药企业中从事药品调剂、制备、检定和生产等工作并经卫生部门审查合格的卫生技术人员。"我国 20 世纪 80 年代起，在医药卫生系统实行卫生技术人员聘任制度；1994 年起，逐步推行执业药师制度，要求在药品经营领域必须配备执业药师。取得药师专业技术资格（职称）和执业药师资格，在药品生产、经营、使用单位中从事专业技术工作的人员，均属《药品管理法》规定的"依法经过资格认定的药学技术人员"。

2. 药师的类别

药师的类别依据不同的分类方法，可分为：

① 根据所学专业，有西药师、中药师、临床药师；

② 根据职称，有药师、主管药师、副主任药师、主任药师；

③ 根据是否依法注册，有执业药师、药师；

④ 根据工作单位，有药房药师（包括医院药房和社会药房）、药品生产企业药师、药品经营企业药师、药物科研单位药师、药检所药师、药品监督管理部门药师等。

三、药师的功能

药师的功能主要有以下几个方面。

1. 药房药师的社会功能

（1）药房药师的专业性功能

在各类型药房中工作的药师的主要专业功能是药品使用控制。

① 调配处方：a. 收方；b. 检查处方；c. 调配处方；d. 贴标签；e. 复查处方；f. 发药。

② 提供专业的意见。

③ 选择贮存的药品。

（2）药房药师的基本技术功能

由于药房工作机械化程度不同，人员配备不同，药师所承担的技术操作工作有所不同。

（3）管理功能

无论担任药房主任或部门负责人的药师，或没有担任行政职务的药师，都承担了不同程度的管理工作。

（4）企业家的功能

企业家应具有承担投资风险的能力，这主要是在经济独立核算，自负盈亏的企业性药房中，担任主任或经理的药师应具有企业家的功能。

2. 从事药物研究开发工作的药师功能

在药物研究开发中药师的主要任务是：①确定药品的物理化学性质和剂型，这些将影响药品均匀一致性、稳定性和生理活性；②根据新药管理要求研究处方和生产工艺；③在科学调查研究的基础上，在质量或成本方面，改进现有处方和生产过程；④评价新辅料，如赋形剂、溶剂、防腐剂等在药物剂型中潜在的价值；⑤进入临床试验新药的制备、包装和质量控制；⑥所有新药的稳定性研究，并提出贮藏的条件要求；⑦在常规生产中初次使用的新设备的优缺点方面的科学研究；⑧对提出的包装材料和容器的稳定性的调查研究；⑨新药质量标准的研究。

3. 药品生产企业药师的社会功能

药品生产企业药师的主要功能有：①确保所生产药品的质量；②制造控制、计划和库存控制，以及监督防止掺假；③药品生产企业销售部门药师的功能是保证产品的销售。

4. 药师在法律方面和行政方面的功能

因为药学是一门综合性科学和技术领域，它的法规必须由懂技术或了解科学背景的人来执行。因此，许多药师在各级药品监督管理部门工作。

第二节　药师法规

一、药师法的历史发展

1. 早期的药师法律法规

药师的法律规范是在医药分业和药学职业化过程中产生的。1240 年意大利腓特立二世医药分业的法规，要求药学职业要完全从医学职业分离出来，实行药师许可证制度，仅有少数符合条件的人得到政府许可做药师。13 世纪后，欧洲一些国家制定了《药师法》，或在有关法律中对药师的批准、行为规范等作出规定。13 世纪，法国的 parisian 法规，明确了药师必须通过考试才能开业。1407 年的《热那亚药师法典（修订）》（The Pharmacists Code of Genoa），是目前查到的一份完整的药师法典。对药师专业水平要求是 18 世纪后逐渐形成的。1725 年，普鲁士最先提出药师考试的学科标准，相继在德国、法国建立了高等药学学校，培养合格药师。后来在《药师法》中规定了药师应具有的学历条件。

2. 近代药师法的发展

近代的药师法有两种名称，一是《药师法》（Pharmacists Law）；二是《药房法》

（PharmacyAct）。英国于1852年通过会议立法颁布了《药房法》，授权英国大不列颠药学会负责药师考试和发给许可证。英国的《药房法》经多次修订，对药师资格条件、考试注册、职责等规定日益明确。

1865年后，美国许多州都颁布了《药房法》，目前《药房法》仍是州法。20世纪70年代，美国全国药房委员会制定发表了《标准州药房法》（Model State Pharmacy Act，MSP）。

日本在1889年制定了"药品经营及药品取拿规则"，1960年颁布了《药剂师法》，1999年12月进行了修订。日本内阁2000年6月修订发布了《药剂师法施行令》，日本厚生省2000年10月修订发布了《药剂师法施行规则》。

3. 我国有关药学技术人员管理的法规

20世纪20年代，我国有了对药师执业管理的单行法规，于1929年发布《药师暂行条例》，1944年颁布了《药师法》。卫生部于1951年发布了《药师暂行条例》及《医士、药剂士、助产士、护士、牙科技士暂行条例》，之后还发布了《卫生技术人员职称及晋升条例》《医院工作制度与工作人员职责》等规章。1984年，《中华人民共和国药品管理法》正式施行。1994年国家人事部和医药管理局发布《执业药师资格制度暂行规定》，于1995年开始实施执业药师资格考试和注册。1999年，修订了《执业药师资格制度暂行规定》及《执业药师资格考试实施办法》。

二、国外药师法

1. 美国

（1）相关法律

在美国，与执业药师关系最为密切的法规是药师所在地的《州药房法》，各州都有自己的药房法。美国药房理事会（NABP）颁布的《标准州药房法》对《州药房法》提出了一系列的制定标准，各州可根据实际情况制定本州的药房法，但其要求不能低于《标准州药房法》，《标准州药房法》其实是对各州药房法规定的最低要求。

（2）药师资格的必备条件

在美国，药师资格的必备条件是：必须是年满21周岁的美国公民；须有良好道德和职业情操，不酗酒，不吸毒，无身体或智力障碍；本人必须毕业于本州药房理事会承认的药学院校药学专业，并具有学士或更高学位；须具有"见习药师"资历或药房理事会批准的其他相应资历或向理事会证明符合或超过理事会所规定最低的"见习药师"资历；应通过药房理事会的考试；从未违反过《受控物质、药物、药用器具和化妆品法案》。

（3）相关机构

在美国，与执业药师密切相关的若干机构中，NABP的职责之一是制定《标准州药房法》，而州药房理事会为《州药房法》的执法机构。除了上述两个官方的机构外，美国还有为数众多的相关民间组织，如美国卫生系统药师协会以及各州的药师协会，它们为药师提供各种咨询以及再教育服务，同时还可解答药师在实际工作中遇到的问题。

（4）药学院学生培养

美国药学院校在课程设置上更加突出药品使用方面的内容。除了药学基础课程外，还开设有临床药学与医学方面的课程，这样的设置更加有利于学生毕业后开展药学保健方面的服务。

2. 英国

（1）取得执业药师资格的必备条件

在英国，获取执业药师资格的必备条件是：21 岁以上，已取得英国大学药学相关学位或受到英国国家学术委员会药学方面奖励的人，或已取得适当学位的人（对此类人员须经过非常严格的考试），并需要经过专业培训。

（2）注册前培训

英国实行 52 周培训制度。在培训前，接受培训者须至少在医院药学部或相似的机构工作 1 年，并且被召至皇家药学会，由注册委员会进行面试以确定能否进行注册前培训。注册前培训须在注册委员会认可的机构（包括药房、医院药学部、制药工业机构）中进行。

3. 日本

日本药事法规的条款规定，药剂师有权售药，其中非处方药的销售是一项重要的商业活动，药店应该聘请主管药剂师，负责药品的质量控制、药剂师和其他工作人员的培训。另外，药房的药剂师允许检测药品，生产某些日本药典中收录的剂型和一些允许在无医生处方时销售的药品。然而，这种生产活动需要有药房生产执照。

三、我国执业药师制度

1. 执业药师（licensed pharmacist）的定义

执业药师是指经全国统一考试合格，取得《中华人民共和国执业药师资格证书》并经注册，在药品生产、经营、使用和其他需要提供药学服务的单位中执业的药学技术人员。

2. 执业药师资格制度的性质

执业药师资格制度是国家对药学这一关系到人们身体健康、社会公共利益的职业和从事这一职业的技术人员实行的一种职业准入控制。所谓执业资格是指政府对某些责任较大、社会通用性强、关系公共利益的专业（工种）实行准入控制，是依法独立开业或从事某一特定专业（工种）学识、技术和能力的必备标准。执业药师资格制度不等同于执业药师法，但将为制定我国的执业药师法奠定坚实的基础。

3. 执业药师资格考试

执业药师资格考试属于职业资格准入考试，是实行全国统一大纲、统一命题、统一组织的考试制度。

2019 年 3 月 20 日，国家药品监督管理局、人力资源和社会保障部联合发出通知，印发了《执业药师职业资格制度规定》（以下简称《制度规定》）和《执业药师职业资格考试实施办法》（以下简称《考试办法》）。《制度规定》包含总则、考试、注册、职责、监督管理、附则六章，共计 35 条。《考试办法》共计 11 条，对执业药师职业资格考试的组织实施单位、考试时间、考试科目、免试条件、考试周期、考试纪律等均提出了明确要求。

最新出台的《考试办法》将考试周期由两年调整为四年，要求参加全部科目考试的人员须在连续四个考试年度内通过全部科目的考试，免试部分科目的人员须在连续两个考试年度内通过应试科目。

与此同时，随着新的法律法规实施，药品安全监管工作的开展以及我国执业药师数量的不断增加，为提升执业药师队伍素质，加强队伍专业性，突出岗位实践要求，《制度规定》提高了执业药师学历准入门槛，将最低学历要求从中专调整为大专，并适当提高相关专业考生从事药学（中药学）岗位的工作年限。

参加考试必须具备的条件较以往有所改动，具体如下：

凡中华人民共和国公民和获准在我国境内就业的外籍人员，具备下列条件之一者，均可申请参加执业药师职业资格考试：①取得药学类、中药学类专业大专学历，在药学或中药学岗位工作满5年；②取得药学类、中药学类专业大学本科学历或学士学位，在药学或中药学岗位工作满3年；③取得药学类、中药学类专业第二学士学位、研究生班毕业或硕士学位，在药学或中药学岗位工作满1年；④取得药学类、中药学类专业博士学位；⑤取得药学类、中药学类相关专业相应学历或学位的人员，在药学或中药学岗位工作的年限相应增加1年。

药学类考试科目为：药事管理与法规、药学专业知识（一）、药学专业知识（二）、药学综合知识与技能。

中药学类考试科目为：药事管理与法规、中药学专业知识（一）、中药学专业知识（二）、中药学综合知识与技能。

执业药师职业资格考试合格者发给《执业药师资格证书》，该证书在全国范围内有效。2005—2018年我国执业药师考试情况见表3-1。

表 3-1   2005—2018 年执业药师考试情况

年份/年	报考人数/人	参考人数/人	合格人数/人	合格率/%
2005	113922	91370	16610	18.18
2006	105838	84407	14174	16.79
2007	108881	86576	9472	10.79
2008	107862	84333	9479	11.24
2009	125205	92547	11461	12.38
2010	132755	100569	11183	11.12
2011	145970	109717	14403	13.13
2012	188074	146874	25969	17.68
2013	402359	329886	51865	15.72
2014	840189	702459	137118	19.52
2015	1121400	937700	235000	25.16
2016	884700	728600	151093	20.74
2017	675179	523296	152770	29.19
2018	687584	566613	79900	14.10

4. 执业药师注册

（1）执业药师实行注册制度

国务院药品监督管理部门为全国执业药师注册管理机构，省级药品监督管理部门为本辖区执业药师注册机构。

为促进执业药师注册管理信息化建设，建立执业药师诚信体系，形成执业药师注册管理大数据，《制度规定》明确取得《执业药师资格证书》者，应当通过全国执业药师注册管理信息系统向所在地注册管理机构申请注册。经注册后，方可从事相应的执业活动。未经注册者，不得以执业药师身份执业。

（2）建立执业药师个人诚信记录，对其执业活动实行信用管理

执业药师的违法违规行为、接受表彰奖励及处分等，作为个人诚信信息由负责药品监督管理的部门及时记入全国执业药师注册管理信息系统。

（3）执业药师按照执业类别、执业范围、执业地区注册

执业类别分为药学类、中药学类；执业范围分为药品生产、药品经营、药品使用；执业地区为省、自治区、直辖市。执业药师只能在一个执业药师注册机构注册，在一个执业单位按注册的执业类别、执业范围执业。

① 申请人必须同时具备以下 4 项条件：a. 取得《执业药师资格证书》；b. 遵纪守法，遵守执业药师职业道德，无不良信息记录；c. 身体健康，能坚持在执业药师岗位工作；d. 经所在单位考核同意。

② 有下列情况之一者不予注册：a. 无完全民事行为能力者；b. 因受刑事处罚，自刑罚执行完毕之日到申请注册之日不满 2 年的；c. 受过取消执业药师职业资格处分不满 2 年的；d. 国家规定不宜从事执业药师业务的其他情形的。

③ 注册程序：首次申请人填写"执业药师首次注册申请表"，并按规定提交有关材料；注册机构在收到申请 30 日内，对符合条件者根据专业类别进行注册；在《执业药师资格证书》中的注册情况栏内加盖注册专用印章；发给国家药品监督管理部门统一印制《执业药师注册证》。

④ 再次注册：执业药师注册有效期为 5 年，需要延续的，应当在有效期满 30 日前，向所在地注册管理机构提出延续注册申请。再次注册必须提交执业药师继续教育学分证明。

⑤ 变更注册：执业药师在同一执业地区变更执业单位或范围的，以及变更执业地区的，均须依法及时变更注册。

⑥ 有下列情况之一的，予以注销注册：a. 死亡或被宣告失踪的；b. 受刑事处罚的；c. 被吊销《执业药师资格证书》的；d. 受开除行政处分的；e. 因健康或其他原因不能从事执业药师业务的；

5. 执业药师的职责、权利和义务

① 执业药师必须遵守职业道德，忠于职守，以对药品质量负责、保证人民用药安全有效为基本准则。

② 执业药师必须严格遵守《药品管理法》及国家有关药品研制生产、经营、使用的各项法规及政策。执业药师对违反《药品管理法》及有关法规、规章的行为或决定，有责任提出劝告、制止、拒绝执行，并向当地负责药品监督管理的部门报告。

③ 执业药师在执业范围内负责对药品质量的监督和管理，参与制定、实施药品全面质量管理制度，参与单位对内部违反规定行为的处理工作。

④ 执业药师负责处方的审核及调配，提供用药咨询与信息，指导合理用药，开展治疗药物监测及药品疗效评价等临床药学工作。

6. 执业药师的继续教育

执业药师继续教育的目的是使执业药师始终能以较高的专业水平为人们的健康服务。1999 年，原国家药品监督管理局和人事部共同修订颁布的《执业药师资格制度暂行规定》明确将执业药师继续教育纳入法制化管理范畴，规定执业药师必须接受继续教育。2018 年 3 月国家药品监督管理局、人力资源和社会保障部联合印发的《执业药师职业资格制度规定》进一步明确了执业药师应按国家专业技术人员继续教育的有关规定接受继续教育，更新专业

知识，提高业务水平。执业药师继续教育是以提高业务水平和素质为目的的各种教育和训练活动。继续教育内容要适应各类别各执业范围执业药师的需要，具有科学性、先进性、实用性和针对性，应以现代药学科学发展中的新理论、新知识、新方法为重点。执业药师继续教育实行学分制、项目制和登记制度。继续教育项目分为必修、选修和自修3类，具体包括：培训、研修、学术会议、学术讲座、专题研讨会、专题调研或考察、撰写论文和专著等。执业药师继续教育由各省级药品监督管理部门组织实施，由批准的执业药师培训机构承担。执业药师接受继续教育经考核合格后，由培训机构出具学分证明，以此作为再次注册的依据。

> **知识拓展**
>
> ### 执业药师继续教育内容
>
> 　　根据国家药品监督管理局"三定方案"规定的要求，中国药师协会承担执业药师继续教育管理职责。为加强执业药师管理，规范执业药师继续教育工作，中国药师协会制定了《执业药师继续教育管理试行办法》。2015年7月30日，该会以国药协发〔2015〕8号文件印发了《执业药师继续教育管理试行办法》和《执业药师继续教育"十三五"发展规划》，并于2016年1月1日施行。
>
> 　　试行办法第十条规定：执业药师继续教育内容应以药学服务为核心，以提升执业能力为目标。包括以下方面的内容：①药事管理相关法律法规、部门规章和规范性文件；②职业道德准则、职业素养和执业规范；③药物合理使用的技术规范；④常见病症的诊疗指南；⑤药物治疗管理与公众健康管理；⑥与执业相关的多学科知识与进展；⑦国内外药学领域的新理论、新知识、新技术和新方法；⑧药学服务信息技术应用知识等。

7. 法律责任

　　① 以不正当手段取得《执业药师资格证书》的，按照国家《专业技术人员资格考试违纪违规行为处理规定》处理；构成犯罪的，依法追究刑事责任。

　　② 凡以骗取、转让、借用、伪造《执业药师资格证书》《执业药师注册证》等不正当手段进行注册的人员，由执业药师注册机构收缴注册证并注销注册；构成犯罪的，依法追究其刑事责任。

　　③ 执业药师注册机构工作人员，在注册工作中玩忽职守、滥用职权、徇私舞弊，由所在单位给予行政处分；构成犯罪的，依法追究其刑事责任。

　　④ 执业药师在执业期间违反《中华人民共和国药品管理法》及其他法律法规构成犯罪的，由司法机关依法追究责任。

　　⑤ 严禁《执业药师注册证》挂靠，持证人注册单位与实际工作单位不符的，由发证部门撤销《执业药师注册证》，并作为个人不良信息由负责药品监督管理的部门记入全国执业药师注册管理信息系统。买卖、租借《执业药师注册证》的单位，按照相关法律法规给予处罚。

> **知识拓展**
>
> ### 临床药师简介
>
> 　　《医疗机构药事管理规定》对临床药师的定义：临床药师是以系统药学专业知识为基础，并具有一定医学和相关专业基础知识与技能，直接参与临床用药，促进药物合理

应用和保护患者用药安全的药学专业技术人员。临床药师应当具有高等学校临床药学专业或者药学专业本科毕业及以上学历，并应当经过规范化培训。临床药师的职责：①参与临床药物治疗方案设计与实施，协助临床医师选药和合理用药，使患者不受或减少与用药有关的损害，提高临床药物治疗水平，提升患者生活质量；②开展药学信息与咨询服务，进行用药教育，宣传、指导患者安全用药；③进行临床药学研究，为提升药物治疗水平提供科学的监测或实验数据；④承担医院临床药学教育和对药师、医师、社区医师进行培训，对患者进行用药教育，指导患者安全用药。

第三节　药学职业道德原则及规范

　　道德是通过各种形式的教育和社会舆论的力量，使人们具有善与恶、荣誉与耻辱、正义与非正义等概念，并逐渐形成一定的习惯和传统，以指导或控制自己的行为。道德主要依靠社会舆论、传统习惯、内心信念和教育的力量，来引导和规范人们的行为，是一种"软调控"。而法律是通过国家强制力保证其实施的行为规范体系，对人们行为的制约具有强制性，是一种"硬控制"。道德侧重于防范尚未发生的违法行为，而法律侧重于惩治。道德与法律在内容上相互渗透、包含。一般来说，法律所禁止的行为也就是道德所谴责的不道德行为，可以说"法是道德最小的限度"。

　　道德的范围十分广泛，可概括为社会公德、婚姻家庭道德和职业道德三大领域，形成不同的道德规范要求的层次结构。

一、药学职业道德

1. 职业道德

　　广义的职业道德是指从业人员在职业活动中应该遵循的行为准则，涵盖了从业人员与服务对象、职业与职工、职业与职业之间的关系。狭义的职业道德是指在一定职业活动中应遵循的、体现一定职业特征的、调整一定职业关系的职业行为准则和规范。不同的职业人员在特定的职业活动中形成了特殊的职业关系，包括职业主体与职业服务对象之间的关系、职业团体之间的关系、同一职业团体内部人与人之间的关系，以及职业劳动者、职业团体与国家之间的关系。

2. 药学职业道德

　　古代医药业合一，药德也包含在医学职业道德内，药学职业化过程中逐渐形成了药学职业道德。现代药学和医学虽然是不同的专业和职业，但它们都属于卫生保健职业（the health care profession），有共同的使命和目标——保障人们的健康和生命，维护人类的生存与繁衍。因此药德与医德的基本精神是一致的，只是在具体原则和规范方面各有侧重。

二、药学职业道德原则

　　职业道德原则（principle of professional ethics）是指反映某一发展阶段及特定社会

背景之中的基本精神，是调节各种职业道德关系都必须遵循的根本准则和最高要求。最早的道德原则以萌芽形态存在于职业习惯和个人主观意识中。后来形成同行社会认可的具体的职业观念和一系列行为准则。再后来逐渐形成基本精神和一系列职业道德/伦理基本原则。

现代中国的药学职业道德原则，是社会主义卫生事业性质和现代药学服务目的的集中体现；是社会主义社会药学道德关系及其要求的高度概括；是药学领域中复杂利益关系所决定的药学行为的多种道德价值的价值导向，与每一位药学人员自己的价值取向相统一；是继承祖国传统医药学道德和借鉴世界医药学道德推陈出新的成果。

药学职业道德的基本原则是调整药学工作人员与患者之间、药学工作人员与社会之间、药学工作人员相互之间的关系必须遵循的根本指导原则。可概括为："提高药品质量，保证药品安全有效，实行社会主义人道主义，全心全意地为人民健康服务。"

药学职业道德原则具体表现为：

(1) 质量第一的原则

提高药品质量、保证药品安全有效，是维护人民身体健康的重要前提，也是医药事业的根本目的。药品质量的真伪优劣，直接关系到人们的身心健康和生命安全，关系到人的生存、繁衍，关系到社会安定和进步。为此药学人员在执业中，必须处理好质量和数量、质量和经济利益、质量和品种、质量和速度等的关系，保证生产、经营、使用的药品是符合国家药品质量标准的，坚决不生产、经营、使用假药和劣药。

(2) 不伤害原则

药物治疗中必然带有一定的伤害，因为药物的不良反应具有普遍性。此原则在于培养药师对患者高度负责及保护患者健康和生命的理念。在实践中，药师应与医师、护师及患者密切配合，保障用药安全，合理用药，尽量避免不必要的药疗伤害。

(3) 公正原则

公正原则应体现在人际交往公正和资源分配公正两方面。坚持公正的原则主要落实在合理协调日益复杂的医患、药患关系，合理解决日趋尖锐的健康权益分配的基本矛盾。

(4) 尊重原则

药患双方交往时应真诚尊重对方的人格。根据我国现行法律法规和价值观念，每一位公民都享有以下人格权，即人的生命权、健康权、身体权、姓名权、肖像权、名誉权、荣誉权、隐私权等；也享有具有人格象征意义的特定纪念物品的财产权等。在实践中须强调药师尊重患者及其家属平等的人格权与尊严，强调对患者一视同仁、平等相待，维护患者用药的合法权益。

三、药学职业道德规范及其特点、作用

1. 药学职业道德规范的含义

道德规范是社会根据道德原则提出的，要求人们在处理个人和他人、个人和社会关系时必须普遍遵循的具体行为准则，它对人们的行为产生引导作用和约束作用。在道德行为完成之前，它是指导行为选择的指南，在行为完成之后则是善恶评价的标准。药学职业道德规范简称药学道德规范（pharmaceutical morality code），主要是调节医药人员与患者（及其家属）之间、与同事之间、与社会之间的关系的行为准则。它是药学职业道德基本原则的具体表现、展开和补充，用以指导人们的言行，协调药学领域中的各种人际关系；是社会对药

师、药学人员道德行为期望的基本概括，也是药学工作人员在药学工作中应遵守的道德规则和道德标准。药学道德规范是药德的职能得以实现的具有决定性意义的环节，任何社会都十分重视药学道德规范的制定、宣传和推行。

2. 药学道德规范的形式

药学道德规范以"什么应该做、什么不该做"的表述，将医药伦理理论和原则转换为药学人员在药学职业活动中应遵循的具体标准。药学道德规范一般以药学人员的义务为主要内容，采用简明扼要，易于记忆、理解的戒律、宣言、誓言、誓词、准则、守则等多种形式。制定和发布的机构有药学行业协会、药学会、国家医药卫生行政主管部门。

3. 药学道德规范的特点

(1) 现实性与理想性的统一

药学道德规范必须回答现实的药学道德问题，要符合药业道德实际状况。而在制定药学道德规范时，人们总是在其中寄托价值追求和人格目标，期望超越现实，具有一定的超前性、理想性。因此，药学道德规范是现实性与理想性的统一。

(2) 实践性与理论性的统一

药学道德规范的可行性，体现在实践与理论的统一性。规范内容集中体现其实践性，形式集中体现其理论性。对药学人员来说，不仅需要知道药学道德规范，更需要去实践。实践性与理论性缺一不可。

(3) 一般性与特殊性的统一

药学道德规范既要符合社会道德的一般要求，又要突出药学职业特点；既要符合药学职业活动的共性要求，又要满足各药事部门的具体要求。这就是药学道德规范一般性与特殊性的统一。

(4) 普遍性和先进性的统一

作为行为准则的药学道德规范，应对所有药学人员都有明确要求和约束力，但并不是"一刀切"，应体现道德要求的层次性。根据现实状况，分别提出底线的伦理要求和高标准的价值导向要求。

4. 药学道德规范的作用

(1) 进行药德修养的主要内容

提高药学人员的道德修养是建立现代化药业道德秩序的关键。在职业活动中，药学人员以药学道德规范为指导，从知到行、从他律到自律，严格要求自己，从而提高和完善自身药学道德人格。

(2) 进行药学道德评价的直接尺度

药学道德规范是评价药学道德行为的基本准则，用以直接衡量每一位药学人员在药学职业活动中的应该与不应该、善与恶、正义与非正义、荣誉与耻辱。对符合药学道德规范的行为，人们给予赞赏、表扬、支持，对违背道德规范的行为将予以谴责、批评。

(3) 实施依法生产、经营、管理药品的保证

由于药品的特殊性，国家对药品的研制、生产、经营、使用实行严格的法律控制。药事法规所禁止的行为，同样是药学道德谴责的不道德行为。相对于药事法规而言，药学道德规范的内容更广泛、要求更高。政府有关部门和药事单位以药学道德规范教育和提高药学人员素质为出发点，是实施依法治药的重要环节。

四、药师道德规范

1. 药学道德规范概况

药学职业实践活动内容较为丰富，包括药物研究开发、药品生产经营、医疗机构和社会药房实践、药学教育、药品监督管理等各个领域。各类实践的专业性、技术性虽也有不同之处，但在社会性、人际关系方面区别更为明显，行为规范要求也不尽相同。故药学职业道德规范有广义的共同行为规范要求，也有各类药学实践具体的行为规范要求。目前许多国家成文的药学职业道德规范主要是药学会发布的药房药师道德规范或准则。表3-2列举了我国制定发布的医德药德规范。表3-3为一些国外的药学道德规范。

表 3-2　我国制定发布的医德药德规范

时间	制定发布机构	规范名称
1988 年	卫生部	《中华人民共和国医务人员医德规范及实施办法》
2004 年（2008 年修订）	中国药学会	《中国药学会会员职业道德公约》
2005	中国药师周大会	《药师的宗旨、承诺、誓言、职业道德》
2006 年（2009 年修订）	中国执业药师协会	《中国执业药师职业道德准则》
2007 年（2009 年修订）	中国执业药师协会	《中国执业药师职业道德准则适用指导》

表 3-3　国外的药学道德规范

时间	制定发布机构	规范名称
1936 年	加拿大药学会（CPhA）	《道德准则》
1973 年	日本药剂师会	《日本药师宣言》
1983 年	美国药学院协会（AACP）	《药师誓言》
1988 年	第 41 届世界卫生大会通过	《推销药品的道德准则》
1993 年	美国药学会（APhA）	《药师职业道德准则》
1997 年	国际药学联合会（FIP）	《药师职业道德准则》
1997 年	日本药学会	《药剂师道德规范》
1997 年	澳大利亚药学会	《药师道德准则》
2000 年	英国皇家药学会	《药师的伦理和职业行业规范（英国药房法指南）》

2. 药师道德规范的主要内容

药师道德规范概括了各国药师道德规范，主要由药师与患者及其家属的关系、药师与同事及其他医务人员的关系、药师与社会的关系构成。

(1) 药师与患者及其家属的关系

① 药师必须把患者的健康和安全放在首位。

② 药师要维护患者的合法权益：药师绝不能调配、推销、分发不符合法定药品标准、质量差、疗效差的药品和保健品给患者。药师不应该在专业服务性质、费用和价值方面欺骗患者。药师应尽力向患者提供专业的、真实的、全面的信息。

③ 药师要对患者的利益负责：在患者利益和商业利益之间要做到首先充分考虑患者利益，要确保患者享有接受安全、有效药物治疗的权利。

④ 药师要为患者保密，必须严守病历中的个人秘密：除非法律要求，不得将患者的病

情和治疗情况泄露给第三者。

⑤ 药师要公平对待所有患者：尊重人们的生命和尊严，对患者一视同仁，依据各个患者的情况保证合理的药物治疗。

⑥ 药师应努力完善和拓展自己的专业知识，并应有效地运用这些知识，确保所提供的药学服务中，专业判断力达到最佳水平。

（2）药师与共事的药师、医师、护士之间的关系

① 药师应与共事的药师及医务人员合作：药师应尊重他人的价值和能力，在防治疾病中与有关人员和机构通力合作。药师在其同事寻求指点或帮助时，应主动热情地给予帮助，以及提供完善的药学服务。药师应与同事保持良好的业务关系，关注他们的观点和成就。

② 药师应加强自信心，在同行中为大家所信赖：药师不应以错误的方式与患者或他人讨论处方的治疗作用，以免有损开方者威信。假如剂量有误或有相互作用时，应在不惊动患者的情况下通知开方者。

③ 药师绝不能同意或与其他医务人员或他人利用自己职业进行私下的钱财交易和其他剥削性行为。除非是公众提出请求，药师不应主动推荐医生或医疗服务项目。

（3）药师与社会的关系

① 药师应维护职业的高尚和荣誉：药师应贯彻药品管理法律法规，遵守药师职业道德规范。药师绝不能从事任何可能败坏职业荣誉的活动，同时应毫无畏惧、不偏袒地揭露本行业中非法的、不道德的行为。

② 药师在任何时候都只能为自己的服务索取公正、合理的报酬。药师绝不能同意在可能妨碍或损害自己正常专业判断力和技能的条件下工作。

③ 药师应加入以发展药学事业为目标的组织，并应为这些组织贡献才能。

④ 药师有服务个人、社区和社会的义务，并处理好满足患者个人服务需求与满足社会服务需求之间的关系。

⑤ 药师应采取建立良好职业信誉的方法吸引顾客，禁止采用其他手段吸引顾客。药师不应允许他人将自己的名字、资格、地址或照片用于面向公众的任何药品广告或表述。

3. 我国的药师道德规范

（1）《中国执业药师职业道德准则》

2006年10月18日，中国执业药师协会在中国执业药师论坛（CLPF）第六届年会上发布了《中国执业药师职业道德准则》，并付诸施行。2009年6月5日，中国执业药师协会对《中国执业药师职业道德准则》进行了修订。修订内容如下：

① 救死扶伤，不辱使命：执业药师应当将患者及公众的身体健康和生命安全放在首位，以我们的专业知识、技能和良知，尽心、尽职、尽责为患者及公众提供药品和药学服务。

② 尊重患者，平等相待：执业药师应当尊重患者或消费者的价值观、知情权、自主权、隐私权，对待患者或消费者应不分年龄、性别、民族、信仰、职业、地位、贫富，一视同仁。

③ 依法执业，质量第一：执业药师应当遵守药品管理法律、法规，恪守职业道德，依法独立执业，确保药品质量和药学服务质量，科学指导用药，保证公众用药安全、有效、经济、适当。

④ 进德修业，珍视声誉：执业药师应当不断学习新知识、新技术，加强道德修养，提高专业水平和执业能力；知荣明耻，正直清廉，自觉抵制不道德行为和违法行为，努力维护职业声誉。

⑤ 尊重同仁，密切协作：执业药师应当与同仁和医护人员相互理解，相互信任，以诚

相待，密切配合，建立和谐的工作关系，共同为药学事业的发展和人类的健康奉献力量。

（2）《药师的宗旨、承诺、誓言、职业道德》

中国药师周大会确立了药师的宗旨（tenet）、承诺（commitment）、誓言（oath）、职业道德（professional ethics）。

2005年，中国药师周大会旨在凝聚全国药师爱心，体现药师崇高的社会与职业责任，实施"药师在您身边"的诺言。在药师周期间，与会药师庄严宣誓，提出了自己的行为准则，并不断修改、完善，得到了广大药师的认可。确立的《药师的宗旨、承诺、誓言、职业道德》如下：

药师的宗旨：关爱人民健康，药师在您身边。

药师的誓言：实事求是，忠实于科学；

全心全意，服务于社会；

忠于职守，献身于药学；

尽职尽责，承诺于人民。

药师的职业道德：以人为本，一视同仁；

尊重患者，保护权益；

廉洁自律，诚实守信；

崇尚科学，开拓创新。

（3）《中国药学会会员职业道德公约》

中国药学会要求全体会员热爱祖国、拥护中国共产党的领导、坚持走中国特色社会主义道路，努力促进和发展药学事业，为构建社会主义和谐社会、建立创新型国家而努力奋斗。为此，2004年中国药学会制定了会员职业道德公约，2008年又对其进行了修订。该公约的内容如下：①保证药品质量，提供合格药品，开展药学服务，全力维护公众用药安全有效；②自觉遵纪守法、履行岗位职责、维护合法权益；③坚持理论联系实际的优良学风，发扬民主，繁荣学术；④拓展知识范围，业务精益求精，提高专业素质；⑤坚持真理，崇尚科学，反对伪科学；⑥遵守学术道德，反对弄虚作假，反对剽窃他人成果；⑦尊重劳动，尊重知识，尊重科学，尊重人才；⑧倡导献身、创新、求实、协作精神，做合格的药学科技工作者。

4. 国际药学联合会的《药师道德准则的职业标准》

2004年9月，国际药学联合会（International Pharmaceutical Federation，FIP）在新奥尔良举行会议，批准发布了《药师道德准则的职业标准》（FIP statement of professional standards codes of ethics for pharmacists），指出：药师是卫生专业人员中的药学专家；药师的责任是帮助人们维护良好的健康状况，避免患病，在给予适当药物的情况下，促进合理用药，帮助病人获得药物的最佳治疗效果；药师的作用还在不断地延伸。《药师道德准则的职业标准》中明确提出了构成药师的作用和责任的药师基本义务，使各国药师协会通过制定自己的职业道德准则，指导药师与患者、与其他卫生职业的人员、与社会的关系。具体如下：

① 在每个国家，药师协会应该制定药师道德准则、规定职业义务，进一步制定措施保证药师遵守准则中的条款。

② 在制定的药师道德准则中，药师的义务应包括：a.合理、公平地分配现有的卫生资源；b.保证服务对象的安全、健康和最大利益，并以诚相待；c.与其他卫生工作人员合作，确保向患者和社会提供可能的最佳卫生保健质量；d.鼓励并尊重患者参与决定所用药品的权利；e.承认和尊重文化差异、患者信仰和价值，因为其可能影响到患者对治疗的态度；

f.尊重和保护在提供专业服务中获得信息的保密性，保证患者的个人资料不外泄，除非有患者的知情同意或在例外的情况下；g.行为要符合职业标准和科学原则；h.诚实、正直地与其他卫生工作人员协作，包括同行，不做出任何可能损坏职业名誉或破坏公众对本职业信任的事情；i.通过继续教育，保证知识和技术的更新；j.在提供专业服务和药品时，遵守法律规定、认可的实践条例和标准，仅从知名的来源购买药品，确保药品供应链的完整；k.确保经委托的协助人员具备有效、充分的承担该工作的能力；l.保证向患者、其他公众和卫生工作人员提供正确、客观的信息，并要保证信息清楚、易懂；m.以礼貌、尊重的态度对待寻求服务的人；n.在与个人道德信仰发生冲突或药房停业时，保证继续提供专业服务。在发生劳动纠纷时，也要尽力保证人们能继续获得药学相关服务。

本章小结

本章介绍了药学技术人员的概念和配备依据，药师的定义和类别，药师的功能，药师法规和药学执业道德。主要内容包括：

1.药学技术人员是指取得药学类专业学历，依法经过国家有关部门考试合格，取得专业技术职务证书或执业药师资格，遵循药事法规和职业道德规范，从事与药品的生产、经营、使用、科研、检验和管理有关实践活动的技术人员。药学技术人员包括药师、执业药师、临床药师等。

2.药师的功能主要有以下几种类型：药房药师的社会功能（专业性功能、基本技术功能、管理的功能、企业家功能），从事药物研究开发工作的药师功能，药品生产企业药师的社会功能，药师在法律方面和行政方面的功能。

3.执业药师是指经全国统一考试合格，取得《中华人民共和国执业药师资格证书》并经注册，在药品生产、经营、使用和其他需要提供药学服务的单位中执业的药学技术人员。

4.执业药师的基本准则是必须遵守职业道德，忠于职守，对药品质量负责、保证人民用药安全有效。

5.药学职业道德的基本原则是调整药学工作人员与患者之间、药学工作人员与社会之间、药学工作人员相互之间的关系必须遵循的根本指导原则，可概括为："提高药品质量，保证药品安全有效，实行社会主义人道主义，全心全意地为人民健康服务。"

6.药学职业道德的具体原则表现为：质量第一的原则、不伤害原则、公正原则、尊重原则。

7.药师道德规范的主要内容概括了各国药师道德规范，主要由药师与患者的关系、药师与同事及其他医务人员的关系、药师与社会的关系构成。

复习思考题

一、单选题

1.根据《中国执业药师职业道德准则》的要求，若在咨询中知晓本单位某药师的处方调配存在不当之处，执业药师应（   ）。

A.积极提供咨询，并给予纠正

B. 告知该药师，并由该药师自行处理

C. 向患者说明该药师的专业能力的不足，借机宣传自己的专业能力

D. 为尊重同行，应告知患者等待该药师上班时间再来咨询

2. 执业药师注册有效期是（　　）。

A. 三年　　　　　　　　　B. 两年　　　　　　　　C. 五年　　　　　　　　D. 四年

二、多选题

1. 药学职业道德基本原则是（　　）。

A. 质量第一原则　　　　　　B. 不伤害原则　　　　　　C. 公正原则

D. 尊重原则　　　　　　　　E. 全心全意为人民服务

2. 药学人员与服务对象之间的道德准则是（　　）。

A. 必须把患者的健康和安全放在首位

B. 维护用药者的合法权益

C. 对患者的利益负责

D. 为患者保密

E. 一视同仁，平等对待

第四章

药事组织

【学习目标】

通过本章的学习，学生能够了解我国药事组织概念、构成及发展，国外的药事管理组织体制，掌握我国药事行政监督与技术监督组织构成及相应职责。

1.掌握：我国药事组织的类型，国家药品监督管理局及地方药品监督管理部门的职能。

2.熟悉：药品监督管理技术机构的组成及职能，药品生产经营与药事事业性组织的构成与职能。

3.了解：美国、日本、英国的药事管理体制，世界卫生组织的宗旨及职能。

案例引导

李某为上海某药房有限公司药品采购负责人。自 2017 年 9 月起，李某私自从非正规渠道低价购入大量来源不明的中药饮片，由仓库负责人齐某负责管理、收发，将上述中药饮片配送至药房公司门店进行销售。其间，李某、齐某还对部分中药饮片进行包装和贴标。2018 年 2 月 27 日，上海市食品药品监督管理局执法人员在对药房公司某门店检查时，当场查获 3 包上述来源不明的中药饮片，随后民警将该店店长丁某抓获。次日，公安机关对药房公司仓库依法搜查，当场查获 300 余种上述来源不明的中药饮片和 30 张用于贴标的药品合格证。经上海市食品药品监督管理局认定，上述从药房公司某门店查获的 3 包中药饮片和从仓库查获的 216 种中药饮片是假药。经上海市食品药品检验所对上述涉案药品中的 24 种中药饮片抽检，有 14 种性状、成分或含量等不符合《中国药典》或《上海市中药饮片炮制规范》标准的规定。

2018 年 9 月 6 日，上海铁路运输检察院以李某、齐某涉嫌生产、销售假药罪，丁某涉嫌销售假药罪向上海铁路运输法院提起公诉。

思考：为什么药品监督管理不能缺位？

第一节　概述

一、药事组织

1. 药事组织的概念

一般来说，药事组织的概念有广义和狭义之分。广义的药事组织是指以实现药学社会任务为共同目标而建立起来的人们的集合体。它是药学人员相互影响的社会心理系统；是运用药学知识和药学技术的技术系统；是人们以特定形式的结构关系而共同工作的系统。狭义的药事组织是指为了实现药学社会任务所提出的目标，经由人为的分工形成的各种形式的药事组织机构的总称。

2. 药事组织的类型

药事组织主要有以下基本类型：

(1) 药品生产、经营组织

药品生产、经营组织是典型的药事组织结构类型，在我国称作药品生产企业（即药厂、制药公司）以及药品经营企业（即药品批发或零售企业、药店）。

(2) 事业性药房组织

事业性药房组织是指医疗机构内以服务病人为中心，以临床药学为基础，促进临床科学、合理用药的药学技术服务和相关的药品管理工作的药学部门，常称作药剂科，现普遍称为药学部。

(3) 药学教育和科研组织

药学教育组织的主要功能是教育，为维持和发展药学事业培养药师、药学家、药学工程师、药学企业家和药事管理的专门技术人才。

药学科研组织的主要功能是研究开发新药、改进现有药品，以及围绕药品和药学的发展进行基础研究，提高创新能力，发展药学事业。

(4) 药品管理的行政组织

药品管理的行政组织是指政府机构中管理药品和药学企事业组织的国家行政机构。其功能是代表国家对药品和药学事业组织进行监督管理，制定宏观政策，对药事组织发挥引导作用，以保证国家意志的执行。因此，这类行政组织又分为药品监督管理行政组织和药品行业规划管理行政组织。

(5) 药事社会团体、学术组织

药事社会团体、学术组织在药事组织兴起和形成过程中，发挥了统一行为规范、监督管理、联系与协调的积极作用，推动了药学事业的发展。

二、我国药事管理体制

药事管理体制是指在一定的社会制度下，国家权力机关关于药事组织机构设置、职能划分、组织方式、管理制度和管理方法及运行机制等方面的制度，包括药品质量监督管理体制、药品生产与经营管理体制、药品使用管理体制、药学教育和科研管理体制。目前，我国药事管理体制主要由药事行政监督管理体制和药事技术管理体制构成。

第二节　药品监督管理组织

一、我国药品监督管理组织体系

《药品管理法（2019 年修订）》明确规定国务院药品监督管理部门主管全国药品监督管理工作。国务院有关部门在各自职责范围内负责与药品有关的监督管理工作。国务院药品监督管理部门配合国务院有关部门，执行国家药品行业发展规划和产业政策。县级以上人民政府设立药品监督管理部门，负责本行政区域的药品监督管理工作。药品监督管理部门设置或者指定的药品专业技术机构，承担依法实施药品监督管理所需的审评、检验、核查、监测与评价等工作。

二、我国药品监督管理组织的机构设置

1. 药品监督管理行政机构

我国药品监督管理行政机构包括国家、省（自治区、直辖市）、市、县四级药品监督管理部门。

（1）国家药品监督管理部门

国家药品监督管理部门即国家药品监督管理局。该部门负责药品管理的主要业务机构有政策法规司、药品注册管理司、药品监督管理司。主管全国药品监督管理工作。

（2）省、自治区、直辖市药品监督管理部门

省、自治区、直辖市人民政府药品监督管理部门负责本行政区域内的药品监督管理工作。

（3）市级药品监督管理机构

设区的市设置市场监督管理局，负责本行政区域内的药品监督管理工作。

（4）县级药品监督管理机构

县级以上地方人民政府设置市场监督管理局，负责与药品有关的监督管理工作。

2. 药品监督管理技术机构

（1）药品检验机构

药品检验机构为同级药品监督管理机构的直属事业单位。国家药品监督管理局设置国家药品检验机构，省级药品监督管理部门设置药品检验所，市级药品检验机构根据需要设置。对行使进口药品检验职能的药品检验机构，加挂口岸药品检验所的牌子。此外，省级以上药品监督管理部门可以根据需要，确定符合药品检验条件的检验机构，承担药品检验工作。

（2）国家药品监督管理局直属机构

国家药品监督管理局下设有国家药典委员会、药品审评中心、药品审核查验中心、国家中药品种保护评审委员会、药品评价中心等药品监督管理技术支撑机构。

三、药品监督管理的行政机构及职能

1. 国家药品监督管理局的职能

① 负责药品（含中药、民族药，下同）、医疗器械和化妆品安全监督管理。拟订监督管理政策规划，组织起草法律法规草案，拟订部门规章，并监督实施。研究拟订鼓励药品、医疗器械和化妆品新技术新产品的管理与服务政策。

② 负责药品、医疗器械和化妆品标准管理。组织制定、公布国家药典等药品、医疗器械标准，组织拟订化妆品标准，组织制定分类管理制度，并监督实施。参与制定国家基本药物目录，配合实施国家基本药物制度。

③ 负责药品、医疗器械和化妆品注册管理。制定注册管理制度，严格上市审评审批，完善审评审批服务便利化措施，并组织实施。

④ 负责药品、医疗器械和化妆品质量管理。制定研制质量管理规范并监督实施。制定生产质量管理规范并依职责监督实施。制定经营、使用质量管理规范并指导实施。

⑤ 负责药品、医疗器械和化妆品上市后风险管理。组织开展药品不良反应、医疗器械不良事件和化妆品不良反应的监测、评价和处置工作。依法承担药品、医疗器械和化妆品安全应急管理工作。

⑥ 负责执业药师资格准入管理。制定执业药师资格准入制度，指导监督执业药师注册工作。

⑦ 负责组织指导药品、医疗器械和化妆品监督检查。制定检查制度，依法查处药品、医疗器械和化妆品注册环节的违法行为，依职责组织指导查处生产环节的违法行为。

⑧ 负责药品、医疗器械和化妆品监督管理领域对外交流与合作，参与相关国际监管规则和标准的制定。

⑨ 负责指导省、自治区、直辖市药品监督管理部门工作。

⑩ 完成党中央、国务院交办的其他任务。

2. 省级药品监督管理部门的职能

① 在辖区内执行《药品管理法》《药品管理法实施条例》及相关法规、规章。

② 依法对辖区内药品、医疗器械实施监督管理。

③ 核发《药品生产许可证》《药品经营许可证》《医疗机构制剂许可证》。

④ 对辖区内药品和特殊管理药品的生产、经营、使用进行监督及监督抽验。

⑤ 审查批准药品广告。

⑥ 对辖区内违反《药品管理法》及相关法规的行为进行调查，决定行政处罚。

⑦ 负责执业药师资格准入管理。组织实施执业药师资格准入制度，指导监督执业药师注册工作。

⑧ 领导省以下药品监督管理机构，组织培训辖区内的药品监督管理干部。

四、药品监督管理的技术机构及职能

药品监督管理的技术机构主要是国家药品监督管理部门设置的药品检验机构，省级及地市级人民政府药品监督管理部门设置的药品检验机构，以及国家和省级直属的负责技术业务工作的事业单位。我国药品技术监督管理组织机构的设置，主要是依据《药品管理法》的有关规定，结合药品监督管理职能的需要和我国药学实践的实际而确定的，并且多属于同级药

品监督管理部门的直属事业单位或是上一级药品监督管理部门的派出机构。

1. 中国食品药品检定研究院

中国食品药品检定研究院是国家药品监督管理局的直属事业单位，是国家检验药品生物制品质量的法定机构和最高技术仲裁机构，是世界卫生组织指定的世界卫生组织药品质量保证合作中心。其依法承担实施药品、生物制品、医疗器械、食品、保健食品、化妆品、实验动物、包装材料等多领域产品的审批注册检验、进口检验、监督检验、安全评价及生物制品批签发，负责国家药品、医疗器械标准物质和生产检定用菌毒种的研究、分发和管理，开展相关技术研究工作。

中国食品药品检定研究院前身是1950年成立的中央人民政府卫生部药物食品检验所和生物制品检定所。1961年，两所合并为卫生部药品生物制品检定所。1998年，由卫生部成建制划转为国家药品监督管理局直属事业单位。2010年，更名为中国食品药品检定研究院，加挂国家食品药品监督管理局医疗器械标准管理中心的牌子，对外使用"中国药品检验总所"的名称。2018年，根据中央编办关于国家药品监督管理局所属事业单位机构编制的批复，中国食品药品检定院为国家药品监督管理局所属公益二类事业单位（保留正级）。

2. 国家药典委员会

国家药典委员会最早成立于1950年，是新中国成立后最早的标准化管理机构，是负责制定和修订国家药品标准的专业技术管理委员会。国家药典委员会是国家药品标准化管理的法定机构。

国家药典委员会的基本职能包括：

① 组织编制、修订和编译《中华人民共和国药典》（以下简称《中国药典》）及配套标准。

② 组织制定修订国家药品标准。参与拟订有关药品标准管理制度和工作机制。

③ 组织《中国药典》收载品种的医学和药学遴选工作。负责药品通用名称命名。

④ 组织评估《中国药典》和国家药品标准执行情况。

⑤ 开展药品标准发展战略、管理政策和技术法规研究。承担药品标准信息化建设工作。

⑥ 开展药品标准国际（地区）协调和技术交流，参与国际（地区）间药品标准适用性认证合作工作。

⑦ 组织开展《中国药典》和国家药品标准宣传培训与技术咨询，负责《中国药品标准》等刊物编辑出版工作。

⑧ 负责药典委员会各专业委员会的组织协调及服务保障工作。

⑨ 承办国家局交办的其他事项。

2020年7月2日，国家药品监督管理局、国家卫生健康委员会发布公告，正式颁布2020年版《中华人民共和国药典》。新版《中国药典》于2020年12月30日起正式实施。《中国药典》分为四部出版：一部收载药材和饮片、植物油脂和提取物、成方制剂和单味制剂等；二部收载化学药品、抗生素、生化药品以及放射性药品等；三部收载生物制品；四部收载通则，包括制剂通则、检验方法、指导原则、标准物质和试液试药相关通则、药用辅料等。

3. 国家药品监督管理局药品审评中心

国家药品监督管理局药品审评中心是对药品进行技术审评的技术职能机构，其主要职责为：

① 负责药物临床试验、药品上市许可申请的受理和技术审评。

② 负责仿制药质量和疗效一致性评价的技术审评。

③ 承担再生医学与组织工程等新兴医疗产品涉及药品的技术审评。

④ 参与拟订药品注册管理相关法律法规和规范性文件，组织拟订药品审评规范和技术指导原则并组织实施。

⑤ 协调药品审评相关检查、检验等工作。

⑥ 开展药品审评相关理论、技术、发展趋势及法律问题研究。

⑦ 组织开展相关业务咨询服务及学术交流，开展药品审评相关的国际（地区）交流与合作。

⑧ 承担国家局国际人用药品注册技术协调会议（ICH）相关技术工作。

⑨ 承办国家局交办的其他事项。

4. 国家药品监督管理局药品评价中心（国家药品不良反应监测中心）

国家药品监督管理局药品评价中心，是对已批准生产上市的药品进行再评价的技术职能部门，其主要职责是：

① 组织制定修订药品不良反应、医疗器械不良事件、化妆品不良反应监测与上市后安全性评价以及药物滥用监测的技术标准和规范。

② 组织开展药品不良反应、医疗器械不良事件、化妆品不良反应、药物滥用监测工作。

③ 开展药品、医疗器械、化妆品的上市后安全性评价工作。

④ 指导地方相关监测与上市后安全性评价工作。组织开展相关监测与上市后安全性评价的方法研究、技术咨询和国际（地区）交流合作。

⑤ 参与拟订、调整国家基本药物目录。

⑥ 参与拟订、调整非处方药目录。

⑦ 承办国家局交办的其他事项。

5. 国家中药品种保护审评委员会（国家市场监督管理总局食品审评中心）

1992年10月14日，国务院发布《中药品种保护条例》，依据该条例，1993年10月成立了国家中药品种保护审评委员会，负责对申请保护的中药品种进行审评，是国家审批中药保护品种的专业技术审查和技术咨询机构。

国家中药品种保护评审委员会设办公室，作为日常办事机构，是国家药品监督管理局所属事业单位，负责执行并处理中药品种保护委员会的日常事务和技术咨询等管理工作。

国家中药品种保护评审委员会的主要职责：

① 负责国家中药品种保护审评委员会的日常工作。

② 负责组织国家中药保护品种的技术审查和审评工作。

③ 配合国家药品监督管理总局制定或修订中药品种保护的技术审评标准、要求、工作程序以及监督管理局中药保护品种。

④ 负责组织保健食品的技术审查和审评工作。

⑤ 配合国家药品监督管理总局制定或修订保健食品技术审评标准、要求及工作程序。

⑥ 协助国家药品监督管理总局制定保健食品检验机构工作规范并进行检查。

⑦ 负责化妆品的技术审查和审评工作。

⑧ 配合国家药品监督管理总局制定或修订化妆品审评标准、要求及工作程序。

⑨ 受委托指导地方食品生产经营许可业务工作。

⑩ 承办国家药品监督管理总局交办的其他事项。

6. 国家药品监督管理局执业药师资格认证中心

国家药品监督管理局执业药师资格认证中心为国家药品监督管理局所属公益二类事业单位。内设办公室、考试处、注册管理处、信息处 4 个机构。

① 开展执业药师资格准入制度及执业药师队伍发展战略研究，参与拟订完善执业药师资格准入标准并组织实施。

② 承担执业药师资格考试相关工作。组织开展执业药师资格考试命审题工作，编写考试大纲和考试指南。负责执业药师资格考试命审题专家库、考试题库的建设和管理。

③ 组织制订执业药师认证注册工作标准和规范并监督实施。承担执业药师认证注册管理工作。

④ 组织制订执业药师认证注册与继续教育衔接标准。拟订执业药师执业标准和业务规范，协助开展执业药师配备使用政策研究和相关执业监督工作。

⑤ 承担全国执业药师管理信息系统的建设、管理和维护工作，收集报告相关信息。

⑥ 指导地方执业药师资格认证相关工作。

⑦ 开展执业药师资格认证国际（地区）交流与合作。

⑧ 协助实施执业药师能力与学历提升工程。

⑨ 承办国家局交办的其他事项。

7. 国家药品监督管理局食品药品审核查验中心

国家药品监督管理局食品药品审核查验中心为国家药品监督管理局所属公益二类事业单位。其主要职责有：

① 组织制定修订药品、医疗器械、化妆品检查制度规范和技术文件。

② 承担药物临床试验、非临床研究机构资格认定（认证）和研制现场检查。承担药品注册现场检查。承担药品生产环节的有因检查。承担药品境外检查。

③ 承担医疗器械临床试验监督抽查和生产环节的有因检查。承担医疗器械境外检查。

④ 承担化妆品研制、生产环节的有因检查。承担化妆品境外检查。

⑤ 承担国家级检查员考核、使用等管理工作。

⑥ 开展检查理论、技术和发展趋势研究、学术交流及技术咨询。

⑦ 承担药品、医疗器械、化妆品检查的国际（地区）交流与合作。

⑧ 承担市场监管总局委托的食品检查工作。

⑨ 承办国家局交办的其他事项。

五、药品监督管理的相关部门

1. 卫生行政部门

卫生行政部门负责审批与吊销医疗机构执业证书，负责医疗机构麻醉药品和精神药品的管理，负责医疗机构中与实施药品不良反应报告制度有关的管理工作。

2. 中医药管理部门

中医药管理部门负责拟定中医药和民族药事业发展规划、政策和相关标准；负责指导中医药和民族药的发掘、整理、总结和提高工作；负责中药资源普查，促进中药资源的保护、开发和合理应用。

3. 发展与改革宏观调控部门

发展与改革宏观调控部门负责药品价格的监督管理工作，依法制定和调整药品政府定价目录，对纳入政府定价的药品进行定价和调整，管理国家药品储备，负责宏观医药经济管理。

4. 人力资源和社会保障部门

人力资源和社会保障部门统筹建立覆盖城乡的社会保障体系，负责统筹拟定医疗保险、生育保险政策、规划和标准；拟订医疗保险、生育保险基金管理办法；组织拟定定点医疗机构、药店的医疗保险服务和生育保险服务管理、结算办法及支付范围等工作，包括制定并发布《国家基本医疗保险、工伤保险和生育保险药品目录》。

5. 工商行政管理部门

工商行政管理部门负责药品生产、经营企业的工商登记、注册；查处无营业执照生产、经营药品的行为；监管药品广告和药品流通中各种不正当竞争、损害消费者利益等行为。

6. 海关

海关负责药品进出口口岸的设置，药品进口与出口的监管、统计与分析。

7. 公安部门

公安部门负责组织指导药品犯罪案件侦查工作，与国家药品监督管理局建立行政执法和刑事司法工作衔接。

8. 工业和信息化管理部门

工业和信息化管理部门负责拟定和实施生物医药产业的规划、政策和标准；配合药品监督管理部门承担对互联网药品信息服务、互联网药品交易和互联网药品广告的监管与整治。

9. 监察部门

监察部门负责调查处理药品监督管理人员违反行政纪律的行为；依法加强监督，对拒不执行国家法律法规、违法违规审批，以及制售假劣药品和医疗器械问题严重的地区和部门，严肃追究有关领导和人员责任。

10. 新闻宣传部门

新闻宣传部门负责加强药品安全新闻宣传和舆论引导工作。

第三节 药品生产经营与药事事业性组织

一、药品生产企业与药品经营企业

1. 药品生产企业

药品生产企业是指药品生产的专营企业或兼营企业，一般简称为药厂，可分为化学药厂、中药厂、中药饮片厂和生物技术制药公司等。

为了强化对药品生产企业的监督管理，确保药品的安全性、有效性、经济性及合理性，开办药品生产企业必须按照国家关于开办药品生产企业的法律法规履行必要的报批程序，此外还要依据《药品管理法》具备相应的条件。开办药品生产企业，须经企业所在地的省级药品监督管理部门批准并取得《药品生产许可证》，凭生产许可证到工商管理部门登记注册。

《药品管理法》第四十二条明确规定，从事药品生产活动，应当具备以下条件：

① 有依法经过资格认定的药学技术人员、工程技术人员及相应的技术工人；

② 有与药品生产相适应的厂房、设施和卫生环境；

③ 有能对所生产药品进行质量管理和质量检验的机构、人员及必要的仪器设备；

④ 有保证药品质量的规章制度，并符合国务院药品监督管理部门依据本法制定的药品生产质量管理规范要求。

2. 药品经营企业

药品经营企业是指经营药品的专营企业或兼营企业，包括药品批发企业和药品零售企业。

从事药品批发活动，应当经所在地省、自治区、直辖市人民政府药品监督管理部门批准，取得药品经营许可证。从事药品零售活动，应当经所在地县级以上地方人民政府药品监督管理部门批准，取得药品经营许可证。无药品经营许可证的，不得经营药品。

《药品管理法》第五十二条明确规定，从事药品经营活动应当具备以下条件：

① 有依法经过资格认定的药师或者其他药学技术人员；

② 有与所经营药品相适应的营业场所、设备、仓储设施和卫生环境；

③ 有与所经营药品相适应的质量管理机构或者人员；

④ 有保证药品质量的规章制度，并符合国务院药品监督管理部门依据本法制定的药品经营质量管理规范要求。

药品监督管理部门实施药品经营许可，除依据上述规定的条件外，还应当遵循方便群众购药的原则。

二、药品使用单位

药品使用单位是指依法登记成立并使用药品的医疗机构，计生服务机构，人事疾病预防、康复保健、戒毒等活动的单位。其中医疗机构一般是指从事疾病诊断、治疗等医疗活动的机构，如各级各类医院、城市小区卫生服务中心、镇卫生院、村卫生室等。

国家卫生健康委员会、国家中医药管理局负责全国医疗机构药事管理工作。县级以上地方卫生行政部门（含中医药行政管理机构）负责本行政区域内的医疗机构药事管理工作。医疗机构药事管理工作是医疗工作中的重要组成部分。医疗机构根据临床工作实际需要，应设立药事管理组织和药学部门。二级以上医院应成立药事管理委员会，其他医疗机构可成立药事管理组。药事管理委员会（组）监督、指导本机构科学管理药品和合理用药。诊所、卫生所、医务室、卫生保健所和卫生站可不设药事管理组织和药学部门，由机构负责人指定医务人员负责药事管理工作。中医诊所、民族医诊所可不设药事管理组织和药学部门，由中医药和民族医药专业技术人员负责药事管理工作。

三、药学教育、科研组织

药学教育、科研组织主要是指从事药学教育、科研的各级各类大专院校和科研院所，这些组织都是药事管理体系的重要组成部分。随着改革的深入发展，我国药学教育和科研机构的体制发生了较大变化。药学教育已形成多层次、多类型、多专业、多形式的药学教育办学体系，药物科研机构处于从事业性组织向企业性质转化。

1. 药学教育组织

我国现代药学教育历经百年发展，目前组织体系由高等药学教育、中等药学教育和药学继续教育三部分构成，基本形成了全日制药学大学本、专科，中等学校药学专业，药学成人教育，在职药学人员继续教育以及药学硕士、博士等多层次、多类型、多专业的药学教育办学体系。

根据《中华人民共和国教育法》《中华人民共和国高等教育法》的有关规定，设有药学类专业（院、系）高等院校和设置药学专业的中等学校均为政府、社会力量投资兴办的事业单位法人；由企业或行业管理部门依法设立的医药职工大学和医药职工中专均为事业单位法人。

2. 药学科研组织

我国药学科研组织包括国家及各级政府设置的医药科研院所、高等医药院校的科研机构，以及具有一定规模的制药企业和医疗机构设置的药学研究所（室）。目前，全国有专门独立的药学科研机构130余个，分别隶属于中国科学院、中国医学科学院、中医研究院、军事医学科学院等国家和地方科学院系统以及国家和各级政府卫生、医药和教育行政主管部门，并均属事业单位。

为了适应社会主义市场经济的需要，我国的科研体制改革正在逐步深化，药学科研机构的自主权也在不断扩大，国家对药学科研机构的行政事业经费投入逐渐减少，实行了重大科研项目招标制，从而保证了国家对药学重大科研项目的扶持力度和宏观管理。同时，各科研单位通过开辟科技市场、保护知识产权、进行技术转让等方式有效地克服了当初的计划经济体制管理所带来的弊端，加强了技术创新研究力度，加速了医药高新技术产业的形成和发展，使医药科研成果尽快地实现转换并形成了产业化发展趋势，推动了我国医药科技产业的发展。

四、药学社会团体

1. 中国药学会

中国药学会（Chinese Pharmaceutical Association，CPA），成立于1907年，是我国近代成立最早的学术团体之一，是中国科学技术协会的团体会员，是由全国药学工作者自愿组成并依法登记成立、具有法人资格的全国性、学术性、非营利性社会组织，是党和政府联系药学工作者的桥梁和纽带，是国家推动药学科学技术和我国医药事业健康发展及为公共健康服务的重要力量。

中国药学会的宗旨是团结和组织广大药学工作者，推动实施科教兴国战略、人才强国战略和可持续发展战略，促进药学科学技术普及、繁荣与发展，促进药学人才成长与提高，促进药学科学技术与产业结合，为经济社会发展服务，维护广大会员和药学工作者的合法权益。

中国药学会的主要任务是开展国内外药学科学技术的学术交流，活跃学术思想，促进学科发展；编辑出版发行药学学术、技术、信息、科普等各类期刊，组织编写药学图书资料及电子音像制品；发展与世界各国和地区药学学术团体、药学工作者友好交往与合作；举荐优秀药学科技人才，依照有关规定经批准，表彰奖励优秀药学科技工作者；开展对会员和药学工作者继续教育与培训工作。

2. 药学协会

我国的药学协会主要有中国医药企业管理协会、中国非处方药物协会、中国化学制药工业协会、中国医药商业协会、中国中药协会、中国医药教育协会及中国药师协会。

（1）中国医药企业管理协会

中国医药企业管理协会于1985年7月成立，经中华人民共和国民政部登记注册。中国医药企业管理协会是全国性的、非营利性的社会团体法人组织。协会的宗旨和总目标是：宣传贯彻党的各项方针政策，面向医药企业，为医药企业和医药企业家（经营管理者）服务。推动企业管理现代化和生产技术现代化。为探索和建立现代企业制度及符合社会主义市场经济规律的中国医药企业管理体系，为不断提高医药企业、医药企业家（经营管理者）素质开展各项工作，在政府和企业之间发挥桥梁和纽带作用。

（2）中国非处方药物协会

中国非处方药物协会前身为中国大众药物协会，成立于1988年5月。中国非处方药物协会的宗旨是面向全国医药行业，努力促进和提高我国非处方药物生产、经营管理水平，倡导负责任的自我药疗，增进公众健康。其主要任务是沟通会员单位与政府有关部门的联系，提出有关非处方药生产、经营管理方面的政策法规建议；向会员单位提供咨询、培训和信息等各项服务；向广大消费者宣传正确合理的自我药疗知识；开展国际交流活动与合作。

（3）中国化学制药工业协会

中国化学制药工业协会成立于1988年9月，实行单位会员制，会员单位主要由从事（化学）药品生产的多种经济类型的骨干企业（集团）、地区性医药行业协会、医药研究及设计单位和大中专院校等组成。该协会是民政部核准登记的全国性社会团体法人，其业务主管单位是国务院国有资产监督管理委员会。

（4）中国医药商业协会

中国医药商业协会是1989年经民政部批准成立的全国性社会经济团体，是医药商业相关企事业单位自愿结成的行业性、全国性、非营利性社会组织，拥有会员单位400余家。协会的宗旨是高举中国特色社会主义伟大旗帜，坚持以邓小平理论、"三个代表"重要思想、科学发展观、习近平新时代中国特色社会主义思想为指导，落实医药卫生体制改革的各项要求。服务企业，维护会员单位的合法权益；服务行业，加强行业自律，推进行业诚信体系建设；服务政府，上情下传，下情上达，承担政府部门委托的工作；服务社会，认真履行企业社会责任，促进药品流通行业健康、持续发展。

（5）中国中药协会

中国中药协会是国内代表中药行业的权威社团法人组织。协会的核心宗旨是坚持以邓小平理论和"三个代表"重要思想为指导，深入贯彻落实科学发展观，遵守法律、法规，认真贯彻国家《社会团体登记管理条例》和国务院办公厅《关于加快推进行业协会商会改革和发展的若干意见》等行业相关法规政策；沟通政府、服务企业，全面履行"①代表、②自律、③管理、④协调、⑤服务"等职能，弘扬中药文化，促进中药行业持续健康发展。

（6）中国医药教育协会

中国医药教育协会是全国唯一的一个医药教育学术性社团组织。协会的宗旨是全面贯彻国家医药教育、药品监督、医药卫生等工作方针和政策、法规，坚持以教育为本的科学理念，组织会员单位不断创新，开拓进取，共同发展医药教育事业，提高医药从业人员的素质，为实现医药教育现代化服务。

（7）中国药师协会

中国药师协会是由具有药学专业技术职务或执业资格的药学技术人员及相关单位会员自愿结成的全国性、行业性、非营利性社会组织。2003年2月22日，经中华人民共和国民政部批准，中国执业药师协会正式成立。协会于2013年11月召开了第三届会员代表大会，选举产生了新一届理事会和领导机构。2014年5月，经中华人民共和国民政部批准，正式更名为中国药师协会。

协会的宗旨是自律、维权、协调、服务。致力于加强药师队伍建设与管理，维护药师的合法权益；增强药师的法律、道德和专业素质，提高药师的执业能力；保证药品质量和药学服务质量，促进公众合理用药，保障人民身体健康。

> **知识拓展**
>
> ### 社会团体
>
> 社会团体是指为一定目的由一定人员组成的社会组织，可分为以营利为目的和以非营利为目的两类社会团体。前者如合作社、公司等；后者如政治、科技、文化、艺术、慈善事业等社会群众团体。成立社会团体除需要一定数目的人员组成以外，还要制定章程、到有关机关登记，有的还须依法申请许可，等等。
>
> 社会团体是当代中国政治生活的重要组成部分。中国目前的社会团体都带有准官方性质。《社会团体登记管理条例》规定，成立社会团体必须提交业务主管部门的批准文件。业务主管部门是指县级以上各级人民政府有关部门及其授权的组织。社会团体实际上附属在业务主管部门之下。中国的社会团体是社会组织的一种。

第四节　国外药事管理体制和机构

一、美国药事管理体制

美国卫生与公众服务部（United States Department of Health and Human Services，HHS），又译美国健康与人类服务部或美国卫生部，是维护美国公民健康，提供公共服务的联邦政府行政部门。HHS下设的食品药品监督管理局（Food and Drug Administration，FDA）是美国联邦政府药品监督管理的工作机构，负责实施全国药品质量监督管理工作。美国为联邦制、分权制国家，其药品监督管理工作的组织方式、管理制度和管理方法，以及中央政府和地方政府对药品监督管理的职责权力的划分等，与大多数国家不同。

1. 美国食品药品监督管理局

FDA由美国国会即联邦政府授权，是专门从事食品与药品管理的最高执法机关，也是一个由医生、律师、微生物学家、化学家和统计学家等专业人士组成的致力于保护、促进和提高国民健康的政府卫生管制的监控机构。其他许多国家都通过寻求和接受FDA的帮助来促进并监控其本国产品的安全。

FDA是美国政府在健康与人类服务部（Department Health and Human Service）下属的公共卫生部（Public Health Service）中设立的执行机构之一。FDA主要分测试和注册两个内容，医疗器械、化妆品、食品、药品类产品需要进行 FDA 注册，FDA 注册可以直接在 FDA 官方网站上进行申请。

FDA 成立于 1906 年，之前美国的药品没有任何监管，药品通过广告进行销售；1938 年要求对药品证明安全性后，才可以销售；1962 年，要求药品不仅有安全性还要证明其有效才可销售。

FDA 主管：食品、药品（包括兽药）、医疗器械、食品添加剂、化妆品、动物食品及药品、酒精含量低于 7% 的葡萄酒饮料以及电子产品的监督检验；产品在使用或消费过程中产生的离子、非离子辐射影响人类健康和安全项目的测试、检验和出证。根据规定，上述产品必须经过 FDA 检验证明安全后，方可在市场上销售。FDA 有权对生产厂家进行视察，有权对违法者提出诉讼。

2. 美国 FDA 食品安全和应用营养中心（FDA Center for Food Safety and Applied Nutrition， CFSAN）

该中心是 FDA 工作量最大的部门。它负责除了美国农业部管辖的肉类、家禽及蛋类以外的全美国的食品安全。食品安全和应用营养中心致力于减少食源性疾病，促进食品安全，并促进各种计划，如 HACCP（Hazard Analysis and Critical Control Point）计划的推广实施，通过对食品在消费的生产、加工、制造、准备和食用等过程中的每一步进行监视和控制，从而降低危害发生的概率。

该中心的职能包括：确保在食品中添加的物质及色素的安全；确保通过生物工艺开发的食品和配料的安全；负责在正确标识食品（如成分、营养健康声明）和化妆品方面的管理活动；制定相应的政策和法规，以管理膳食补充剂、婴儿食物配方和医疗食品；确保化妆品成分及产品的安全，确保正确标识；监督和规范食品行业的售后行为；进行消费者教育和行为拓展；与州和地方政府开展合作项目；协调国际食品标准和安全等。

3. 药品评估和研究中心（Center for Drug Evaluation and Research， CDER）

该中心旨在确保处方药和非处方药的安全和有效，在新药上市前对其进行评估，并监督市场上销售的一万余种药品以确保产品满足不断更新的最高标准。同时，该中心还监管电视、广播以及出版物上的药品广告的真实性，严格监管药品，提供给消费者准确安全的信息。

4. 医疗器械和放射健康中心（Center for Devices and Radiological Health， CDRH）

该中心确保新上市的医疗器械的安全和有效。因为在世界各地有两万多家企业生产从血糖监测仪到人工心脏瓣膜等超过八万种各种类型的医疗器械，这些产品都是同人的生命息息相关的，因而该中心同时还监管全国范围内的售后服务等。对于一些像微波炉、电视机、移动电话等能产生放射线的产品，该中心也确定了一些相应的安全标准。

5. 生物制品评估和研究中心（Center for Biologics Evaluation Research， CBER）

该中心监管能够预防和治疗疾病的生物制品，因此比化学综合性药物更加复杂，它包括对血液、血浆、疫苗等的安全性和有效性进行科学研究。

6. 兽用药品中心（Center for Veterirary Medicien， CVM）

该中心监管动物的食品及药品，以确保这些产品在维持生命、减轻痛苦等方面的实用性、安全性和有效性。FDA 控制疯牛病的工作也是通过兽用药品中心对饲料制造商的检查得以施行。2007 年 12 月 19 日，FDA 宣布建立一个用以跟踪食物系统中克隆动物的数据库，借以使相关鉴别程序得以有效进行。这个数据库将成为全国动物识别系统（National Animal Identification System）的一部分，该系统用于跟踪全美所有从还在农场饲养到已上餐桌的家畜。

7. 美国药典委员会

美国药典委员会（The United States Pharmacopeial Convention）是为在美国境内生产和销售的处方及非处方药物、食物补充剂和其他保健产品制订质量标准的法定机构（科学的非营利组织）。

美国药典委员会编撰的国家药品标准有《美国药典》（USP）、《美国药典》增补本、《国家处方集》（NF）等。《美国药典》是美国政府对药品质量标准和检定方法作出的技术规定，也是药品生产、使用、管理、检验的法律依据。NF 收载了 USP 尚未收入的新药和新制剂。除美国之外，USP 标准和标准品在世界上其他 130 多个国家均得到承认和使用。美国药典委员会已在上海张江设立了在华分支机构，并为中国原料药企业提供认证。

8. 美国药房理事会及各州药房理事会

（1）美国药房理事会

美国药房理事会（National Association of Boards of Pharmacy，NABP）是一个药房国际协会，于 1904 年成立，主要协助各州许可委员会贯彻执行药房统一标准，通过药师许可转让和药剂师考评程序，VIPPS、Vet-VIPPS、VAWD、DMEPOS 认证程序等来确保公众的健康和安全。

（2）各州药房理事会

各州药房理事会是依法成立的独立的各州卫生行政机构。根据各州的大小不同，由 7～9 人组成，其中会长由州长征得州议员多数成员同意而任命。

各州药房理事会的主要职责包括：

① 管理本州的药房工作。

② 对药房执照、药师执照、见习药师执照的申请者进行审查、考试和发证。

③ 根据本州《药房法》检查各种违法者，并按条例决定其处罚措施。

④ 定期对药房进行检查、验收。

⑤ 协助 FDA 和美国麻醉药品强制管理局执行药政法规。

⑥ 决定药房执照和药师执照的暂停和吊销。

⑦ 根据本州《药房法》颁布实施细则。

二、日本药事管理体制

日本的药事监督管理部门称为药务局，它隶属于中央政府厚生劳动省（卫生福利部），负责日本的食品、人用药品、兽药、化妆品、生物制品、医疗器械等的管理。

日本为加强对药品的监督管理，依照本国《药事法》规定，由厚生大臣任命 517 名专职和兼职的医药学专家组成中央药事委员会，该委员会设有执行委员会负责处理日常事务。中央药事委员会下设化妆品及类药品委员会、医疗器械委员会、药品安全委员会、有害物质及特殊化学物质委员会、非处方药委员会和药效再评价委员会等共 12 个委员会。它们的作用是研究讨论药事方面的重要问题，并向厚生劳动省提出建议。在地方上，全日本 47 个都道府县都相应设立药品监督管理机构及地方试验所。在业务上受厚生劳动省药务局的指导，厚生劳动省有关药品监督管理法规条令部都是通过地方药品监督管理部门去贯彻执行。

三、英国药事管理体制

英国的药事管理采取政府监管与民间监管相结合的方式。英国药品与健康产品管理局（Medicines and Health Products Regulatory Agency，MHRA）组建于 2003 年 4 月，是由药品管理局和医疗器械管理局合并而成的，作为卫生部门的执行机构，保障英国境内药品、健康产品的质量安全有效。英国的非处方管理委员会、药品批发商管理委员会、药品制药工业协会和皇家药师管理委员会等民间行业协会也参与到药品市场的监管之中。

四、世界卫生组织

世界卫生组织（WHO）是联合国负责卫生的专门机构，是国际上最大的政府间卫生组织。1948 年 4 月 7 日，WHO 随着《世界卫生组织组织法》正式生效而宣告成立，并将每年的 4 月 7 日设定为"世界卫生日"。WHO 现有 194 个成员国，总部设在瑞士日内瓦，我国是 WHO 的创始国之一。1972 年，第 25 届世界卫生大会恢复了中华人民共和国的合法席位后，中国出席了该组织历届大会和地区委员会会议。

1. WHO 的宗旨和职能

WHO 宪章中将 WHO 定义为国际卫生工作的指导和权威。它的宗旨是使全世界人民获得尽可能高水平的健康。其中健康是指身体、精神及社会生活中的完美状态。

WHO 的主要职能包括：促进流行病和地方病的防治；提供和改进公共卫生、疾病医疗和有关事项的教学与训练；推动确定生物制品的国际标准。

2. WHO 的药事活动

联合国世界卫生组织（WHO）经常组织世界各国药学方面的专家、学者、政府药品管理的权威人士，通过常设的专业机构及专家委员会，通讯、咨询、讨论、收集各国药事信息，研究总结各国药事活动成败的经验与教训。抓住一些要害和薄弱环节，从管理和技术角度，提出方案、规划、指导方针等积极开展活动。这些活动不仅是药事信息情报的重要来源，而且对世界各国的药学工作产生很大的影响，引起各国政府和医药工作者的关注。特别是近几年来，WHO 更加注意研究发展中国家存在的问题。了解它所关注和研究的问题和解决这些问题的办法与建议，对我国的药品管理和质量保证有一定参考价值。

本章小结

本章介绍了药事组织的概念和类型、我国的药事管理体制、药品生产经营及药事事业性组织和国外的药事管理机制。主要内容为：

1. 药事组织类型包括：药品生产、经营组织，事业性药房组织，药学教育和科研组织，药品管理的行政组织，药事社会团体和学术组织。

2. 我国的药事监管体系包括行政监督和技术监督及其他相关部门。行政监督机构包括国家药品监督管理局、地方各级药品监督管理部门。技术监督部门包括中国食品药品检定研究院、国家药典委员会、国家药品监督管理局药品审评中心、国家药品监督管理局药品评价中心、国家药品监督管理局执业药师资格认证中心等。

3. 药品生产企业与药品经营企业，药品使用单位，药学教育、科研单位，药学社会团体的相关内容。

4.美国的药品监督管理分为美国食品药品监督管理局、美国药典委员会、美国药房理事会和各州药房理事会。日本的药事监督管理部门称为药务局，它隶属于中央政府厚生劳动省（卫生福利部），负责日本的食品、人用药品、兽药、化妆品、生物制品、医疗器械等的管理。英国的药事管理采取政府监管与民间监管相结合的方式。世界卫生组织是联合国负责卫生的专门机构，是国际上最大的政府间卫生组织，其宗旨是使全世界人民获得尽可能高水平的健康。

复习思考题

一、单选题

1.国家药品监督管理局的职责不包括（　　）。

A.负责起草药品监管的法律法规草案

B.负责组织制定、公布国家药典等药品标准并监督实施

C.负责制定药品生产、经营质量管理规范

D.核发药品生产许可证

2.下列机构中不属于国家药品监督管理局的直属机构的是（　　）。

A.国家药典委员会

B.食品药品审核查验中心

C.国家药品不良反应监测中心

D.执业药师协会

3.《中华人民共和国药典》每（　　）年修订一次。

A. 2　　　　　　　　　B. 3　　　　　　　　　C. 5　　　　　　　　　D. 10

4.世界卫生组织的英文缩写是（　　）。

A. WTO　　　　　　　B. FDA　　　　　　　C. HHS　　　　　　　D. WHO

二、多选题

1.根据《药品管理法》，国务院药品监督管理部门指定药品检验机构进行检验的药品有（　　）。

A.国务院药品监督管理部门规定的生物制品

B.已有国家标准的药品

C.首次在中国销售的药品

D.国务院规定的其他药品

2.省级以下药品监督管理部门的职能包括（　　）。

A.在辖区内执行《药品管理法》《药品管理法实施条例》等法律法规

B.核发《药品生产许可证》

C.审核药品广告

D.组织辖区内执业药师注册

E.对辖区内违反《药品管理法》的行为进行调查，决定行政处罚

3.下列属于药学社会团体的有（　　）。

A.中国药学会

B.中国药师协会

C.中科院上海药物研究所

D.国家不良反应监测中心

4.药品抽验当事人对药品检验机构的检验结果有异议可以向哪些机构提出复验？（　　　）

A.原药品检验机构

B.原检验机构的上一级药品检验机构

C.原检验机构平级的其他药品检验机构

D.中国食品药品检定研究院

三、简答题

1.简述国家药品监督管理局的主要职能。

2.我国药品监督管理的技术机构有哪些？它们分别具有哪些职能？

3.简述世界卫生组织的宗旨和主要药事活动。

第五章

药品管理法

案例引导

18世纪的英国，随着城市化以及经济的飞速发展，人们的生活质量有了较大的提升，对卫生保健需求日益上升，进而促进了医药工业的发展，许多小药店发展成家族公司并演化成许多大型跨国制药公司。同时，也拉大了药品生产者、经营者与消费者之间的距离。因为传统的控制手段不再足以控制药品制假售假行为，导致药品制假售假现象一度盛行。当时药品有效监管必需的技术手段尚未发展起来，加上英国政府一直奉行放任自由的政策，对药品缺乏明确的法律规制。

19世纪50年代以后，伴随着显微鉴定技术的发展，药品质量控制有了必要的技术手段。在经济的进一步繁荣以及相伴而生的种种社会问题背景下，促成了19世纪60年代后期的英国立法改革。在药品方面，英国下院食品、饮料和药品委员会就假药问题举行了一系列听证会，在1860年出台《掺假法案》，随后相继出台《1868年药房法》《食品和药品销售法》《英国药典》等一系列法案，将药品法律制度向前推进一步。

思考：通过学习英国早期药品管理立法的背景和过程，分析其对我国药品管理立法的启示（从技术手段、社会经济发展、政府的立法力度去考虑）。

第一节　药品管理立法概述

一、药品管理立法与药事管理法的概念

1. 药品管理立法概念

药品管理立法（legislation of drug administration）是指由特定的国家机关，依据法定的权限和程序，制定、认可、修订、补充和废除药品管理法律规范的活动。

药品管理法是以药品监督管理为中心内容，深入论述了药品评审与质量检验、医疗器械监督管理、药品生产经营管理、药品使用与安全监督管理、医院药学标准化管理、药品稽查管理、药品集中招投标采购管理，对医药卫生事业的发展具有科学的指导意义。

药品管理立法必须遵循的具体原则：①实事求是，从实际出发；②规律性与意志性相结合；③原则性与灵活性相结合；④统一性与协调性相结合；⑤现实性与前瞻性相结合；⑥保持立法的稳定性、连续性与适时立、改、废相结合；⑦总结本国经验与借鉴外国立法相结合。

2. 药事管理法的概念

药事管理法是指由国家制定或认可，并由国家强制力保证实施，具有普遍效力和严格程序的行为规范体系，是调整与药事活动相关的行为和社会关系的法律规范的总和。

药事管理法的渊源指具体法律表现形式，主要有：

① 药事管理法律。法律系指全国人大及其常委会制定的规范性法律文件，由国家主席签署主席令公布。全国人大常委会制定的单独的药事管理法律有《中华人民共和国药品管理法》；与药事管理有关的法律有《中华人民共和国刑法》《中华人民共和国广告法》《中华人民共和国价格法》《中华人民共和国消费者权益保护法》《中华人民共和国反不正当竞争法》《中华人民共和国专利法》等。

② 药事管理行政法规。行政法规是指作为国家最高行政机关的国务院根据宪法和法律所制定的规范性法律文件，由总理签署国务院令公布。国务院制定、发布的药事管理行政法规有：《药品管理法实施条例》《麻醉药品和精神药品管理条例》《医疗用毒性药品管理办法》《放射性药品管理办法》《中药品种保护条例》等。

③ 药事管理地方性法规。省、自治区、直辖市人大及其常委会根据本行政区域的具体情况和实际需要制定的药事管理法规。其效力低于宪法、法律。

④ 药事管理规章。国务院各部、委员会、中国人民银行、审计署和具有行政管理职能的直属机构，可以根据法律和国务院的行政法规、决定、命令，在本部门的权限范围内制定规章。现行的规章有《药品注册管理办法》《药品生产质量管理规范》《药品经营质量管理规范》《药品流通监督管理办法》《处方管理办法》等。

知识拓展

立法权限

根据我国《宪法》及《立法法》的规定，我国立法权限划分为：①全国人民代表大会和全国人民代表大会常务委员会行使国家立法权。全国人民代表大会修改宪法，

制定和修改刑事、民事、国家机构的和其他的基本法律。全国人民代表大会常务委员会制定和修改除应当由全国人民代表大会制定的法律以外的其他法律；在全国人民代表大会闭会期间，对全国人民代表大会制定的法律进行部分修改和补充，但是不得同该法律的基本原则相抵触。②国务院根据宪法和法律，制定行政法规。③省、自治区、直辖市的人民代表大会及其常务委员会根据本行政区域的具体情况和实际需要，在不同宪法、法律、行政法规相抵触的前提下，可以制定地方性法规。④民族自治地方（即自治区、自治州、自治县）的人民代表大会有权依照当地民族的政治、经济和文化特点，制定自治区条例和单行条例。⑤国务院各部委及具有行政职能的直属机构，可以根据法律和国务院的行政法规、决定、命令，在本部门的权限范围内制定规章。

3. 药事法规的效力

(1) 法律效力的概念

法律效力是指法律的适用范围，即法律在什么领域、什么时期和对谁有效的问题，也就是法律规范在空间上、时间上和对人的效力问题。

① 空间效力。空间效力是指法律在什么地方发生效力。由国家制定的法律和经中央机关制定的规范性文件，在全国范围内生效。地方性法规只在本地区内有效。

② 时间效力。时间效力是指法律从何时生效和何时终止，以及新法律颁布生效之前所发生的事件或行为是否适用该项法规的问题。时间效力一般有三个原则：不溯及既往原则、后法废止前法的原则、法律条文到达时间的原则。

③ 对人的效力。对人的效力是指法律适用于什么样的人。对人的效力又分为属地主义、属人主义和保护主义。属地主义是指不论人的国籍如何，在哪国领域内就适用哪国法律。属人主义是指不论人在国内或国外，是哪国公民就适用哪国法律。保护主义是指任何人只要损害了本国的利益，不论损害者的国籍与所在地如何，都要受到该国法律的制裁。

我国的法律对人的效力以属地主义为主，以属人主义和保护主义为辅。在中国境内的中国公民，在中国领域内的外国人和无国籍人，一律适用我国的法律。

药事法规适用的地域范围是"在中华人民共和国境内"。香港、澳门特别行政区按照其基本法规规定办理。

药事法规适用的对象范围是与药品有关的各个环节和主体，包括药品的研制者、生产者、经营者、使用者（这里的使用者仅指医疗单位对患者使用药品的活动，不包括患者），以及具有药品监督管理的责任者。"者"包括单位或个人，单位包括中国企业、中外合资企业、中外合作企业、外资企业，个人包括中国人、外国人。

(2) 药事法律效力的层次

法律效力的层次是指规范性法律文件之间的效力等级关系，可概括为：

① 上位法优于下位法

a.宪法具有最高效力，一切药事法律、药事行政法规、地方性药事法规、药事自治条例和单行条例、药事规章都不得同宪法抵触。

b.药事法律（如《药品管理法》）的效力仅次于宪法，高于药事行政法规、地方性药事法规、药事规章。

c.药事行政法规的效力高于地方性药事法规、药事规章。

d.地方性药事法规的效力高于本级和下级地方政府药事规章。

e. 药事自治条例和单行条例：依法对法律、行政法规、地方性法规作变通规定的，在本自治地方适用自治条例和单行条例的规定。

f. 药事部门规章之间、药事部门规章与地方政府药事规章之间具有同等效力，在各自的权限范围内施行。

② 特别规定优于一般规定，新的规定优于旧的规定

《中华人民共和国立法法》规定，同一机关制定的法律、行政法规、地方性法规、自治条例和单行条例、规章，特别规定与一般规定不一致的，适用特别规定；新的规定与旧的规定不一致的，适用新的规定。

(3) 药事法律的适用原则

① 特别冲突适用原则：特别法优于一般法原则。如《产品质量法》和《药品管理法》均由全国人民代表大会常务委员会制定，效力等级相同，但前者是普通法，后者是特别法。

② 层级冲突原则：上位法优于下位法原则。法律规范按效力等级从高至低的顺序是：宪法、法律、行政法规、地方性法规、规章，效力等级高的是上位法，效力等级低的下位法。

③ 同级冲突适用规则：地方性法规与部门规章或部门规章与部门规章之间发生冲突，由国务院裁决。

④ 新旧法冲突原则：新法优于旧法原则。

二、药品管理立法的基本特征

药品管理立法的基本特征是从法律体系中法律部门的角度来讨论的。一般来说，药品管理立法具有以下特征：

(1) 目的是维护人民健康

药品管理立法的目的是加强药品管理，保证药品质量，保障公众用药安全和合法权益，保护和促进公众健康。

(2) 核心是保证药品质量

药品管理应当以人民健康为中心，坚持风险管理、全程管控、社会共治的原则，建立科学、严格的监督管理制度，全面提升药品质量，保障药品的安全、有效、可及。

(3) 形式向系统化发展

现代社会药品管理立法活动日益频繁，药事法规的数量不断增加，条文也更加详尽、精确，并紧密衔接，包括药品质量、过程质量、工作质量、药品质量控制和质量保证的管理质量、国内药品质量、进出口药品质量、从事药事工作人员的质量等，均在法律规范的控制管理范围内。药品和药事工作是受系统的法律约束的，这和泛指经济、劳动、婚姻等领域的行为规范是不相同的。

(4) 内容与国际化接轨

由于药品管理法的客体主要是药品和控制药品（麻醉药品、精神药品等），即物质，而衡量这些物质性质的标准是不因国家的国体、政体不同而发生变化的，加之药品的国际贸易和技术交流日益频繁，客观环境要求统一标准，近几十年来各国药品管理法的内容越来越相似，国际性药品管理、控制药品管理的公约、协议、规范、制度和参加缔约的国家也不断增加。这是现代药品管理立法的一个特征。

三、我国药品管理立法的发展

20 世纪 70 年代末，经济体制改革的帷幕已经拉开，药品经济活动日益频繁，直接控制

型的政府管理方式效率较低，需要采取规范化、效率更高的监管方式。1978 年 7 月 30 日，国务院批准颁发了卫生部制定的《药政管理条例（试行）》，这是新中国成立以来发布的药品监督管理领域的第二个系统管理法规。1979 年 10 月 6 日，卫生部根据国务院关于药政要立法的精神，派出中国药政药检工作考察团 10 人分赴英国、美国、瑞士、瑞典、加拿大、日本六国以及日内瓦世界卫生组织本部考察各国药政工作，搜集各国有关药政法规材料，为起草我国药品法提供了参考。

20 世纪 80 年代初，药品市场处于萌芽期，药品监管需求应运而生。催生药品监管需求的主要因素有：①药品行业管理体制。改革开放初期，政府部门是药品企业的主管部门，直接控制人、财、物，由于缺乏统一的药品质量标准，药品制造水平比较低。②经济体制改革。1980 年开始，卫生部牵头起草了《药政法（草案）》，其以 1978 年国务院批转的《药政管理条例（试行）》为基础，总结了新中国成立以来药政管理工作的经验教训，针对药品方面存在的问题，广泛征求了有关部门的意见，并参考了国外的有关法规，其间易稿十余次。1984 年 4 月 17 日经国务院常务会议讨论，同意将其提请全国人民代表大会常务委员会审议。时任卫生部副部长的谭云鹤于 1984 年 7 月 4 日在第六届全国人民代表大会常务委员会第六次会议上作了《关于〈中华人民共和国药政法（草案）〉的说明》。同年 8 月 6 日、8 月 8 日、9 月 6 日，全国人大法律委员会对此作了审议。

1984 年 9 月 17 日，全国人大法律委员会副主任委员沈鸿在第六届全国人民代表大会常务委员会第七次会议联组会上作了《关于〈中华人民共和国药政法（草案）〉（修改稿）修改意见的说明》，就药政药检机构、药品监督员的资格认定、行政处罚的适用等内容提出了五点修改建议。1984 年 9 月 20 日，沈鸿在第六届全国人民代表大会常务委员会第七次会议上作了《关于〈中华人民共和国药政法（草案）〉（修改稿）两点修改意见的说明》，指出"有些委员提出，《药政法》的名称不够确切。因此，建议改为《药品管理法》"，同日，《中华人民共和国药品管理法》（以下简称《药品管理法》）获得通过，并规定于 1985 年 7 月 1 日起实施。

20 世纪 90 年代，随着社会主义市场经济体系正式建立，药品监管体制发生了重大变化，一些实践中行之有效的药品监管制度未能法制化，《药品管理法》逐渐无法适应社会主义市场经济环境下的药品监管工作要求。国家药品监督管理局先后于 1998 年 12 月上旬、1999 年 1 月中旬、1999 年 2 月形成《药品管理法》修订草案第二稿、第三稿、第四稿，1999 年 4 月形成《药品管理法》修订草案第六稿送交局务会议讨论，1999 年 6 月底送交国务院法制办（修订送审稿），《国务院 1999 年立法工作安排》中也专门提到抓紧起草《药品管理法》（修订草案），强调"条件成熟时，适时提请全国人大常委会审议"。修订后的《药品管理法》由中华人民共和国第九届全国人民代表大会常务委员会第二十次会议于 2001 年 2 月 28 日通过，自 2001 年 12 月 1 日起施行。

2015 年的修正则改革了"先证后照"企业证照审批制度，删除了"凭《药品生产许可证》到工商行政管理部门办理登记注册""凭《药品经营许可证》到工商行政管理部门办理登记注册"的内容。据此，药品企业可以先照后证、先证后照或证照并行。同时，还对药品价格管理制度进行了比较大的改革，删去了第五十五条关于实行政府定价、政府指导价的相关规定，只保留了关于市场调节价的规定，体现了尊重市场规律的价格监管理念，即基本放弃政府为主导的药品定价体系，转为市场体系定价为主。

2019 年 8 月 26 日，新修订的《中华人民共和国药品管理法》经十三届全国人民代表大会常务委员会第十二次会议表决通过，于 2019 年 12 月 1 日起施行。此次修订专设第二章

"药品研制和注册"、第三章"药品上市许可持有人"、第七章"药品上市后管理"、第九章"药品储备和供应"，调整"药品管理""药品包装的管理"相应内容至其他章节。

第二节 《药品管理法》介绍

《中华人民共和国药品管理法》简称《药品管理法》，是以药品监督管理为中心内容，深入论述了药品审评与质量检验、医疗器械监督管理、药品生产经营管理、药品使用与安全监督管理、医院药学标准化管理、药品稽查管理、药品集中招投标采购管理，对医药卫生事业和发展具有科学的指导意义。

新修订的《药品管理法》共12章，本节介绍《药品管理法》的相关内容。

一、总则

总则是一部法律总的原则、基本制度，是整部法律的纲领性规定。新版《药品管理法》第一章总则共15条，其内容包括药品管理立法的目的和原则、本法的调整对象和适用范围、本法对药品的定义、国家发展药品的方针、药品监督管理体制和职权划分、药品监督检验机构的职责。

1. 立法目的和原则

《药品管理法》第一条和第三条是对立法宗旨和原则的规定。《药品管理法》立法所要达到的目的和原则有以下3方面：

(1) 加强药品监督管理

这一目的贯穿于整部《药品管理法》。《药品管理法》规定了生产经营药品和配制医疗机构制剂的许可证制度、国家药品标准、药品注册制度、药品监督和明确法律责任等一系列制度和手段来加强监督管理，以确保药品质量。

(2) 保证药品质量，保障公众用药安全和合法权益，保护和促进公众健康

本款是制定本法的一个重要目的，也是众人所关注《药品管理法》修改的一个重要方面。要维护人民用药的合法权益，首先要保障人民用药的安全有效，明确药品生产企业、经营企业、医疗机构在保证药品质量和合理用药方面各自的法定义务和责任。另一方面要科学化地进行药品分类，既要方便人民群众购药、用药，又要防止药物滥用。要依法规范药品价格、广告等管理，及时淘汰可致严重不良反应的药品，尤其是要依法严惩生产、销售假药、劣药的不法行为，有效维护人民安全用药的合法权益。

(3) 药品管理应当以人民健康为中心，坚持风险管理、全程管控、社会共治的原则

把药品管理和人民的健康紧密地结合起来，鲜明地提出药品管理应当以人民健康为中心，在整个药品管理全过程的制度设计中都坚持体现这个理念。坚持风险管理，将风险管理理念贯穿于药品研制、生产、经营、使用、上市后管理等各个环节，坚持社会共治。

2. 对本法所称药品的解释以及适用范围的规定

《药品管理法》第二条规定：在中华人民共和国境内从事药品研制、生产、经营、使用和监督管理活动，适用本法。

本法所称药品，是指用于预防、治疗、诊断人的疾病，有目的地调节人的生理机能并规定有适应证或者功能主治、用法和用量的物质，包括中药、化学药和生物制品等。将药品定义由附则调整至总则，并将分类"中药材、中药饮片、中成药、化学原料药及其制剂、抗生素、生化药品、放射性药品、血清、疫苗、血液制品和诊断药品等"简化为"中药、化学药和生物制品等"。

《药品管理法》的适用范围包括：

① 地域范围。《药品管理法》适用的地域范围是"在中华人民共和国境内"。香港、澳门特别行政区按照其基本法规规定办理。

② 对象范围。《药品管理法》适用的对象范围是与药品有关的各个环节和主体，包括药品的研制者、生产者、经营者、使用者（这里"使用"仅指医疗单位对患者使用药品的活动，不包括患者），以及具有药品监督管理的责任者。"者"包括单位或个人，单位包括中国企业、中外合资企业、中外合作企业、外资企业，个人包括中国人、外国人。

3. 我国发展药品的方针

（1）发展现代药和我国传统药

《药品管理法》第四条规定：国家发展现代药和传统药，充分发挥其在预防、医疗和保健中的作用。国家保护野生药材资源和中药品种，鼓励培育道地中药材。将发展现代药和传统药写入《药品管理法》，是当代药品管理立法中的创举。实践证明，我国一贯坚持中西医并举、中西药共同发展的方针，为保护人民健康起到了巨大作用。

（2）鼓励创造新药，保护新药研究开发者合法权益

研究开发新药是发展药品的主要途径，是提高我国药品市场竞争力的关键，是防治疾病、保护人民健康的客观要求。我国《药品管理法》第五条明确了国家鼓励研究和创制新药，保护公民、法人和其他组织研究、开发新药的合法权益。

4. 实行药品上市许可持有人制度

《药品管理法》第六条规定：国家对药品管理实行药品上市许可持有人制度，明确药品全生命周期质量安全责任，为药品生产、流通及医用建立起了全流程监管网，药品上市许可持有人要对药品安全性和有效性承担全面责任。在鼓励药研创新、提高药企生产效率的同时，也向药品研发、生产和流通环节施加了更高的责任约束。

5. 建立健全药品追溯制度

《药品管理法》第七条、第十二条规定建立健全药品追溯制度，建立药物警戒制度。追溯制度是用信息化的手段保障药品生产经营质量安全，防止假药、劣药进入合法渠道，并且能够实现药品风险控制，精准召回。药品追溯制度建设主要是以"一物一码、一码同追"为方向，要求药品上市许可持有人要建立药品追溯体系，实现药品最小包装单元可追溯、可核查。

6. 药品监督管理体制

《药品管理法》第八条规定：国务院药品监督管理部门主管全国药品监督管理工作。国务院有关部门在各自职责范围内负责与药品有关的监督管理工作。国务院药品监督管理部门配合国务院有关部门，执行国家药品行业发展规划和产业政策。

省、自治区、直辖市人民政府药品监督管理部门负责本行政区域内的药品监督管理工作。设区的市级、县级人民政府承担药品监督管理职责的部门（以下称药品监督管理部门）负责本行政区域内的药品监督管理工作。县级以上地方人民政府有关部门在各自职责范围内

负责与药品有关的监督管理工作。

《药品管理法》新增的第九条、第十条规定：县级以上地方人民政府对本行政区域内的药品监督管理工作负责，统一领导、组织、协调本行政区域内的药品监督管理工作以及药品安全突发事件应对工作，建立健全药品监督管理工作机制和信息共享机制。

县级以上人民政府应当将药品安全工作纳入本级国民经济和社会发展规划，将药品安全工作经费列入本级政府预算，加强药品监督管理能力建设，为药品安全工作提供保障。

药品安全监管责任体系中"地方政府负总责"的原则性立场首次写入《药品管理法》，有利于实行药品监管属地化管理，地方人民政府在监管中的地位是"领导、组织、协调"，把药品安全工作上升到"本级国民经济和社会发展规划"层面，给予财政经费预算保障，用于加强药品监督管理能力建设。

7. 药品专业技术机构的设置及其职责

《药品管理法》第十一条规定了药品专业技术机构的设置和法定职责。药品专业技术机构是我国药品监督管理体系的重要组成部分，是在药品监督管理部门的领导下执行国家对药品质量监督、检验等工作的法定性专业技术机构。《药品管理法》明确我国药品专业技术机构分为两类：一类是药品监督管理部门设置的，为直属机构；另一类是由药品监督管理部门指定的，是独立于行政部门之外的中介机构。由药品监督管理部门指定的药品专业技术机构，是为了适应某些情况下监督检验等工作的实际需要。无论是设置的还是指定的药品专业技术机构，都应具备国家要求的条件，能胜任药品检验、核查等职责。

药品专业技术机构的法定任务是承担依法实施药品监督管理所需的审评、检验、核查、监测与评价等工作。

8. 强化药品安全"社会共治"理念

《药品管理法》总则第十三条提出各级人民政府及其有关部门、药品行业协会等应当加强药品安全宣传教育，开展药品安全法律法规等知识的普及工作。新闻媒体应当开展药品安全法律法规等知识的公益宣传，并对药品违法行为进行舆论监督。有关药品的宣传报道应当全面、科学、客观、公正。

第十四条提出药品行业协会应当加强行业自律，建立健全行业规范，推动行业诚信体系建设，引导和督促会员依法开展药品生产经营等活动。

第十五条提出县级以上人民政府及其有关部门对在药品研制、生产、经营、使用和监督管理工作中做出突出贡献的单位和个人，按照国家有关规定给予表彰、奖励。

新修订的《药品管理法》明确了各级人民政府及其有关部门、药品行业协会、新闻媒体等在宣传、教育、舆论监督方面的职责。通过强化地方政府、有关部门、药品行业协会、新闻媒体等各方面的责任，在各方协作下齐心合力共同保障药品安全。

二、药品研制和注册

《药品管理法》第二章为"药品研制和注册"，共 14 条（第十六条至第二十九条）。

1. 鼓励支持创新药

第十六条明确提出国家支持以临床价值为导向、对人的疾病具有明确或者特殊疗效的药物创新，鼓励具有新的治疗机理、治疗严重危及生命的疾病或者罕见病、对人体具有多靶向系统性调节干预功能等的新药研制，推动药品技术进步。

国家鼓励运用现代科学技术和传统中药研究方法开展中药科学技术研究和药物开发，建立和完善符合中药特点的技术评价体系，促进中药传承创新。

国家采取有效措施，鼓励儿童用药品的研制和创新，支持开发符合儿童生理特征的儿童用药品新品种、剂型和规格，对儿童用药品予以优先审评审批。

2. 严格管理药品研制环节

第十七条规定：从事药品研制活动，应当遵守药物非临床研究质量管理规范、药物临床试验质量管理规范，保证药品研制全过程持续符合法定要求。药物非临床研究质量管理规范、药物临床试验质量管理规范由国务院药品监督管理部门会同国务院有关部门制定。

第十八条规定：开展药物非临床研究，应当符合国家有关规定，有与研究项目相适应的人员、场地、设备、仪器和管理制度，保证有关数据、资料和样品的真实性。

3. 加快临床试验管理改革，调整优化药物临床试验审评审批程序

第十九条规定：开展药物临床试验，应当按照国务院药品监督管理部门的规定如实报送研制方法、质量指标、药理及毒理试验结果等有关数据、资料和样品，经国务院药品监督管理部门批准。国务院药品监督管理部门应当自受理临床试验申请之日起六十个工作日内决定是否同意并通知临床试验申办者，逾期未通知的，视为同意。其中，开展生物等效性试验的，报国务院药品监督管理部门备案。

开展药物临床试验，应当在具备相应条件的临床试验机构进行。药物临床试验机构实行备案管理，具体办法由国务院药品监督管理部门、国务院卫生健康主管部门共同制定。

4. 加强临床试验过程管理

第二十条至第二十三条对开展药物临床试验作了更为详尽的规定，突出新法规对于监督规范开展药物临床试验赋予伦理职责，更多地从受试者权益保护角度出发贯穿整个新药研究过程，其主要内容有：

① 开展药物临床试验，应当符合伦理原则，制定临床试验方案，经伦理委员会审查同意。伦理委员会应当建立伦理审查工作制度，保证伦理审查过程独立、客观、公正，监督规范开展药物临床试验，保障受试者合法权益，维护社会公共利益。

② 实施药物临床试验，应当向受试者或者其监护人如实说明和解释临床试验的目的和风险等详细情况，取得受试者或者其监护人自愿签署的知情同意书，并采取有效措施保护受试者合法权益。

③ 药物临床试验期间，发现存在安全性问题或者其他风险的，临床试验申办者应当及时调整临床试验方案、暂停或者终止临床试验，并向国务院药品监督管理部门报告。必要时，国务院药品监督管理部门可以责令调整临床试验方案、暂停或者终止临床试验。

④ 对正在开展临床试验的用于治疗严重危及生命且尚无有效治疗手段的疾病的药物，经医学观察可能获益，并且符合伦理原则的，经审查、知情同意后可以在开展临床试验的机构内用于其他病情相同的患者。

5. 药品全过程信息及药品的原料、辅料、包装材料审批制度

第二十四条规定：在中国境内上市的药品，应当经国务院药品监督管理部门批准，取得药品注册证书；但是，未实施审批管理的中药材和中药饮片除外。实施审批管理的中药材、中药饮片品种目录由国务院药品监督管理部门会同国务院中医药主管部门制定。

申请药品注册，应当提供真实、充分、可靠的数据、资料和样品，证明药品的安全性、

有效性和质量可控性。

第二十五条规定：对申请注册的药品，国务院药品监督管理部门应当组织药学、医学和其他技术人员进行审评，对药品的安全性、有效性和质量可控性以及申请人的质量管理、风险防控和责任赔偿等能力进行审查；符合条件的，颁发药品注册证书。

国务院药品监督管理部门在审批药品时，对化学原料药一并审评审批，对相关辅料、直接接触药品的包装材料和容器一并审评，对药品的质量标准、生产工艺、标签和说明书一并核准。

本法所称辅料，是指生产药品和调配处方时所用的赋形剂和附加剂。

6. 建立附条件审批以及沟通交流、专家咨询等制度

第二十六条提出了建立附条件审批制度。对于治疗严重危及生命且尚无有效治疗手段的疾病以及公共卫生方面急需的药品，药物临床试验已有数据显示疗效并且能预测其临床价值的，可以附条件审批，并在药品注册证书中载明相关事项，以提高临床急需药品的可及性，缩短临床试验的研制时间，使急需治疗的患者能第一时间用上新药。

第二十七条规定：国务院药品监督管理部门应当完善药品审评审批工作制度，加强能力建设，建立健全沟通交流、专家咨询等机制，优化审评审批流程，提高审评审批效率。

批准上市药品的审评结论和依据应当依法公开，接受社会监督。对审评审批中知悉的商业秘密应当保密。

创新审评机制，强化审评机构能力建立，完善与注册申请人的沟通交流机制，建立专家咨询制度，优化审评流程，提高审评效率，为药物创新提供了组织保障。

7. 药品标准的管理

《药品管理法》规定了药品标准的制定与颁布部门，国家药品标准的管理规定，药品标准品、对照品的管理，药品通用名称及商品名称的管理等。

第二十八条规定：药品应当符合国家药品标准。经国务院药品监督管理部门核准的药品质量标准高于国家药品标准的，按照经核准的药品质量标准执行；没有国家药品标准的，应当符合经核准的药品质量标准。中药饮片依照《药品管理法》第四十四条第二款的规定执行。

国务院药品监督管理部门颁布的《中华人民共和国药典》和药品标准为国家药品标准。

国务院药品监督管理部门会同国务院卫生健康主管部门组织药典委员会，负责国家药品标准的制定和修订。

国务院药品监督管理部门设置或者指定的药品检验机构负责标定国家药品标准品、对照品。

第二十九条规定：列入国家药品标准的药品名称为药品通用名称。已经作为药品通用名称的，该名称不得作为药品商标使用。

三、药品上市许可持有人

新版《药品管理法》专设第三章"药品上市许可持有人"，对持有人的条件、权利、义务、责任等做出了全面系统的规定。

1. 申请药品上市许可持有人的条件

第三十条规定：药品上市许可持有人是指取得药品注册证书的企业或者药品研制机构等。

药品上市许可持有人应当依照本法规定，对药品的非临床研究、临床试验、生产经营、上市后研究、不良反应监测及报告与处理等承担责任。其他从事药品研制、生产、经营、储存、运输、使用等活动的单位和个人依法承担相应责任。

药品上市许可持有人的法定代表人、主要负责人对药品质量全面负责。

2. 药品质量保证体系

第三十一条规定：药品上市许可持有人应当建立药品质量保证体系，配备专门人员独立负责药品质量管理。

药品上市许可持有人应当对受托药品生产企业、药品经营企业的质量管理体系进行定期审核，监督其持续具备质量保证和控制能力。

第三十二条规定：药品上市许可持有人可以自行生产药品，也可以委托药品生产企业生产。

药品上市许可持有人自行生产药品的，应当依照本法规定取得药品生产许可证；委托生产的，应当委托符合条件的药品生产企业。药品上市许可持有人和受托生产企业应当签订委托协议和质量协议，并严格履行协议约定的义务。

国务院药品监督管理部门制定药品委托生产质量协议指南，指导、监督药品上市许可持有人和受托生产企业履行药品质量保证义务。

血液制品、麻醉药品、精神药品、医疗用毒性药品、药品类易制毒化学品不得委托生产；但是，国务院药品监督管理部门另有规定的除外。

第三十三条规定：药品上市许可持有人应当建立药品上市放行规程，对药品生产企业出厂放行的药品进行审核，经质量受权人签字后方可放行。不符合国家药品标准的，不得放行。

3. 对于药品上市许可持有人药品销售的规定

第三十四条规定：药品上市许可持有人可以自行销售其取得药品注册证书的药品，也可以委托药品经营企业销售。药品上市许可持有人从事药品零售活动的，应当取得药品经营许可证。

药品上市许可持有人自行销售药品的，应当具备本法第五十二条规定的条件；委托销售的，应当委托符合条件的药品经营企业。药品上市许可持有人和受托经营企业应当签订委托协议，并严格履行协议约定的义务。

第三十五条规定：药品上市许可持有人、药品生产企业、药品经营企业委托储存、运输药品的，应当对受托方的质量保证能力和风险管理能力进行评估，与其签订委托协议，约定药品质量责任、操作规程等内容，并对受托方进行监督。

4. 建立药品追溯制度、持有人年度报告制度以及明确持有人的主体责任

（1）在流通环节，建立药品追溯制度、持有人年度报告制度，保证药品可追溯

第三十六规定：药品上市许可持有人、药品生产企业、药品经营企业和医疗机构应当建立并实施药品追溯制度，按照规定提供追溯信息，保证药品可追溯。

第三十七条规定：药品上市许可持有人应当建立年度报告制度，每年将药品生产销售、上市后研究、风险管理等情况按照规定向省、自治区、直辖市人民政府药品监督管理部门报告。

委托销售的，要委托符合条件的药品经营企业。委托仓储运输的，要对受托方能力进行评估，同时明确药品质量责任和操作规定，对委托方进行监督。应当遵守法律、法规、规

章、标准和规范，保证全过程信息真实、准确、完整和可追溯。在上市后管理方面，持有人应制定风险管理计划，开展药品上市后研究，加强已上市药品的持续管理，包括上市后的评价。

（2）明确持有人的主体责任

第三十八条规定：药品上市许可持有人为境外企业的，应当由其指定的在中国境内的企业法人履行药品上市许可持有人义务，与药品上市许可持有人承担连带责任。

第三十九条规定：中药饮片生产企业履行药品上市许可持有人的相关义务，对中药饮片生产、销售实行全过程管理，建立中药饮片追溯体系，保证中药饮片安全、有效、可追溯。

第四十条规定：经国务院药品监督管理部门批准，药品上市许可持有人可以转让药品上市许可。受让方应当具备保障药品安全性、有效性和质量可控性的质量管理、风险防控和责任赔偿等能力，履行药品上市许可持有人义务。

四、药品生产

新版《药品管理法》取消 GMP/GSP 认证，规定从事药品研制，应当遵循《药物非临床研究质量管理规范》（GLP）、《药物临床试验质量管理规范》（GCP），保障药品研制全过程持续符合法定要求。药品监督管理部门随时对 GMP、GSP 等执行情况进行检查。完善药品安全责任制度，加强事中事后监管，重典治乱，严惩重处违法行为。

1. 从事药品生产活动的要求

第四十一条规定：从事药品生产活动，应当经所在地省、自治区、直辖市人民政府药品监督管理部门批准，取得药品生产许可证。无药品生产许可证的，不得生产药品。

药品生产许可证应当标明有效期和生产范围，到期重新审查发证。

第四十二条规定从事药品生产活动，应当具备以下条件：

① 有依法经过资格认定的药学技术人员、工程技术人员及相应的技术工人；

② 有与药品生产相适应的厂房、设施和卫生环境；

③ 有能对所生产药品进行质量管理和质量检验的机构、人员及必要的仪器设备；

④ 有保证药品质量的规章制度，并符合国务院药品监督管理部门依据本法制定的药品生产质量管理规范要求。

2. 不再要求进行 GMP 认证，要求有完整准确的生产、检验记录

第四十三条规定：从事药品生产活动，应当遵守药品生产质量管理规范，建立健全药品生产质量管理体系，保证药品生产全过程持续符合法定要求。

药品生产企业的法定代表人、主要负责人对本企业的药品生产活动全面负责。

第四十四条规定：药品应当按照国家药品标准和经药品监督管理部门核准的生产工艺进行生产。生产、检验记录应当完整准确，不得编造。

中药饮片应当按照国家药品标准炮制；国家药品标准没有规定的，应当按照省、自治区、直辖市人民政府药品监督管理部门制定的炮制规范炮制。省、自治区、直辖市人民政府药品监督管理部门制定的炮制规范应当报国务院药品监督管理部门备案。不符合国家药品标准或者不按照省、自治区、直辖市人民政府药品监督管理部门制定的炮制规范炮制的，不得出厂、销售。

3. 生产企业应进行原辅料供应商审计并符合 GMP 要求

第四十五条规定：生产药品所需的原料、辅料，应当符合药用要求、药品生产质量管理规范的有关要求。

生产药品，应当按照规定对供应原料、辅料等的供应商进行审核，保证购进、使用的原料、辅料等符合前款规定要求。

4. 增加对药品出厂放行规程的要求

第四十七条规定：药品生产企业应当对药品进行质量检验。不符合国家药品标准的，不得出厂。

药品生产企业应当建立药品出厂放行规程，明确出厂放行的标准、条件。符合标准、条件的，经质量受权人签字后方可放行。

5. 对药品包装以及接触药品工作人员的要求

第四十六条规定：直接接触药品的包装材料和容器，应当符合药用要求，符合保障人体健康、安全的标准。

对不合格的直接接触药品的包装材料和容器，由药品监督管理部门责令停止使用。

第四十八条规定：药品包装应当适合药品质量的要求，方便储存、运输和医疗使用。

发运中药材应当有包装。在每件包装上，应当注明品名、产地、日期、供货单位，并附有质量合格的标志。

第四十九条规定：药品包装应当按照规定印有或者贴有标签并附有说明书。

标签或者说明书应当注明药品的通用名称、成分、规格、上市许可持有人及其地址、生产企业及其地址、批准文号、产品批号、生产日期、有效期、适应证或者功能主治、用法、用量、禁忌、不良反应和注意事项。标签、说明书中的文字应当清晰，生产日期、有效期等事项应当显著标注，容易辨识。

麻醉药品、精神药品、医疗用毒性药品、放射性药品、外用药品和非处方药的标签、说明书，应当印有规定的标志。

第五十条规定：药品上市许可持有人、药品生产企业、药品经营企业和医疗机构中直接接触药品的工作人员，应当每年进行健康检查。患有传染病或者其他可能污染药品的疾病的，不得从事直接接触药品的工作。

五、药品经营

《药品管理法》第五章为"药品经营"，共 18 条（第五十一条至第六十八条）。

1. 开办药品经营企业的审批规定和程序

第五十一条规定了药品批发和零售经营企业的审批主体。从事药品批发活动，应当经所在地省、自治区、直辖市人民政府药品监督管理部门批准，取得药品经营许可证。从事药品零售活动，应当经所在地县级以上地方人民政府药品监督管理部门批准，取得药品经营许可证。无药品经营许可证的，不得经营药品。药品经营许可证应当标明有效期和经营范围，到期重新审查发证。

2. 开办药品经营企业必须具备的条件

第五十二条规定了开办药品经营企业应该具备的 4 项条件：①有依法经过资格认定的药师或者其他药学技术人员；②有与所经营药品相适应的营业场所、设备、仓储设施和卫生环境；③有与所经营药品相适应的质量管理机构或者人员；④有保证药品质量的规章制度，并符合国务院药品监督管理部门依据本法制定的药品经营质量管理规范要求。此外，要求各级药品监督管理部门在审批药品经营企业时，应当遵循合理布局和方便群众购药的原则。

3. 药品经营企业经营行为的规定

第五十六条至第五十九条对药品经营企业经营行为作了规定，主要内容有：

① 药品经营企业购进药品，应当建立并执行进货检查验收制度，验明药品合格证明和其他标识；不符合规定要求的，不得购进和销售。

② 药品经营企业购销药品，应当有真实、完整的购销记录。购销记录应当注明药品的通用名称、剂型、规格、产品批号、有效期、上市许可持有人、生产企业、购销单位、购销数量、购销价格、购销日期及国务院药品监督管理部门规定的其他内容。

③ 药品经营企业零售药品应当准确无误，并正确说明用法、用量和注意事项；调配处方应当经过核对，对处方所列药品不得擅自更改或者代用。对有配伍禁忌或者超剂量的处方，应当拒绝调配；必要时，经处方医师更正或者重新签字，方可调配。药品经营企业销售中药材，应当标明产地。依法经过资格认定的药师或者其他药学技术人员负责本企业的药品管理、处方审核和调配、合理用药指导等工作。

④ 药品经营企业应当制定和执行药品保管制度，采取必要的冷藏、防冻、防潮、防虫、防鼠等措施，保证药品质量。药品入库和出库应当执行检查制度。

4. 城乡集市贸易市场出售中药材等的规定

第六十条规定：城乡集市贸易市场可以出售中药材，国务院另有规定的除外。城乡集市贸易市场不得出售中药材以外的药品，但持有药品经营许可证的药品零售企业在规定的范围内可以在城乡集市贸易市场设点出售中药材以外的药品。由国务院规定其具体办法。

5. 对网络销售药品以及特殊管理的药品网上销售的规定

第六十一条规定：药品上市许可持有人、药品经营企业通过网络销售药品，应当遵守本法药品经营的有关规定。具体管理办法由国务院药品监督管理部门会同国务院卫生健康主管部门等部门制定。

疫苗、血液制品、麻醉药品、精神药品、医疗用毒性药品、放射性药品、药品类易制毒化学品等国家实行特殊管理的药品不得在网络上销售。

第六十二条规定：药品网络交易第三方平台提供者应当按照国务院药品监督管理部门的规定，向所在地省、自治区、直辖市人民政府药品监督管理部门备案。

第三方平台提供者应当依法对申请进入平台经营的药品上市许可持有人、药品经营企业的资质等进行审核，保证其符合法定要求，并对发生在平台的药品经营行为进行管理。

第三方平台提供者发现进入平台经营的药品上市许可持有人、药品经营企业有违反本法规定行为的，应当及时制止并立即报告所在地县级人民政府药品监督管理部门；发现严重违法行为的，应当立即停止提供网络交易平台服务。

6. 药品进口、出口管理

第六十三条规定：新发现和从境外引种的药材，经国务院药品监督管理部门批准后，方可销售。

第六十四条规定：药品应当从允许药品进口的口岸进口，并由进口药品的企业向口岸所在地药品监督管理部门备案。海关凭药品监督管理部门出具的进口药品通关单办理通关手续。无进口药品通关单的，海关不得放行。

口岸所在地药品监督管理部门应当通知药品检验机构按照国务院药品监督管理部门的规

定对进口药品进行抽查检验。

允许药品进口的口岸由国务院药品监督管理部门会同海关总署提出，报国务院批准。

第六十五条规定：医疗机构因临床急需进口少量药品的，经国务院药品监督管理部门或者国务院授权的省、自治区、直辖市人民政府批准，可以进口。进口的药品应当在指定医疗机构内用于特定医疗目的。

个人自用携带入境少量药品，按照国家有关规定办理。

第六十六条规定：进口、出口麻醉药品和国家规定范围内的精神药品，应当持有国务院药品监督管理部门颁发的进口准许证、出口准许证。

第六十七条规定：禁止进口疗效不确切、不良反应大或者因其他原因危害人体健康的药品。

第六十八条规定：国务院药品监督管理部门对下列药品在销售前或者进口时，应当指定药品检验机构进行检验；未经检验或者检验不合格的，不得销售或者进口。

① 首次在中国境内销售的药品；

② 国务院药品监督管理部门规定的生物制品；

③ 国务院规定的其他药品。

六、医疗机构药事管理

《药品管理法》第六章为"医疗机构的药事管理"的相关条例，共8条（第六十九条至第七十六条）。

根据2016年修订的《中华人民共和国医疗机构管理条例》，"医疗机构是指从事疾病诊断、治疗活动的医院、卫生院、疗养院、门诊部、诊所、卫生所（室）以及急救站"。

药事管理是指医疗机构根据医疗、教学、科研工作的需要，对药品依法进行采购和保管，对药品和制剂进行科学调剂和配制，为预防、治疗、科研工作提供所需要的药品和制剂，确保人民用药安全、有效及教学、科研工作的顺利进行。

1. 医疗机构配备药学技术人员的规定

第六十九条规定：医疗机构应当配备依法经过资格认定的药师或者其他药学技术人员，负责本单位的药品管理、处方审核和调配、合理用药指导等工作。非药学技术人员不得直接从事药剂技术工作。

我国药学技术人员资格认定的法定文件有：①1986年卫生部颁发的《卫生技术人员职务试行条例》。目前全国各类医疗机构都按照此规章评定技术职称，分为主任药师、副主任药师、主管药师、药师、药剂士。据2019年我国卫生事业发展统计公报，2019年我国医疗卫生机构共有药师（士）48.3万人。②1999年人事部和国家药品监督管理局颁发的《执业药师资格制度暂行规定》，明确国家实行执业药师资格制度，纳入全国专业技术人员执业资格制度统一范围。执业药师是指经全国统一考试合格，取得《执业药师资格证书》并经注册登记，在药品生产、经营，使用单位中执业的药学技术人员。③因执业药师人数日益增多以及相关法规的不断修订，2019年3月20日国家药品监督管理局、人力资源社会保障部联合发布《执业药师职业资格制度规定》和《执业药师职业资格考试实施办法》进一步明确了执业药师的资格考试制度、注册制度以及对执业药师违法处罚等相关规定。截止到2020年5月底，全国累计有116万人取得执业药师资格。

2. 医疗机构购进、保管药品的规定

（1）购进药品的规定

第七十条规定：医疗机构购进药品，应当建立并执行进货检查验收制度，验明药品合格

证明和其他标识；不符合规定要求的，不得购进和使用。

（2）药品保管的规定

第七十一条规定：医疗机构应当有与所使用药品相适应的场所、设备、仓储设施和卫生环境，制定和执行药品保管制度，采取必要的冷藏、防冻、防潮、防虫、防鼠等措施，保证药品质量。

3. 对处方、用药医嘱进行审核的规定

第七十二条规定：医疗机构应当坚持安全有效、经济合理的用药原则，遵循药品临床应用指导原则、临床诊疗指南和药品说明书等合理用药，对医师处方、用药医嘱的适宜性进行审核。医疗机构以外的其他药品使用单位，应当遵守本法有关医疗机构使用药品的规定。

4. 医疗机构调配处方的规定

第七十三条规定：依法经过资格认定的药师或者其他药学技术人员调配处方，应当进行核对，对处方所列药品不得擅自更改或者代用。对有配伍禁忌或者超剂量的处方，应当拒绝调配；必要时，经处方医师更正或者重新签字，方可调配。

5. 医疗机构配制制剂的规定

第七十四条规定：医疗机构配制制剂，应当经所在地省、自治区、直辖市人民政府药品监督管理部门批准，取得医疗机构制剂许可证。无医疗机构制剂许可证的，不得配制制剂。

医疗机构制剂许可证应当标明有效期，到期重新审查发证。

第七十五条规定：医疗机构配制制剂，应当有能够保证制剂质量的设施、管理制度、检验仪器和卫生环境。

医疗机构配制制剂，应当按照经核准的工艺进行，所需的原料、辅料和包装材料等应当符合药用要求。

第七十六条规定：医疗机构配制的制剂，应当是本单位临床需要而市场上没有供应的品种，并应当经所在地省、自治区、直辖市人民政府药品监督管理部门批准；但是，法律对配制中药制剂另有规定的除外。

医疗机构配制的制剂应当按照规定进行质量检验；合格的，凭医师处方在本单位使用。经国务院药品监督管理部门或者省、自治区、直辖市人民政府药品监督管理部门批准，医疗机构配制的制剂可以在指定的医疗机构之间调剂使用。

医疗机构配制的制剂不得在市场上销售。

七、药品上市后管理

《药品管理法》第七章为"药品上市后管理"，共 7 条（第七十七条至第八十三条）。持有人应当主动开展药品上市后研究，对药品安全性、有效性和质量可控性进行进一步确证，对已识别风险的药品及时采取风险控制措施。给用药者造成损害的，依法承担赔偿责任。

第七十七条规定：药品上市许可持有人应当制定药品上市后风险管理计划，主动开展药品上市后研究，对药品的安全性、有效性和质量可控性进行进一步确证，加强对已上市药品的持续管理。

第七十八条规定：对附条件批准的药品，药品上市许可持有人应当采取相应风险管理措施，并在规定期限内按照要求完成相关研究；逾期未按照要求完成研究或者不能证明其获益大于风险的，国务院药品监督管理部门应当依法处理，直至注销药品注册证书。

第七十九条规定：对药品生产过程中的变更，按照其对药品安全性、有效性和质量可控

性的风险和产生影响的程度，实行分类管理。属于重大变更的，应当经国务院药品监督管理部门批准，其他变更应当按照国务院药品监督管理部门的规定备案或者报告。

药品上市许可持有人应当按照国务院药品监督管理部门的规定，全面评估、验证变更事项对药品安全性、有效性和质量可控性的影响。

第八十条规定：药品上市许可持有人应当开展药品上市后不良反应监测，主动收集、跟踪分析疑似药品不良反应信息，对已识别风险的药品及时采取风险控制措施。

第八十一条规定：药品上市许可持有人、药品生产企业、药品经营企业和医疗机构应当经常考察本单位所生产、经营、使用的药品质量、疗效和不良反应。发现疑似不良反应的，应当及时向药品监督管理部门和卫生健康主管部门报告。具体办法由国务院药品监督管理部门会同国务院卫生健康主管部门制定。

对已确认发生严重不良反应的药品，由国务院药品监督管理部门或者省、自治区、直辖市人民政府药品监督管理部门根据实际情况采取停止生产、销售、使用等紧急控制措施，并应当在五日内组织鉴定，自鉴定结论作出之日起十五日内依法作出行政处理决定。

第八十二条规定：药品存在质量问题或者其他安全隐患的，药品上市许可持有人应当立即停止销售，告知相关药品经营企业和医疗机构停止销售和使用，召回已销售的药品，及时公开召回信息，必要时应当立即停止生产，并将药品召回和处理情况向省、自治区、直辖市人民政府药品监督管理部门和卫生健康主管部门报告。药品生产企业、药品经营企业和医疗机构应当配合。

药品上市许可持有人依法应当召回药品而未召回的，省、自治区、直辖市人民政府药品监督管理部门应当责令其召回。

第八十三条规定：药品上市许可持有人应当对已上市药品的安全性、有效性和质量可控性定期开展上市后评价。必要时，国务院药品监督管理部门可以责令药品上市许可持有人开展上市后评价或者直接组织开展上市后评价。

经评价，对疗效不确切、不良反应大或者因其他原因危害人体健康的药品，应当注销药品注册证书。

已被注销药品注册证书的药品，不得生产或者进口、销售和使用。

已被注销药品注册证书、超过有效期等的药品，应当由药品监督管理部门监督销毁或者依法采取其他无害化处理等措施。

八、药品价格和广告

《药品管理法》第八章为"药品价格和广告"，共8条（第八十四条至第九十一条）。

1. 药品价格管理

（1）对药品价格进行监测

第八十四条规定：国家完善药品采购管理制度，对药品价格进行监测，开展成本价格调查，加强药品价格监督检查，依法查处价格垄断、哄抬价格等药品价格违法行为，维护药品价格秩序。

（2）实行市场调节价药品的原则性规定

市场调节价是指由经营者自主制定，通过市场竞争形成的价格。

第八十五条规定：依法实行市场调节价的药品，药品上市许可持有人、药品生产企业、药品经营企业和医疗机构应当按照公平、合理和诚实信用、质价相符的原则制定价格，为用药者提供价格合理的药品。

药品上市许可持有人、药品生产企业、药品经营企业和医疗机构应当遵守国务院药品价格主管部门关于药品价格管理的规定，制定和标明药品零售价格，禁止暴利、价格垄断和价格欺诈等行为。

（3）提供药品价格信息的规定

第八十六条规定：药品上市许可持有人、药品生产企业、药品经营企业和医疗机构应当依法向药品价格主管部门提供其药品的实际购销价格和购销数量等资料。

第八十七条规定：医疗机构应当向患者提供所用药品的价格清单，按照规定如实公布其常用药品的价格，加强合理用药管理。具体办法由国务院卫生健康主管部门制定。

（4）禁止在药品购销中给予、收受回扣

第八十八条规定：禁止药品上市许可持有人、药品生产企业、药品经营企业和医疗机构在药品购销中给予、收受回扣或者其他不正当利益。

禁止药品上市许可持有人、药品生产企业、药品经营企业或者代理人以任何名义给予使用其药品的医疗机构的负责人、药品采购人员、医师、药师等有关人员财物或者其他不正当利益。禁止医疗机构的负责人、药品采购人员、医师、药师等有关人员以任何名义收受药品上市许可持有人、药品生产企业、药品经营企业或者代理人给予的财物或者其他不正当利益。

2. 药品广告管理

《药品管理法》对药品广告管理作了相应的规定，概括如下。

① 药品广告审批规定与程序。第八十九条规定：药品广告应当经广告主所在地省、自治区、直辖市人民政府确定的广告审查机关批准；未经批准的，不得发布。

② 药品广告的范围、内容与限制。第九十条规定：药品广告的内容应当真实、合法，以国务院药品监督管理部门核准的药品说明书为准，不得含有虚假的内容。药品广告不得含有表示功效、安全性的断言或者保证；不得利用国家机关、科研单位、学术机构、行业协会或者专家、学者、医师、药师、患者等的名义或者形象作推荐、证明。非药品广告不得有涉及药品的宣传。

九、药品储备和供应

新版《药品管理法》第九十二条至第九十七条对"药品储备和供应"作出专章规定，明确国家实行药品储备制度、国家建立药品供求监测体系、国家实行短缺药品清单管理制度、国家实行短缺药品优先审评制度等，多部门共同加强药品供应保障工作。

第九十二条规定：国家实行药品储备制度，建立中央和地方两级药品储备。发生重大灾情、疫情或者其他突发事件时，依照《中华人民共和国突发事件应对法》的规定，可以紧急调用药品。

第九十三条规定：国家实行基本药物制度，遴选适当数量的基本药物品种，加强组织生产和储备，提高基本药物的供给能力，满足疾病防治基本用药需求。

第九十四条规定：国家建立药品供求监测体系，及时收集和汇总分析短缺药品供求信息，对短缺药品实行预警，采取应对措施。

第九十五条规定：国家实行短缺药品清单管理制度。具体办法由国务院卫生健康主管部门会同国务院药品监督管理部门等部门制定。

药品上市许可持有人停止生产短缺药品的，应当按照规定向国务院药品监督管理部门或者省、自治区、直辖市人民政府药品监督管理部门报告。

第九十六条规定：国家鼓励短缺药品的研制和生产，对临床急需的短缺药品、防治重大传染病和罕见病等疾病的新药予以优先审评审批。

第九十七条规定：对短缺药品，国务院可以限制或者禁止出口。必要时，国务院有关部门可以采取组织生产、价格干预和扩大进口等措施，保障药品供应。

药品上市许可持有人、药品生产企业、药品经营企业应当按照规定保障药品的生产和供应。

十、监督管理

《药品管理法》第十章为"监督管理"，共16条（第九十八条至第一百一十三条）。

1. 重新界定了假药和劣药的范围

将假药、劣药和按假药论处、按劣药论处两类四种违法行为所列情形综合考虑。除了原本就属于假药的两种情形——所含成分与国家药品标准规定的成分不符的药品，以非药品冒充药品或者以他种药品冒充此种药品之外，变质药品以及所标明的适应证或者功能主治超出规定范围的药品，也被定性为假药。劣药和按劣药论处的条款同样进行了整合。

与修改前相比，进口国内未批的境外合法新药不再按假药论处。但新法也明确禁止未取得药品批准证明文件生产、进口药品，进口已获得药品注册证书的药品，未按照规定向允许药品进口的口岸所在地药品监督管理部门备案的，责令限期改正，给予警告；逾期不改正的，吊销药品注册证书。

第九十八条规定：禁止生产（包括配制，下同）、销售、使用假药、劣药。

有下列情形之一的，为假药：

① 药品所含成分与国家药品标准规定的成分不符；
② 以非药品冒充药品或者以他种药品冒充此种药品；
③ 变质的药品；
④ 药品所标明的适应证或者功能主治超出规定范围。

有下列情形之一的，为劣药：

① 药品成分的含量不符合国家药品标准；
② 被污染的药品；
③ 未标明或者更改有效期的药品；
④ 未注明或者更改产品批号的药品；
⑤ 超过有效期的药品；
⑥ 擅自添加防腐剂、辅料的药品；
⑦ 其他不符合药品标准的药品。

禁止未取得药品批准证明文件生产、进口药品；禁止使用未按照规定审评、审批的原料药、包装材料和容器生产药品。

2. 严格落实药品监督管理监察

第九十九条规定：药品监督管理部门应当依照法律、法规的规定对药品研制、生产、经营和药品使用单位使用药品等活动进行监督检查，必要时可以对为药品研制、生产、经营、使用提供产品或者服务的单位和个人进行延伸检查，有关单位和个人应当予以配合，不得拒绝和隐瞒。

药品监督管理部门应当对高风险的药品实施重点监督检查。

对有证据证明可能存在安全隐患的，药品监督管理部门根据监督检查情况，应当采取告诫、约谈、限期整改以及暂停生产、销售、使用、进口等措施，并及时公布检查处理结果。

药品监督管理部门进行监督检查时，应当出示证明文件，对监督检查中知悉的商业秘密应当保密。

3. 药品质量监督检验

第一百条规定：药品监督管理部门根据监督管理的需要，可以对药品质量进行抽查检验。抽查检验应当按照规定抽样，并不得收取任何费用；抽样应当购买样品。所需费用按照国务院规定列支。

对有证据证明可能危害人体健康的药品及其有关材料，药品监督管理部门可以查封、扣押，并在七日内作出行政处理决定；药品需要检验的，应当自检验报告书发出之日起十五日内作出行政处理决定。

第一百零一条规定：国务院和省、自治区、直辖市人民政府的药品监督管理部门应当定期公告药品质量抽查检验结果；公告不当的，应当在原公告范围内予以更正。

第一百零二条规定：当事人对药品检验结果有异议的，可以自收到药品检验结果之日起七日内向原药品检验机构或者上一级药品监督管理部门设置或者指定的药品检验机构申请复验，也可以直接向国务院药品监督管理部门设置或者指定的药品检验机构申请复验。受理复验的药品检验机构应当在国务院药品监督管理部门规定的时间内作出复验结论。

4. 进一步提升药品监管部门的监管效能

（1）监督相关企业、机构等持续符合法定要求

第一百零三条规定：药品监督管理部门应当对药品上市许可持有人、药品生产企业、药品经营企业和药物非临床安全性评价研究机构、药物临床试验机构等遵守药品生产质量管理规范、药品经营质量管理规范、药物非临床研究质量管理规范、药物临床试验质量管理规范等情况进行检查，监督其持续符合法定要求。

（2）建立优质药品检验队伍

第一百零四条规定：国家建立职业化、专业化药品检查员队伍。检查员应当熟悉药品法律法规，具备药品专业知识。

（3）监督管理信息公开、及时并保密、保护举报人

第一百零五条规定：药品监督管理部门建立药品上市许可持有人、药品生产企业、药品经营企业、药物非临床安全性评价研究机构、药物临床试验机构和医疗机构药品安全信用档案，记录许可颁发、日常监督检查结果、违法行为查处等情况，依法向社会公布并及时更新；对有不良信用记录的，增加监督检查频次，并可以按照国家规定实施联合惩戒。

第一百零六条规定：药品监督管理部门应当公布本部门的电子邮件地址、电话，接受咨询、投诉、举报，并依法及时答复、核实、处理。对查证属实的举报，按照有关规定给予举报人奖励。

药品监督管理部门应当对举报人的信息予以保密，保护举报人的合法权益。举报人举报所在单位的，该单位不得以解除、变更劳动合同或者其他方式对举报人进行打击报复。

（4）实行药品安全信息统一公布制度

第一百零七条规定：国家实行药品安全信息统一公布制度。国家药品安全总体情况、药品安全风险警示信息、重大药品安全事件及其调查处理信息和国务院确定需要统一公布的其他信息由国务院药品监督管理部门统一公布。药品安全风险警示信息和重大药品安全事件及

其调查处理信息的影响限于特定区域的，也可以由有关省、自治区、直辖市人民政府药品监督管理部门公布。未经授权不得发布上述信息。

公布药品安全信息，应当及时、准确、全面，并进行必要的说明，避免误导。

任何单位和个人不得编造、散布虚假药品安全信息。

（5）制定药品紧急预案、约谈制度

第一百零八条规定：县级以上人民政府应当制定药品安全事件应急预案。药品上市许可持有人、药品生产企业、药品经营企业和医疗机构等应当制定本单位的药品安全事件处置方案，并组织开展培训和应急演练。

发生药品安全事件，县级以上人民政府应当按照应急预案立即组织开展应对工作；有关单位应当立即采取有效措施进行处置，防止危害扩大。

第一百零九条规定：药品监督管理部门未及时发现药品安全系统性风险，未及时消除监督管理区域内药品安全隐患的，本级人民政府或者上级人民政府药品监督管理部门应当对其主要负责人进行约谈。

地方人民政府未履行药品安全职责，未及时消除区域性重大药品安全隐患的，上级人民政府或者上级人民政府药品监督管理部门应当对其主要负责人进行约谈。

被约谈的部门和地方人民政府应当立即采取措施，对药品监督管理工作进行整改。

约谈情况和整改情况应当纳入有关部门和地方人民政府药品监督管理工作评议、考核记录。

（6）加强对药品监督管理部门的监管

第一百一十条规定：地方人民政府及其药品监督管理部门不得以要求实施药品检验、审批等手段限制或者排斥非本地区药品上市许可持有人、药品生产企业生产的药品进入本地区。

第一百一十一条规定：药品监督管理部门及其设置或者指定的药品专业技术机构不得参与药品生产经营活动，不得以其名义推荐或者监制、监销药品。

药品监督管理部门及其设置或者指定的药品专业技术机构的工作人员不得参与药品生产经营活动。

第一百一十二条规定：国务院对麻醉药品、精神药品、医疗用毒性药品、放射性药品、药品类易制毒化学品等有其他特殊管理规定的，依照其规定。

第一百一十三条规定：药品监督管理部门发现药品违法行为涉嫌犯罪的，应当及时将案件移送公安机关。

对依法不需要追究刑事责任或者免予刑事处罚，但应当追究行政责任的，公安机关、人民检察院、人民法院应当及时将案件移送药品监督管理部门。

公安机关、人民检察院、人民法院商请药品监督管理部门、生态环境主管部门等部门提供检验结论、认定意见以及对涉案药品进行无害化处理等协助的，有关部门应当及时提供，予以协助。

十一、法律责任

《药品管理法》第十一章为"法律责任"，共 38 条（第一百一十四条至第一百五十一条）。新修订的《药品管理法》全面加大对违法行为的处罚力度，专条规定，违反本法规定，构成犯罪的，依法追究刑事责任，旗帜鲜明地保持对药品安全犯罪行为的高压态势。

主要包括：违反有关许可证及药品批准证明文件管理应当承担的法律责任；生产、销售假药、劣药以及为假药、劣药提供运输、保管、仓储等便利条件应当承担的法律责任；违反《药品管理法》其他有关规定应当承担的法律责任；药品监督管理部门及其设置、确定的药品检验所（机构及个人）违反《药品管理法》规定应当承担的法律责任。

1. 违法、法律责任的概念与分类

违法是指特定的法律主体（个人或单位）由于主观上的过错所实施或导致的、具有一定社会危害性、依法应当追究责任的行为。广义的违法包括违法和犯罪。

构成违法有四个要素：①必须是人的某种危害社会的行为，单纯的思想意识活动不能构成违法；②违法必须有被侵犯的客体，即侵犯了法律所保护的社会关系与社会秩序，对社会造成了一定的危害；③必须是行为者有故意或过失的行为，即行为人有主观方面的过错的行为；④主体必须是达到法定责任年龄和具有责任能力、行为能力的自然人或法人。

违法依其性质和危害程度可分为：①刑事违法，指触犯刑事法规依法应受刑罚处罚的行为，即犯罪；②民事违法，即违反民事法规（包括民法、劳动法等部门法规）的行为，给国家机关、社会组织或公民个人造成某种利益损失的行为；③行政违法，即违反行政管理法规的行为，包括公民、企事业单位违反国家行政管理法规的行为以及国家机关公职人员运用行政法规时的渎职行为。

法律责任是指因违反了法定义务或契约义务，或不当行使法律权利、权力所产生的，由行为人承担的不利后果。就其性质而言，法律关系可以分为法律上的功利关系和法律上的道义关系，与此相适应，法律责任方式也可以分为补偿性方式和制裁性方式。

法律责任的分类：

① 民事责任是指民事主体违反了民事义务所应承担的法律后果，民事义务包括法定义务和约定义务，也包括积极义务、消极义务、作为义务和不作为义务。民事责任主要是由三个部分的内容构成，包括缔约过失责任、违约责任、侵权责任。

② 行政处罚是指行政机关或其他行政主体依法定职权和程序对违反行政法规尚未构成犯罪的行政管理相对人给予行政制裁的具体行政行为。

③ 经济法责任是指经济法主体因其违反经济法义务或者不当行使经济法权利的行为所应承担的法律上的不利后果。

④ 刑事责任是指犯罪人因实施犯罪行为应当承担的法律责任，按刑事法律的规定追究其法律责任，包括主刑和附加刑两种刑事责任。

⑤ 违宪责任是指国家机关及其工作人员、各政党、社会团体、企事业单位和公民的言论或行为违背宪法的原则、精神和具体内容，因而必须承担相应的法律责任。它是一种特殊的法律责任。其特殊性主要表现在它是一种政治上的、领导上的责任。

⑥ 国家赔偿责任是指国家机关或国家公职人员在执行职务中侵犯了民事主体合法权利造成损害时，依法由国家承担的侵权赔偿责任。

2. 药事管理法的法律关系

法律关系是指在法律规范调整社会关系的过程中形成的人们之间的权利与义务关系。药事管理法律关系是指国家机关、企事业单位、社会团体、公民个人在药事活动、药学服务和药品监督管理过程中，依据药事管理法律规范所形成的权利与义务关系。

（1）药事管理法律关系主体

法律关系主体是法律关系的参加者，在法律关系中一定权利的享有者和一定义务的承担者。药事管理法律关系主体包括以下几类：

① 国家机关：作为法律关系主体的国家机关主要分为两种情况，一是政府的药品监督管理主管部门和有关部门，依法与其管辖范围内的相对方，结成药事行政法律关系。二是政府的药品监督管理主管部门内部的，领导与被领导、管理与被管理的关系。

② 机构和组织：包括法人和非法人的药品生产、经营企业、医疗机构、药房等企事业单位，大致分为三种情况。一是以药品监督管理相对人的身份，同药品监督管理机构结成药事行政法律关系；二是以提供药品和药学服务的身份，同需要药品和药学服务的机关、机构和组织，公民个人结成医药卫生服务关系；三是与内部职工结成管理关系。

③ 公民个人（自然人）：可分为特定主体和一般主体。特定主体主要指药学技术人员，他们因申请执业注册认可，与药品监督管理部门结成药事行政法律关系；因承担药学服务，同所在单位结成内部的药事管理关系，并同患者结成医患关系。一般主体指所有的公民，他们因需要药品和药学服务而与提供药品和药学服务的企事业单位结成医药卫生服务关系。

（2）药事管理法律关系客体

笼统地讲，法律关系客体是指法律关系主体之间的权利和义务所指向的对象。药事管理法律关系客体包括以下几类：

① 药品：这是药事管理法律关系主体之间权利和义务所指向的主要客观实体。

② 人身权益：人身权益是人的物质形态，也是人的精神利益的体现，在一定范围内成为法律关系的客体。药事管理法的主要目的是保障人体用药安全，维护人民身体健康。因用药造成伤害人体健康的结果，提供药品的主体，将受到药品监督管理主体依法实施的处罚。

③ 智力产品：例如新药、新产品的技术资料，药物利用评价，药品标准等都属于这一范畴。

④ 行为结果：分为物化结果和非物化结果。例如已生产上市的药品为药品生产的物化结果；因药品、药事引起的法律诉讼，其审判结果是非物化结果。

（3）药事管理法律关系的内容

药事管理法律关系的内容，是主体之间的法律权利和义务，是法律规范的行为模式在实际社会生活中的具体落实，是法律规范在社会关系中实现的一种状态。例如《药品管理法》规定生产、经营药品，必须经省级药品监督管理部门批准，取得相应的许可证，并规定了申请、审批程序以及违反者应承担的法律责任。

（4）药事管理法的法律事实

法律事实是指法律规范所规定的、能够引起法律关系产生、变更和消灭的客观情况或现象，大体可分为法律事件和法律行为两类。例如，制售假药行为可能产生行政法律关系，也可能产生刑事法律关系，还可能引起某些民事法律关系（损害赔偿等）的产生。

3. 违反《药品管理法》的法律责任

（1）违反有关许可证、药品批准证明文件的规定的违法行为应当承担的法律责任

《药品管理法》中规定的许可证、药品批准证明文件有药品生产许可证、药品经营许可证、医疗机构制剂许可证、麻醉药品和精神药品的进口准许证、出口准许证，以及药品批准文号。必须按法定程序申报、审批所有的法定许可证以及药品批准证明文件，由相应的法定部门发布。

《药品管理法》中有关违反药品许可证、药品批准证明文件规定的法律责任条款共6条。法律责任的类型包括：行政责任（行政处罚、行政处分），刑事责任以及民事责任。

第一百一十五条规定：未取得药品生产许可证、药品经营许可证或者医疗机构制剂许可证生产、销售药品的，责令关闭，没收违法生产、销售的药品和违法所得，并处违法生产、销售的药品（包括已售出和未售出的药品，下同）货值金额十五倍以上三十倍以下的罚款；货值金额不足十万元的，按十万元计算。

第一百二十二条规定：伪造、变造、出租、出借、非法买卖许可证或者药品批准证明文件的，没收违法所得，并处违法所得一倍以上五倍以下的罚款；情节严重的，并处违法所得五倍以上十五倍以下的罚款，吊销药品生产许可证、药品经营许可证、医疗机构制剂许可证或者药品批准证明文件，对法定代表人、主要负责人、直接负责的主管人员和其他责任人员，处二万元以上二十万元以下的罚款，十年内禁止从事药品生产经营活动，并可以由公安机关处五日以上十五日以下的拘留；违法所得不足十万元的，按十万元计算。

第一百二十三条规定：提供虚假的证明、数据、资料、样品或者采取其他手段骗取临床试验许可、药品生产许可、药品经营许可、医疗机构制剂许可或者药品注册等许可的，撤销相关许可，十年内不受理其相应申请，并处五十万元以上五百万元以下的罚款；情节严重的，对法定代表人、主要负责人、直接负责的主管人员和其他责任人员，处二万元以上二十万元以下的罚款，十年内禁止从事药品生产经营活动，并可以由公安机关处五日以上十五日以下的拘留。

第一百二十四条规定：违反本法规定，有下列行为之一的，没收违法生产、进口、销售的药品和违法所得以及专门用于违法生产的原料、辅料、包装材料和生产设备，责令停产停业整顿，并处违法生产、进口、销售的药品货值金额十五倍以上三十倍以下的罚款；货值金额不足十万元的，按十万元计算；情节严重的，吊销药品批准证明文件直至吊销药品生产许可证、药品经营许可证或者医疗机构制剂许可证，对法定代表人、主要负责人、直接负责的主管人员和其他责任人员，没收违法行为发生期间自本单位所获收入，并处所获收入百分之三十以上三倍以下的罚款，十年直至终身禁止从事药品生产经营活动，并可以由公安机关处五日以上十五日以下的拘留：

① 未取得药品批准证明文件生产、进口药品；

② 使用采取欺骗手段取得的药品批准证明文件生产、进口药品；

③ 使用未经审评审批的原料药生产药品；

④ 应当检验而未经检验即销售药品；

⑤ 生产、销售国务院药品监督管理部门禁止使用的药品；

⑥ 编造生产、检验记录；

⑦ 未经批准在药品生产过程中进行重大变更。

第一百二十九条规定：违反本法规定，药品上市许可持有人、药品生产企业、药品经营企业或者医疗机构未从药品上市许可持有人或者具有药品生产、经营资格的企业购进药品的，责令改正，没收违法购进的药品和违法所得，并处违法购进药品货值金额二倍以上十倍以下的罚款；情节严重的，并处货值金额十倍以上三十倍以下的罚款，吊销药品批准证明文件、药品生产许可证、药品经营许可证或者医疗机构执业许可证；货值金额不足五万元的，按五万元计算。

第一百三十三条规定：违反本法规定，医疗机构将其配制的制剂在市场上销售的，责令改正，没收违法销售的制剂和违法所得，并处违法销售制剂货值金额二倍以上五倍以下的罚款；情节严重的，并处货值金额五倍以上十五倍以下的罚款；货值金额不足五万元的，按五万元计算。

（2）生产、销售、使用假药、劣药等行为应承担的法律责任

《药品管理法》规定了生产、销售（配制）假药、劣药的法律责任；规定了为假药、劣药提供运输、保管、仓储等便利条件，擅自委托或接受委托生产药品，医疗机构使用假药、劣药，生产中药饮片或配制医院制剂不符合省级药品监督管理部门批准标准的违法行为的法律责任；以及从重处罚的情形。

第一百一十六条规定：生产、销售假药的，没收违法生产、销售的药品和违法所得，责令停产停业整顿，吊销药品批准证明文件，并处违法生产、销售的药品货值金额十五倍以上三十倍以下的罚款；货值金额不足十万元的，按十万元计算；情节严重的，吊销药品生产许可证、药品经营许可证或者医疗机构制剂许可证，十年内不受理其相应申请；药品上市许可持有人为境外企业的，十年内禁止其药品进口。

第一百一十七条规定：生产、销售劣药的，没收违法生产、销售的药品和违法所得，并处违法生产、销售的药品货值金额十倍以上二十倍以下的罚款；违法生产、批发的药品货值金额不足十万元的，按十万元计算，违法零售的药品货值金额不足一万元的，按一万元计算；情节严重的，责令停产停业整顿直至吊销药品批准证明文件、药品生产许可证、药品经营许可证或者医疗机构制剂许可证。生产、销售的中药饮片不符合药品标准，尚不影响安全性、有效性的，责令限期改正，给予警告；可以处十万元以上五十万元以下的罚款。

第一百一十八条规定：生产、销售假药，或者生产、销售劣药且情节严重的，对法定代表人、主要负责人、直接负责的主管人员和其他责任人员，没收违法行为发生期间自本单位所获收入，并处所获收入百分之三十以上三倍以下的罚款，终身禁止从事药品生产经营活动，并可以由公安机关处五日以上十五日以下的拘留。对生产者专门用于生产假药、劣药的原料、辅料、包装材料、生产设备予以没收。

第一百一十九条规定：药品使用单位使用假药、劣药的，按照销售假药、零售劣药的规定处罚；情节严重的，法定代表人、主要负责人、直接负责的主管人员和其他责任人员有医疗卫生人员执业证书的，还应当吊销执业证书。

第一百二十条规定：知道或者应当知道属于假药、劣药或者本法第一百二十四条第一款第一项至第五项规定的药品，而为其提供储存、运输等便利条件的，没收全部储存、运输收入，并处违法收入一倍以上五倍以下的罚款；情节严重的，并处违法收入五倍以上十五倍以下的罚款；违法收入不足五万元的，按五万元计算。

第一百二十一条规定：对假药、劣药的处罚决定，应当依法载明药品检验机构的质量检验结论。

第一百二十八条规定：除依法应当按照假药、劣药处罚的外，药品包装未按照规定印有、贴有标签或者附有说明书，标签、说明书未按照规定注明相关信息或者印有规定标志的，责令改正，给予警告；情节严重的，吊销药品注册证书。

第一百三十七条规定：有下列行为之一的，在本法规定的处罚幅度内从重处罚。①以麻醉药品、精神药品、医疗用毒性药品、放射性药品、药品类易制毒化学品冒充其他药品，或者以其他药品冒充上述药品；②生产、销售以孕产妇、儿童为主要使用对象的假药、劣药；③生产、销售的生物制品属于假药、劣药；④生产、销售假药、劣药，造成人身伤害后果；⑤生产、销售假药、劣药，经处理后再犯；⑥拒绝、逃避监督检查，伪造、销毁、隐匿有关证据材料，或者擅自动用查封、扣押物品。

(3) 违反《药品管理法》其他有关规定应承担的法律责任

第一百二十四条规定：违反本法规定，有下列行为之一的，没收违法生产、进口、销售的药品和违法所得以及专门用于违法生产的原料、辅料、包装材料和生产设备，责令停产停业整顿，并处违法生产、进口、销售的药品货值金额十五倍以上三十倍以下的罚款；货值金额不足十万元的，按十万元计算；情节严重的，吊销药品批准证明文件直至吊销药品生产许可证、药品经营许可证或者医疗机构制剂许可证，对法定代表人、主要负责人、直接负责的主管人员和其他责任人员，没收违法行为发生期间自本单位所获收入，并处所获收入百分之三十以上三倍以下的罚款，十年直至终身禁止从事药品生产经营活动，并可以由公安机关处五日以上十五日以下的拘留。①未取得药品批准证明文件生产、进口药品；②使用采取欺骗手段取得的药品批准证明文件生产、进口药品；③使用未经审评审批的原料药生产药品；④应当检验而未经检验即销售药品；⑤生产、销售国务院药品监督管理部门禁止使用的药品；⑥编造生产、检验记录；⑦未经批准在药品生产过程中进行重大变更。销售前款第一项至第三项规定的药品，或者药品使用单位使用前款第一项至第五项规定的药品的，依照前款规定处罚；情节严重的，药品使用单位的法定代表人、主要负责人、直接负责的主管人员和其他责任人员有医疗卫生人员执业证书的，还应当吊销执业证书。未经批准进口少量境外已合法上市的药品，情节较轻的，可以依法减轻或者免予处罚。

第一百二十五条规定：违反本法规定，有下列行为之一的，没收违法生产、销售的药品和违法所得以及包装材料、容器，责令停产停业整顿，并处五十万元以上五百万元以下的罚款；情节严重的，吊销药品批准证明文件、药品生产许可证、药品经营许可证，对法定代表人、主要负责人、直接负责的主管人员和其他责任人员处二万元以上二十万元以下的罚款，十年直至终身禁止从事药品生产经营活动。①未经批准开展药物临床试验；②使用未经审评的直接接触药品的包装材料或者容器生产药品，或者销售该类药品；③使用未经核准的标签、说明书。

第一百二十六条规定：除本法另有规定的情形外，药品上市许可持有人、药品生产企业、药品经营企业、药物非临床安全性评价研究机构、药物临床试验机构等未遵守药品生产质量管理规范、药品经营质量管理规范、药物非临床研究质量管理规范、药物临床试验质量管理规范等的，责令限期改正，给予警告；逾期不改正的，处十万元以上五十万元以下的罚款；情节严重的，处五十万元以上二百万元以下的罚款，责令停产停业整顿直至吊销药品批准证明文件、药品生产许可证、药品经营许可证等，药物非临床安全性评价研究机构、药物临床试验机构等五年内不得开展药物非临床安全性评价研究、药物临床试验，对法定代表人、主要负责人、直接负责的主管人员和其他责任人员，没收违法行为发生期间自本单位所获收入，并处所获收入百分之十以上百分之五十以下的罚款，十年直至终身禁止从事药品生产经营等活动。

第一百二十七条规定：违反本法规定，有下列行为之一的，责令限期改正，给予警告；逾期不改正的，处十万元以上五十万元以下的罚款。①开展生物等效性试验未备案；②药物临床试验期间，发现存在安全性问题或者其他风险，临床试验申办者未及时调整临床试验方案、暂停或者终止临床试验，或者未向国务院药品监督管理部门报告；③未按照规定建立并实施药品追溯制度；④未按照规定提交年度报告；⑤未按照规定对药品生产过程中的变更进行备案或者报告；⑥未制定药品上市后风险管理计划；⑦未按照规定开展药品上市后研究或者上市后评价。

第一百三十条规定：违反本法规定，药品经营企业购销药品未按照规定进行记录，零售药品未正确说明用法、用量等事项，或者未按照规定调配处方的，责令改正，给予警告；情节严重的，吊销药品经营许可证。

第一百三十一条规定：违反本法规定，药品网络交易第三方平台提供者未履行资质审核、报告、停止提供网络交易平台服务等义务的，责令改正，没收违法所得，并处二十万元以上二百万元以下的罚款；情节严重的，责令停业整顿，并处二百万元以上五百万元以下的罚款。

第一百三十二条规定：进口已获得药品注册证书的药品，未按照规定向允许药品进口的口岸所在地药品监督管理部门备案的，责令限期改正，给予警告；逾期不改正的，吊销药品注册证书。

第一百三十四条规定：药品上市许可持有人未按照规定开展药品不良反应监测或者报告疑似药品不良反应的，责令限期改正，给予警告；逾期不改正的，责令停产停业整顿，并处十万元以上一百万元以下的罚款。药品经营企业未按照规定报告疑似药品不良反应的，责令限期改正，给予警告；逾期不改正的，责令停产停业整顿，并处五万元以上五十万元以下的罚款。医疗机构未按照规定报告疑似药品不良反应的，责令限期改正，给予警告；逾期不改正的，处五万元以上五十万元以下的罚款。

第一百三十五条规定：药品上市许可持有人在省、自治区、直辖市人民政府药品监督管理部门责令其召回后，拒不召回的，处应召回药品货值金额五倍以上十倍以下的罚款；货值金额不足十万元的，按十万元计算；情节严重的，吊销药品批准证明文件、药品生产许可证、药品经营许可证，对法定代表人、主要负责人、直接负责的主管人员和其他责任人员，处二万元以上二十万元以下的罚款。药品生产企业、药品经营企业、医疗机构拒不配合召回的，处十万元以上五十万元以下的罚款。

第一百三十六条规定：药品上市许可持有人为境外企业的，其指定的在中国境内的企业法人未依照本法规定履行相关义务的，适用本法有关药品上市许可持有人法律责任的规定。

第一百四十条规定：药品上市许可持有人、药品生产企业、药品经营企业或者医疗机构违反本法规定聘用人员的，由药品监督管理部门或者卫生健康主管部门责令解聘，处五万元以上二十万元以下的罚款。

第一百四十三条规定：违反本法规定，编造、散布虚假药品安全信息，构成违反治安管理行为的，由公安机关依法给予治安管理处罚。

第一百四十四条规定：药品上市许可持有人、药品生产企业、药品经营企业或者医疗机构违反本法规定，给用药者造成损害的，依法承担赔偿责任。因药品质量问题受到损害的，受害人可以向药品上市许可持有人、药品生产企业请求赔偿损失，也可以向药品经营企业、医疗机构请求赔偿损失。接到受害人赔偿请求的，应当实行首负责任制，先行赔付；先行赔付后，可以依法追偿。生产假药、劣药或者明知是假药、劣药仍然销售、使用的，受害人或者其近亲属除请求赔偿损失外，还可以请求支付价款十倍或者损失三倍的赔偿金；增加赔偿的金额不足一千元的，为一千元。

(4) 行政主体违反《药品管理法》应承担的法律责任

《药品管理法》的行政主体是药品监督管理部门及其公务员，行政主体的行政违法行为应承担的行政责任，包括行政处分及通报批评、停止违法行为、纠正不当的行政行为、撤销违法的行政行为等，构成犯罪的，依法追究刑事责任。药品检验机构是国家行政机关设置或者确定的事业性法定技术机构，药品检验机构违法，应依法承担行政处罚、行政处分等方式的行政责任。

第一百三十八条规定：药品检验机构出具虚假检验报告的，责令改正，给予警告，对单位并处二十万元以上一百万元以下的罚款；对直接负责的主管人员和其他直接责任人员依法给予降级、撤职、开除处分，没收违法所得，并处五万元以下的罚款；情节严重的，撤销其检验资格。药品检验机构出具的检验结果不实，造成损失的，应当承担相应的赔偿责任。

（5）执行行政处罚和行政处分的有关规定

① 职责分工。第一百三十九条规定：本法第一百一十五条至第一百三十八条规定的行政处罚，由县级以上人民政府药品监督管理部门按照职责分工决定；撤销许可、吊销许可证件的，由原批准、发证的部门决定。

② 药品购销过程中行、受贿的处罚机构与分工。第一百四十一条规定：药品上市许可持有人、药品生产企业、药品经营企业或者医疗机构在药品购销中给予、收受回扣或者其他不正当利益的，药品上市许可持有人、药品生产企业、药品经营企业或者代理人给予使用其药品的医疗机构的负责人、药品采购人员、医师、药师等有关人员财物或者其他不正当利益的，由市场监督管理部门没收违法所得，并处三十万元以上三百万元以下的罚款；情节严重的，吊销药品上市许可持有人、药品生产企业、药品经营企业营业执照，并由药品监督管理部门吊销药品批准证明文件、药品生产许可证、药品经营许可证。

药品上市许可持有人、药品生产企业、药品经营企业在药品研制、生产、经营中向国家工作人员行贿的，对法定代表人、主要负责人、直接负责的主管人员和其他责任人员终身禁止从事药品生产经营活动。

第一百四十二条规定：药品上市许可持有人、药品生产企业、药品经营企业的负责人、采购人员等有关人员在药品购销中收受其他药品上市许可持有人、药品生产企业、药品经营企业或者代理人给予的财物或者其他不正当利益的，没收违法所得，依法给予处罚；情节严重的，五年内禁止从事药品生产经营活动。

医疗机构的负责人、药品采购人员、医师、药师等有关人员收受药品上市许可持有人、药品生产企业、药品经营企业或者代理人给予的财物或者其他不正当利益的，由卫生健康主管部门或者本单位给予处分，没收违法所得；情节严重的，还应当吊销其执业证书。

③ 药品监督管理部门违法的处罚机关。第一百四十五条规定：药品监督管理部门或者其设置、指定的药品专业技术机构参与药品生产经营活动的，由其上级主管机关责令改正，没收违法收入；情节严重的，对直接负责的主管人员和其他直接责任人员依法给予处分。

药品监督管理部门或者其设置、指定的药品专业技术机构的工作人员参与药品生产经营活动的，依法给予处分。

第一百四十六条规定：药品监督管理部门或者其设置、指定的药品检验机构在药品监督检验中违法收取检验费用的，由政府有关部门责令退还，对直接负责的主管人员和其他直接责任人员依法给予处分；情节严重的，撤销其检验资格。

第一百四十七条规定：违反本法规定，药品监督管理部门有下列行为之一的，应当撤销相关许可，对直接负责的主管人员和其他直接责任人员依法给予处分。

a. 不符合条件而批准进行药物临床试验；

b. 对不符合条件的药品颁发药品注册证书；

c. 对不符合条件的单位颁发药品生产许可证、药品经营许可证或者医疗机构制剂许可证。

第一百四十八条规定：违反本法规定，县级以上地方人民政府有下列行为之一的，对直接负责的主管人员和其他直接责任人员给予记过或者记大过处分；情节严重的，给予降级、撤职或者开除处分。

a. 瞒报、谎报、缓报、漏报药品安全事件；

b. 未及时消除区域性重大药品安全隐患，造成本行政区域内发生特别重大药品安全事件，或者连续发生重大药品安全事件；

c.履行职责不力，造成严重不良影响或者重大损失。

第一百四十九条规定：违反本法规定，药品监督管理等部门有下列行为之一的，对直接负责的主管人员和其他直接责任人员给予记过或者记大过处分；情节较重的，给予降级或者撤职处分；情节严重的，给予开除处分。

a.瞒报、谎报、缓报、漏报药品安全事件；

b.对发现的药品安全违法行为未及时查处；

c.未及时发现药品安全系统性风险，或者未及时消除监督管理区域内药品安全隐患，造成严重影响；

d.其他不履行药品监督管理职责，造成严重不良影响或者重大损失。

第一百五十条规定：药品监督管理人员滥用职权、徇私舞弊、玩忽职守的，依法给予处分。

查处假药、劣药违法行为有失职、渎职行为的，对药品监督管理部门直接负责的主管人员和其他直接责任人员依法从重给予处分。

（6）处罚程序要求及相关规定

① 假药、劣药处罚通知应载明药品检验机构的质量检验结果。新《药品管理法》对假药、劣药采用列举的方法进行界定，删除了旧法关于"按假药论处""按劣药论处"的规定，并且在范围上也进行了限缩。

② 法律责任中的"货值金额"。第一百五十一条规定：本章规定的货值金额以违法生产、销售药品的标价计算；没有标价的，按照同类药品的市场价格计算。

③ 没收药品的处理。依照《药品管理法》的规定没收的物品，由药品监督管理部门按照规定监督处理。

十二、附则

1. 对制定有关管理办法的授权性规定

第一百五十二条规定：中药材种植、采集和饲养的管理，依照有关法律、法规的规定执行。

第一百五十三条规定：地区性民间习用药材的管理办法，由国务院药品监督管理部门会同国务院中医药主管部门制定。

第一百五十四条规定：中国人民解放军和中国人民武装警察部队执行本法的具体办法，由国务院、中央军事委员会依据本法制定。

2. 法律法规执行时间

第一百五十五条规定：本法自 2019 年 12 月 1 日起施行。

本章小结

本章论述了药品管理立法的含义及特征、药事管理法的渊源和法律关系、我国药品管理立法的发展，重点介绍了《中华人民共和国药品管理法》。主要内容为：

1. 药品管理立法是指由特定的国家机关，依据法定的权限和程序，制定、认可、修订、补充和废除药品管理法律规范的活动。

2.药事管理法是指由国家制定或认可，并由国家强制力保证实施，具有普遍效力和严格程序的行为规范体系，是调整与药事活动相关的行为和社会关系的法律规范的总和。

3.国家对药品管理实行药品上市许可持有人制度。药品上市许可持有人依法对药品研制、生产、经营、使用全过程中药品的安全性、有效性和质量可控性负责。

4.药品管理立法的特征是：目的是维护人民健康；核心是保证药品质量；形式向系统化发展；内容与国际化接轨。

5.2019年新修订的《药品管理法》共12章，包括：总则、药品研制和注册、药品上市许可持有人、药品生产、药品经营、医疗机构药事管理、药品上市后管理、药品价格和广告、药品储备和供应、监督管理、法律责任、附则。《药品管理法》共155条。

6.总则是一部法律的总的原则、基本制度，是整部法律的纲领性的规定。《药品管理法》总则的主要内容包括：立法目的；药品管理法适用范围的规定；我国发展药品的方针；药品监督管理体制；药品检验机构的设置及其职责。

复习思考题

一、单选题

1.《药品管理法》规定，列入国家药品标准的药品名称为（　　）。

A.药品化学名称　　　　　　　　　　B.药品商品名称

C.药品通用名称　　　　　　　　　　D.药品商标名称

2.《药品管理法》的适用范围是在中国境内（　　）。

A.所有与药学有关的单位和个人

B.所有从事药品研制、生产、经营、使用和监督管理的单位和个人

C.所有药品生产、经营、使用的单位和个人

D.所有有关药品研制、生产、经营、使用的单位和个人

3.以下情况按假药论处的是（　　）。

A.被污染的药品

B.变质的药品

C.药品成分的含量不符合国家药品标准

D.未注明或者更改产品批号的药品

4.新修订的《药品管理法》已于（　　）颁布。

A.2019年8月26日　　　　　　　　B.2019年12月1日

C.2019年2月28日　　　　　　　　D.2015年4月24日

5.（　　）依法对药品研制、生产、经营、使用全过程中药品的安全性、有效性和质量可控性负责。

A.药品生产企业　　　　　　　　　　B.药品经营企业

C.药品上市许可持有人　　　　　　　D.药品监督管理部门

6.开办药品生产企业，必须取得（　　）。

A.药品生产许可证　　　　　　　　　B.药品经营许可证

C.医疗机构制剂许可证　　　　　　　D.进口许可证

7.开办药品批发企业和药品零售企业，必须取得（　　）。

A. 药品生产许可证　　　　　　　　　　　B. 药品经营许可证

C. 医疗机构制剂许可证　　　　　　　　　D. 进口许可证

8. 进口麻醉药品和国家规定范围内的精神药品，必须持有国务院药品监督管理部门颁布的（　　　）。

A. 进口准许证　　　　　　　　　　　　　B. 出口准许证

C. 进口药品注册证书　　　　　　　　　　D. 进口许可证

9. 处方药可以在下列哪种媒介上发布？（　　　）

A. 电视　　　　　　　　B. 报纸　　　　　　　　C. 广播

D. 国务院卫生行政部门和药品监督管理部门共同指定的医学、药学专业刊物

10. 当事人对药品检验机构的检验结果有异议的，可以自收到药品检验结果之日起几日内向有关单位申请复验？（　　　）

A. 四日　　　　　　　　B. 五日　　　　　　　　C. 六日　　　　　　　　D. 七日

二、多选题

1. 开办药品生产企业，必须具备的条件是（　　　）。

A. 有依法经过资格认定的药学技术人员、工程技术人员及相应的技术工人

B. 有能对所生产药品进行质量管理和质量检验的机构、人员及必要的仪器设备

C. 有与药品生产相适应的厂房、设施和卫生环境

D. 有保证药品质量的规章制度，并符合国务院药品监督管理部门依据本法制定的药品生产质量管理规范要求

2. 开办药品经营企业必须具备的条件是（　　　）。

A. 具有依法经过资格认定的药学技术人员

B. 具有与所经营药品相适应的质量管理机构或者人员

C. 具有与所经营药品相适应的营业场所、设备、仓储设施、卫生环境

D. 具有保证所经营药品质量的规章制度，并符合国务院药品监督管理部门依据本法制定的药品生产质量管理规范要求

3. 下列属于劣药的是（　　　）。

A. 药品成分的含量不符合国家药品标准

B. 未标明或者更改有效期的药品

C. 超过有效期的药品

D. 擅自添加防腐剂、辅料的药品

4. 制定《药品管理法》的目的（　　　）。

A. 加强药品监督管理

B. 保证药品质量

C. 保护和促进公众健康

D. 增进药品疗效

5. 国务院药品监督管理部门的职责是（　　　）。

A. 主管全国药品监督管理工作

B. 配合国务院有关部门，执行国家药品行业发展规划和产业政策

C. 监督管理药品价格

D. 处罚不正当竞争行为

三、简答题

1. 我国对医疗机构配制制剂有何规定？

2. 什么是假药、劣药？哪些情形的药品按假药、劣药论处？

3. 《药品管理法》对直接接触药品的包装材料的容器是如何要求的？

4. 《药品管理法》规定的行政处罚有哪几种？

5. 未取得许可证生产、经营药品应当承担什么法律责任？

6. 生产、销售假药、劣药应当承担什么法律责任？

7. 违反《药品管理法》其他有关规定应承担什么法律责任？

8. 解释下列用语：药品，新药，处方药，药品认证，药品批发企业，药品零售企业。

第六章

药物研究开发与药品注册管理

【学习目标】

通过本章的学习，学生能够了解我国药品注册管理的法律法规体系、药品注册管理的相关概念以及各类药品注册的程序和规定，以便今后在实际工作中能够熟练运用。

1. 掌握：药品注册申请的类型；药品注册管理机构；药品上市许可、关联审评审批；药品注册检查；药品注册检验；药品加快上市注册；药品上市后变更和再注册、受理、补充资料和撤审等内容。

2. 熟悉：药品注册的概念；药物临床研究的分期和要求；GLP、GCP 的适用范围。

3. 了解：药品注册管理的必要性；药品注册时限、复审；药品批准文号的格式；违反药品注册管理规定应承担的法律责任。

案例引导

2005 年 7 月，某市药品监督管理局执法人员在对某市某医院的监督检查中，发现该医院泌尿专科使用的注射用盐酸大观霉素，其外包装上适应证与说明书中适应证表述不一致，外包装适应证明确该药可作为前列腺炎的二线用药，但说明书中没有这项疗效，故其涉嫌夸大药品的适应证范围。执法人员当即调查该批药品的购进与验收情况，并先行登记保存。

执法人员与厂家进行联系确认，厂方提供了该批药品的国家药品监督管理局生产批件附药品注册标准、当地省药品监督管理局的包装说明书备案表、国家药品监督管理局网上该药品更改适应证的通知复印件。经核实该药品的包装与省药品监督管理局备案一致，外包装的适应证范围与药品注册标准中适应证不一致，擅自增加了对前列腺的治疗，其余适应证与药品注册标准中适应证一致。最终按假药货值二倍从轻处理。

请阅读上述材料，思考并讨论：

(1) 医院违法行为的法律适用情况有哪些？

(2) 该案件中的判罚决定是否妥当？

第一节　药物研究开发概述

一、药物研究开发

1. 药物研究开发的概念和意义

药物的研究开发（research and development，R&D）是一个复杂的系统工程，涵盖对药物基本组成、基本性质、药理作用、毒性和临床疗效的认识和探索等主要内容。其目的是在对药物基本性质、疗效和安全性进行全面认识和评价的基础上，将候选药物应用于疾病的诊断、治疗或预防。

根据药物研究开发的进程，可以将药物研究开发分为临床前研究和临床研究两个阶段。前者是指药物进入临床试验之前全部研究工作的总称，而后者是指药物在临床（人体）试验中完成的研究工作。

根据药物的不同种类，药物研发可分为化学原料药研发、生化药物研发、微生物发酵或提取物研发、天然药物提取物研发、新给药途径研发、新剂型研发、新复方制剂研发、新适应证研发、制药新工艺研发、新药物辅料研发等。

2. 药物研究开发的必要性

（1）防病治病需要

药物的研究开发，尤其是新药研发，是人类与疾病持续斗争的重要武器。从远古时代"神农尝百草"发现和采集治疗疾病的天然药物，到公元 6 世纪通过冶金技术炼制简单的化合物，人类不断尝试探索新的药物治疗各种疾病。药物的研究开发和新药物的不断上市使人类克服一个又一个威胁人类生存的疾病，也使人类治疗疾病的方法和手段日新月异。

1972 年，屠呦呦和她的同事在青蒿中提取到了一种分子式为 $C_{15}H_{22}O_5$ 的无色结晶体，熔点为 $156\sim157℃$，他们将这种无色的结晶体物质命名为青蒿素。青蒿素具有高效、速效、低毒的优点，是一种新结构类型抗疟药，对各型疟疾特别是抗性疟疾有特效。1986 年，青蒿素获得了一类新药证书（86 卫药证字 X-01 号）。2011 年 9 月，因为发现青蒿素，挽救了全球特别是发展中国家的数百万人的生命，屠呦呦获得拉斯克奖和葛兰素史克中国研发中心生命科学杰出成就奖。2015 年 10 月，屠呦呦因发现青蒿素而获得诺贝尔生理学或医学奖，青蒿素可以有效降低疟疾患者的死亡率。她成为首获科学类诺贝尔奖的中国人。

（2）企业生存和发展的必备条件

新药研发是支撑医药企业发展的关键因素，医药行业是关系国计民生的特殊产业，药品的巨大社会效益和经济效益一直受到人们的关注，加快医药行业快速发展也成为各国政府产业政策中的重要内容。由于世界各国法律赋予新药的特殊地位使其在一定时期内具有垄断性质，同时新药开发并成功上市往往为制药企业带来巨大的利润，所以开发新药是世界各大药企争取市场份额、扩大利润的重要途径，药物研究开发被各大制药企业视为生命线。

二、药物研究开发的特点

1. 高利润

成功开发的创新药物，在给人类防治疾病带来新手段的同时，也给创制的企业带来巨额利润，是现代制药企业发展的动力源泉。例如 2001 年抗肿瘤专利药伊马替尼上市后，在 2004 年其销售额成功突破 10 亿元，2014 年其销售额最高达 47.46 亿元；2002 年专利药修美乐（阿达木单抗）最先在美国上市，是连续五年全球销量第一的生物制剂，2016 年销售额达 160.78 亿美元之高；2004 年专利药阿托伐他汀自上市以来，连续 6 年销售额在 100 亿美元以上，在专利保护期内销售额超千亿美元。创新药的巨额利润和世界市场占有率，使世界各大制药公司乐此不疲，持续不断地投入巨额资金研究开发新药。各国政府也普遍重视新药研发，视其为经济增长的驱动力。

2. 周期长

按照美国药品研究和制造商协会（PhRMA）的统计，一般新药上市前要耗费的时间少则近 10 年、多达 24 年；英国制药协会的数据则显示，新药的平均研发周期是 12.5 年。一种新药从发现到食品药品监督管理局（FDA）批准，从新药项目的立项到进入市场，要经历许多复杂的环节，大约要 15 年的时间。在长期的研制过程中，市场需求的变化、技术的进步、政策法规的改变等都是难以预测的，一旦这些因素发生变化，就会造成前期投入损失的风险。一般说来，研制周期越长，风险就越大。

3. 高投入

每一个创新药物从源头研发到获批成功上市是一个耗资和耗时巨大的过程且成功率较低，2010—2017 年，药品的研发成本从约 12 亿美元上升到了近 20 亿美元，与此截然相反的是，药品的预期最高销量却从 8 亿美元下降到了 4 亿美元。以格列卫为例，从发现靶点到 2001 年获批上市，格列卫的诞生整整耗费了 50 年，制药企业诺华投资超过 50 亿美元。另外，1997 年到 2011 年期间，格列卫的研制、生产企业诺华总共投入 800 多亿资金研发，最终能保证研发成功的只有 21 种，获批并销售成功的也只有格列卫等几种创新药物。

4. 高风险

在临床前研究、临床研究阶段，任何一个环节的失败都将使整个新药研发工作功亏一篑。投资规模越大，投资者承担的风险也就越大。据统计，每 5000 个新化合物只有一个能被批准进入临床研究，每 5 个进入临床研究的新药只有一个能上市，其余的都将被淘汰。

三、药物研究开发状况

我国创新药物研究还只是处于起步阶段，还存在创新能力不强、研发投入不足、研发队伍不稳定、专业人才缺乏等一些问题。而目前国际医药市场主要份额由少数国家的几个著名跨国公司垄断，其主要原因在于他们拥有一流的科技人才和技术。因此，雄厚的经济实力和高额的科研投入，将质量优良的新药不断投放市场，既造福人类，又为公司带来巨大经济效益和竞争力。

第二节 药品注册管理发展概况

20世纪上半叶，随着磺胺、青霉素先后问世，世界各国出现了研究开发化学治疗药物的热潮，同时其他各类型药物的开发也十分火热。但是各国的药品管理立法并不完善，单行的药事法规主要是针对假药、毒药的销售控制和处罚。这段时期出现了许多"药害"事件，如20世纪20年代广泛使用含砷化合物治疗梅毒导致很多人死亡，氯仿用于分娩使许多产妇死亡，2,4-二硝基苯酚用于减肥出现了白内障和目盲等。1937年美国发生了磺胺酏剂事件，造成107人死亡，原因是所用辅料为有毒的工业用二甘醇。当时无明确的法律依据进行处理，只有依据"掺假和贴假标签"对药厂处以罚款。为此美国国会于1938年修订《食品、药品和化妆品法》，要求上市药品必须向FDA提供新药安全性证明。但此事件并未引起其他国家注意，"药害"事件仍层出不穷。

1961年发生的"反应停"事件震惊世界，促进各国政府对新药审批注册实行法制化管理，造成新药研究开发形势又一次世界性的大转折。1962年，美国再次对《食品、药品和化妆品法》进行修订（《Kefauver-Harris修订案》），规定任何一种药品上市前，除安全性证明外，还必须向FDA提供充分的有效性证明。其他各国政府也对新药审批注册实行了法制化管理。许多国家修订或制定了药品管理法律，有些还制定了有关新药注册的单行法律法规。

我国药品的注册管理经历了曲折发展的道路，从分教管理到集中管理，从粗放式的行政规定管理逐步过渡到科学化、法制化管理。

中华人民共和国成立后，国家开始建设药政法规体系，药品审评制度作为药品管理的重要内容很受重视。1965年，卫生部、化学工业部发布的《药品新产品管理暂行办法（草案）》，成为我国第一个单行的新药管理规章。1978年，国务院批转的《药政管理条例（试行）》中对药品审评作了明确规定，1979年卫生部发布《新药管理办法（试行）》，对新药的定义、分类、研究、临床、鉴定、审批、生产和管理作了全面规定。在这一时期，新药基本上由各省卫生厅（局）审批，仅有麻醉药品、放射性药品、避孕药、中药人工合成品等少数新药由卫生部审批。

1984年颁布的我国第一部《药品管理法》中，首次以法律的形式确认了药品审批制度。1985年，卫生部发布《新药审批办法》《新生物制品审批办法》《进口药品管理办法》。按照《药品管理法》及《新药审批办法》等的规定，进口药品、新药由卫生部审批，已有药品标准的药品由各省级卫生行政部门审批，并规定了相应的药品批准文号。卫生部和各省级卫生行政部门负责拟定和修订国家药品标准和各省、自治区、直辖市药品标准。

1998年，药品监督管理工作划归国家药品监督管理局主管，1999年以来国家药品监督管理局陆续修订发布《新药审批办法》等一系列药品注册及管理的法律法规，如《新生物制品审批办法》《新药保护和技术转让的规定》《进口药品管理办法》《仿制药品审批办法》《药品研究和申报注册违规处理办法》《药品非临床研究质量管理规范》《药物临床试验质量管理规范》《药品研究机构登记备案管理办法》《药品研究实验记录暂行规定》《国家药品审评专家管理办法》《药品注册工作程序》等，这明确了药品的注册审批集中由国家药品监督管理局统一管理，我国药品注册管理的法规体系日益健全并与国际接轨。国家药品监督管理局还制定了20多个类别药物临床研究指导原则，40多个中医病症临床研究指导原则等一系列技术指标，建立了一批临床药理基地，组建了药品审评委员会。

2001年12月，我国正式加入世界贸易组织，根据世贸组织协议之一《与贸易有关的知识产权协定》（TRIPS）的宗旨、准则和有关具体规定，2002年10月，国家药品监督管理部门发布了《药品注册管理办法》（试行）及其附件。在新的药品注册管理规定中，新药概念定义为"未曾在中国境内上市销售的药品"，缩小了原新药管理办法中新药概念的范围；取消了与《专利法》不接轨的原行政保护；增加了按TRIPS有关条文制定的，对含有新化合物新药未披露数据的保护，以及基于保护公众健康而设置的监护期等；并增加了对执法主体执法程序和时限的要求。

针对《药品注册管理办法》（试行）在实施过程中暴露出的一些薄弱环节，如药品注册与监督管理脱节，监督措施不到位；审评审批标准偏低，鼓励创新不够；监督制约不到位，审评审批权力配置不合理，程序不够严密，过程不够透明等问题。经反复调研论证和公开征求意见，分别在2005年4月和2007年7月，国家药品监督管理部门又两次修订了《药品注册管理办法》，并相继发布《药品注册现场核查管理规定》《新药注册特殊审批管理规定》《药品技术转让注册管理规定》等一系列规定。

为解决药品注册管理工作存在的突出问题，2007年8月至2008年底，国家食品药品监督管理局开展了药品研制环节的专项整治工作。通过对3.3万个药品开展注册现场核查，撤回了7999个药品注册申请；通过开展药品批准文号清查，注销了4337个批准文号；通过开展过渡期品种集中审评，处理了2.5万个积压品种，其中不批准1.5万个品种，不批准率达60%，较大程度上规范了药品注册秩序，净化了药品研发环境。2007年10月1日修订的《药品注册管理办法》以科学监管理念为指导，通过整合药品注册管理资源，深化注册审评机制改革，严格注册审批程序，并建立了权威的专家技术资源，实现了依法科学审评审批，逐步建立起统一高效、运行顺畅的药品注册管理体系。

随着我国医药产业快速发展，药品质量和标准不断提高，但由于历史原因，药品审评审批中存在的问题也日益突出，注册申请资料质量不高，审评过程中需要多次补充完善，严重影响审评审批效率；仿制药重复建设、重复申请，市场恶性竞争，部分仿制药质量与国际先进水平存在较大差距；临床急需新药的上市审批时间过长，药品研发机构和科研人员不能申请药品注册，影响药品创新的积极性。针对这些问题，2015年8月18日，国务院发布《关于改革药品医疗器械审评审批制度的意见》（国发〔2015〕44号），提出提高审评审批质量、提高仿制药质量、鼓励研究和创制新药、提高审评审批透明度等一系列改革目标，以及提高药品审批标准、推进仿制药质量一致性评价等主要改革任务，并通过加快修订《药品管理法》《药品管理法实施条例》《药品注册管理办法》等措施，以保障药品审评审批制度改革的实施。2020年3月30日，国家市场监督管理总局公布了2020新版《药品注册管理办法》，并于2020年7月1日起正式施行，是新版《药品管理法》实施后重要的配套政策之一。

第三节　药品上市注册

一、药品注册的相关概念

药品注册，指药品注册申请人（以下简称申请人）依照法定程序和相关要求提出药物临床试验、药品上市许可、再注册等申请以及补充申请，药品监督管理部门基于法律法规和现有科学认知进行安全性、有效性和质量可控性等审查，决定是否同意其申请的活动。申请人取得药品注册证书后，为药品上市许可持有人（以下简称持有人）。

药品注册事项包括药物临床试验申请、药品上市注册申请、药品补充申请、药品再注册申请等许可事项，以及其他备案或者报告事项。

申请人应当为能够承担相应法律责任的企业或者药品研制机构等。境外申请人应当指定中国境内的企业法人办理相关药品注册事项。

二、《药品注册管理办法》适用范围

在中华人民共和国境内以药品上市为目的，从事药品研制、注册及监督管理活动，适用本办法。

三、药品注册的管理机构

1. 国家药品监督管理局

国家药品监督管理局主管全国药品注册管理工作，负责建立药品注册管理工作体系和制度，制定药品注册管理规范，依法组织药品注册审评审批以及相关的监督管理工作。

国家药品监督管理局药品审评中心（以下简称药品审评中心）负责药物临床试验申请、药品上市许可申请、补充申请和境外生产药品再注册申请等的审评。

2. 省级药品监督管理部门

省级药品监督管理部门负责：境内生产药品再注册申请的受理、审查和审批；药品上市后变更的备案、报告事项管理；组织对药物非临床安全性评价研究机构、药物临床试验机构的日常监管及违法行为的查处；参与国家药品监督管理局组织的药品注册核查、检验等工作；国家药品监督管理局委托实施的药品注册相关事项。

3. 其他机构

中国食品药品检定研究院（以下简称中检院）、国家药典委员会（以下简称药典委）、国家药品监督管理局食品药品审核查验中心（以下简称药品核查中心）、国家药品监督管理局药品评价中心（以下简称药品评价中心）、国家药品监督管理局行政事项受理服务和投诉举报中心、国家药品监督管理局信息中心（以下简称信息中心）等药品专业技术机构，承担依法实施药品注册管理所需的药品注册检验、通用名称核准、核查、监测与评价、制证送达以及相应的信息化建设与管理等相关工作。

四、药品注册分类

药品注册按照中药、化学药和生物制品等进行分类注册管理。

中药注册按照中药创新药、中药改良型新药、古代经典名方中药复方制剂、同名同方药等进行分类。

化学药注册按照化学药创新药、化学药改良型新药、仿制药等进行分类。

生物制品注册按照生物制品创新药、生物制品改良型新药、已上市生物制品（含生物类似药）等进行分类。

五、基本制度和要求

1. 基本要求

从事药物研制和药品注册活动，应当遵守有关法律、法规、规章、标准和规范；参照相关技术指导原则，采用其他评价方法和技术的，应当证明其科学性、适用性；应当保证全过程信息真实、准确、完整和可追溯。

2. 申请人

申请人应当为能够承担相应法律责任的企业或者药品研制机构等。境外申请人应当指定中国境内的企业法人办理相关药品注册事项。

申请人在申请药品上市注册前，应当完成药学、药理毒理学和药物临床试验等相关研究工作。药物非临床安全性评价研究应当在经过药物非临床研究质量管理规范认证的机构开展，并遵守药物非临床研究质量管理规范。药物临床试验应当经批准，其中生物等效性试验应当备案；药物临床试验应当在符合相关规定的药物临床试验机构开展，并遵守药物临床试验质量管理规范。

使用境外研究资料和数据支持药品注册的，其来源、研究机构或者实验室条件、质量体系要求及其他管理条件等应当符合国际人用药品注册技术要求协调会通行原则，并符合我国药品注册管理的相关要求。

3. 药品注册制度

变更原药品注册批准证明文件及其附件所载明的事项或者内容的，申请人应当按照规定，参照相关技术指导原则，对药品变更进行充分研究和验证，充分评估变更可能对药品安全性、有效性和质量可控性的影响，按照变更程序提出补充申请、备案或者报告。

药品注册证书有效期为五年，药品注册证书有效期内持有人应当持续保证上市药品的安全性、有效性和质量可控性，并在有效期届满前六个月申请药品再注册。

4. 加快上市注册制度

加快上市注册制度支持以临床价值为导向的药物创新。对符合条件的药品注册申请，申请人可以申请适用突破性治疗药物、附条件批准、优先审评审批及特别审批程序。在药品研制和注册过程中，药品监督管理部门及其专业技术机构给予必要的技术指导、沟通交流、优先配置资源、缩短审评时限等政策和技术支持。

5. 关联审评审批制度

国家药品监督管理局建立化学原料药、辅料及直接接触药品的包装材料和容器关联审评审批制度。在审批药品制剂时，对化学原料药一并审评审批，对相关辅料、直接接触药品的包装材料和容器一并审评。药品审评中心建立化学原料药、辅料及直接接触药品的包装材料和容器信息登记平台，对相关登记信息进行公示，供相关申请人或者持有人选择，并在相关药品制剂注册申请审评时关联审评。

6. 非处方药注册和转换制度

药品审评中心根据非处方药的特点，制定非处方药上市注册相关技术指导原则和程序，并向社会公布。药品评价中心制定处方药和非处方药上市后转换相关技术要求和程序，并向社会公布。

7. 沟通交流制度

申请人在药物临床试验申请前、药物临床试验过程中以及药品上市许可申请前等关键阶段，可以就重大问题与药品审评中心等专业技术机构进行沟通交流。药品注册过程中，药品审评中心等专业技术机构可以根据工作需要组织与申请人进行沟通交流。沟通交流的程序、要求和时限，由药品审评中心等专业技术机构依照职能分别制定，并向社会公布。

8. 专家咨询制度

建立专家咨询制度，成立专家咨询委员会，在审评、核查、检验、通用名称核准等过程中就重大问题听取专家意见，充分发挥专家的技术支撑作用。

9. 上市药品目录集制度

国家药品监督管理局建立收载新批准上市以及通过仿制药质量和疗效一致性评价的化学药品目录集，载明药品名称、活性成分、剂型、规格、是否为参比制剂、持有人等相关信息，及时更新并向社会公开。化学药品目录集收载程序和要求，由药品审评中心制定，并向社会公布。

10. 支持中药传承创新

国家药品监督管理局支持中药传承和创新，建立和完善符合中药特点的注册管理制度和技术评价体系，鼓励运用现代科学技术和传统研究方法研制中药，加强中药质量控制，提高中药临床试验水平。

第四节 药物临床试验管理

一、药物的临床研究

《药物临床试验质量管理规范》（GCP）是临床试验全过程的质量标准，包括方案设计、组织实施、监查、稽查、记录、分析、总结和报告。

1. 药物临床研究内容

药物临床试验，是指以药品上市注册为目的，为确定药物安全性与有效性在人体开展的药物研究。药物临床试验通常分期顺序进行，也可根据药物特点和研究目的开展一个或者多个分期研究，或者交叉重叠进行，一般分为Ⅰ、Ⅱ、Ⅲ、Ⅳ期以及生物等效性试验。

Ⅰ期临床试验：研究与评估药物用于人体的耐受性、药代动力学及初步的药效学（如可能）的临床试验。病例数要求 20～30 例。

Ⅱ期临床试验：针对特定适应证人群开展的初步评估药物疗效和安全性的临床试验。此阶段的研究设计可以根据具体的研究目的，采用多种形式，包括随机盲法对照临床试验。病例数要求 100 例。

Ⅲ期临床试验：在获得初步安全有效性证据之后开展的具有良好对照及足够样本的临床试验，用以评价研究药物总体获益/风险特征，进而支持药物上市的确证性临床试验。试验一般应为具有足够样本量的随机盲法对照试验。病例数要求 300 例。

Ⅳ期临床试验：创新药和改良型新药上市后应用研究阶段。其目的是考察在广泛使用条件下的药品的疗效和不良反应，评价在普通或者特殊人群中使用的获益与风险关系以及改进给药剂量等。病例数要求 2000 例。

生物等效性试验：为证明受试制剂中药物的吸收速度和吸收程度与参比制剂的差异在可接受范围内而进行的药物临床试验研究工作。病例数要求 18～24 例。

2. 药物临床研究的基本要求

申请人完成支持药物临床试验的药学、药理毒理学等研究后，提出药物临床试验申请的，应当按照申报资料要求提交相关研究资料。经形式审查，申报资料符合要求的，予以受理。药品审评中心应当组织药学、医学和其他技术人员对已受理的药物临床试验申请进行审评。对药物临床试验申请应当自受理之日起六十日内决定是否同意开展，并通过药品审评中心网站通知申请人审批结果；逾期未通知的，视为同意，申请人可以按照提交的方案开展药物临床试验。

① 开展药物临床试验，应当经伦理委员会审查同意。获准开展药物临床试验的，申办者在开展后续分期药物临床试验前，应当制定相应的药物临床试验方案，经伦理委员会审查同意后开展，并在药品审评中心网站提交相应的药物临床试验方案和支持性资料。

伦理委员会由医学专业人员、法律专家及非医务人员组成的独立组织，其职责为核查临床试验方案及附件是否合乎道德，并为之提供公众保证，确保受试者的安全、健康和权益受到保护。参加新药临床试验的医疗机构内应成立其独立的药物临床试验伦理委员会。该委员会的组成和一切活动不应受临床试验组织和实施者的干扰和影响。

② 获准开展药物临床试验的药物拟增加适应证（或者功能主治）以及增加与其他药物联合用药的，申请人应当提出新的药物临床试验申请，经批准后方可开展新的药物临床试验。

③ 药物临床试验场所应当在具备相应条件并按规定备案的药物临床试验机构开展。其中，疫苗临床试验应当由符合国家药品监督管理局和国家卫生健康委员会规定条件的三级医疗机构或者省级以上疾病预防控制机构实施或者组织实施。

④ 申办者应当定期在药品审评中心网站提交研发期间安全性更新报告。研发期间安全性更新报告应当每年提交一次，于药物临床试验获准后每满一年后的两个月内提交。药品审评中心可以根据审查情况，要求申办者调整报告周期。

对于药物临床试验期间出现的可疑且非预期严重不良反应和其他潜在的严重安全性风险信息，申办者应当按照相关要求及时向药品审评中心报告。根据安全性风险严重程度，可以要求申办者采取调整药物临床试验方案、知情同意书、研究者手册等加强风险控制的措施，必要时可以要求申办者暂停或者终止药物临床试验。

⑤ 药物临床试验期间，发生药物临床试验方案变更、非临床或者药学的变化或者有新发现的，申办者应当按照规定，参照相关技术指导原则，充分评估对受试者安全的影响。

申办者评估认为不影响受试者安全的，可以直接实施并在研发期间安全性更新报告中报告。可能增加受试者安全性风险的，应当提出补充申请。对补充申请应当自受理之日起六十日内决定是否同意，并通过药品审评中心网站通知申请人审批结果；逾期未通知的，视为同意。申办者发生变更的，由变更后的申办者承担药物临床试验的相关责任和义务。

⑥ 药物临床试验期间，发现存在安全性问题或者其他风险的，申办者应当及时调整临床试验方案、暂停或者终止临床试验，并向药品审评中心报告。

有下列情形之一的，可以要求申办者调整药物临床试验方案、暂停或者终止药物临床试验：

a. 伦理委员会未履行职责的；

b. 不能有效保证受试者安全的；

c. 申办者未按照要求提交研发期间安全性更新报告的；

d. 申办者未及时处置并报告可疑且非预期严重不良反应的；

e. 有证据证明研究药物无效的；

f. 临床试验用药品出现质量问题的；

g. 药物临床试验过程中弄虚作假的；

h. 其他违反药物临床试验质量管理规范的情形。

药物临床试验中出现大范围、非预期的严重不良反应，或者有证据证明临床试验用药品存在严重质量问题时，申办者和药物临床试验机构应当立即停止药物临床试验。药品监督管理部门依职责可以责令调整临床试验方案、暂停或者终止药物临床试验。

⑦ 药物临床试验被责令暂停后，申办者拟继续开展药物临床试验的，应当在完成整改后提出恢复药物临床试验的补充申请，经审查同意后方可继续开展药物临床试验。药物临床试验暂停时间满三年且未申请并获准恢复药物临床试验的，该药物临床试验许可自行失效。药物临床试验终止后，拟继续开展药物临床试验的，应当重新提出药物临床试验申请。

⑧ 药物临床试验应当在批准后三年内实施。药物临床试验申请自获准之日起，三年内未有受试者签署知情同意书的，该药物临床试验许可自行失效。仍需实施药物临床试验的，应当重新申请。

⑨ 申办者应当在开展药物临床试验前在药物临床试验登记与信息公示平台登记药物临床试验方案等信息。药物临床试验期间，申办者应当持续更新登记信息，并在药物临床试验结束后登记药物临床试验结果等信息。登记信息在平台进行公示，申办者对药物临床试验登记信息的真实性负责。

药物临床试验登记和信息公示的具体要求，由药品审评中心制定公布。

3. 《药物临床试验质量管理规范》的目的、适用范围和主要内容

1999 年我国国家药品监督管理局颁发《药物临床试验质量管理规范（试行）》，2003 年《药物临床试验质量管理规范》正式颁布并实施，2020 年修订了《药物临床试验质量管理规范》，自 2020 年 7 月 1 日起施行。

为保证药物临床试验过程规范，数据和结果的科学、真实、可靠，保护受试者的权益和安全，根据《中华人民共和国药品管理法》《中华人民共和国药品管理法实施条例》《中华人民共和国疫苗管理法》，制定本规范。本规范适用于为申请药品注册而进行的药物临床试验。药物临床试验的相关活动应当遵守本规范。药物临床试验应当符合《世界医学大会赫尔辛基宣言》原则及相关伦理要求，受试者的权益和安全是考虑的首要因素，优先于对科学和社会的获益。伦理审查与知情同意是保障受试者权益的重要措施。

GCP 共 9 章 83 条，主要内容包括：第一章总则，第二章术语及其定义，第三章伦理委员会，第四章研究者，第五章申办者，第六章试验方案，第七章研究者手册，第八章必备文件管理，第九章附则。

GCP 的实施与药物临床安全性评价研究机构的认证

根据《中华人民共和国药品管理法》《中华人民共和国药品管理法实施条例》，2004年2月19日，国家食品药品监督管理局与卫生部共同制定和修订《药物临床试验机构资格认定办法》。根据办法规定，国家食品药品监督管理部门主管全国资格认定管理工作，国家卫生行政部门在其职责范围内负责资格认定管理的有关工作。省级食品药品监督管理部门和卫生行政部门负责本行政区域内资格认定的初审和形式审查及日常监督管理工作。

资格认定的申报资料须经所在地省级卫生厅（局）进行初审。对初审符合条件的医疗机构，应将其资格认定申报资料移交同级食品药品监督管理局（现为药品监督管理局）。初审工作时限为15个工作日。省、自治区、直辖市食品药品监督管理局（现为药品监督管理局）对同级卫生厅（局）移交的资格认定的申报资料进行形式审查。对审查符合要求的资格认定申报资料，报国家药品监督管理局。形式审查工作时限为15个工作日。国家药品监督管理局对申报资料进行受理审查，作出是否受理的决定，并书面通知申请机构及其所在地省级药品监督管理局和卫生厅（局）。工作时限为5个工作日。对申报资料受理审查符合要求的，组织对申请机构进行现场检查。至2020年12月31日，国家药品监管总局官方发布了药品监督管理部门会同卫生行政部门已经认定了1974家具有药物临床试验机构资格的医疗机构。经认定的药物临床试验机构均可以开展人体生物等效性试验。

第五节　药品上市许可

一、药品上市许可基本要求

1. 申报与受理

(1) 申请上市完整路径

申请人在完成支持药品上市注册的药学、药理毒理学和药物临床试验等研究，确定质量标准，完成商业规模生产工艺验证，并做好接受药品注册核查检验的准备后，提出药品上市许可申请，按照申报资料要求提交相关研究资料。经对申报资料进行形式审查，符合要求的，予以受理。

(2) 直接申请上市路径

仿制药、按照药品管理的体外诊断试剂以及其他符合条件的情形，经申请人评估，认为无需或者不能开展药物临床试验，符合豁免药物临床试验条件的，申请人可以直接提出药品上市许可申请。豁免药物临床试验的技术指导原则和有关具体要求，由药品审评中心制定公布。

(3) 非处方药注册路径

符合以下情形之一的，可直接提出非处方药上市注册：

境内已有相同活性成分、适应证（或者功能主治）、剂型、规格的非处方药上市的药品；经国家药品监督管理局确定的非处方药改变剂型或者规格，但不改变适应证（或者功能主治）、给药剂量以及给药途径的药品；使用国家药品监督管理局确定的非处方药的活性成分组成的新的复方制剂；其他直接申报非处方药上市许可的情形。

2. 通用名称核准

申报药品拟使用的药品通用名称，未列入国家药品标准或者药品注册标准的，申请人应当在提出药品上市许可申请时同时提出通用名称核准申请。药品上市许可申请受理后，通用名称核准相关资料转药典委，药典委核准后反馈给药品审评中心。

申报药品拟使用的药品通用名称，已列入国家药品标准或者药品注册标准，药品审评中心在审评过程中认为需要核准药品通用名称的，应当通知药典委核准通用名称并提供相关资料，药典委核准后反馈给药品审评中心。

药典委在核准药品通用名称时，应当与申请人做好沟通交流，并将核准结果告知申请人。

3. 上市注册审批

药品审评中心应当组织药学、医学和其他技术人员，按要求对已受理的药品上市许可申请进行审评。

审评过程中基于风险启动药品注册核查、检验，相关技术机构应当在规定时限内完成核查、检验工作。

药品审评中心根据药品注册申报资料、核查结果、检验结果等，对药品的安全性、有效性和质量可控性等进行综合审评，非处方药还应当转药品评价中心进行非处方药适宜性审查。

综合审评结论通过的，批准药品上市，发给药品注册证书。综合审评结论不通过的，作出不予批准决定。药品注册证书载明药品批准文号、持有人、生产企业等信息。非处方药的药品注册证书还应当注明非处方药类别。

经核准的药品生产工艺、质量标准、说明书和标签作为药品注册证书的附件一并发给申请人，必要时还应当附药品上市后研究要求。上述信息纳入药品品种档案，并根据上市后变更情况及时更新。

药品批准上市后，持有人应当按照国家药品监督管理局核准的生产工艺和质量标准生产药品，并按照药品生产质量管理规范要求进行细化和实施。

4. 上市审评期间变更

药品上市许可申请审评期间，发生可能影响药品安全性、有效性和质量可控性的重大变更的，申请人应当撤回原注册申请，补充研究后重新申报。

申请人名称变更、注册地址名称变更等不涉及技术审评内容的，应当及时书面告知药品审评中心并提交相关证明性资料。

二、关联审评审批

1. 原料药、药用辅料和直接接触药品的包装材料和容器登记

化学原料药、辅料及直接接触药品的包装材料和容器生产企业应当按照关联审评审批制度要求，在化学原料药、辅料及直接接触药品的包装材料和容器登记平台登记产品信息和研

究资料。药品审评中心向社会公示登记号、产品名称、企业名称、生产地址等基本信息,供药品制剂注册申请人选择。

2. 原辅包关联

药品制剂申请人提出药品注册申请,可以直接选用已登记的化学原料药、辅料及直接接触药品的包装材料和容器;选用未登记的化学原料药、辅料及直接接触药品的包装材料和容器的,相关研究资料应当随药品制剂注册申请一并申报。

3. 原辅包关联审评

药品审评中心在审评药品制剂注册申请时,对药品制剂选用的化学原料药、辅料及直接接触药品的包装材料和容器进行关联审评,需补充资料的,按照补充资料程序要求药品制剂申请人或者化学原料药、辅料及直接接触药品的包装材料和容器登记企业补充资料,可以基于风险提出对化学原料药、辅料及直接接触药品的包装材料和容器企业进行延伸检查。

仿制境内已上市药品所用的化学原料药的,可以申请单独审评审批。

4. 关联审评信息公开

化学原料药、辅料及直接接触药品的包装材料和容器关联审评通过的或者单独审评审批通过的,药品审评中心在化学原料药、辅料及直接接触药品的包装材料和容器登记平台更新登记状态标识,向社会公示相关信息。其中,化学原料药同时发给化学原料药批准通知书及核准后的生产工艺、质量标准和标签,化学原料药批准通知书中载明登记号;不予批准的,发给化学原料药不予批准通知书。

未通过关联审评审批的,化学原料药、辅料及直接接触药品的包装材料和容器产品的登记状态维持不变,相关药品制剂申请不予批准。

三、药品注册核查

1. 基本要求

药品注册核查,是指为核实申报资料的真实性、一致性以及药品上市商业化生产条件,检查药品研制的合规性、数据可靠性等,对研制现场和生产现场开展的核查活动,以及必要时对药品注册申请所涉及的化学原料药、辅料及直接接触药品的包装材料和容器生产企业、供应商或者其他受托机构开展的延伸检查活动。

药品注册申请受理后,药品审评中心应当在受理后四十日内进行初步审查,需要药品注册生产现场核查的,通知药品核查中心组织核查,提供核查所需的相关材料,同时告知申请人以及申请人或者生产企业所在地省、自治区、直辖市药品监督管理部门。药品核查中心原则上应当在审评时限届满四十日前完成核查工作,并将核查情况、核查结果等相关材料反馈至药品审评中心。

2. 研制现场检查

药品审评中心根据药物创新程度、药物研究机构既往接受核查情况等,基于风险决定是否开展药品注册研制现场核查。

药品审评中心决定启动药品注册研制现场核查的,通知药品核查中心在审评期间组织实施核查,同时告知申请人。药品核查中心应当在规定时限内完成现场核查,并将核查情况、核查结论等相关材料反馈药品审评中心进行综合审评。

3. 生产现场检查

药品审评中心根据申报注册的品种、工艺、设施、既往接受核查情况等因素，基于风险决定是否启动药品注册生产现场核查。

对于创新药、改良型新药以及生物制品等，应当进行药品注册生产现场核查和上市前药品生产质量管理规范检查。

对于仿制药等，根据是否已获得相应生产范围药品生产许可证且已有同剂型品种上市等情况，基于风险进行药品注册生产现场核查、上市前药品生产质量管理规范检查。

4. 有因检查

药品审评中心在审评过程中，发现申报资料真实性存疑或者有明确线索举报等，需要现场检查核实的，应当启动有因检查，必要时进行抽样检验。

四、药品注册检验

1. 基本要求

药品注册检验，包括标准复核和样品检验。标准复核，是指对申请人申报药品标准中设定项目的科学性、检验方法的可行性、质控指标的合理性等进行的实验室评估。样品检验，是指按照申请人申报或者药品审评中心核定的药品质量标准对样品进行的实验室检验。

药品注册检验启动的原则、程序、时限等要求，由药品审评中心组织制定公布。药品注册申请受理前提出药品注册检验的具体工作程序和要求以及药品注册检验技术要求和规范，由中检院制定公布。

2. 需要检验的情形

与国家药品标准收载的同品种药品使用的检验项目和检验方法一致的，可以不进行标准复核，只进行样品检验。其他情形应当进行标准复核和样品检验。

3. 事权划分

中检院或者经国家药品监督管理局指定的药品检验机构承担以下药品注册检验：

① 创新药；

② 改良型新药（中药除外）；

③ 生物制品、放射性药品和按照药品管理的体外诊断试剂；

④ 国家药品监督管理局规定的其他药品。

境外生产药品的药品注册检验由中检院组织口岸药品检验机构实施。

其他药品的注册检验，由申请人或者生产企业所在地省级药品检验机构承担。

4. 受理前药品注册检验程序和要求

申请人完成支持药品上市的药学相关研究，确定质量标准，并完成商业规模生产工艺验证后，可以在药品注册申请受理前向中检院或者省、自治区、直辖市药品监督管理部门提出药品注册检验；申请人未在药品注册申请受理前提出药品注册检验的，在药品注册申请受理后四十日内由药品审评中心启动药品注册检验。原则上申请人在药品注册申请受理前只能提出一次药品注册检验，不得同时向多个药品检验机构提出药品注册检验。

境内生产药品的注册申请，申请人在药品注册申请受理前提出药品注册检验的，向相关省、自治区、直辖市药品监督管理部门申请抽样，省、自治区、直辖市药品监督管理部门组织进行抽样并封签，由申请人将抽样单、样品、检验所需资料及标准物质等送至相应药品检验机构。

境外生产药品的注册申请，申请人在药品注册申请受理前提出药品注册检验的，申请人应当按规定要求抽取样品，并将样品、检验所需资料及标准物质等送至中检院。

5. 受理后审评和检验衔接

境内生产药品的注册申请，药品注册申请受理后需要药品注册检验的，药品审评中心应当在受理后四十日内向药品检验机构和申请人发出药品注册检验通知。申请人向相关省、自治区、直辖市药品监督管理部门申请抽样，省、自治区、直辖市药品监督管理部门组织进行抽样并封签，申请人应当在规定时限内将抽样单、样品、检验所需资料及标准物质等送至相应药品检验机构。

境外生产药品的注册申请，药品注册申请受理后需要药品注册检验的，申请人应当按规定要求抽取样品，并将样品、检验所需资料及标准物质等送至中检院。

6. 受理后检查和检验衔接

药品检验机构应当在五日内对申请人提交的检验用样品及资料等进行审核，作出是否接收的决定，同时告知药品审评中心。需要补正的，应当一次性告知申请人。

药品检验机构原则上应当在审评时限届满四十日前，将标准复核意见和检验报告反馈至药品审评中心。

在药品审评、核查过程中，发现申报资料真实性存疑或者有明确线索举报，或者认为有必要进行样品检验的，可抽取样品进行样品检验。

审评过程中，药品审评中心可以基于风险提出质量标准单项复核。

第六节　药品加快上市注册

一、突破性治疗药物程序

1. 申请范围

药物临床试验期间，用于防治严重危及生命或者严重影响生存质量的疾病，且尚无有效防治手段或者与现有治疗手段相比有足够证据表明具有明显临床优势的创新药或者改良型新药等，申请人可以申请适用突破性治疗药物程序。

2. 申请程序

申请适用突破性治疗药物程序的，申请人应当向药品审评中心提出申请。符合条件的，药品审评中心按照程序公示后纳入突破性治疗药物程序。

3. 支持政策

对纳入突破性治疗药物程序的药物临床试验，给予以下政策支持：

① 申请人可以在药物临床试验的关键阶段向药品审评中心提出沟通交流申请，药品审评中心安排审评人员进行沟通交流；

② 申请人可以将阶段性研究资料提交药品审评中心，药品审评中心基于已有研究资料，对下一步研究方案提出意见或者建议，并反馈给申请人。

4. 终止程序

对纳入突破性治疗药物程序的药物临床试验，申请人发现不再符合纳入条件时，应当及时向药品审评中心提出终止突破性治疗药物程序。药品审评中心发现不再符合纳入条件的，应当及时终止该品种的突破性治疗药物程序，并告知申请人。

二、附条件批准程序

1. 附条件批准范围

药物临床试验期间，符合以下情形的药品，可以申请附条件批准：

① 治疗严重危及生命且尚无有效治疗手段的疾病的药品，药物临床试验已有数据证实疗效并能预测其临床价值的；

② 公共卫生方面急需的药品，药物临床试验已有数据显示疗效并能预测其临床价值的；

③ 应对重大突发公共卫生事件急需的疫苗或者国家卫生健康委员会认定急需的其他疫苗，经评估获益大于风险的。

2. 申请程序

申请附条件批准的，申请人应当就附条件批准上市的条件和上市后继续完成的研究工作等与药品审评中心沟通交流，经沟通交流确认后提出药品上市许可申请。

经审评，符合附条件批准要求的，在药品注册证书中载明附条件批准药品注册证书的有效期、上市后需要继续完成的研究工作及完成时限等相关事项。

审评过程中，发现纳入附条件批准程序的药品注册申请不能满足附条件批准条件的，药品审评中心应当终止该品种附条件批准程序，并告知申请人按照正常程序研究申报。

3. 上市后要求

对附条件批准的药品，持有人应当在药品上市后采取相应的风险管理措施，并在规定期限内按照要求完成药物临床试验等相关研究，以补充申请方式申报。

对批准疫苗注册申请时提出进一步研究要求的，疫苗持有人应当在规定期限内完成研究。

对附条件批准的药品，持有人逾期未按照要求完成研究或者不能证明其获益大于风险的，国家药品监督管理局应当依法处理，直至注销药品注册证书。

三、优先审评审批程序

1. 优先范围

药品上市许可申请时，以下具有明显临床价值的药品，可以申请适用优先审评审批程序：

① 临床急需的短缺药品、防治重大传染病和罕见病等疾病的创新药和改良型新药；

② 符合儿童生理特征的儿童用药品新品种、剂型和规格；

③ 疾病预防、控制急需的疫苗和创新疫苗；

④ 纳入突破性治疗药物程序的药品；

⑤ 符合附条件批准的药品；

⑥ 国家药品监督管理局规定其他优先审评审批的情形。

2. 申请程序

申请人在提出药品上市许可申请前，应当与药品审评中心沟通交流，经沟通交流确认后，在提出药品上市许可申请的同时，向药品审评中心提出优先审评审批申请。符合条件的，药品审评中心按照程序公示后纳入优先审评审批程序。

3. 支持政策

对纳入优先审评审批程序的药品上市许可申请，给予以下政策支持：

① 药品上市许可申请的审评时限为一百三十日；

② 临床急需的境外已上市境内未上市的罕见病药品，审评时限为七十日；

③ 需要核查、检验和核准药品通用名称的，予以优先安排；

④ 经沟通交流确认后，可以补充提交技术资料。

4. 终止程序

审评过程中，发现纳入优先审评审批程序的药品注册申请不能满足优先审评审批条件的，药品审评中心应当终止该品种优先审评审批程序，按照正常审评程序审评，并告知申请人。

四、特别审批程序

1. 特别审批情形

在发生突发公共卫生事件的威胁时以及突发公共卫生事件发生后，国家药品监督管理局可以依法决定对突发公共卫生事件应急所需防治药品实行特别审批。

2. 特别审批政策

对实施特别审批的药品注册申请，国家药品监督管理局按照统一指挥、早期介入、快速高效、科学审批的原则，组织加快并同步开展药品注册受理、审评、检查、检验工作。特别审批的情形、程序、时限、要求等按照《药品特别审批程序》规定执行。

3. 特别审批程序的要求

对纳入特别审批程序的药品，可根据疾病防控的特定需要要求其在一定期限和范围内使用。

4. 特别审批程序的终止

对纳入特别审批程序的药品，发现其不再符合纳入条件的，应当终止该药品的特别审批程序，并告知申请人。

第七节　药品上市后变更和再注册

一、药品上市后变更

持有人应当主动开展药品上市后研究，对药品的安全性、有效性和质量可控性进行进一步确证，加强对已上市药品的持续管理。

药品注册证书及附件要求持有人在药品上市后开展相关研究工作的，持有人应当在规定时限内完成并按照要求提出补充申请、备案或者报告。

药品批准上市后，持有人应当持续开展药品安全性和有效性研究，根据有关数据及时备案或者提出修订说明书的补充申请，不断更新完善说明书和标签。药品监督管理部门依职责可以根据药品不良反应监测和药品上市后评价结果等，要求持有人对说明书和标签进行修订。

药品上市后的变更，按照其对药品安全性、有效性和质量可控性的风险和产生影响的程度，实行分类管理，分为审批类变更、备案类变更和报告类变更。持有人应当按照相关规定，参照相关技术指导原则，全面评估、验证变更事项对药品安全性、有效性和质量可控性的影响，进行相应的研究工作。

药品上市后变更研究的技术指导原则，由药品审评中心制定，并向社会公布。

1. 审批类变更

以下变更，持有人应当以补充申请方式申报，经批准后实施：

① 药品生产过程中的重大变更；

② 药品说明书中涉及有效性内容以及增加安全性风险的其他内容的变更；

③ 持有人转让药品上市许可；

④ 国家药品监督管理局规定需要审批的其他变更。

2. 备案类变更

以下变更，持有人应当在变更实施前，报所在地省、自治区、直辖市药品监督管理部门备案：

①药品生产过程中的中等变更；

② 药品包装标签内容的变更；

③ 药品分包装；

④ 国家药品监督管理局规定需备案的其他变更。

境外生产境内上市的药品发生上述变更的，应当报国家药品监督管理局药品审评中心备案后实施。药品分包装备案的程序和要求，由药品审评中心制定发布。

3. 报告类变更

以下变更，持有人应当在年度报告中报告：

① 药品生产过程中的微小变更；

② 国家药品监督管理局规定需要报告的其他变更。

二、药品再注册

1. 再注册申报

持有人应当在药品注册证书有效期届满前六个月申请再注册。境内生产药品再注册申请由持有人向其所在地省、自治区、直辖市药品监督管理部门提出，境外生产药品再注册申请由持有人向药品审评中心提出。

2. 再注册审批

药品再注册申请受理后，省、自治区、直辖市药品监督管理部门或者药品审评中心对持有人开展药品上市后评价和不良反应监测情况，按照药品批准证明文件和药品监督管理部门要求开展相关工作情况，以及药品批准证明文件载明信息变化情况等进行审查，符合规定的，予以再注册，发给药品再注册批准通知书。不符合规定的，不予再注册，并报请国家药品监督管理局注销药品注册证书。

3. 不予再注册情形

有下列情形之一的，不予再注册：

① 有效期届满未提出再注册申请的；

② 药品注册证书有效期内持有人不能履行持续考察药品质量、疗效和不良反应责任的；

③ 未在规定时限内完成药品批准证明文件和药品监督管理部门要求的研究工作且无合理理由的；

④ 经上市后评价，属于疗效不确切、不良反应大或者因其他原因危害人体健康的；

⑤ 法律、行政法规规定的其他不予再注册情形。

对不予再注册的药品，药品注册证书有效期届满时予以注销。

第八节　受理、撤回申请、审批决定和争议解决

1. 受理

药品监督管理部门收到药品注册申请后进行形式审查，并根据下列情况分别作出是否受理的决定：

① 申请事项依法不需要取得行政许可的，应当即时作出不予受理的决定，并说明理由。

② 申请事项依法不属于本部门职权范围的，应当即时作出不予受理的决定，并告知申请人向有关行政机关申请。

③ 申报资料存在可以当场更正的错误的，应当允许申请人当场更正；更正后申请材料齐全、符合法定形式的，应当予以受理。

④ 申报资料不齐全或者不符合法定形式的，应当当场或者在五日内一次告知申请人需要补正的全部内容。按照规定需要在告知时一并退回申请材料的，应当予以退回。申请人应当在三十日内完成补正资料。申请人无正当理由逾期不予补正的，视为放弃申请，无需作出不予受理的决定。逾期未告知申请人补正的，自收到申请材料之日起即为受理。

⑤ 申请事项属于本部门职权范围，申报资料齐全、符合法定形式，或者申请人按照要求提交全部补正资料的，应当受理药品注册申请。

药品注册申请受理后，需要申请人缴纳费用的，申请人应当按规定缴纳费用。申请人未在规定期限内缴纳费用的，终止药品注册审评审批。

2. 补充资料要求

药品注册申请受理后，需要申请人在原申报资料基础上补充新的技术资料的，药品审评中心原则上提出一次补充资料要求，列明全部问题后，以书面方式通知申请人在八十日内补充提交资料。申请人应当一次性按要求提交全部补充资料，补充资料时间不计入药品审评时限。药品审评中心收到申请人全部补充资料后启动审评，审评时限延长三分之一；适用优先审评审批程序的，审评时限延长四分之一。

不需要申请人补充新的技术资料，仅需要申请人对原申报资料进行解释说明的，药品审评中心通知申请人在五日内按照要求提交相关解释说明。

药物临床试验申请、药物临床试验期间的补充申请，在审评期间，不得补充新的技术资料；如需开展新的研究，申请人可以在撤回后重新提出申请。

药品注册申请审评过程中，药品审评中心认为存在实质性缺陷无法补充资料的，可直接依据已有资料做出不予批准的决定。

3. 申请人撤审程序

药品注册申请受理后，申请人可以提出撤回申请。同意撤回申请的，药品审评中心或者省、自治区、直辖市药品监督管理部门终止其注册程序，并告知药品注册核查、检验等技术机构。审评、核查和检验过程中发现涉嫌存在隐瞒真实情况或者提供虚假信息等违法行为的，依法处理，申请人不得撤回药品注册申请。

4. 审批结束前技术内容争议申诉

药品注册期间，对于审评结论为不通过的，药品审评中心应当告知申请人不通过的理由，申请人可以在十五日内向药品审评中心提出异议。药品审评中心结合申请人的异议意见进行综合评估并反馈申请人。

申请人对综合评估结果仍有异议的，药品审评中心应当按照规定，在五十日内组织专家咨询委员会论证，并综合专家论证结果形成最终的审评结论。

申请人异议和专家论证的时间不计入审评时限。

5. 审批结束前违反公平公正行为投诉

药品注册期间，申请人认为药品注册受理、审评、检查、检验、审批等工作违反公平公正原则的，可以向其所在单位或者上级机关投诉举报。

6. 不批准情形

药品注册申请有下列情形之一的，不予批准：

① 药物临床试验申请的研究资料不足以支持开展药物临床试验或者不能保障受试者安全的；

② 申报资料显示其申请药品安全性、有效性、质量可控性等存在较大缺陷的；

③ 申报资料不能证明药品安全性、有效性、质量可控性，或者经评估认为药品风险大于获益的；

④ 申请人未能在规定时限内补充资料的；

⑤ 申请人拒绝接受或者无正当理由未在规定时限内接受药品注册核查、检验的；

⑥ 药品注册过程中认为申报资料不真实，申请人不能证明其真实性的；

⑦ 药品注册现场核查或者样品检验结果不符合规定的；

⑧ 法律法规规定的不应当批准的其他情形。

药品注册申请审批结束后，申请人对行政许可决定有异议的，可以依法提起行政复议或者行政诉讼。

第九节　工作时限

1. 基本要求

药品审评中心等专业技术机构应当明确本单位工作程序和时限，并向社会公布。

2. 受理

药品监督管理部门收到药品注册申请后进行形式审查，应当在五日内作出受理、补正或者不予受理决定。

3. 审评

药品注册审评时限，按照以下规定执行：

① 药物临床试验申请、药物临床试验期间补充申请的审评审批时限为六十日；

② 药品上市许可申请审评时限为二百日，其中优先审评审批程序的审评时限为一百三十日，临床急需境外已上市罕见病用药优先审评审批程序的审评时限为七十日；

③ 单独申报仿制境内已上市化学原料药的审评时限为二百日；

④ 审批类变更的补充申请审评时限为六十日，补充申请合并申报事项的，审评时限为八十日，其中涉及临床试验研究数据审查、药品注册核查检验的审评时限为二百日；

⑤ 药品通用名称核准时限为三十日；

⑥ 非处方药适宜性审核时限为三十日。

4. 检查

药品注册核查时限，按照以下规定执行：

① 药品审评中心应当在药品注册申请受理后四十日内通知药品核查中心启动核查，并同时通知申请人；

② 药品核查中心原则上在审评时限届满四十日前完成药品注册生产现场核查，并将核查情况、核查结果等相关材料反馈至药品审评中心。

5. 检验

药品注册检验时限，按照以下规定执行：

① 样品检验时限为六十日，样品检验和标准复核同时进行的时限为九十日；

② 药品注册检验过程中补充资料时限为三十日；

③ 药品检验机构原则上在审评时限届满四十日前完成药品注册检验相关工作，并将药品标准复核意见和检验报告反馈至药品审评中心。

6. 再注册

药品再注册审查审批时限为一百二十日。

7. 审批

国家药品审评中心或省级局应当在二十个工作日内作出审批决定。

8. 送达

药品监督管理部门应当自作出药品注册审批决定之日起十日内颁发、送达有关行政许可证件。

9. 时限延长情形

因品种特性及审评、核查、检验等工作遇到特殊情况确需延长时限的，延长的时限不得超过原时限的二分之一，经药品审评、核查、检验等相关技术机构负责人批准后，由延长时限的技术机构书面告知申请人，并通知其他相关技术机构。

10. 不计入时限情形

药品注册期间，以下时限不计入药品注册时限：

① 申请人补充资料、核查后整改以及按要求核对生产工艺、质量标准和说明书等所占用的时间；

② 因申请人原因延迟核查、检验、召开专家咨询会等的时间；

③ 根据法律法规的规定中止审评审批程序的，中止审评审批程序期间所占用的时间；

④ 启动境外核查的，境外核查所占用的时间。

第十节　监督管理

1. 基本要求

国家药品监督管理局负责对药品审评中心等相关专业技术机构及省、自治区、直辖市药品监督管理部门承担药品注册管理相关工作的监督管理、考核评价与指导。药品监督管理部门应当依照法律、法规的规定对药品研制活动进行监督检查，必要时可以对为药品研制提供产品或者服务的单位和个人进行延伸检查，有关单位和个人应当予以配合，不得拒绝和隐瞒。

2. 信息化和品种档案

信息中心负责建立药品品种档案，对药品实行编码管理，汇集药品注册申报、临床试验期间安全性相关报告、审评、核查、检验、审批以及药品上市后变更的审批、备案、报告等信息，并持续更新。药品品种档案和编码管理的相关制度，由信息中心制定公布。

3. 研究机构检查

省、自治区、直辖市药品监督管理部门应当组织对辖区内药物非临床安全性评价研究机构、药物临床试验机构等遵守药物非临床研究质量管理规范、药物临床试验质量管理规范等情况进行日常监督检查，监督其持续符合法定要求。国家药品监督管理局根据需要进行药物非临床安全性评价研究机构、药物临床试验机构等研究机构的监督检查。

4. 信用档案

国家药品监督管理局建立药品安全信用管理制度，药品核查中心负责建立药物非临床安全性评价研究机构、药物临床试验机构药品安全信用档案，记录许可颁发、日常监督检查结果、违法行为查处等情况，依法向社会公布并及时更新。药品监督管理部门对有不良信用记录的，增加监督检查频次，并可以按照国家规定实施联合惩戒。药物非临床安全性评价研究机构、药物临床试验机构药品安全信用档案的相关制度，由药品核查中心制定公布。

5. 信息公开

国家药品监督管理局依法向社会公布药品注册审批事项清单及法律依据、审批要求和办理时限，向申请人公开药品注册进度，向社会公开批准上市药品的审评结论和依据以及监督检查发现的违法违规行为，接受社会监督。

批准上市药品的说明书应当向社会公开并及时更新。其中，疫苗还应当公开标签内容并及时更新。

未经申请人同意，药品监督管理部门、专业技术机构及其工作人员、参与专家评审等的人员不得披露申请人提交的商业秘密、未披露信息或者保密商务信息，法律另有规定或者涉及国家安全、重大社会公共利益的除外。

6. 注销药品批准文号

具有下列情形之一的，由国家药品监督管理局注销药品注册证书，并予以公布：

① 持有人自行提出注销药品注册证书的；

② 按照本办法规定不予再注册的；

③ 持有人药品注册证书、药品生产许可证等行政许可被依法吊销或者撤销的；

④ 按照《药品管理法》第八十三条的规定，疗效不确切、不良反应大或者因其他原因危害人体健康的；

⑤ 按照《疫苗管理法》第六十一条的规定，经上市后评价，预防接种异常反应严重或者其他原因危害人体健康的；

⑥ 按照《疫苗管理法》第六十二条的规定，经上市后评价发现该疫苗品种的产品设计、生产工艺、安全性、有效性或者质量可控性明显劣于预防、控制同种疾病的其他疫苗品种的；

⑦ 违反法律、行政法规规定，未按照药品批准证明文件要求或者药品监督管理部门要求在规定时限内完成相应研究工作且无合理理由的；

⑧ 其他依法应当注销药品注册证书的情形。

第十一节　法律责任

1. 药品注册造假

药品注册过程中，提供虚假的证明、数据、资料、样品或者采取其他手段骗取临床试验许可或者药品注册等许可的，按照《药品管理法》第一百二十三条处理。

2. 疫苗造假

申请疫苗临床试验、注册提供虚假数据、资料、样品或者有其他欺骗行为的，按照《疫苗管理法》第八十一条进行处理。

3. 未遵守 GLP、GCP

在药品注册过程中，药物非临床安全性评价研究机构、药物临床试验机构等，未按照规定遵守药物非临床研究质量管理规范、药物临床试验质量管理规范等的，按照《药品管理法》第一百二十六条处理。未经批准开展药物临床试验的，按照《药品管理法》第一百二十五条处理；开展生物等效性试验未备案的，按照《药品管理法》第一百二十七条处理。

4. 临床试验发现问题处置不当

药物临床试验期间，发现存在安全性问题或者其他风险，临床试验申办者未及时调整临床试验方案、暂停或者终止临床试验，或者未向国家药品监督管理局报告的，按照《药品管理法》第一百二十七条处理。

违反《药品注册管理办法》第二十八条、第三十三条规定，申办者有下列情形之一的，责令限期改正；逾期不改正的，处一万元以上三万元以下罚款：

① 开展药物临床试验前未按规定在药物临床试验登记与信息公示平台进行登记；

② 未按规定提交研发期间安全性更新报告；

③ 药物临床试验结束后未登记临床试验结果等信息。

5. 出具虚假检验报告

药品检验机构在承担药品注册所需要的检验工作时，出具虚假检验报告的，按照《药品管理法》第一百三十八条处理。

6. 不符合条件给予许可

对不符合条件而批准进行药物临床试验、不符合条件的药品颁发药品注册证书的，按照《药品管理法》第一百四十七条处理。

7. 监管部门及人员法律责任

药品监督管理部门及其工作人员在药品注册管理过程中有违法违规行为的，按照相关法律法规处理。

第十二节　其他规定

1. 特定产品要求

麻醉药品、精神药品、医疗用毒性药品、放射性药品、药品类易制毒化学品等有其他特殊管理规定药品的注册申请，除按照本办法的规定办理外，还应当符合国家的其他有关规定。

出口疫苗的标准应当符合进口国（地区）的标准或者合同要求。

2. 药械组合产品注册

拟申报注册的药械组合产品，已有同类产品经属性界定为药品的，按照药品进行申报；尚未经属性界定的，申请人应当在申报注册前向国家药品监督管理局申请产品属性界定。属性界定为药品为主的，按照本办法规定的程序进行注册，其中属于医疗器械部分的研究资料由国家药品监督管理局医疗器械技术审评中心作出审评结论后，转交药品审评中心进行综合审评。

3. 药品批准文号格式

境内生产药品批准文号格式为：国药准字 H(Z、S)＋四位年号＋四位顺序号。中国香港、澳门和台湾地区生产药品批准文号格式为：国药准字 H(Z、S)C＋四位年号＋四位顺序号。

境外生产药品批准文号格式为：国药准字 H(Z、S)J＋四位年号＋四位顺序号。

其中，H 代表化学药，Z 代表中药，S 代表生物制品。

药品批准文号，不因上市后的注册事项的变更而改变。

中药另有规定的从其规定。

4. 电子证明文件效力

药品监督管理部门制作的药品注册批准证明电子文件及原料药批准文件电子文件与纸质

文件具有同等法律效力。

药品一致性评价

药物一致性评价，是《国家药品安全"十二五"规划》中的一项药品质量要求，即国家要求仿制药品要与原研药品质量和疗效一致。具体来讲，要求杂质谱一致、稳定性一致、体内外溶出规律一致。

一、开展药品一致性评价的目的

1. 有利于提高药品的有效性。民众用药必须实现安全、有效、可及。中华人民共和国成立以来，仿制药在保障百姓健康和推动中国医疗卫生事业发展中发挥了不可替代的作用。但值得注意的是，我国仿制药虽能保证安全性，但部分品种在质量、疗效与原研药仍存在较大差距。通过一致性评价工作，促使我国仿制药品质量提升，进一步保障民众用药的有效性。

2. 有利于降低民众用药支出，减少医疗费用。通过一致性评价的仿制药，其质量、疗效应与原研药一致。临床上优先使用这些"可替代"的仿制药，在一定程度上减轻民众在用药方面的经济负担，减少医保支出，提高医保基金的使用效率。

3. 有利于提升医药行业发展质量，进一步推动医药产业国际化。我国是制药大国，但并非制药强国。在国际医药市场，我国仍以原料药出口为主，制剂出口无论是品种还是金额，所占比重均较小，其根本原因在于我国制剂水平的相对落后。实行仿制药一致性评价，将持续提高我国药用辅料、包材以及仿制药质量，加快我国医药产业的优胜劣汰、转型升级步伐，提升我国制剂生产水平，进一步推动我国制剂产品走向国际市场，提高国际竞争能力。

4. 有利于推进供给侧的结构性改革。产品质量是供给侧的问题，是如何更好地满足市场需求的问题，也是结构性问题。提高仿制药质量、疗效，实现临床上更多的仿制药与原研药相互替代，推动药品生产领域的结构性改革，降低医药总费用支出，淘汰落后产能，提高仿制药的竞争力。医药企业通过开展仿制药一致性评价，也有利于创新。制剂是有效成分、辅料和包材的有机结合，一致性评价将促进企业更多地进行生产工艺和辅料、包材的综合研究，全面提高制剂水平。

二、关于药品一致性评价的政策及要求

为全面提高仿制药质量，完善仿制药质量评价体系，提高我国仿制质量水平，2012年国务院发布的《国家药品安全"十二五"规划》提出开展仿制药质量一致性评价的要求。2013年2月，国家食品药品监督管理局印发《仿制药质量一致性评价工作方案》，启动仿制药质量一致性评价工作。2013年7月，国家食品药品监督管理总局下达《2013年度仿制药质量一致性评价方法研究任务》，确定了首批开展仿制药一致性评价的75个品种。针对近年我国仿制药重复建设、重复申请，市场恶性竞争，部分仿制药质量与国际先进水平存在较大差距等题，2015年8月，国务院发布《关于改革药品医疗器械审评审批制度的意见》，提出推进仿制药质量一致性评价，对已经批准上市的仿制药，按与原研药品质量和疗效一致的原则，分期分批进行质量一致性评价，2016年3月5日，国家食

品药品监督管理局转发了国务院办公厅发布的《关于开展仿制药质量和疗效一致性评价的意见》，意味着一致性评价的大幕正式拉开。

1. 在开展一致性评价过程中，药品生产企业须以参比制剂为对照，全面深入地开展比对研究。包括处方、质量标准、晶型、粒度和杂质等主要药学指标比较研究，以及固体制剂溶出曲线的比较研究，以提高体内生物等效性试验的成功率，并为将药品特征溶出曲线列入相应的质量标准提供依据。对符合《人体生物等效性试验豁免指导原则》（食品药品监管总局通告 2016 年第 87 号）的品种，由药品生产企业申报，一致性评价办公室组织审核后公布，允许该药品生产企业采取体外溶出试验的方法进行一致性评价。

2. 开展生物等效性试验的品种，应根据《关于化学药生物等效性试验实行备案管理的公告》（食品药品监管总局公告 2015 年第 257 号）规定的程序备案，并按照《以药动学参数为终点评价指标的化学药物仿制药人体生物等效性研究技术指导原则》（食品药品监管总局通告 2016 年第 61 号）等的有关要求进行试验研究。

3. 对无参比制剂需开展临床有效性试验的品种，区分两种情况处理：①如属于未改变处方、工艺的，应按一致性评价办公室的要求进行备案，并按照有关药品临床试验指导原则的相应要求开展试验研究；②如属于改变已批准处方、工艺的，按照《药品注册管理办法》补充申请有关要求开展试验研究。

本章小结

本章介绍了我国药品注册管理的具体规定，药品注册管理的发展，药品注册的概念、分类，药物的临床前研究与临床研究管理，药品注册的具体办法和违反规定的法律责任。主要内容为：

1. 药品注册，指药品注册申请人（以下简称申请人）依照法定程序和相关要求提出药物临床试验、药品上市许可、再注册等申请以及补充申请，药品监督管理部门基于法律法规和现有科学认知进行安全性、有效性和质量可控性等审查，决定是否同意其申请的活动。

2. 药品注册按照中药、化学药和生物制品等进行分类注册管理。

中药注册按照中药创新药、中药改良型新药、古代经典名方中药复方制剂、同名同方药等进行分类。

化学药注册按照化学药创新药、化学药改良型新药、仿制药等进行分类。

生物制品注册按照生物制品创新药、生物制品改良型新药、已上市生物制品（包括生物类似药）等进行分类。

3. 国家药品监督管理局主管全国药品注册管理工作，负责建立药品注册管理工作体系和制度，制定药品注册管理规范，依法组织药品注册审评审批工作以及相关的监督管理工作。

4. 药品上市许可、关联审评审批、药品注册检查、药品注册检验、药品生产工艺、质量标准、说明书和标签、药品加快上市注册、药品上市后变更和再注册、受理、补充资料和撤审、争议解决等内容的有关规定。

5. 境内生产药品批准文号的格式为：国药准字 H(Z、S)＋四位年号＋四位顺序号。中国香港、澳门和台湾地区生产药品批准文号格式为：国药准字 H(Z、S)C＋四位年号＋四位顺序号。境外生产药品批准文号格式为：国药准字 H(Z、S)J＋四位年号＋四位顺序号。其中，H 代表化学药，Z 代表中药，S 代表生物制品。

复习思考题

一、单选题

1.我国《药品注册管理办法》适用范围（　　）。

A.在中华人民共和国境内以药品上市为目的，从事药品研制、注册及其监督管理活动

B.在中华人民共和国境内以药品上市为目的，从事药品注册活动

C.在中华人民共和国境内从事药品注册及其监督管理

D.在中华人民共和国境内从事药品研制活动

2.Ⅱ期临床试验是（　　）。

A.研究与评估药物用于人体的耐受性、药代动力学及初步的药效学的临床试验

B.在获得初步安全有效性证据之后开展的具有良好对照及足够样本的临床试验

C.针对特定适应证人群开展的初步评估药物疗效和安全性的临床试验

D.创新药和改良型新药上市后应用研究阶段

3.甲药品批准文号为"国药准字H20070272"，其中H表示（　　）。

A.生物制品 　　　　　　B.中成药 　　　　　　C.化学药 　　　　　　D.中药饮片

4.药品注册是指药品注册申请人依照法定程序和相关要求提出药物临床试验、药品上市许可、再注册等申请以及补充申请，药品监督管理部门基于法律法规和现有科学认知进行（　　）。

A.上市销售的药品的安全性、有效性、质量可控性等进行审查，并决定是否同意其申请的申请活动

B.拟上市销售的药品的安全性、有效性、质量可控性等进行审查，并决定是否同意其申请的申请活动

C.拟上市销售的药品的安全性、有效性等进行审查，并决定是否同意其申请的申请活动

D.拟上市销售的药品的安全性、有效性、质量可控性等进行审查的过程

5.药物临床试验应当在批准后（　　）年内实施。逾期未实施的，原批准证明文件自行废止；仍需进行临床试验的，应当重新申请。

A.1 　　　　　　B.2 　　　　　　C.3 　　　　　　D.4

6.《药品注册管理办法》的施行日期是（　　）。

A.2020年7月1日 　　　　　　　　　　B.2020年3月10日

C.2020年10月10日 　　　　　　　　　　D.2020年1月1日

7.药品注册证书有效期为（　　），药品注册证书有效期内持有人应当持续保证上市药品的安全性、有效性和质量可控性，并在有效期届满前（　　）申请药品再注册。

A.五年9个月 　　　　　　　　　　　　B.三年6个月

C.五年6个月 　　　　　　　　　　　　D.三年9个月

8.对纳入优先审评审批程序的药品上市许可申请，给予的政策支持不包括（　　）。

A.临床急需的境外已上市境内未上市的罕见病药品，评审时限为七十日

B.需要核查、检验和核准药品通用名称的，予以优先安排

C.经沟通交流确认后，可以补充提交技术资料

D. 药品上市许可申请的审评时限为一百五十日

二、多选题

1. 制定《药品注册管理办法》的目的是（　　　）。

A. 加强药品生产监督管理

B. 规范药品生产活动

C. 规范药品注册行为

D. 保证药品的安全、有效和质量可控

2. 以下变更，持有人应当以补充申请方式，报国家药品监督管理局药品审评中心批准后实施（　　　）。

A. 药品生产过程中的重大变更

B. 药品说明书中涉及有效性内容的变更

C. 持有人转让药品上市许可的变更

D. 国家药品监督管理局规定需审批的其他变更

3. 药物临床试验过程中，符合以下情形的药品，可申请进入附条件批准程序（　　　）。

A. 治疗严重危及生命且尚无有效治疗手段的疾病的药品，药物临床试验已有数据证实疗效并能预测其临床价值的

B. 公共卫生方面急需的药品，药物临床试验已有数据显示疗效并能预测其临床价值的

C. 应对重大突发公共卫生事件急需的疫苗或者国家卫生健康委认定急需的其他疫苗，经评估获益大于风险的

D. 三类新药

三、简答题

1. 简述哪些情形可以终止药物临床试验。

2. 简述哪些情形可直接提出非处方药上市注册。

3. 试述中检院或者国家药品监督管理局指定的药品检验机构承担哪些药品注册检验。

4. 解释哪些情形下不予药品再注册。

5. 简述哪些药品可申请进入附条件批准程序。

6. 简述哪些药品可申请进入优先审评审批程序。

7. 简述药品上市后分类变更的相关内容。

第七章

药品生产质量管理

【学习目标】

通过本章的学习，学生能够了解国家对药品生产企业的管理环节，理解国家对药品生产企业监督的重要性，从而在药品生产实践中能够规范操作。

1. 掌握：药品生产的特点，GMP 的主要内容和特点，药品生产许可的申请与审批流程，药品生产监督管理的主要形式和特点。

2. 熟悉：从事药品生产应具备的条件，药品上市许可持有人的职责要求。

3. 了解：制药风险控制的理论方法。

案例引导

关于生脉注射液质量问题的通告

2015 年 4 月 24 日，国家食品药品监督管理总局（2015 年第 12 号）通告：江苏某药业公司生产的生脉注射液在广东省发生不良事件，个别患者用药后出现寒战、发热症状。经广东省食品药品检验所检验，该批次药品热原不符合规定。为保障公众用药安全，责成江苏省食品药品监督管理局对企业进行现场检查、监督企业暂停该品种生产和销售、召回问题批次药品、彻查药品质量问题原因，针对查明的原因进行整改，在未查明原因、未整改到位之前不得恢复生产，恢复生产需报总局备案；并对企业存在的违法违规行为依法立案查处。

请阅读以上材料，思考并讨论：

(1) 分析造成"药品热原不符合规定"的原因有哪些？

(2) 企业应从哪些方面采取措施保证产品质量？

第一节　药品生产与药品生产企业概述

医药工业是关系国计民生的重要产业，对保护和增进人民健康、提高人民生活质量，具有十分重要的作用。为加快我国医药工业由弱到强的转变，2016年由国家工信部、国家食品药品监督管理总局等六部门联合发布了《医药工业发展规划指南》（下文简称为《指南》），《指南》中提出推进六大重点领域发展，包括生物药、化学药、中药、医疗器械、药用辅料和包装系统、制药设备领域，体现了医药工业在医药卫生事业和国民经济中重要而特殊的地位。

一、药品生产

1. 药品生产的概念

药品生产（produce drug）是指将原料加工制备成能供医疗用的药品过程。药品生产的全过程可分为原料药生产阶段和将原料药制成一定剂型（供临床使用的制剂）的制剂生产阶段。药品生产又可以分为原料药生产和制剂生产两大类。

（1）原料药生产

原料药是指用于生产各类制剂的原料药物，是制剂中的有效成分，由化学合成、植物提取或者生物技术所制备的各种用来作为药用的粉末、结晶、浸膏等。原料药是药剂的有效成分。原料药只有加工成为药物制剂，才能成为可供临床应用的药品。原料药根据它的来源分为化学合成药和天然化学药两大类。

化学合成药又可分为无机合成药和有机合成药。其中无机合成药为无机化合物（极个别为元素），如用于治疗胃及十二指肠溃疡的氢氧化铝、三硅酸镁等；有机合成药主要是由有机化工原料，经一系列有机化学反应而制得的药物（如阿司匹林、氯霉素、咖啡因等）。

天然化学药是通过重组DNA技术、发酵、酶反应等技术生成，或从天然物质中提取等途径获得的。按其来源，天然化学药也可分为生物化学药与植物化学药两大类。抗生素一般系由微生物发酵制得，属于生物化学范畴。近年出现的多种半合成抗生素，则是生物合成和化学合成相结合的产品。植物化学药是从药用植物中提取、分离获得的一类具有明显生理活性的化学物质。中药材和中药饮片的生产也可属于原料药生产的范畴。

（2）药物制剂的生产

药物制剂简称制剂，是根据确定的工艺标准、检验标准，将用各种方法制得的原料药等物料进一步加工成适合医疗或预防应用的一定规格的制成品（剂型）。这一过程即药品制剂生产。

常用的药物剂型有片剂、胶囊剂、颗粒剂、乳剂及注射剂等，各种不同的剂型有不同的加工制造方法。

2. 药品生产的特点

由于药品是关系人民群众身体健康和生命安全的特殊商品，国家对其生产实行严格的法律控制，药品生产既有与其他产品生产共同之处，又存在一些不同的特点。

（1）准入条件严格

药品生产具有更严格的准入条件。如《药品管理法》规定：①所有的药品生产企业必须达到国家规定的条件，经药品监督管理部门审批，取得《药品生产许可证》后才具有药品生产资格；②药品生产企业必须通过药品监督管理部门组织的药品GMP认证，取得药品GMP证书才能生产药品；③除部分中药材和中药饮片外，所有药品必须取得国家药品监督管理部门核发的药品批准文号才能生产。

（2）产品质量标准高

由于药品与人们的健康和生命息息相关，政府对药品的质量要求特别严格，我国对药品实行法定的、强制性的国家药品标准，即药品必须符合国家药品标准（中药饮片除外）。药品按是否符合药品标准情况只有"合格药品"和"不合格药品"之分，不存在"等外品""处理品"等。药品监督管理部门市场抽检的不合格药品按"劣药"予以处罚。

（3）生产卫生要求严格

药品生产对生产环境的卫生要求十分严格，整个生产过程要采取措施防止污染和交叉污染，药品生产的暴露工序需在空气净化的洁净区内进行，无菌药品要在无菌环境下生产。每一生产阶段完成后要认真清场，并需取得清场合格证。

（4）环境保护迫切

进入21世纪后，人类对于环境的保护越发关注，保护环境的呼声越来越高。对于药品生产这样一个对环境、空气有较大污染的行业，国家大力推广绿色生产技术开发应用。以化学原料药为重点，开发应用有毒有害原料替代、生物合成和生物催化、无溶剂分离等清洁生产工艺，提高挥发性有机物无组织排放控制水平和发酵菌渣等"三废"治理水平；做到绿色环保、清洁生产。

（5）生产技术先进

由于药品的品种、规格、剂型多样，其生产技术涉及制药工程、化学工程、生物工程等多个领域的知识及成果。在药品生产过程中采用先进的生产工艺和自动化、智能化的生产设备是药品生产企业的必行之路。目前，我国制药行业生产过程水平明显提高，生物催化、手性合成、调释给药等先进技术得到产业化应用，中药全过程质量控制水平有了明显提升，生物药大规模高效培养接近国际先进水平。新的、先进的生产工艺和生产设备不仅大幅度提高生产效率，还改善生产环境和提高产品质量，促进了医药工业技术装备水平整体提升。

二、药品生产企业

1. 药品生产企业的概念

药品生产企业（drug manufactures）是指生产药品的专营企业或者兼营企业。药品生产企业是应用现代科学技术，自主地进行药品的生产经营活动，实行独立核算，自负盈亏，具有法人资格的基本经济组织。

药品生产企业按经济所有制类型不同可分为国有企业、民营企业、股份公司、中外合资、外资企业等；按企业规模可分为大型企业、中型企业、小型企业等，按所生产产品大致可分为化学药生产企业（包括原料和制剂）、中药制剂生产企业、生化制药企业、中药饮片生产企业、医用卫生材料生产企业和生物制品生产企业等。

2. 药品生产企业的特点

药品生产企业具有以下几方面特点：

（1）药品生产企业属知识技术密集型企业

新药研发和市场运作是支撑医药企业发展的两个关键因素。由于药品品种众多，品种更新换代快，新药研究开发科学技术难度大，市场竞争激烈，对企业经营管理人员及生产技术人员的文化、专业知识要求高。

（2）药品生产企业同时也是资本密集型企业

研究开发新药需要投入大量资源，具有高投入、高风险、高收益和周期长的特点。药品生产技术水平要求较高，因此，为了保证药品质量，对药品生产区域的厂房、设施、设备均有较高标准要求，资金投入较大。而且必须具备符合GMP规定要求的硬件、软件条件，才能获得药品生产许可。此外，药品生产企业的营销费用也比较高，在激烈的药品市场竞争中，企业只有不断地投入开发新药、开发市场，才能生存下去。

（3）药品生产企业是多品种分批次的生产

为增强市场竞争力，满足医疗保健的需求，药品生产企业普遍获取多个剂型、多个药品品种生产批准资质。药品生产企业常把同类型品种集中在一个车间或分厂生产，如原料药车间（厂）、固体制剂车间、无菌制剂车间、中药厂等，这种按品种生产可以大大降低建设成本、提高劳动生产率。在各国 GMP 条文中均有药品生产按批生产、分批管理的规定，企业生产按品种、规格分批量下达生产任务指令，岗位小组按批量组织生产。同品种药品每批的批量大小，因药品生产企业的规模及采用的工艺、设备不同而异。这和石油化工产品等生产方式很不相同。

（4）药品生产过程的组织是以流水线为基础的小组生产

药品生产过程的组织一般是按药品的生产工艺流程特点，以工艺路线的各工序来设置生产班组。班组是企业最基层生产单位。生产部下达生产任务到生产车间，车间将生产任务分解到班组，班长根据生产线设施、设备能力合理调配一线操作人员，带领成员合理有序生产，保质、保量、及时完成生产任务。同时，最大限度提升生产空间，挖掘生产潜力，提高生产效率。

（5）药品生产企业是为无名市场生产和定单生产兼有的混合企业

由于人体和疾病的复杂性，随着医药学的发展，药品的品种和规格日益增多，据报道现有药品已达数万多种。随着新药的不断涌现，临床会选择更安全、有效、经济的品种。企业去年的订单品种可能被挤掉，也可能拿到更多定单品种，订单具有不确定性；加之药品生产是同一剂型共用一条生产线的特点，故企业会根据去年各品种的销量做一定的库存，以及时应对市场的需求，故制药生产企业基本上是为无名市场生产和按订单生产兼有的混合型生产企业。

第二节　药品生产质量管理规范

药品生产质量管理是药品生产企业管理的重要内容，《药品生产质量管理规范》（Good Manufacturing Practice，GMP）是药品生产和质量管理的基本准则，是保证生产出符合预定用途和注册要求的药品的一整套系统的、科学的管理规范。其目的在于对药品生产的全过程进行控制，减少质量风险，避免药害事件的发生，保障人民用药安全有效。GMP 已成为世界各国普遍采用的药品生产行业法定管理制度，是国际贸易药品质量签证体制不可分割的一部分，是世界药品市场的"准入证"。实施 GMP 可以促进医药工业技术进步和可持续健康发展，与国际惯例接轨，为企业参与国际市场竞争提供强有力的保证。

一、GMP 制度的概述

1. GMP 的产生与发展

药品生产是一门复杂的科学，从产品的设计、注册到原料、中间产品、成品的全部生产过程，其中任何一个环节的疏忽，都可能导致药品质量不符合要求，进而导致劣药的产生，危害用药者的安全。

19 世纪末到 20 世纪初，化学药品开始如雨后春笋般被研究出来，如非那西丁、肾上腺素、阿司匹林、磺胺、巴比妥、普鲁卡因等，人类疾病治疗因化学药的诞生而出现了质的飞跃，它们在人类医疗保健方面发挥了重大作用。可是人们在认识药物的不良反应方面也付出了惨重的代价，发生了多起药害事件，如 1935 年至 1937 年美国"二硝基酚"事件；1937 年美国

"磺胺酏剂"事件；1955 年日本"氯碘喹啉"事件；特别是 1956 年至 1962 年西德"反应停"（沙利度胺）事件震惊世界，受害人超过 15000 人。这场灾难激起了公众对药品监督和药品法规的普遍重视，促使美国国会对《联邦食品药品化妆品法案》进行了重大修正，对上市销售的药品作出具体安全、有效、监控和制药企业实施《药品生产质量管理规范》的要求。

1963 年美国国会颁布了世界上第一部 GMP 法令，美国 FDA 经过实践 GMP，确实收到实效。随后在 1969 年，WHO 建议各成员国的药品生产采用药品 GMP 制度，并在"关于实施国际贸易中药品质量保证制度的指导原则"中规定：出口药品必须按照药品 GMP 的要求进行，定期监督检查及出具符合药品 GMP 要求的证明。1974 年日本政府颁布 GMP，1977 年 WHO 再次向成员国推荐 GMP，并确定为 WHO 的法规。目前，全世界已有 100 多个国家和地区实行 GMP 管理制度。实践证明，GMP 是行之有效的科学化、系统化的管理制度。

2. 我国实施 GMP 的情况

我国是 20 世纪 80 年代初提出在制药企业中推行 GMP。1982 年，中国医药工业公司制定了《药品生产管理规范（试行）》，推荐制药企业学习和试行，这是我国制药工业行业组织制定的 GMP，也是我国最早的 GMP。1985 年国家医药管理局对 1982 年版《药品生产管理规范（试行）》组织了修订并颁布。由中国医药工业公司编写的《药品生产管理规范实施指南》（1985 年版），也于当年 12 月发布。1988 年国家卫生部颁布了我国第一部《药品生产质量管理规范》（1988 年版），作为正式法规执行。1992 年，国家卫生部又对《药品生产质量管理规范》（1988 年版）进行修订。1998 年，国家药品监督管理局成立后，吸取 WHO、美国 FDA、欧盟、日本等实施 GMP 的经验，结合我国实施 GMP 的实际情况，对 1992 年 GMP 进行再次修订，1999 年 6 月颁布并需要企业强制执行的《药品生产质量管理规范》（1998 年修订）及附录。1998 版 GMP 颁布后，国家药品监督管理局在全国范围内开展了紧张有序的 GMP 实施工作，自 1998 年至 2003 年共发文四次，拟定和部署了实施 GMP 的时间表，强制规定自 2004 年 7 月 1 日起，凡未取得相应剂型或类别"药品 GMP 证书"的，一律停止其生产。这使得我国药品生产质量管理水平大幅提高。国家药品监督管理部门不断吸纳国际先进标准，对 GMP 具体内容进行不断补充与完善，于 2011 年 1 月 17 日国家卫生部以第 79 号令颁布了《药品生产质量管理规范》（2010 年修订）（以下简称现行 GMP），这是一部基本与国际标准接轨的新版 GMP，对我国药品生产企业生产管理水平和与国际接轨有重要意义。

3. GMP 的指导思想

GMP 的诞生是制药工业史上的一块里程碑，它标志着制药行业全面质量管理的开始，是国家对制药企业监督管理的重要内容。GMP 的指导思想是：一切药品的质量形成都是生产出来的，而不是单纯检验出来的。实现药品在生产过程中的质量控制和保证的关键在于有效地预防。因此，要有效控制生产全过程中所有影响药品质量的因素，用系统的、科学的方法防止药品生产中的差错、混淆、污染和交叉污染发生，保证持续、稳定地生产出符合预定用途和注册要求的合格药品。

二、我国现行 GMP 的主要内容

我国现行 GMP 共计 14 章，313 条，于 2011 年 3 月 1 日起施行。

药品 GMP 包括主体章节和附录两部分。主体章节是参照固体口服制剂的生产制定的，是各种类型药品生产管理和质量控制均要遵守的基本内容；而附录是对主体章节的补充，是 GMP 针对某一类药品生产或者药品生产质量管理中某一项活动的具体要求，通过附录的形式制定各种类型药品的 GMP 规范。在现行 GMP 章节后附有无菌药品、原料药、生物制品、血液制品、中药制剂 5 个附录。原国家食品药品监督管理局又陆续制定和发布了放射性药品、中药饮片、医用氧、取样、计算机化系统、确认与验证、生化药品、麻醉药品、精神药品和药品类易制毒化学品附录（意见稿）等相关附录。GMP 附录具有与 GMP 主体章节同等的地位，共同构成一个法规体系。

1. GMP 规范的目的

GMP 总则部分明确指出，本规范作为质量管理体系的一部分，是药品生产管理和质量控制的基本要求；制定药品 GMP 的目的是规范药品生产质量管理，最大限度地降低药品生产过程中污染、交叉污染以及混淆、差错等风险，确保持续稳定地生产出符合预定用途和注册要求的药品。

2. 质量管理

现行 GMP 提出了质量管理体系的概念，强调了质量保证、质量控制、质量风险管理的重要性。质量保证是质量管理体系的一部分，企业必须建立质量保证系统，同时建立完整的文件体系，以保证系统有效运行。现行 GMP 将药品质量管理体系的建立提到了新的高度。

（1）质量保证（quality assurance，QA）

质量保证是质量管理的一部分，强调的是为达到质量要求应提供的保证。质量保证是一个宽泛的概念，它涵盖影响产品质量的所有因素，是为确保药品符合其预定用途并达到规定的质量要求所采取的所有措施的总和。

（2）质量控制（quality control，QC）

质量控制也是质量管理的一部分，强调的是按照规定的方法和规程对原辅料、包装材料、中间品和成品进行取样、检验和复核，以保证这些物料和产品的成分、含量、纯度和其他性状符合已经确定的质量标准。

从概念所涵盖的范围上，质量控制、GMP、质量保证和质量管理体系存在包含和被包含的关系（见图 7-1）。

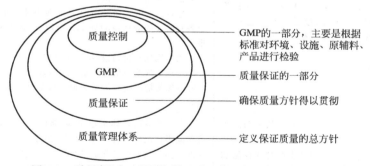

图 7-1　质量保证、质量控制、质量管理体系与 GMP 的关系

（3）质量风险管理

质量风险管理是在整个产品生命周期中采用前瞻或回顾的方式，对质量风险进行评估、控制、沟通、审核的系统过程。应当根据科学知识及经验对质量风险进行评估，以保证产品质量。

3. 机构与人员要求

（1）组织机构与职责

企业应当建立与药品生产相适应的管理机构，并有组织机构图。企业应当设立独立的质量管理部门，履行质量保证和质量控制的职责。质量管理部门可以分别设立质量保证部门和质量控制部门。企业应当配备足够数量并具有适当资质（含学历、培训和实践经验）的管理和操作人员，应当明确规定每个部门和每个岗位的职责。所有人员应当明确并理解自己的职责，熟悉与其职责相关的要求。

（2）关键人员

关键人员应当为企业的全职人员，至少应当包括企业负责人、生产管理负责人、质量管理负责人和质量受权人。质量管理负责人和生产管理负责人不得互相兼任。质量管理负责人和质量受权人可以兼任。应当制定操作规程确保质量受权人独立履行职责，不受企业负责人和其他人员的干扰。关键人员的资质要求和主要职责见表7-1。

表 7-1　关键人员资质和主要职责表

类别	资质	主要职责
企业负责人	—	企业负责人是药品质量的主要责任人，全面负责企业日常管理。为确保企业实现质量目标并按照本规范要求生产药品，企业负责人应当提供必要的资源，合理计划、组织和协调，保证质量管理部门独立履行其职责
生产管理负责人	具有至少三年从事药品生产和质量管理的实践经验，其中至少有一年的药品生产管理经验，接受过与所生产产品相关的专业知识培训	1. 确保严格执行生产操作规程；确保药品按照批准的工艺规程生产、贮存，以保证药品质量； 2. 确保批生产（包装）记录经指定人员审核并送交质量管理部门； 3. 确保厂房和设备良好的运行状态；完成验证工作； 4. 确保生产人员经过上岗前培训和继续培训
质量管理负责人	具有药学或相关专业本科学历（或中级专业技术职称或执业药师资格）及以上；具有至少五年从事药品生产和质量管理的实践经验，其中至少一年的药品质量管理经验，接受过与所生产产品相关的专业知识培训	1. 确保原辅料、包装材料、中间产品、待包装产品和成品符合经注册批准的要求和质量标准； 2. 在产品放行前完成对批记录的审核和所有的检验； 3. 批准质量标准、取样方法、检验方法、其他质量管理操作规程及与质量有关的变更； 4. 确保所有重大偏差和检验结果超标已经过调查并及时处理； 5. 批准并监督委托检验； 6. 监督厂房和设备的维护，以保证其良好的运行状态；确保完成各种必要的确认或验证工作，审核和批准确认或验证方案和报告； 7. 确保完成自检；物料供应商评估；质量投诉的处理； 8. 确保完成产品的持续稳定性考察计划、产品质量回顾分析； 9. 确保质量控制和质量保证人员都已经过上岗前培训和继续培训
质量受权人	具有至少五年从事药品生产和质量管理的实践经验，从事过药品生产过程控制和质量检验工作。具有必要的专业理论知识，并经过与产品放行有关的培训	1. 参与企业质量体系建立、内部自检、外部质量审计、验证以及药品不良反应报告、产品召回等质量管理活动； 2. 承担产品放行的职责，确保每批已放行产品的生产、检验均符合相关法规、药品注册要求和质量标准； 3. 在产品放行前，质量受权人必须按照上述第2项的要求出具产品放行审核记录，并纳入批记录

（3）培训

企业与药品生产、质量有关的所有人员都应当经过培训，包括上岗前培训和继续培训。培训的内容应当与岗位的要求相适应。如相关法规、相应岗位的职责、技能的培训，并定期评估培训的实际效果。高风险操作区（如高活性、高毒性、传染性、高致敏性物料的生产区）的工作人员应当接受专门的培训。要保存所有培训记录和考核记录，并建立个人培训档案。

（4）人员卫生

人员是药品生产中最大的污染源和污染最主要的传播媒介，企业应加强人员卫生管理和监督，最大限度地降低人员对药品生产造成污染的风险。

① 企业应当建立人员卫生操作规程，内容包括与健康、卫生习惯及人员着装相关的内容。所有人员都应当接受卫生要求的培训，确保人员卫生操作规程的执行。

② 企业应当对人员健康进行管理，并建立健康档案。直接接触药品的生产人员上岗前应当接受健康检查，以后每年至少进行一次健康检查。避免体表有伤口、患有传染病或其他可能污染药品疾病的人员从事直接接触药品的生产。

③ 参观人员和未经培训的人员不得进入生产区和质量控制区，特殊情况确需进入的，应当事先对个人卫生、更衣等事项进行指导。

④ 任何进入生产区的人员均应当按照规定更衣。工作服的选材、式样及穿戴方式应当与所从事的工作和空气洁净度级别要求相适应。进入洁净生产区的人员不得化妆和佩戴饰物。生产区、仓储区应当禁止吸烟和饮食，禁止存放食品、饮料、香烟和个人用药品等非生产用物品。操作人员应当避免裸手直接接触药品、与药品直接接触的包装材料和设备表面。

4. 厂房与设施的要求

厂房与设施被称为硬件，GMP 硬件建设是一个专业技术要求高、牵涉面广的系统工程。涉及厂址的选择、厂区的工艺布局、洁净室以及设备的选择等多方面的内容，是药品生产企业建立质量管理体系、进行药品生产质量管理的基础。

（1）厂房、设施的总体设计与要求

① 厂址的选择。厂房的选址、设计、布局、建造、改造和维护必须符合药品生产要求，厂房所处的环境应当能够最大限度地降低物料或产品遭受污染的风险。

② 厂区的布局。厂区的地面、路面及运输等不应对药品的生产造成污染；生产、行政、生活和辅助区的总体布局应当合理，不得互相妨碍；厂区和厂房内的人、物流走向应当合理。

③ 厂房的维护。企业应制定管理制度和操作规程并对厂房进行定期和不定期检查和维护，并确保维修活动不影响药品的质量。应当按照详细的书面操作规程对厂房进行清洁或必要的消毒。

厂房还应当有适当的照明、温度、湿度和通风，能够有效防止昆虫或其他动物进入。厂房照明的一般要求为 300Lx，而温湿度设定要根据生产工艺等因素的具体要求而确定，一般温度控制在 18～26℃，相对湿度一般控制在 45%～65%，但是对于一些特殊产品，如引湿性极强的产品，则要特别设定生产厂房内的湿度标准。

（2）洁净区管理要求

洁净区为需要对环境中尘粒及微生物数量进行控制的房间（区域），其建筑结构、装备及其使用应当能够减少该区域内污染物的引入、产生和滞留。

① 洁净度级别标准。根据现行 GMP 的规定，药品生产洁净室（区）的空气洁净度划分为 4 个级别，其尘粒和微生物的最大允许数见表 7-2 和表 7-3。

表 7-2　GMP 不同洁净度级别空气悬浮粒子标准

洁净度级别	悬浮粒子最大允许数/m³			
	静态		动态	
	≥0.5μm	≥5.0μm	≥0.5μm	≥5.0μm
A 级	3520	20	3520	20

洁净度级别	悬浮粒子最大允许数/m³			
	静态		动态	
	≥0.5μm	≥5.0μm	≥0.5μm	≥5.0μm
B 级	3520	29	352000	2900
C 级	352000	2900	3520000	29000
D 级	3520000	29000	不作规定	不作规定

注：静态是指所有生产设备均已安装就绪，但未运行且没有操作人员在场的状态。动态是指生产设备按预定的工艺模式运行并有规定数量的操作人员在现场操作的状态。

表 7-3　GMP 不同洁净度级别空气微生物监测的动态标准

洁净度级别	浮游菌 /(cfu/m³)	沉降菌(φ90mm) /(cfu/4h)	表面微生物	
			接触(φ55mm) /(cfu/碟)	5指手套 /(cfu/手套)
A 级	<1	<1	<1	<1
B 级	10	5	5	5
C 级	100	50	25	—
D 级	200	100	50	—

② 各类药品生产环境的空气洁净度级别的要求。GMP 对各类药品生产工序环境的空气洁净度级别的要求是不同的。

a. 无菌药品生产的洁净级别要求。无菌药品是指法定药品标准中列有无菌检查项目的制剂和原料药，包括无菌制剂和无菌原料药。其中，无菌药品生产环境分为最终灭菌药品、非最终灭菌药品和其他无菌药品。无菌药品的生产操作环境可参照下列表格中的示例进行选择。最终灭菌产品生产操作示例见表 7-4，非最终灭菌产品生产操作示例见表 7-5。

表 7-4　最终灭菌产品生产操作示例

洁净度级别	最终灭菌产品生产操作示例
C 级背景下的 局部 A 级	高污染风险(容易长菌、灌装速度慢、灌装用容器为广口瓶、容器须暴露数秒后方可密封等状况)的产品灌装(或灌封)
C 级	1.产品灌装(或灌封)； 2.高污染风险(容易长菌、配制后需等待较长时间方可灭菌或不在密闭系统中配制等状况)产品的配制和过滤； 3.眼用制剂、无菌软膏剂、无菌混悬剂等的配制、灌装(或灌封)； 4.直接接触药品的包装材料和器具最终清洗后的处理
D 级	1.轧盖； 2.灌装前物料的准备； 3.产品配制(指浓配或采用密闭系统的配制)和过滤； 4.直接接触药品的包装材料和器具的最终清洗

表 7-5 非最终灭菌产品生产操作示例

洁净度级别	非最终灭菌产品的无菌生产操作示例
B 级背景下的 A 级	1. 处于未完全密封①状态下产品的操作和转运，如产品灌装（或灌封）、分装、压塞、轧盖②等； 2. 灌装前无法除菌过滤的药液或产品的配制； 3. 直接接触药品的包装材料、器具灭菌后的装配以及处于未完全密封状态下的转运和存放； 4. 无菌原料药的粉碎、过筛、混合、分装
B 级	1. 处于未完全密封①状态下的产品置于完全密封容器内的转运； 2. 直接接触药品的包装材料、器具灭菌后处于密闭容器内的转运和存放
C 级	1. 灌装前可除菌过滤的药液或产品的配制； 2. 产品的过滤
D 级	直接接触药品的包装材料、器具的最终清洗、装配或包装、灭菌

①轧盖前产品视为处于未完全密封状态。

②根据已压塞产品的密封性、轧盖设备的设计、铝盖的特性等因素，轧盖操作可选择在 C 级或 D 级背景下的 A 级送风环境中进行。A 级送风环境应当至少符合 A 级区的静态要求。

b. 非无菌药品洁净区级别要求。口服液体制剂、口服固体制剂、腔道用药、表皮外用药品等非无菌制剂生产的暴露工序区域及其直接接触药品的包装材料最终处理的暴露工序区域的空气洁净度级别，应符合 D 级洁净区的要求。

③ 洁净室（区）的环境要求。为降低污染和交叉污染的风险，厂房、生产设施和设备应当根据所生产药品的特性、工艺流程及相应洁净度级别要求合理设计、布局和使用；温湿度设定要根据生产工艺等因素的具体要求而确定，一般温度控制在 18～26℃，相对湿度一般控制在 45%～65%，但是对于一些特殊产品，如引湿性极强的产品，则要特别设定生产厂房内的湿度标准。

应当根据药品品种、生产操作要求及外部环境状况等配置空调净化系统，使生产区有效通风，并有温度、湿度控制和空气净化过滤，保证药品的生产环境符合要求。

洁净区的内表面（墙壁、地面、天棚）应当平整光滑、无裂缝、接口严密、无颗粒物脱落，避免积尘，便于有效清洁，必要时应当进行消毒。

洁净区与非洁净区之间、不同级别洁净区之间的压差应当不低于 10Pa。必要时，相同洁净度级别的不同功能区域（操作间）之间也应当保持适当的压差梯度。产尘操作间（如干燥物料或产品的取样、称量、混合、包装等操作间）应当保持相对负压或采取专门的措施，防止粉尘扩散、避免交叉污染并便于清洁。

制剂的原辅料称量通常应当在专门设计的称量室内进行。用于药品包装的厂房或区域应当合理设计和布局，以避免混淆或交叉污染。如同一区域内有数条包装线，应当有隔离措施。

(3) 生产特殊性质药品要求

生产特殊性质的药品，如高致敏性药品（如青霉素类）或生物制品（如卡介苗或其他用活性微生物制备而成的药品），必须采用专用和独立的厂房、生产设施和设备。青霉素类药品产尘量大的操作区域应当保持相对负压，排至室外的废气应当经过净化处理并符合要求，排风口应当远离其他空气净化系统的进风口；生产 β-内酰胺结构类药品、性激素类避孕药品必须使用专用设施（如独立的空气净化系统）和设备，并与其他药品生产区严格分开。

生产某些激素类、细胞毒性类、高活性化学药品应当使用专用设施（如独立的空气净化系统）和设备；特殊情况下，如采取特别防护措施并经过必要的验证，上述药品制剂则可通过阶段性生产方式共用同一生产设施和设备。上述的空气净化系统，其排风应当经过净化处理。

（4）仓储区要求

药品生产企业应分别设有原料、包装材料、成品存储库区。仓储区应当有足够的空间，确保有序存放待验、合格、不合格、退货或召回的原辅料、包装材料、中间产品、待包装产品和成品等各类物料和产品。其设计和建造应当具有通风、避光、防虫防鼠、防火和照明等设施；应当能够满足物料或产品的贮存条件（如温度、湿度）和安全贮存的要求。高活性的物料或产品以及印刷包装材料应当贮存于安全的区域。接收、发放和发运区域应当能够保护物料、产品免受外界天气（如雨、雪）的影响。仓储区通常应设有质量保证部专用的物料检验取样间，GMP 规定取样区的空气洁净度级别应当与生产要求一致。

（5）质量控制区要求

质量控制实验室通常应当与生产区分开。微生物检测、生物检定和放射性同位素的实验室彼此应分开。实验室的设计应当确保其适用于预定的用途，并能够避免混淆和交叉污染，应当有足够的区域用于样品处置、留样和稳定性考察样品的存放以及记录的保存。必要时，应当设置专门的仪器室，使灵敏度高的仪器免受静电、震动、潮湿或其他外界因素的干扰。处理生物样品或放射性样品等特殊物品的实验室应当符合国家的有关要求。实验动物房应当与其他区域严格分开，其设计、建造应当符合国家有关规定，并设有独立的空气处理设施以及动物的专用通道。

（6）辅助区要求

车间办公室应设在洁净区外。更衣室和盥洗室应当方便人员进出，并与使用人数相适应。盥洗室不得与生产区和仓储区直接相通。维修间应当尽可能远离生产区。常用的维修用备件和工具应经消毒后经物流通道进入洁净区，放置在专门的房间或工具柜中。

5. 设备要求

设备的设计、选型、安装、改造和维护必须符合预定用途，应当尽可能降低产生污染、交叉污染、混淆和差错的风险，便于操作、清洁、维护，以及必要时进行的消毒或灭菌。制药用水包括饮用水、纯化水和注射用水。纯化水、注射用水的制备、贮存和分配应当能够防止微生物的滋生。GMP 有关设备管理的要求见表 7-6。

表 7-6　GMP 有关设备管理的要求

设备部位或工序	要求	注意点
采购、安装、确认的工作；设备使用、清洁、维护和维修的工序	均应具有相应的岗位操作规程和岗位操作记录	经改造或重大维修的设备应当进行再确认，符合要求后，方可用于生产
药品直接接触的生产设备表面	平整、光洁、易清洗或消毒、耐腐蚀	不得与药品发生化学反应、吸附药品或向药品中释放物质
设备用的润滑剂、冷却剂	不得对药品或容器造成污染	应当尽可能使用食用级或级别相当的润滑剂
设备状态标识	设备卡：编号，型号，厂家；设备状态标识：待维修，维护中，完好，停用；清洁状态标识：待清洁，清洁中，已清洁	生产运行设备状态标识：内容物（产品名称，规格，批号等）

设备部位或工序	要求	注意点
固定管道标识	标明内容物名称和流向	—
计量仪器设备	进行校准和检查,并保存相关记录	仪器应当标明其校准有效期

6. 物料与产品要求

(1) 原则

药品生产所用的原辅料、与药品直接接触的包装材料应当符合相应的质量标准。应当建立物料和产品的操作规程,确保物料和产品的正确接收、贮存、发放、使用和发运,防止污染、交叉污染、混淆和差错。物料供应商的确定及变更应当进行质量评估,并经质量管理部门批准后方可采购。

(2) 原辅料、中间产品和待包装产品

原辅料应当按批取样、检验和放行。仓储区内的原辅料应当有适当的标识。只有经质量管理部门批准放行并在有效期或复验期内的原辅料方可使用。专人配料、核对物料后,精确称量或计量,并做好标识。另由他人独立进行复核,并有复核记录。

中间产品和待包装产品应当在适当的条件下贮存,并应有明确标识。

(3) 包装材料

与药品直接接触的包装材料和印刷包装材料的管理和控制要求与原辅料相同。应当建立印刷包装材料设计、审核、批准的操作规程,确保印刷包装材料印制的内容与药品监督管理部门核准的一致,并建立专门的文档,保存经签名批准的印刷包装材料原版实样。印刷包装材料的版本变更时,应当采取措施,确保产品所用印刷包装材料的版本正确无误。宜收回作废的旧版印刷模板并予以销毁。

(4) 退货药品

企业应当建立药品退货的操作规程,并有相应的记录。只有经检查、检验和调查,有证据证明退货质量未受影响,且经质量管理部门根据操作规程评价后,方可考虑将退货重新包装、重新发运销售。不符合贮存和运输要求的退货,应当在质量管理部门监督下予以销毁。

对退货进行回收处理的,产品回收需经预先批准,并对相关的质量风险进行充分评估,回收后的产品应当符合预定的质量标准,并有相应记录。按照回收处理中最早批次产品的生产日期确定有效期。

7. 确认与验证

确认是证明厂房、设施、设备能正确运行并可达到预期结果的一系列活动。验证是证明任何操作规程(或方法)、生产工艺或系统能够达到预期结果的一系列活动。企业的厂房、设施、设备和检验仪器应当经过确认,应当采用经过验证的生产工艺、操作规程和检验方法进行生产、操作和检验,并保持持续的验证状态。工艺验证应当证明一个生产工艺按照规定的工艺参数能够持续生产出符合预定用途和注册要求的产品。采用新的生产处方或生产工艺前,应当验证其常规生产的适用性。当影响产品质量的主要因素,如原辅料、与药品直接接触的包装材料、生产设备、生产环境(或厂房)、生产工艺、检验方法等发生变更时,应当进行确认或验证。必要时,还应当经药品监督管理部门批准。清洁方法应当经过验证,证实其清洁的效果,以有效防止污染和交叉污染。

8. 文件管理

文件是质量保证系统的基本要素。企业必须有内容正确的书面质量标准、生产处方和工艺规程、操作规程以及记录等文件。企业应当建立文件管理的操作规程，系统地设计、制定、审核、批准和发放文件。与 GMP 有关的文件应当经质量管理部门的审核。文件的内容应当与药品生产许可、药品注册等相关要求一致。

（1）质量标准

物料和成品应当有经批准的现行质量标准；必要时，中间产品或待包装产品也应当有质量标准。

（2）产品工艺规程

工艺规程是指为生产特定数量的成品而制定的一个或一套文件，包括生产处方、生产操作要求和包装操作要求，规定原辅料和包装材料的数量、工艺参数和条件、加工说明（包括中间控制）、注意事项等内容。每种药品的每个生产批量均应当有经企业批准的工艺规程，不同药品规格的每种包装形式均应当有各自的包装操作要求。工艺规程的制定应当以注册批准的工艺为依据。工艺规程不得任意更改。如需更改，应当按照相关的操作规程修订、审核、批准。

（3）生产记录

与本规范有关的每项活动均应当有记录，以保证产品生产、质量控制和质量保证等活动可以追溯。记录应当留有填写数据的足够空格。记录应当及时填写，内容真实，字迹清晰、易读，不易擦除。

每批药品应当有依据现行批准的工艺规程的相关内容制定的批记录，包括批生产记录、批包装记录、批检验记录和药品放行审核记录等与本批产品有关的记录。批记录应当由质量管理部门负责管理，至少保存至药品有效期后一年。质量标准、工艺规程、操作规程、稳定性考察、确认、验证、变更等其他重要文件应当长期保存。

9. 生产管理

（1）生产文件要求

所有药品的生产和包装均应当按照批准的工艺规程和操作规程进行操作并有相关记录，以确保药品达到规定的质量标准，并符合药品生产许可和注册批准的要求。应当建立划分产品生产批次的操作规程，生产批次的划分应当能够确保同一批次产品质量和特性的均一性。应当建立编制药品批号和确定生产日期的操作规程。每批药品均应当编制唯一的批号。除另有法定要求外，生产日期不得迟于产品成型或灌装（封）前经最后混合的操作开始日期，不得以产品包装日期作为生产日期。每批产品应当检查产量和物料平衡，确保物料平衡符合设定的限度。如有差异，必须查明原因，确认无潜在质量风险后，方可按照正常产品处理。

（2）生产过程管理

不得在同一生产操作间同时进行不同品种和规格药品的生产操作，在生产的每一阶段，应当保护产品和物料免受微生物和其他污染。生产期间使用的所有物料、中间产品或待包装产品的容器及主要设备、必要的操作室应当贴签标识或以其他方式标明生产中的产品或物料名称、规格和批号，如有必要，还应当标明生产工序，以防出现混淆和差错事故。

（3）清场管理

每次生产结束后应当进行清场。生产开始前，应当进行检查，确保设备和工作场所没有上批遗留的产品、文件或与本批产品生产无关的物料，设备处于已清洁及待用状态。检查结果应当有记录。生产操作前，还应当核对物料或中间产品的名称、代码、批号和标识，确保生产所用物料或中间产品正确且符合要求。每批药品的每一生产阶段完成后必须由生产操作人员清场，并填写清场记录。清场记录内容包括：操作间编号、产品名称、批号、生产工序、清场日期、检查项目及结果、清场负责人及复核人签名。清场记录应当纳入批生产记录。

（4）批号管理

所有生产药品必须按规定划分批号，现行 GMP 在附则中对批的定义是：批是指经一个或若干加工过程生产的、具有预期均一质量和特性的一定数量的原辅料、包装材料或成品。批号是用于识别一个特定批的具有唯一性的数字和（或）字母的组合。生产企业可以自行编制，批号划分原则见表 7-7。

表 7-7　批号划分原则

分类		批号划分
无菌药品	大、小容量注射剂	同一配液罐最终一次配制的药液所生产的均质产品为一批；同一批产品如用不同的灭菌设备或同一灭菌设备分次灭菌的,应当可以追溯
	粉针剂	以同一批无菌原料药在同一连续生产周期内生产的均质产品为一批
	冻干粉针剂	以同一批配制的药液使用同一台冻干设备在同一生产周期内生产的均质产品为一批
非无菌药品	固体、半固体制剂	在成型或分装前使用同一台混合设备一次混合所生产的均质产品为一批
	液体制剂	以灌装（封）前经最后混合的药液所生产的均质产品为一批
原料药	连续生产的原料药	在一定时间间隔内生产的在规定限度内的均质产品为一批
	间歇生产的原料药	由一定数量的产品经最后混合所得的,在规定限度内的均质产品为一批

10.质量控制与质量保证

（1）质量控制实验室管理

质量控制实验室的人员、设施、设备应当与产品性质和生产规模相适应。检验人员至少应当具有相关专业中专或高中以上学历，并经过与所从事的检验操作相关的实践培训且通过考核。实验室应当配备药典、标准图谱等必要的工具书，以及标准品或对照品等相关的标准物质。应当具有质量标准；取样操作规程和记录；检验操作规程和记录；检验报告或证书；必要的环境监测操作规程、记录和报告；必要的检验方法验证报告和记录；仪器校准和设备使用、清洁、维护的操作规程及记录等详细文件。

（2）物料和产品放行

放行是对一批物料或产品进行质量评价，作出批准使用或投放市场或其他决定的操作。企业应当分别建立物料和产品批准放行的操作规程，明确批准放行的标准、职责，并有相应的记录。产品的放行结论由质量受权人作出。

（3）持续稳定性考察

持续稳定性考察的目的是在有效期内监控已上市药品的质量，以发现药品与生产相关的稳定性问题（如杂质含量或溶出度特性的变化），并确定药品能够在标示的贮存条件下，符合质量标准的各项要求。

持续稳定性考察主要针对市售包装药品，但也需兼顾待包装产品。持续稳定性考察应当有考察方案，结果应当有报告。持续稳定性考察的时间应当涵盖药品有效期，考察方案应当至少包括以下内容：①每种规格、每个生产批量药品的考察批次数；②相关的物理、化学、微生物和生物学检验方法，可考虑采用稳定性考察专属的检验方法；③检验方法依据；④合格标准；⑤容器密封系统的描述；⑥试验间隔时间（测试时间点）；⑦贮存条件；⑧检验项目。通常情况下，每种规格、每种内包装形式的药品，至少每年应当考察一个批次，除非当年没有生产。

(4) 变更控制

企业应当建立变更控制系统，对所有影响产品质量的变更进行评估和管理。需要经药品监督管理部门批准的变更应当在得到批准后方可实施。应当建立变更操作规程，规定原辅料、包装材料、质量标准、检验方法、操作规程、厂房、设施、设备、仪器、生产工艺和计算机软件变更的申请、评估、审核、批准和实施。

(5) 偏差处理

此处的偏差是指与药品相关法规或已批准的标准、程序不相符的任何意外情况。企业各部门负责人应当确保所有人员正确执行生产工艺、质量标准、检验方法和操作规程，防止偏差的产生。企业应当建立偏差处理的操作规程，规定偏差的报告、记录、调查、处理以及所采取的纠正措施，并有相应的记录。

(6) 纠正措施和预防措施

企业应当建立纠正措施和预防措施系统，对投诉、召回、偏差、自检或外部检查结果、工艺性能和质量监测趋势等进行调查并采取纠正和预防措施。

(7) 供应商的评估和批准

质量管理部门应当对所有生产用物料的供应商进行质量评估，会同有关部门对主要物料供应商（尤其是生产商）的质量体系进行现场质量审计，并对质量评估不符合要求的供应商行使否决权。

(8) 产品质量回顾分析

应当按照操作规程，每年对所有生产的药品按品种进行产品质量回顾分析，以确认工艺稳定可靠以及原辅料、成品现行质量标准的适用性，及时发现不良趋势，确定产品及工艺改进的方向。

(9) 投诉与不良反应报告

应当建立药品不良反应报告和监测管理制度，设立专门机构并配备专职人员负责管理。应当主动收集药品不良反应，对不良反应应当详细记录、评价、调查和处理，及时采取措施控制可能存在的风险，并按照要求向药品监督管理部门报告。

11. 产品发运与召回

每批产品均应当有发运记录。根据发运记录，应当能够追查每批产品的销售情况，必要时应当能够及时全部追回，发运记录内容应当包括产品名称、规格、批号、数量、收货单位和地址、联系方式、发货日期、运输方式等。

企业应当建立产品召回系统，必要时可迅速、有效地从市场召回任何一批存在安全隐患的产品。因质量原因退货和召回的产品，均应当按照规定监督销毁，有证据证明退货产品质量未受影响的除外。

12. 自检

质量管理部门应当定期组织对企业进行自检，监控本规范的实施情况，评估企业是否符合本规范要求，并提出必要的纠正和预防措施。

第三节　药品生产监督管理

药品生产监督管理是指药品监督管理部门依法对药品生产条件和生产过程进行审查、许可、监督检查等管理活动。国家药品监督管理局（SDA）于 2002 年 12 月 11 日颁布《药品生产监督管理办法》（试行），于 2004 年 8 月 5 日颁布实施了《药品生产监督管理办法》，随后 2017 年 11 月 21 日国家食品药品监督管理总局又发布了对 2004 年版《药品生产监督管理办法》部分规章进行修正的决定。2019 年 8 月 26 日由中华人民共和国第十三届全国人民代表大会常务委员会第十二次会议审议通过了新修订的《药品管理法》，自 2019 年 12 月 1 日起施行。新修订《药品管理法》将药品领域改革成果和行之有效的做法上升为法律，全面实行药品上市许可持有人制度、取消药品 GMP 认证工作、切实加大监管处罚力度，原有《药品生产监督管理办法》已不适应新修订《药品管理法》的要求。为贯彻落实新修订《药品管理法》，加强药品生产监督管理，国家药品监督管理局对《药品生产监督管理办法》进行了全面修订，2020 年 3 月 30 日国家药品监督管理局网站发布了正式的《药品生产监督管理办法》（2020 年 1 月 22 日国家市场监督管理总局令第 28 号公布），本办法自 2020 年 7 月 1 日起施行。

一、2020 版《药品生产监督管理办法》的特点

2020 年新颁布的《药品生产监督管理办法》共六章，八十一条。明确了生产许可、生产管理、监督检查和法律责任的相关要求。具体变化和特点有如下几点。

（1）明确药品上市许可持有人委托生产的要求

药品上市许可持有人是指取得药品注册证书的企业或者药品研制机构等。明确药品上市许可持有人自行或委托生产药品的应当按照规定取得药品生产许可证，明确规定持有人不具备实际生产场地的，应当与符合条件的药品生产企业签订委托协议和质量协议，申请药品生产许可证。

（2）两证合一，GMP 内容作为生产许可证核发和日常监管的标准

《药品生产监督管理办法》明确取消药品 GMP 认证，要求药品生产质量管理规范作为生产许可证核发和日常监管工作中的标准内容，对药品生产质量管理规范符合性检查的检查频次及要求等都进行了明确规定，对生产过程中不遵守药品生产质量管理规范的法律责任也进行了规定。通过上市前的检查、许可检查、上市后的检查、行政处罚等措施，将执行药品生产质量管理规范的监管检查形式更加灵活，真正做到了药品生产质量管理规范贯穿于药品生产全过程。

二、《药品生产监督管理办法》总则

制定《药品生产监督管理办法》目的是加强药品生产监督管理，规范药品生产活动。在中华人民共和国境内上市药品的生产及监督管理活动，均应当遵守本办法。从事药品生产活

动，应当遵守法律、法规、规章、标准和规范，保证全过程信息真实、准确、完整和可追溯。

1. 药品生产原则

① 药品生产总的原则是从事药品生产活动，应当经所在地省、自治区、直辖市药品监督管理部门批准，依法取得药品生产许可证，严格遵守药品生产质量管理规范，确保生产过程持续符合法定要求。

② 药品上市许可持有人应当建立药品质量保证体系，履行药品上市放行责任，对其取得药品注册证书的药品质量负责。

③ 中药饮片生产企业应当履行药品上市许可持有人的相关义务，确保中药饮片生产过程持续符合法定要求。

④ 原料药生产企业应当按照核准的生产工艺组织生产，严格遵守药品生产质量管理规范，确保生产过程持续符合法定要求。

⑤ 经关联审评的辅料、直接接触药品的包装材料和容器的生产企业以及其他从事与药品相关生产活动的单位和个人依法承担相应责任。

⑥ 药品上市许可持有人、药品生产企业应当建立并实施药品追溯制度，按照规定赋予药品各级销售包装单元追溯标识，通过信息化手段实施药品追溯，及时准确记录、保存药品追溯数据，并向药品追溯协同服务平台提供追溯信息。

2. 监管事权划分

国家药品监督管理局主管全国药品生产监督管理工作，对省、自治区、直辖市药品监督管理部门的药品生产监督管理工作进行监督和指导。

省、自治区、直辖市药品监督管理部门负责本行政区域内的药品生产监督管理，承担药品生产环节的许可、检查和处罚等工作。

国家药品监督管理局食品药品审核查验中心（以下简称核查中心）组织制定药品检查技术规范和文件，承担境外检查以及组织疫苗巡查等，分析评估检查发现风险、作出检查结论并提出处置建议，负责各省、自治区、直辖市药品检查机构质量管理体系的指导和评估。

国家药品监督管理局信息中心负责药品追溯协同服务平台、药品安全信用档案建设和管理，对药品生产场地进行统一编码。

药品监督管理部门依法设置或者指定的药品审评、检验、核查、监测与评价等专业技术机构，依职责承担相关技术工作并出具技术结论，为药品生产监督管理提供技术支撑。

> **知识拓展**
>
> **药品上市许可持有人制度**
>
> 药品上市许可持有人（marketing authorization holder，MAH）制度，通常指拥有药品技术的药品研发机构、科研人员、药品生产企业等主体，通过提出药品上市许可申请并获得药品上市许可批件，并对药品质量在其整个生命周期内承担主要责任的制度。在该制度下，上市许可持有人和生产许可持有人可以是同一主体，也可以是两个相互独立的主体。根据自身状况，上市许可持有人可以自行生产，也可以委托其他生产企业进行生产。如果委托生产，上市许可持有人依法对药品的安全性、有效性和质量可控性负全责，生产企业则依照委托生产合同的规定就药品质量对上市许可持有人负责。可见，上市许可持有人制度与现行药品注册许可制度的最大区别是改变药品

批准文号与生产企业捆绑的模式，不仅在于获得药品批准文件的主体由药品生产企业扩大到了药品研发机构、科研人员，而且对药品质量自始至终负责的主体也更为明确，从而促进药品创新，有利于确保和提升药品质量，优化资源配置。也就是说，以药品上市许可持有人制度试点为突破口，我国药品注册制度将由上市许可与生产许可的"捆绑制"，向上市许可与生产许可分离的"上市许可持有人制度"转型。

三、药品生产许可的申请、审批与管理

1. 从事药品生产的条件

（1）药品生产的条件

从事药品生产，应当符合以下条件：

① 有依法经过资格认定的药学技术人员、工程技术人员及相应的技术工人，法定代表人、企业负责人、生产管理负责人（以下称生产负责人）、质量管理负责人（以下称质量负责人）、质量受权人及其他相关人员符合《药品管理法》《疫苗管理法》规定的条件；

② 有与药品生产相适应的厂房、设施、设备和卫生环境；

③ 有能对所生产药品进行质量管理和质量检验的机构、人员；

④ 有能对所生产药品进行质量管理和质量检验的必要的仪器设备；

⑤ 有保证药品质量的规章制度，并符合药品生产质量管理规范要求。

（2）疫苗生产的条件

从事疫苗生产活动的，还应当具备下列条件：

① 具备适度规模和足够的产能储备；

② 具有保证生物安全的制度和设施、设备；

③ 符合疾病预防、控制需要。

2. 从事药品生产活动的申请、受理与审批

从事制剂、原料药、中药饮片生产活动，应向所在地省、自治区、直辖市药品监督管理部门提出药品生产许可申请和药品生产质量管理规范符合性检查申请。申请人按照《药品生产监督管理办法》的要求提交申请材料，下列附件1为药品上市许可持有人自行生产的情形所需提交的药品生产许可证申请材料清单，附件2为药品上市许可持有人委托他人生产的情形的药品生产许可证申请材料清单，附件3为药品生产质量管理规范符合性检查申请材料清单。

附件1

药品生产许可证申请材料清单

（药品上市许可持有人自行生产的情形）

1. 药品生产许可证申请表；

2. 基本情况，包括企业名称、生产线、拟生产品种、剂型、工艺及生产能力（含储备产能）；

3. 企业的场地、周边环境、基础设施、设备等条件说明以及投资规模等情况说明；

4. 营业执照（申请人不需要提交，监管部门自行查询）；

5. 组织机构图（注明各部门的职责及相互关系、部门负责人）；

6. 法定代表人、企业负责人、生产负责人、质量负责人、质量受权人及部门负责人简历、学历、职称证书和身份证（护照）复印件；依法经过资格认定的药学及相关专业技术人员、工程技术人员、技术工人登记表，并标明所在部门及岗位；高级、中级、初级技术人员的比例情况表；

7. 周边环境图、总平面布置图、仓储平面布置图、质量检验场所平面布置图；

8. 生产工艺布局平面图（包括更衣室、盥洗间、人流和物流通道、气闸等，并标明人、物流向和空气洁净度等级），空气净化系统的送风、回风、排风平面布置图，工艺设备平面布置图；

9. 拟生产的范围、剂型、品种、质量标准及依据；

10. 拟生产剂型及品种的工艺流程图，并注明主要质量控制点与项目、拟共线生产情况；

11. 空气净化系统、制水系统、主要设备确认或验证概况；生产、检验用仪器、仪表、衡器校验情况；

12. 主要生产设备及检验仪器目录；

13. 生产管理、质量管理主要文件目录；

14. 药品出厂、上市放行规程；

15. 申请材料全部内容真实性承诺书；

16. 凡申请企业申报材料时，申请人不是法定代表人或负责人本人，企业应当提交《授权委托书》；

17. 按申请材料顺序制作目录。

中药饮片等参照自行生产的药品上市许可持有人申请要求提交相关资料。疫苗上市许可持有人还应当提交疫苗的储存、运输管理情况，并明确相关的单位及配送方式。

附件 2

药品生产许可证申请材料清单
（药品上市许可持有人委托他人生产的情形）

1. 药品生产许可证申请表；

2. 基本情况，包括企业名称、拟生产品种、剂型、工艺及生产能力（含储备产能）；

3. 营业执照（申请人不需要提交，监管部门自行查询）；

4. 组织机构图（注明各部门的职责及相互关系、部门负责人）；

5. 法定代表人、企业负责人、生产负责人、质量负责人、质量受权人及部门负责人简历、学历、职称证书和身份证（护照）复印件；依法经过资格认定的药学及相关专业技术人员登记表，并标明所在部门及岗位；高级、中级、初级技术人员的比例情况表；

6. 拟委托生产的范围、剂型、品种、质量标准及依据；

7. 拟委托生产剂型及品种的工艺流程图，并注明主要质量控制点与项目、受托方共线生产情况；

8. 生产管理、质量管理主要文件目录；

9. 药品上市放行规程；

10. 委托协议和质量协议；

11. 持有人确认受托方具有受托生产条件、技术水平和质量管理能力的评估报告；

12. 受托方相关材料

（1）受托方药品生产许可证正副本复印件；

（2）受托方药品生产企业的场地、周边环境、基础设施、设备等情况说明；

（3）受托方周边环境图、总平面布置图、仓储平面布置图、质量检验场所平面布置图；

（4）受托方生产工艺布局平面图（包括更衣室、盥洗间、人流和物流通道、气闸等，并标明人、物流向和空气洁净度等级），空气净化系统的送风、回风、排风平面布置图，工艺设备平面布置图；

（5）受托方空气净化系统、制水系统、主要设备确认或验证概况；生产、检验仪器、仪表、衡器校验情况；

（6）受托方主要生产设备及检验仪器目录；

（7）受托方药品出厂放行规程；

（8）受托方所在地省级药品监管部门出具的通过药品 GMP 符合性检查告知书以及同意受托生产的意见；

13.申请材料全部内容真实性承诺书；

14.凡申请企业申报材料时，申请人不是法定代表人或负责人本人，企业应当提交《授权委托书》；

15.按申请材料顺序制作目录。

附件3

药品生产质量管理规范符合性检查申请材料清单

1.药品生产质量管理规范符合性检查申请表；

2.《药品生产许可证》和《营业执照》（申请人不需要提交，监管部门自行查询）；

3.药品生产管理和质量管理自查情况（包括企业概况及历史沿革情况、生产和质量管理情况，上次 GMP 符合性检查后关键人员、品种、软件、硬件条件的变化情况，上次 GMP 符合性检查后不合格项目的整改情况）；

4.药品生产企业组织机构图（注明各部门名称、相互关系、部门负责人等）；

5.药品生产企业法定代表人、企业负责人、生产负责人、质量负责人、质量受权人及部门负责人简历；依法经过资格认定的药学及相关专业技术人员、工程技术人员、技术工人登记表，并标明所在部门及岗位；高、中、初级技术人员占全体员工的比例情况表；

6.药品生产企业生产范围全部剂型和品种表；申请检查范围剂型和品种表（注明"近三年批次数、产量"），包括依据标准、药品注册证书等有关文件资料的复印件；中药饮片生产企业需提供加工炮制的全部中药饮片品种表，包括依据标准及质量标准，注明"炮制方法、毒性中药饮片"；生物制品生产企业应提交批准的制造检定规程；

7.药品生产场地周围环境图、总平面布置图、仓储平面布置图、质量检验场所平面布置图；

8.车间概况（包括所在建筑物每层用途和车间的平面布局、建筑面积、洁净区、空气净化系统等情况。其中对高活性、高致敏、高毒性药品等的生产区域、空气净化系统及设备情况进行重点描述），设备安装平面布置图（包括更衣室、盥洗间、人流和物流通道、气闸等，并标明人、物流向和空气洁净度等级）；空气净化系统的送风、回风、排风平面布置图（无净化要求的除外）；生产检验设备确认及验证情况，人员培训情况；

9.申请检查范围的剂型或品种的工艺流程图，并注明主要过程控制点及控制项目；提供关键工序、主要设备清单，包括设备型号，规格；

10. 主要生产及检验设备、制水系统及空气净化系统的确认及验证情况；与药品生产质量相关的关键计算机化管理系统的验证情况；申请检查范围的剂型或品种的三批工艺验证情况，清洁验证情况；

11. 关键检验仪器、仪表、量具、衡器校验情况；

12. 药品生产管理、质量管理文件目录；

13. 申请材料全部内容真实性承诺书；

14. 凡申请企业申报材料时，申请人不是法定代表人或负责人本人，企业应当提交《授权委托书》；

15. 按申请材料顺序制作目录。

药品生产许可证的申领包括申请、受理、审核批准与信息公示的过程（见图7-2）；符合条件的，发给《药品生产许可证》。

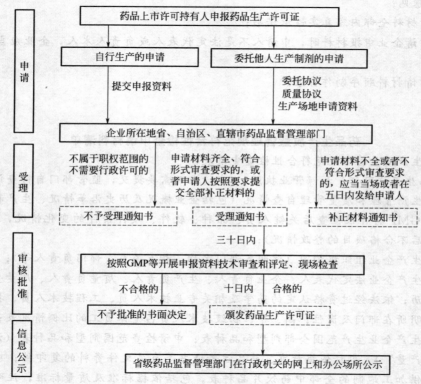

图 7-2　申领药品生产许可证的程序

省、自治区、直辖市药品监督管理部门对申请办理药品生产许可证进行审查时，应当公开审批结果，并提供条件便利申请人查询审批进程。

未经申请人同意，药品监督管理部门、专业技术机构及其工作人员不得披露申请人提交的商业秘密、未披露信息或者保密商务信息，法律另有规定或者涉及国家安全、重大社会公共利益的除外。

3. 药品生产许可证管理

药品生产许可证有效期为五年，分为正本和副本。药品生产许可证样式由国家药品监督管理局统一制定。药品生产许可证电子证书与纸质证书具有同等法律效力。

（1）药品生产许可证所载内容

药品生产许可证应当载明许可证编号、分类码、企业名称、统一社会信用代码、住所（经营场所）、法定代表人、企业负责人、生产负责人、质量负责人、质量受权人、生产地址和生产范围、发证机关、发证日期、有效期限等项目。

企业名称、统一社会信用代码、住所（经营场所）、法定代表人等项目应当与市场监督管理部门核发的营业执照中载明的相关内容一致。

（2）药品生产许可证的变更

药品生产许可证的变更分为许可事项变更和登记事项变更。药品生产许可证变更后，原发证机关应当在药品生产许可证副本上记录变更的内容和时间，并按照变更后的内容重新核发药品生产许可证正本，收回原药品生产许可证正本，变更后的药品生产许可证终止期限不变。

① 许可事项的变更。许可事项是指生产地址和生产范围等。变更药品生产许可证许可事项的，向原发证机关提出药品生产许可证变更申请。未经批准，不得擅自变更许可事项。

许可事项的变更要求如下：

a.原发证机关应当自收到企业变更申请之日起十五日内作出是否准予变更的决定。不予变更的，应当书面说明理由，并告知申请人享有依法申请行政复议或者提起行政诉讼的权利。

b.变更生产地址或者生产范围，药品生产企业应当按照《药品生产监督管理办法》第六条的规定及相关变更技术要求，提交涉及变更内容的有关材料，并报经所在地省、自治区、直辖市药品监督管理部门审查决定。

c.原址或者异地新建、改建、扩建车间或者生产线的，应当符合相关规定和技术要求，提交涉及变更内容的有关材料，并报经所在地省、自治区、直辖市药品监督管理部门进行药品生产质量管理规范符合性检查，检查结果应当通知企业。检查结果符合规定，产品符合放行要求的可以上市销售。有关变更情况，应当在药品生产许可证副本中载明。

上述变更事项涉及药品注册证书及其附件载明内容的，由省、自治区、直辖市药品监督管理部门批准后，报国家药品监督管理局药品审评中心更新药品注册证书及其附件相关内容。

② 登记事项的变更。登记事项是指企业名称、住所（经营场所）、法定代表人、企业负责人、生产负责人、质量负责人、质量受权人等。

变更药品生产许可证登记事项的，应当在市场监督管理部门核准变更或者企业完成变更后三十日内，向原发证机关申请药品生产许可证变更登记。原发证机关应当自收到企业变更申请之日起十日内办理变更手续。

（3）药品生产许可证的换发

药品生产许可证有效期届满，需要继续生产药品的，应当在有效期届满前六个月，向原发证机关申请重新发放药品生产许可证。

原发证机关结合企业遵守药品管理法律法规、药品生产质量管理规范和质量体系运行情况，根据风险管理原则进行审查，在药品生产许可证有效期届满前作出是否准予其重新发证的决定。符合规定准予重新发证的，收回原证，重新发证；不符合规定的，作出不予重新发证的书面决定，并说明理由，同时告知申请人享有依法申请行政复议或者提起行政诉讼的权利；逾期未作出决定的，视为同意重新发证，并予补办相应手续。

（4）药品生产许可证的注销

有下列情形之一的，药品生产许可证由原发证机关注销，并予以公告：

① 主动申请注销药品生产许可证的；

② 药品生产许可证有效期届满未重新发证的；

③ 营业执照依法被吊销或者注销的；

④ 药品生产许可证依法被吊销或者撤销的；

⑤ 法律、法规规定应当注销行政许可的其他情形。

（5）药品生产许可证的补发

药品生产许可证遗失的，药品上市许可持有人、药品生产企业应当向原发证机关申请补发，原发证机关按照原核准事项在十日内补发药品生产许可证。许可证编号、有效期等与原许可证一致。

（6）药品生产许可证的管理与信息更新

任何单位或者个人不得伪造、变造、出租、出借、买卖药品生产许可证。

省、自治区、直辖市药品监督管理部门应当将药品生产许可证核发、重新发证、变更、补发、吊销、撤销、注销等办理情况，在办理工作完成后十日内在药品安全信用档案中更新。

四、药品生产管理

1. 药品生产基本要求

从事药品生产活动，应当遵守药品生产质量管理规范，按照国家药品标准、经药品监督管理部门核准的药品注册标准和生产工艺进行生产，按照规定提交并持续更新场地管理文件，对质量体系运行过程进行风险评估和持续改进，保证药品生产全过程持续符合法定要求。生产、检验等记录应当完整准确，不得编造和篡改。

疫苗上市许可持有人应当具备疫苗生产、检验必需的厂房设施设备，配备具有资质的管理人员，建立完善质量管理体系，具备生产出符合注册要求疫苗的能力，超出疫苗生产能力确需委托生产的，应当经国家药品监督管理局批准。

2. 质量管理体系要求

从事药品生产活动，应当遵守药品生产质量管理规范，建立健全药品生产质量管理体系，涵盖影响药品质量的所有因素，保证药品生产全过程持续符合法定要求。

药品上市许可持有人应当建立药品质量保证体系，配备专门人员独立负责药品质量管理，对受托药品生产企业、药品经营企业的质量管理体系进行定期审核，监督其持续具备质量保证和控制能力。

3. 药品生产企业的人员要求

（1）药品上市许可持有人的职责要求

药品上市许可持有人的法定代表人、主要负责人应当对药品质量全面负责，履行以下职责：

① 配备专门质量负责人独立负责药品质量管理；

② 配备专门质量受权人独立履行药品上市放行责任；

③ 监督质量管理体系正常运行；

④ 对药品生产企业、供应商等相关方与药品生产相关的活动定期开展质量体系审核，

保证持续合规；

⑤ 按照变更技术要求，履行变更管理责任；

⑥ 对委托经营企业进行质量评估，与使用单位等进行信息沟通；

⑦ 配合药品监督管理部门对药品上市许可持有人及相关方的延伸检查；

⑧ 发生与药品质量有关的重大安全事件，应当及时报告并按持有人制定的风险管理计划开展风险处置，确保风险得到及时控制；

⑨ 其他法律法规规定的责任。

（2）药品生产企业的法定代表人、主要负责人的要求

药品生产企业的法定代表人、主要负责人应当对本企业的药品生产活动全面负责，履行以下职责：

① 配备专门质量负责人独立负责药品质量管理，监督质量管理规范执行，确保适当的生产过程控制和质量控制，保证药品符合国家药品标准和药品注册标准；

② 配备专门质量受权人履行药品出厂放行责任；

③ 监督质量管理体系正常运行，保证药品生产过程控制、质量控制以及记录和数据真实性；

④ 发生与药品质量有关的重大安全事件，应当及时报告并按企业制定的风险管理计划开展风险处置，确保风险得到及时控制；

⑤ 其他法律法规规定的责任。

（3）健康档案要求

药品上市许可持有人、药品生产企业应当每年对直接接触药品的工作人员进行健康检查并建立健康档案，避免患有传染病或者其他可能污染药品疾病的人员从事直接接触药品的生产活动。

4. 生产质量风险管理

药品上市许可持有人、药品生产企业在药品生产中，应当开展风险评估、控制、验证、沟通、审核等质量管理活动，对已识别的风险及时采取有效的风险控制措施，以保证产品质量。

5. 物料管理

（1）供应商审核

从事药品生产活动，应当对使用的原料药、辅料、直接接触药品的包装材料和容器等相关物料供应商或者生产企业进行审核，保证购进、使用符合法规要求。

（2）原料、辅料、包装材料要求

生产药品所需的原料、辅料，应当符合药用要求以及相应的生产质量管理规范的有关要求。直接接触药品的包装材料和容器，应当符合药用要求，符合保障人体健康、安全的标准。

经批准或者通过关联审评审批的原料药、辅料、直接接触药品的包装材料和容器的生产企业，应当遵守国家药品监督管理局制定的质量管理规范以及关联审评审批有关要求，确保质量保证体系持续合规，接受药品上市许可持有人的质量审核，接受药品监督管理部门的监督检查或者延伸检查。

6. 确认与验证

药品生产企业应当确定需进行的确认与验证，按照确认与验证计划实施。定期对设施、设备、生产工艺及清洁方法进行评估，确认其持续保持验证状态。

7. 生产管理

（1）污染等控制措施

药品生产企业应当采取防止污染、交叉污染、混淆和差错的控制措施，定期检查评估控制措施的适用性和有效性，以确保药品达到规定的国家药品标准和药品注册标准，并符合药品生产质量管理规范要求。

药品上市许可持有人和药品生产企业不得在药品生产厂房生产对药品质量有不利影响的其他产品。

（2）包装和标签

药品包装操作应当采取降低混淆和差错风险的措施，药品包装应当确保有效期内的药品储存运输过程中不受污染。

药品说明书和标签中的表述应当科学、规范、准确，文字应当清晰易辨，不得以粘贴、剪切、涂改等方式进行修改或者补充。

8. 质量管理

（1）检验与放行

药品生产企业应当建立药品出厂放行规程，明确出厂放行的标准、条件，并对药品质量检验结果、关键生产记录和偏差控制情况进行审核，对药品进行质量检验。符合标准、条件的，经质量受权人签字后方可出厂放行。

药品上市许可持有人应当建立药品上市放行规程，对药品生产企业出厂放行的药品检验结果和放行文件进行审核，经质量受权人签字后方可上市放行。

中药饮片符合国家药品标准或者省、自治区、直辖市药品监督管理部门制定的炮制规范的，方可出厂、销售。

（2）企业自检与年度报告

药品上市许可持有人、药品生产企业应当每年进行自检，监控药品生产质量管理规范的实施情况，评估企业是否符合相关法规要求，并提出必要的纠正和预防措施。

药品上市许可持有人应当建立年度报告制度，按照国家药品监督管理局规定每年向省、自治区、直辖市药品监督管理部门报告药品生产销售、上市后研究、风险管理等情况。

疫苗上市许可持有人应当按照规定向国家药品监督管理局进行年度报告。

（3）药品安全风险管理

药品上市许可持有人应当持续开展药品风险获益评估和控制，制定上市后药品风险管理计划，主动开展上市后研究，对药品的安全性、有效性和质量可控性进行进一步确证，加强对已上市药品的持续管理。

药品上市许可持有人应当建立药物警戒体系，按照国家药品监督管理局制定的药物警戒质量管理规范开展药物警戒工作。

药品上市许可持有人、药品生产企业应当经常考察本单位的药品质量、疗效和不良反应。发现疑似不良反应的，应当及时按照要求报告。

（4）委托生产管理

药品上市许可持有人委托生产药品的，应当符合药品管理的有关规定。

① 签订委托协议以及质量协议。药品上市许可持有人委托符合条件的药品生产企业生产药品的，应当对受托方的质量保证能力和风险管理能力进行评估，根据国家药品监督管理

局制定的药品委托生产质量协议指南要求，与其签订质量协议以及委托协议，监督受托方履行有关协议约定的义务。

② 禁止再次委托。受托方不得将接受委托生产的药品再次委托第三方生产。

③ 原料药不得委托生产。经批准或者通过关联审评审批的原料药应当自行生产，不得再行委托他人生产。

（5）工艺变更管理

药品上市许可持有人应当按照药品生产质量管理规范的要求对生产工艺变更进行管理和控制，并根据核准的生产工艺制定工艺规程。生产工艺变更应当开展研究，并依法取得批准、备案或者进行报告，接受药品监督管理部门的监督检查。

（6）质量回顾

药品上市许可持有人、药品生产企业应当每年对所生产的药品按照品种进行产品质量回顾分析、记录，以确认工艺稳定可靠，以及原料、辅料、成品现行质量标准的适用性。

9. 关键人员变更的报备

药品上市许可持有人、药品生产企业的质量管理体系相关的组织机构、企业负责人、生产负责人、质量负责人、质量受权人发生变更的，应当自发生变更之日起三十日内，完成登记手续。

疫苗上市许可持有人应当自发生变更之日起十五日内，向所在地省、自治区、直辖市药品监督管理部门报告生产负责人、质量负责人、质量受权人等关键岗位人员的变更情况。

10. 短缺药品的报告制度

列入国家实施停产报告的短缺药品清单的药品，药品上市许可持有人停止生产的，应当在计划停产实施六个月前向所在地省、自治区、直辖市药品监督管理部门报告；发生非预期停产的，在三日内报告所在地省、自治区、直辖市药品监督管理部门。必要时，向国家药品监督管理局报告。

药品监督管理部门接到报告后，应当及时通报同级短缺药品供应保障工作会商联动机制牵头单位。

11. 境外药品上市许可持有人要求

药品上市许可持有人为境外企业的，应当指定一家在中国境内的企业法人，履行《药品管理法》与本办法规定的药品上市许可持有人的义务，并负责协调配合境外检查工作。

药品上市许可持有人的生产场地在境外的，应当按照《药品管理法》与本办法规定组织生产，配合境外检查工作。

五、监督检查

1. 监督检查部门及其职责

（1）各级职责

省、自治区、直辖市药品监督管理部门负责对本行政区域内药品上市许可持有人，制剂、化学原料药、中药饮片生产企业的监督管理。

省、自治区、直辖市药品监督管理部门应当对原料、辅料、直接接触药品的包装材料和容器等供应商、生产企业开展日常监督检查，必要时开展延伸检查。

药品上市许可持有人和受托生产企业不在同一省、自治区、直辖市的，由药品上市许可持有人所在地省、自治区、直辖市药品监督管理部门负责对药品上市许可持有人的监督管理，受托生产企业所在地省、自治区、直辖市药品监督管理部门负责对受托生产企业的监督管理。省、自治区、直辖市药品监督管理部门应当加强监督检查信息互相通报，及时将监督检查信息更新到药品安全信用档案中，可以根据通报情况和药品安全信用档案中监管信息更新情况开展调查，对药品上市许可持有人或者受托生产企业依法作出行政处理，必要时可以开展联合检查。

(2) 检查员制度

药品监督管理部门应当建立健全职业化、专业化检查员制度，明确检查员的资格标准、检查职责、分级管理、能力培训、行为规范、绩效评价和退出程序等规定，提升检查员的专业素质和工作水平。检查员应当熟悉药品法律法规，具备药品专业知识。

药品监督管理部门应当根据监管事权、药品产业规模及检查任务等，配备充足的检查员队伍，保障检查工作需要。有疫苗等高风险药品生产企业的地区，还应当配备相应数量的具有疫苗等高风险药品检查技能和经验的药品检查员。

2. 药品生产质量管理规范符合性检查

省、自治区、直辖市药品监督管理部门根据监管需要，对持有药品生产许可证的药品上市许可申请人及其受托生产企业，按以下要求进行上市前的药品生产质量管理规范符合性检查。

① 未通过与生产该药品的生产条件相适应的药品生产质量管理规范符合性检查的品种，应当进行上市前的药品生产质量管理规范符合性检查。其中，拟生产药品需要进行药品注册现场核查的，国家药品监督管理局药品审评中心通知核查中心，告知相关省、自治区、直辖市药品监督管理部门和申请人。核查中心协调相关省、自治区、直辖市药品监督管理部门，同步开展药品注册现场核查和上市前的药品生产质量管理规范符合性检查。

② 拟生产药品不需要进行药品注册现场核查的，国家药品监督管理局药品审评中心告知生产场地所在地省、自治区、直辖市药品监督管理部门和申请人，相关省、自治区、直辖市药品监督管理部门自行开展上市前的药品生产质量管理规范符合性检查。

③ 已通过与生产该药品的生产条件相适应的药品生产质量管理规范符合性检查的品种，相关省、自治区、直辖市药品监督管理部门根据风险管理原则决定是否开展上市前的药品生产质量管理规范符合性检查。

开展上市前的药品生产质量管理规范符合性检查的，在检查结束后，应当将检查情况、检查结果等形成书面报告，作为对药品上市监管的重要依据。上市前的药品生产质量管理规范符合性检查涉及药品生产许可证事项变更的，由原发证的省、自治区、直辖市药品监督管理部门依变更程序作出决定。

通过相应上市前的药品生产质量管理规范符合性检查的商业规模批次，在取得药品注册证书后，符合产品放行要求的可以上市销售。药品上市许可持有人应当重点加强上述批次药品的生产销售、风险管理等措施。

3. 药品生产监督检查

(1) 监督检查的形式与内容

监督检查的形式包括许可检查、常规检查、有因检查和其他检查。

药品生产监督检查的主要内容包括：

① 药品上市许可持有人、药品生产企业执行有关法律、法规及实施药品生产质量管理

规范、药物警戒质量管理规范以及有关技术规范等情况；

② 药品生产活动是否与药品品种档案载明的相关内容一致；

③ 疫苗储存、运输管理规范执行情况；

④ 药品委托生产质量协议及委托协议；

⑤ 风险管理计划实施情况；

⑥ 变更管理情况。

（2）检查计划

省、自治区、直辖市药品监督管理部门应当坚持风险管理、全程管控原则，根据风险研判情况，制定年度检查计划并开展监督检查。年度检查计划至少包括检查范围、内容、方式、重点、要求、时限、承担检查的机构等。

（3）检查频次

省、自治区、直辖市药品监督管理部门应当根据药品品种、剂型、管制类别等特点，结合国家药品安全总体情况、药品安全风险警示信息、重大药品安全事件及其调查处理信息等，以及既往检查、检验、不良反应监测、投诉举报等情况确定检查频次：

① 对麻醉药品、第一类精神药品、药品类易制毒化学品生产企业每季度检查不少于一次；

② 对疫苗、血液制品、放射性药品、医疗用毒性药品、无菌药品等高风险药品生产企业，每年不少于一次药品生产质量管理规范符合性检查；

③ 对上述产品之外的药品生产企业，每年抽取一定比例开展监督检查，但应当在三年内对本行政区域内企业全部进行检查；

④ 对原料、辅料、直接接触药品的包装材料和容器等供应商、生产企业每年抽取一定比例开展监督检查，五年内对本行政区域内企业全部进行检查。

省、自治区、直辖市药品监督管理部门可以结合本行政区域内药品生产监管工作实际情况，调整检查频次。

（4）检查实施

国家药品监督管理局和省、自治区、直辖市药品监督管理部门组织监督检查时，应当制定检查方案，明确检查标准，如实记录现场检查情况，需要抽样检验或者研究的，按照有关规定执行。检查结论应当清晰明确，检查发现的问题应当以书面形式告知被检查单位。需要整改的，应当提出整改内容及整改期限，必要时对整改后情况实施检查。

在进行监督检查时，药品监督管理部门应当指派两名以上检查人员实施监督检查，检查人员应当向被检查单位出示执法证件。药品监督管理部门工作人员对知悉的商业秘密应当保密。

（5）监督检查需要提供的材料

监督检查时，药品上市许可持有人和药品生产企业应当根据检查需要说明情况、提供有关材料：

① 药品生产场地管理文件以及变更材料；

② 药品生产企业接受监督检查及整改落实情况；

③ 药品质量不合格的处理情况；

④ 药物警戒机构、人员、制度制定情况以及疑似药品不良反应监测、识别、评估、控制情况；

⑤ 实施附条件批准的品种，开展上市后研究的材料；

⑥ 需要审查的其他必要材料。

(6) 风险研判与控制

① 检查结论。现场检查结束后，应当对现场检查情况进行分析汇总，并客观、公平、公正地对检查中发现的缺陷进行风险评定并作出现场检查结论。

派出单位负责对现场检查结论进行综合研判。

② 风险控制措施。国家药品监督管理局和省、自治区、直辖市药品监督管理部门通过监督检查发现药品生产管理或者疫苗储存、运输管理存在缺陷，有证据证明可能存在安全隐患的，应当依法采取相应措施：

a. 基本符合药品生产质量管理规范要求，需要整改的，应当发出告诫信并依据风险相应采取告诫、约谈、限期整改等措施；

b. 药品存在质量问题或者其他安全隐患的，药品监督管理部门根据监督检查情况，应当发出告诫信，并依据风险相应采取暂停生产、销售、使用、进口等控制措施。

③ 药品召回。药品存在质量问题或者其他安全隐患的，药品上市许可持有人应当依法召回药品而未召回的，省、自治区、直辖市药品监督管理部门应当责令其召回。

④ 风险报告。开展药品生产监督检查过程中，发现存在药品质量安全风险的，应当及时向派出单位报告。药品监督管理部门经研判属于重大药品质量安全风险的，应当及时向上一级药品监督管理部门和同级地方人民政府报告。

⑤ 违法控制。开展药品生产监督检查过程中，发现存在涉嫌违反药品法律、法规、规章的行为，应当及时采取现场控制措施，按照规定做好证据收集工作。药品监督管理部门应当按照职责和权限依法查处，涉嫌犯罪的移送公安机关处理。

(7) 监管信息管理

省、自治区、直辖市药品监督管理部门应当依法将本行政区域内药品上市许可持有人和药品生产企业的监管信息归入到药品安全信用档案管理，并保持相关数据的动态更新。监管信息包括药品生产许可、日常监督检查结果、违法行为查处、药品质量抽查检验、不良行为记录和投诉举报等内容。

省、自治区、直辖市药品监督管理部门对有不良信用记录的药品上市许可持有人、药品生产企业，应当增加监督检查频次，并可以按照国家规定实施联合惩戒。

4. 举报与监管工作

(1) 举报处理

个人和组织发现药品上市许可持有人或者药品生产企业进行违法生产活动的，有权向药品监督管理部门举报，药品监督管理部门应当按照有关规定及时核实、处理。

发生与药品质量有关的重大安全事件，药品上市许可持有人应当立即对有关药品及其原料、辅料以及直接接触药品的包装材料和容器、相关生产线等采取封存等控制措施，并立即报告所在地省、自治区、直辖市药品监督管理部门和有关部门，省、自治区、直辖市药品监督管理部门应当在二十四小时内报告省级人民政府，同时报告国家药品监督管理局。

(2) 监管工作的管理

国家药品监督管理局和省、自治区、直辖市药品监督管理部门在生产监督管理工作中，不得妨碍药品上市许可持有人、药品生产企业的正常生产活动，不得索取或者收受财物，不得牟取其他利益。

省、自治区、直辖市药品监督管理部门未及时发现生产环节药品安全系统性风险，未及时消除监督管理区域内药品安全隐患的，或者省级人民政府未履行药品安全职责，未及时消除区域性重大药品安全隐患的，国家药品监督管理局应当对其主要负责人进行约谈。

被约谈的省、自治区、直辖市药品监督管理部门和地方人民政府应当立即采取措施，对药品监督管理工作进行整改。

约谈情况和整改情况应当纳入省、自治区、直辖市药品监督管理部门和地方人民政府药品监督管理工作评议、考核记录。

六、法律责任

为严厉打击违法违规行为，细化《药品管理法》有关药品生产方面的处罚条款的具体情形，增设了违反《药品生产监督管理办法》有关规定的情形相应的罚则条款，保证违法情形能够依法处罚（表7-8）。

表7-8 药品生产违法情形及处罚措施

违法行为	处罚措施	违反条款
1.药品上市许可持有人和药品生产企业变更生产地址、生产范围应当经批准而未经批准的； 2.药品生产许可证超过有效期限仍进行生产的	责令关闭，没收违法生产、销售的药品和违法所得，并处违法生产、销售的药品（包括已售出和未售出的药品，下同）货值金额十五倍以上三十倍以下的罚款；货值金额不足十万元的，按十万元计算	《药品管理法》第一百一十五条
药品上市许可持有人和药品生产企业未按照药品生产质量管理规范的要求生产，有下列情形之一： 1.未配备专门质量负责人独立负责药品质量管理、监督质量管理规范执行； 2.药品上市许可持有人未配备专门质量受权人履行药品上市放行责任； 3.药品生产企业未配备专门质量受权人履行药品出厂放行责任； 4.质量管理体系不能正常运行，药品生产过程控制、质量控制的记录和数据不真实； 5.对已识别的风险未及时采取有效的风险控制措施，无法保证产品质量； 6.其他严重违反药品生产质量管理规范的情形	情节严重的，处五十万元以上二百万元以下的罚款，责令停产停业整顿直至吊销药品批准证明文件、药品生产许可证、药品经营许可证，药物非临床安全性评价研究机构、药物临床试验机构等五年内不得开展药物非临床安全性评价研究、药物临床试验，对法定代表人、主要负责人、直接负责的主管人员和其他责任人员，没收违法行为发生期间自本单位所获收入，并处所获收入百分之十以上百分之五十以下的罚款，十年直至终身禁止从事药品生产经营等活动	《药品管理法》第一百二十六条规定的情节严重情形的
辅料、直接接触药品的包装材料和容器的生产企业及供应商未遵守国家药品监督管理局制定的质量管理规范等相关要求，不能确保质量保证体系持续合规的	责令限期改正，给予警告；逾期不改正的，处十万元以上五十万元以下的罚款	《药品管理法》第一百二十六条
药品上市许可持有人和药品生产企业有下列情形之一的： 1.企业名称、住所（经营场所）、法定代表人未按规定办理登记事项变更； 2.未按照规定每年对直接接触药品的工作人员进行健康检查并建立健康档案； 3.未按照规定对列入国家实施停产报告的短缺药品清单的药品进行停产报告	处一万元以上三万元以下的罚款	

违法行为	处罚措施	违反条款
药品监督管理部门有下列行为之一的： 1. 瞒报、谎报、缓报、漏报药品安全事件； 2. 对发现的药品安全违法行为未及时查处； 3. 未及时发现药品安全系统性风险，或者未及时消除监督管理区域内药品安全隐患，造成严重影响； 4. 其他不履行药品监督管理职责，造成严重不良影响或者重大损失	对直接负责的主管人员和其他直接责任人员给予记过或者记大过处分；情节较重的，给予降级或者撤职处分；情节严重的，给予开除处分	《药品管理法》第一百四十九条

七、附则

1. 期限的计算方法

本办法规定的期限以工作日计算。药品生产许可中技术审查和评定、现场检查、企业整改等所需时间不计入期限。

2. 场地管理文件定义

场地管理文件是指由药品生产企业编写的药品生产活动概述性文件，是药品生产企业质量管理文件体系的一部分。场地管理文件有关要求另行制定。

3. 编码管理

经批准或者关联审评审批的原料药、辅料和直接接触药品的包装材料和容器生产场地、境外生产场地一并赋予统一编码。

4. 告诫信定义

告诫信是指药品监督管理部门在药品监督管理活动中，对有证据证明可能存在安全隐患的，依法发出的信函。告诫信应当载明存在缺陷、问题和整改要求。

5. 许可证编号格式

药品生产许可证编号格式为"省份简称＋四位年号＋四位顺序号"。企业变更名称等许可证项目以及重新发证，原药品生产许可证编号不变。

企业分立，在保留原药品生产许可证编号的同时，增加新的编号。企业合并，原药品生产许可证编号保留一个。

6. 许可证编码

分类码是对许可证内生产范围进行统计归类的英文字母串。大写字母用于归类药品上市许可持有人和产品类型，包括：A代表自行生产的药品上市许可持有人、B代表委托生产的药品上市许可持有人、C代表接受委托的药品生产企业、D代表原料药生产企业；小写字母用于区分制剂属性，其中h代表化学药、z代表中成药、s代表生物制品、d代表按药品管理的体外诊断试剂、y代表中药饮片、q代表医用气体、t代表特殊药品、x代表其他。

7. 许可证范围

药品生产许可证的生产范围应当按照《中华人民共和国药典》制剂通则及其他的国家药品标准等要求填写。

8. 特药管理

国家有关法律、法规对生产疫苗、血液制品、麻醉药品、精神药品、医疗用毒性药品、放射性药品、药品类易制毒化学品等另有规定的，依照其规定。

9. 出口疫苗

出口的疫苗应当符合进口国（地区）的标准或者合同要求。

10. 实施期限

本办法自 2020 年 7 月 1 日起施行。2004 年 8 月 5 日原国家食品药品监督管理局令第 14 号公布的《药品生产监督管理办法》同时废止。

本章小结

本章共分三节，第一节简略介绍了药品生产的特点和我国医药工业的发展；第二节和第三节分别对《药品生产质量管理规范》和《药品生产监督管理办法》两个法规做了较详细的讲述，现将本章主要内容小结如下。

1. 我国现行版 GMP 分为总则、质量管理、机构与人员、厂房与设施、设备、物料与产品、确认与验证、文件管理、生产管理、质量控制与质量保证、委托生产与委托检验、产品发运与召回、自检、附则共十四章，三百一十三条。药品 GMP 包括主体章节和附录两部分。主体内容是各种类型药品生产均要遵守的基本内容。

2. 实施 GMP 的目的是规范药品生产质量管理，最大限度地降低药品生产过程中污染、交叉污染以及混淆、差错等风险，确保持续稳定地生产出符合预定用途和注册要求的药品。

3. 现行版 GMP 提出了质量管理体系的概念，强调了质量保证、质量控制、质量风险管理的重要性；提出了关键人员的概念以及相关人员的职责；将药品生产洁净室（区）的空气洁净度划分为 A、B、C、D 四个级别。洁净区与非洁净区之间、不同级别洁净区之间的压差应当不低于 10Pa。产尘操作间应当保持相对负压。药品生产开始前，应当进行检查，确保设备和工作场所没有上批遗留的产品、文件或与本批产品生产无关的物料，设备处于已清洁及待用状态。检查结果应当有记录。生产操作前，还应当核对物料或中间产品的名称、代码、批号和标识，确保生产所用物料或中间产品正确且符合要求。生产过程中，严格执行产品工艺规程和岗位操作规程，每批药品的每一生产阶段完成后必须由生产操作人员清场，并填写清场记录。清场记录应当纳入批生产记录。批记录包括批生产记录、批包装记录、批检验记录和药品放行审核记录等与本批产品有关的记录。记录应当及时填写，内容真实，字迹清晰、易读，不易擦除，至少保存至药品有效期后一年。

4. 《药品生产监督管理办法》（2020 年版）共六章，八十一条，明确了从事药品生产的条件和药品生产基本要求，介绍了企业申请药品生产许可证所需材料，药品监管部门受理审批流程，许可证的管理办法，国家对药品生产管理、监督检查和法律责任的相关要求等。

（1）规范药品生产许可证管理

明确药品上市许可持有人（包括自行生产或者委托生产的）应当申请取得药品生产许可证，规定了取得生产许可证的条件。从事药品生产，应当具备机构人员、设施设备、质量管理、检验仪器设备、质量保证规章制度 5 个方面的条件。另外，还对疫苗生产企业进行了特殊规定。规定了药品生产许可申报资料提交、许可受理、审查发证程序和要求。

药品生产许可证的有关管理要求：①变更内容。对登记事项和许可事项的变更内容进行了规定，明确了许可证变更的办理时限等。对于不予变更的，省级药品监管部门应当书面说明理由，并告知申请人享有依法申请行政复议或者提起行政诉讼的权利。②许可证有效期届满发证。许可证有效期届满，需要继续生产药品的，应当在有效期届满前六个月，向原发证机关申请重新发放药品生产许可证。原发证机关在综合评定后，在药品生产许可证有效期届满前作出是否准予其重新发证的决定，逾期未作出决定的，视为同意重新发证，并予补办相应手续。③还规定了许可证补发、吊销、撤销、注销等办理程序要求。

(2) 全面加强药品生产管理

明确要求从事药品生产活动，应当遵守药品生产质量管理规范等技术要求，按照国家药品标准、经药品监管部门核准的药品注册标准和生产工艺进行生产，保证生产全过程持续符合法定要求。生产、检验等记录应当完整准确，不得编造和篡改。

药品生产企业，应当对使用的原料药、辅料、直接接触药品的包装材料和容器等相关物料供应商或者生产企业进行审核，保证购进、使用符合法规要求。

(3) 落实企业主体责任

明确药品许可持有人和药品生产企业法定代表人、主要负责人的相关责任，对发生与药品质量有关的重大安全事件，依法报告并开展风险处置，确保风险得到及时控制。持有人应当立即对相关药品及其原料、辅料以及直接接触药品的包装材料和容器、相关生产线等采取封存的控制措施。强调生产过程中开展风险评估、控制、验证、沟通、审核等质量管理活动，对已识别的风险及时采取有效风险控制措施。

(4) 开展药品年度报告制度

明确药品上市许可持有人应当建立年度报告制度，《药品管理法》明确规定"药品上市许可持有人应当建立年度报告制度，每年将药品生产销售、上市后研究、风险管理等情况按照规定向省、自治区、直辖市人民政府药品监督管理部门报告"。同时，要求疫苗上市许可持有人应当按照规定向国家药监局进行年度报告。药品监管部门将通过年度报告制度，掌握持有人每年药品生产销售、上市后研究、风险管理等方面的信息和数据，推动药品生产监管逐步实现精准监管、科学监管目标。

(5) 落实短缺药品报告制度

细化短缺药品报告要求。国家短缺药品供应保障工作会商联动机制牵头单位向社会发布实施停产报告的短缺药品清单，持有人停止生产列入短缺药品清单的药品，应当在计划停产实施六个月前向所在地省级药品监督管理部门报告；发生非预期停产的，在三日内报告所在地省级药品监督管理部门，必要时向国家药监局报告。药品监管部门接到报告后及时通报同级短缺药品供应保障工作会商联动机制牵头单位。持有人对列入国家实施停产报告的短缺药品清单的药品，未按照规定进行停产报告的，依法予以处罚。

(6) 进一步明确药品监管部门生产监管事权

明确监管事权划分，坚持属地监管原则，细化了药品监管部门在药品生产环节的监管事权，做到权责清晰，确保药品生产监管工作落到实处。

① 国家药品监督管理局主管全国药品生产监督管理工作，对省级药品监管部门的药品生产监督管理工作进行监督和指导。

② 国家药品监督管理局核查中心组织制定药品检查技术规范和文件，承担境外检查以及组织疫苗巡查等，分析评估检查发现风险、做出检查结论并提出处置建议，负责各省级药

品检查机构质量管理体系的指导和评估。

③ 国家药品监督管理局信息中心负责药品追溯协同服务平台、药品安全信用档案建设和管理，对药品生产场地进行统一编码。

④ 坚持属地监管原则，省级药品监管部门负责对本行政区域内的药品上市许可持有人、制剂、化学原料药、中药饮片生产企业的监管。对原料、辅料、直接接触药品的包装材料和容器等供应商、生产企业开展日常监督检查，必要时开展延伸检查。建立药品安全信用档案，依法向社会公布并及时更新，可以按照国家规定实施联合惩戒。

⑤ 加强跨省监管协同。对于持有人和受托药品生产企业不在同一省的，由持有人所在地省级药品监管部门负责对药品上市许可持有人的监督管理，受托药品生产企业所在地省级药品监管部门负责对受托药品生产企业的监督管理。有关省级药品监管部门加强监督检查信息互相通报，及时将监督检查信息更新到药品安全信用档案中，并可以根据通报情况和药品安全信用档案中监管信息更新情况开展调查，对持有人或者受托药品生产企业依法作出行政处理，必要时可以开展联合检查。

（7）加强监督检查

药品生产质量管理规范是药品生产活动的基本遵循和监督管理的依据，通过上市前的检查、许可检查、上市后的检查、行政处罚等措施，将执行药品生产质量管理规范贯穿于药品生产全过程。

省级药品监管部门结合企业遵守药品法律法规、药品生产质量管理规范和质量体系运行情况，根据风险管理原则进行审查，在药品生产许可证有效期届满前作出是否准予其重新发证的决定。根据药品品种、剂型、管制类别等特点，结合国家药品安全总体情况、药品安全风险警示信息、重大药品安全事件及其调查处理信息等，以及既往检查、检验、不良反应监测、投诉举报等情况确定检查频次，特别强调对麻醉药品、第一类精神药品、药品类易制毒化学品生产企业每季度检查不少于一次。对疫苗、血液制品、放射性药品、医疗用毒性药品、无菌药品等高风险药品生产企业，每年不少于一次药品生产质量管理规范符合性检查。

（8）强化风险处置

药品监管部门在检查过程中应按规定及时报告发现存在的药品质量安全风险情况。通过检查发现生产管理或者疫苗储存、运输管理存在缺陷，有证据证明可能存在安全隐患的，应当依法采取相应的控制措施，如发出告诫信，并采取告诫、约谈、限期整改，以及暂停生产、销售、使用、进口等措施。对持有人应召回而未召回的，药品监管部门责令其召回。风险消除后，采取控制措施的药品监督管理部门应当解除控制措施。

（9）强化问责处置

规定省级药品监管部门未及时发现生产环节药品安全系统性风险，未及时消除监督管理区域内药品安全隐患的，或者省级人民政府未履行药品安全职责，未及时消除区域性重大药品安全隐患的，国家药品监督管理局应当对其主要负责人进行约谈。被约谈的省级药品监管部门和地方人民政府应当立即采取措施，对药品监督管理工作进行整改。约谈情况和整改情况应当纳入省级药品监督管理部门和地方人民政府药品监督管理工作评议、考核记录。

（10）规定了法律责任

在药品生产监督检查过程中，发现存在涉嫌违反药品法律、法规、规章的行为，药品监管部门检查执法，按照职责和权限依法查处，涉嫌犯罪的移送公安机关处理。

复习思考题

一、单选题

1.《药品生产质量管理规范》（2010年修订）是各种类型药品生产管理和质量控制均要遵守的基本内容；其主体是参照哪一类制剂的生产制定的？（　　）

A. 固体口服制剂　　　B. 无菌制剂　　　C. 中药制剂　　　D. 生物制品

2. 下列哪个不属于高风险操作区？（　　）

A. 高活性物料的生产区　　　B. 产尘大的物料生产区

C. 高毒性物料的生产区　　　D. 高致敏性物料生产区

3. 最终可灭菌的无菌制剂的灌装高风险操作A级洁净区所处的背景区域是（　　）。

A. A级洁净区　　　B. B级洁净区

C. C级洁净区　　　D. D级洁净区

4. 产尘操作间（如干燥物料的取样、称量、混合、包装等操作间）应当保持（　　）或采取专门的措施，防止粉尘扩散、避免交叉污染并便于清洁。

A. 压差10Pa　　　B. 压差5Pa

C. 相对正压　　　D. 相对负压

5. 药品生产所用的原辅料、与药品直接接触的包装材料应当符合相应的（　　）。

A. 规格要求　　　B. 管理规定

C. 工艺要求　　　D. 质量标准

6. 药品生产企业的确认与验证项目不包括（　　）。

A. 厂房设施　　　B. 组织机构　　　C. 生产工艺　　　D. 清洁方法

7. 大（小）容量注射剂为一批的药液是（　　）。

A. 同一批原料配制的　　　B. 同一配液罐最终一次配制的

C. 同一灌装机灌装的　　　D. 同一灯检台灯检的

8. 除另有法定要求外，片剂生产日期不得迟于产品（　　）的操作开始日期，不得以产品包装日期作为生产日期。

A. 原辅料发料　　　B. 配料最后混

C. 压片前经最后混合　　　D. 压片

9. 药品上市许可持有人应当建立药品质量保证体系，履行药品上市放行责任，对取得药品注册证书的药品质量负责的是（　　）。

A. 质量负责人　　　B. 企业负责人

C. 药品上市许可持有人

二、多选题

1. 下列剂型产品生产的暴露工序区域空气洁净度级别须达到D级要求是（　　）。

A. 片剂　　　B. 栓剂　　　C. 无菌软膏剂

D. 眼药水　　　E. 糖浆剂

2. 产品工艺规程内容包括（　　）。

A. 批产量　　　B. 生产处方　　　C. 产品规格

D. 生产操作要求　　　E. 包装操作要求

3. 清场管理中清场的内容包括（　　）。

A. 物料产品清理　　　　B. 卫生的清理　　　　C. 文件的清理

D. 物料数量的清理　　　E. 产品质量的检查

4. 质量控制实验室除有质量标准、检验记录等文件外，指导取样和检验操作的文件是（　　）。

A. 取样操作规程　　　　　　　　　　　B. 检验操作规程

C. 检验报告或证书　　　　　　　　　　D. 检验方法验证报告和记录

三、填空题

1. 批记录包括批_____记录、批_____记录、批_____记录和药品放行审核记录等与本批产品有关的记录。

2. 生产批次的划分应当能够确保同一批次产品_____和_____的均一性。

3. 生产开始前应当进行检查，确保设备和工作场所没有上批遗留的产品、文件或与本批产品生产无关的_____，设备处于_____及待用状态。

4. 企业应当建立变更操作规程，规定变更的申请、_____、审核、_____和实施。

四、简答题

1. 我国对从事药品生产的企业总的原则是什么？

2. 什么是药品上市许可持有人，药品上市许可持有人制度的特点是什么？

3. 从事药品生产应具备的条件有哪些？

4. 药品上市许可持有人的职责要求有哪些？

5. 对药品说明书和标签的要求有哪些？

6. 药品监督检查的形式有哪些？

7. 药品上市许可持有人委托生产药品的管理要求有哪些？

第八章
药品经营与管理

【学习目标】

　　通过本章的学习，学生能够了解我国药品流通行业发展现状及药品经营与管理过程中需注意的事项，熟悉《药品经营质量管理规范》（GSP）和《药品经营许可证管理办法》等相关法律法规，从而在执业过程中自觉遵守药品经营管理的规定。

　　1. 掌握：《药品经营质量管理规范》的主要内容与检查要点。

　　2. 熟悉：药品经营企业的定义、分类、经营方式和经营范围，GSP认证的管理规定、GSP认证程序。

　　3. 了解：药品流通领域发展现状，申请《药品经营许可证》的程序，互联网药品交易服务的规定。

案例引导

山东济南非法经营疫苗系列案件

　　2015年4月，山东省济南市公安局食品药品与环境犯罪侦查支队会同食品药品监督管理局稽查支队，破获庞某、孙某非法经营疫苗案。公安机关查明，尚在缓刑中的被告人庞某，在未取得营业执照、药品经营许可证等资质，不具备经营条件的情况下，再次非法经营疫苗等药品，向国内多地销售；被告人孙某在明知的情况下参与销售。

　　国家食品药品监督管理总局2016年4月发布通报，截至2016年4月25日有45家药品经营企业涉"山东疫苗案"，存在编造药品销售记录、向无资质的单位和个人销售疫苗等生物制品、出租出借证照、挂靠走票等行为，严重违反了《中华人民共和国药品管理法》《疫苗流通和预防接种管理条例》《药品经营质量管理规范》等法律法规及规章。吊销药品经营许可证或予以取缔的企业41家，已注销药品经营许可证的企业2家，移送公安机关追查的企业2家。

　　2016年4月依法依纪对国家食品药品监督管理总局、国家卫生和计划生育委员会和山东等17个省（区、市）相关责任人予以问责，先行对357名公职人员予以撤职、降级等处分。2016年8月，中共中央纪律检查委员会网站发布《中共国家食品药品监督管理总局党组关于巡视整改情况的通报》，国家食品药品监督管理总局又对 3 名相关责任人员分别给予行政记大过、记过、撤职处分。

2017 年 3 月 19 日，最高人民检察院在工作报告中披露，庞某等人非法经营疫苗案曝光后，济南中级人民法院以非法经营罪，对庞某判处有期徒刑十九年，没收个人全部财产，对孙某判处有期徒刑六年，没收个人财产 743 万元。在 2017 年全国两会上，最高人民检察院在工作报告中提到，庞某等人非法经营疫苗案曝光后，已立案查处失职渎职职务犯罪 174 人。

2018 年澎湃新闻以"疫苗"为关键词检索，在中国裁判文书网筛选到 2016 年 1 月至 2018 年 3 月涉疫苗犯罪刑事判决书 239 份，其中与"山东疫苗案"有关的刑事判决书 91 份。该 91 份刑事判决书中，涉及山东、湖北、湖南、河南、广西、陕西等 18 个省份，共 137 人因非法经营、滥用职权、毁灭伪造证据、贪污、故意泄露国家秘密 5 项罪名获刑。其中，国家公职（工作）人员涉"山东疫苗案"31 起，被以滥用职权罪、非法经营罪判处缓刑、拘役、有期徒刑等。这些国家公职（工作）人员主要来自疾控部门、基层卫生院。其中，基层卫生院获刑人数 43 人，疾控部门 13 人，其他部门 8 人，共涉及 9 个省市。有 57 起案件为庞某的上下线涉案人员，多被以非法经营罪判刑。

"山东疫苗案"曝光后，国家对二类疫苗的监管更为严格。按照 2016 年 4 月 25 日新修订公布实施的《疫苗流通和预防接种管理条例》规定，接种单位不得向企业直接购进二类疫苗，而是要"由省级疾病预防控制机构组织在省级公共资源交易平台集中采购，由县级疾病预防控制机构向疫苗生产企业采购后供应给本行政区域的接种单位"；同时，国家建立疫苗全程追溯制度。

请阅读以上材料，思考并讨论：

(1) 涉案的经营企业与人员违反了哪些法律与规定？处罚的具体依据是什么？

(2) 如何在流通与经营过程中保障药品质量？

(3) 如何建立药品可追溯制度？

第一节　药品流通与药品经营概述

药品流通管理从供应链管理的角度来看包括药品生产企业的销售，药品经营企业的经营全过程，医疗机构购进、储存与使用药品等环节。药品的生产环节决定其本质，而流通环节决定是否改变了其本质。药品经营是药品流通的重要组成部分，也是影响药品质量的关键环节。因此，国家为规范药品流通秩序，保证药品质量，加强药品经营监督管理，对药品流通与药品经营监督管理实行较其他商品更为严格的监督管理措施。

一、药品流通概述

1. 药品流通的概念

药品流通（drugs distribution）是将药品从生产者转移到消费者的全过程，包括药品生产企业到药品批发企业再到药品零售企业或者药品使用组织（医疗机构和计划生育技术服务机构），最后到达消费者手中的过程。它包括了药品流、货币流、药品所有权流和药品信息流。其不同于药品买卖、药品市场营销，属宏观经济范畴。

2. 药品流通渠道

药品流通渠道是指药品从生产者转移到消费者手中所经过的途径。药品生产企业生产出药品，经过流通渠道到达消费者手中。药品流通渠道对于药品生产企业而言属于市场的范畴。药品销售渠道由一系列药品生产、经营、使用机构组成，各机构通过分工协作，完成各自任务，最终实现其社会价值。药品流通渠道是连接药品生产者与消费者的桥梁。

(1) 药品流通渠道的类型

① 药品生产企业下属的销售体系，其在法律上和经济上并不独立，只能销售本企业生产的药品。

② 具有独立法人资格、独立销售系统的经济组织，在法律上和经济上都是独立的，购买药品后取得药品的所有权，然后出售，如药品批发企业、药品零售企业。

③ 没有独立法人资格，经济上由医疗机构统一管理的药房，同样以资金购买药品，取得药品的所有权，然后凭医师处方分发调配给患者，如医院药房。

④ 受上游企业约束的销售系统，在法律上是独立的，但经济上通过合同形式受上游企业约束，如医药代理商。

(2) 药品流通渠道的形式

① 直接流通渠道：是指不经过中间环节直接将药品销售给消费者。包括药品生产企业下属的销售体系将本企业生产的非处方药直接销售给消费者，城乡集贸市场上农民将自采自种的中药材直接销售给消费者，医疗机构将本单位配置的制剂在本单位范围内直接销售给消费者。

② 间接流通渠道：药品生产企业通过中间环节，药品批发商和零售商、医疗机构等把药品销售给消费者。间接销售是医药生产企业普遍采用的形式，如图 8-1 所示。

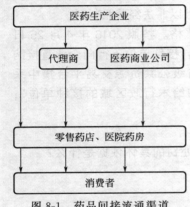

图 8-1 药品间接流通渠道

二、药品经营概述

1. 药品经营、药品经营企业与药品经营监督管理的定义

(1) 药品经营

药品经营是指将购入的药品不经过任何加工改造，直接转售出去的行为。

(2) 药品经营企业

药品经营企业是指经营药品的专营企业或兼营企业。

(3) 药品经营监督管理

药品经营监督管理是药品监督管理部门依法对药品经营行为、场地、设施条件及其质量保证能力进行许可、备案、监督检查和风险控制等活动。

2. 药品经营企业的经营方式和范围

(1) 药品经营企业的经营方式

药品经营企业的经营方式是指药品经营许可证依法核准的经营方式，目前，我国药品监督管理部门核准的药品经营方式分为药品批发和药品零售，药品零售企业包括单体药店和零售连锁药店。

（2）**药品经营企业的经营范围**

药品经营企业的经营范围是指经药品监督管理部门核准经营药品的品种类别。从事药品零售的，应先核定经营类别，确定申办人经营处方药或甲类非处方药、乙类非处方药的资格，并在经营范围中予以明确，再核定具体经营范围。

根据《药品经营许可证管理办法》，药品经营企业经营范围分为如下几类：

① 麻醉药品、精神药品、医疗用毒性药品；

② 生物制品；

③ 中药材、中药饮片、中成药、化学原料药及其制剂、抗生素原料药及其制剂、生化药品。

医疗用毒性药品、麻醉药品、精神药品、放射性药品按照国家特殊药品管理；预防性生物制品按照《疫苗流通和预防接种管理条例》管理。

3. 药品经营企业的分类

（1）根据我国药品监督管理部门核准的经营方式分类

根据我国药品监督管理部门核准的经营方式，药品经营企业可分为药品批发企业、药品零售企业。

① 药品批发企业：《药品管理法实施条例》规定，药品批发企业是指将购进的药品销售给药品生产企业、药品经营企业、医疗机构的药品经营企业。换言之，药品批发企业只能将药品销售给具有《药品生产许可证》《药品经营许可证》《医疗机构执业许可证》等合法资质的药品生产、经营和使用单位，不得将药品直接销售给患者或其他不具合法资质的单位或消费者。

② 药品零售企业：《药品管理法实施条例》规定，药品零售企业是指将购进的药品直接销售给消费者的药品经营企业。广义的药品零售企业包括药品零售经营企业，有单体零售药店与零售连锁药店之分，又称零售药店（retail pharmacy），或称社会药房（community pharmacy），简称药店（drug store）；还包括医疗机构药房（institutional pharmacy），分为医院药房（hospital pharmacy）、诊所药房（clinic pharmacy）及各种保健组织的药房，简称药房。

社会药房和医疗机构药房的不同之处是：前者为企业性质，要承担投资风险；后者是医疗机构的组成部分，不具独立法人资格。

a. 单体药店：药品零售企业具有能够配备满足当地消费者所需药品的能力，并能保证24小时供应。药品零售企业应备有的国家基本药物品种和数量由各省、自治区、直辖市药品监督管理部门结合当地具体情况确定。

b. 经社会保险经办机构确定的定点零售药店：为城镇职工基本医疗保险参保人员提供处方外配服务的零售药店。处方外配是指参保人员持定点医疗机构处方，在定点零售药店购药的行为。定点零售药店必须配备执业药师或依法经资格认定的药学技术人员，具备及时供应基本医疗保险用药和24小时提供服务的能力。

c. 药品零售连锁企业：根据《药品零售连锁企业有关规定》规定，药品零售连锁企业，又称连锁药店，是指经营同类药品、使用统一商号的若干个门店，在同一总部的管理下，采取统一采购配送、统一质量标准、采购同销售分离、实行规模化管理经营的组织形式。药品零售连锁企业应由总部、配送中心和若干个门店构成。药品零售连锁企业应是企业法人。

药品零售连锁企业应按程序通过省（区、市）药品监督管理部门审查，并取得《药品经营企业许可证》。药品零售连锁企业门店通过地市级药品监督管理部门审查，并取得《药品经营企业许可证》。

国家鼓励、引导药品零售连锁经营。从事药品零售连锁经营活动的企业总部，应当建立统一的质量管理制度，对所属零售企业的经营活动履行管理责任。

总部应具备采购配送、财务管理、质量管理、教育培训等职能。总部质量管理人员及机构应符合药品批发同规模企业标准。

配送中心应具备进货、验收、贮存、养护、出库复核、运输、送货等职能。质量管理人员、机构及设施设备条件，应符合药品批发同规模企业标准。配送中心是该连锁企业服务机构，只准向该企业连锁范围内的门店进行配送，不得对该企业外部进行批发、零售。

门店按照总部的制度、规范要求，承担日常药品零售业务。门店的质量管理人员应符合同规模药店质量管理人员标准。门店不得自行采购药品。

(2) 根据我国药品监督管理部门核准的经营范围分类

根据我国药品监督管理部门核准的经营范围，药品零售企业可分为经营处方药、甲类非处方药的零售药店、经营乙类非处方药零售药店（或销售点）及经营中药饮片的零售药店。

① 经营处方药、甲类非处方药的零售药店：这类药店必须配备执业药师或其他依法经过资格认定的药学技术人员。

② 经营乙类非处方药的零售药店：这类药店可以不配备执业药师，但应配备经县级或市级药品监督管理局组织考核的业务人员。

经营乙类非处方药的销售点：一是在没有零售药房的、交通不便的边远地区的城乡集贸市场，经法定程序批准由当地零售药房在这种集贸市场设置的乙类非处方药销售点。二是药品零售连锁企业在其他商业企业、宾馆、机场等服务场所，设置的销售乙类非处方药的柜台。三是普通商业企业经法定程序批准，设置的销售乙类非处方药的专柜。这些乙类非处方药销售点都必须配备经当地市级药品监督管理机构培训合格、持证上岗的业务人员。在超市等其他商业企业内设立零售药店的，必须具有独立的区域。

③ 经营中药饮片的零售药店：以调配中医处方（煎药配方）为主的中药零售药店，亦称中药铺。这类药店应配备执业中药师、依法经过资格认定的中药技术人员和资深老药工。

4. 药品经营企业的现状

2019 年 5 月 9 日，国家药品监督管理局发布《2018 年度药品监管统计年报》，该公报的数据报告期为 2017 年 12 月 1 日至 2018 年 11 月 30 日。药品经营许可证持证企业 50.8 万家，其中批发企业 1.4 万家；零售连锁企业 5671 家，零售连锁企业门店 25.5 万家，同比增加 11.35%；零售药店 23.4 万家，同比增加 4.00%，2018 年单体药店数量首次有所回升。

第二节　药品经营许可管理

一、药品经营许可管理概述

为加强药品经营许可工作的监督管理，根据《药品管理法》《药品管理法实施条例》有关规定，制定《药品经营许可证管理办法》（2004 年 2 月 4 日国家食品药品监督管理局令第

6号公布，根据2017年11月7日国家食品药品监督管理总局局务会议《关于修改部分规章的决定》修正），从申领《药品经营许可证》的条件、程序，《药品经营许可证》的发证、换证、变更及监督管理等方面做了明确规定。

1. 国家级药品经营许可管理的行政机构

国家药品监督管理部门主管全国药品经营许可的监督管理工作，统一制定药品批发企业验收实施标准，统一制定《药品经营许可证》正本、副本式样和编号方法，统一印制《药品经营许可证》。《药品经营许可证》电子版证书与其印制版具有同等法律效力。

2. 省级药品经营许可管理行政机构

省、自治区、直辖市药品监督管理部门负责本辖区内药品批发企业《药品经营许可证》的发证、换证、变更和日常监督管理工作，并指导和监督下级药品监督管理部门开展《药品经营许可证》的监督管理工作。

3. 地市级药品经营许可管理行政机构

设区的市级药品监督管理部门或省、自治区、直辖市药品监督管理部门直接设置的县级药品监督管理部门负责本辖区内药品零售企业《药品经营许可证》的发证、换证、变更和日常监督管理等工作。

二、申领《药品经营许可证》的条件

1.《药品管理法》的相关规定

《药品管理法》第五十一条规定从事药品批发活动，应当经所在地省、自治区、直辖市人民政府药品监督管理部门批准，取得药品经营许可证。从事药品零售活动，应当经所在地县级以上地方人民政府药品监督管理部门批准，取得药品经营许可证。无药品经营许可证的，不得经营药品。

申领《药品经营许可证》的企业应当具备开办药品经营企业的资质条件，《药品管理法》第五十二条规定从事药品经营活动应当具备以下条件：

① 有依法经过资格认定的药师或者其他药学技术人员；

② 有与所经营药品相适应的营业场所、设备、仓储设施和卫生环境；

③ 有与所经营药品相适应的质量管理机构或者人员；

④ 有保证药品质量的规章制度，并符合国务院药品监督管理部门依据本法制定的药品经营质量管理规范要求。

药品监督管理部门批准实施药品经营许可，除依据《药品管理法》第五十二条规定的条件外，还应当遵循方便群众购药的原则。

2.《药品经营许可证管理办法》的相关规定

《药品经营许可证管理办法》第四条、第五条规定了开办药品批发企业和零售企业的条件（见表8-1）。

表8-1　开办药品批发企业和零售企业的主要条件

要求	开办药品批发企业	开办药品零售企业
布局要求	应符合省、自治区、直辖市药品批发企业合理布局的要求	应符合当地常住人口数量、地域、交通状况和实际需要的要求，符合方便群众购药的原则

要求	开办药品批发企业	开办药品零售企业
共性要求	1.具有保证所经营药品质量的规章制度。 2.国家对经营麻醉药品、精神药品、医疗用毒性药品、预防性生物制品另有规定的，从其规定。 3.药品经营企业的法定代表人、主要负责人对本企业的药品经营活动全面负责	
个性要求	1.具有与经营规模相适应的一定数量的执业药师；质量管理负责人具有大学以上学历，且必须是执业药师。 2.具有能够保证药品储存质量要求的、与其经营品种和规模相适应的常温库、阴凉库、冷库；仓库中具有适合药品储存的专用货架和实现药品入库、传送、分检、上架、出库现代物流系统的装置和设备。 3.具有符合《药品经营质量管理规范》对药品营业场所及辅助、办公用房以及仓库管理、仓库内药品质量安全保障和进出库、在库储存与养护方面的条件。 4.具有独立的计算机管理信息系统，能覆盖企业内药品的购进、储存、销售以及经营和质量控制的全过程；能全面记录企业经营管理及实施《药品经营质量管理规范》方面的信息；符合《药品经营质量管理规范》对药品经营各环节的要求，并具有可以实现接受当地药品监督管理部门监管的条件	1.具有依法经过资格认定的药学技术人员： (1)经营处方药、甲类非处方药的药品零售企业，必须配有执业药师或者其他依法经过资格认定的药学技术人员。质量负责人应有一年以上(含一年)药品经营质量管理工作经验。 (2)经营乙类非处方药的药品零售企业，以及农村乡镇以下地区设立药品零售企业的，应配备具有依法经过资格认定的药学技术人员，具有与所经营药品相适应的质量管理机构或者人员，有条件的应当配备执业药师。企业营业时间，以上人员应当在岗。 2.具有与所经营药品相适应的营业场所、设备、仓储设施以及卫生环境。 3.具有能够配备满足当地消费者所需药品的能力，并能保证24小时供应

三、申领《药品经营许可证》的程序

1. 申请资料

申领《药品经营许可证》应当依据法定程序向药品监督管理部门递交有关资料，药品批发企业和零售企业申领《药品经营许可证》的申请资料及递交部门见表8-2。

表8-2　开办药品批发企业和零售企业的申请资料及递交部门

项目	开办药品批发企业	开办药品零售企业
递交部门	申办人向拟办企业所在地的省、自治区、直辖市药品监督管理部门提出筹建申请	申办人向拟办企业所在地设区的市级药品监督管理部门或省级药品监督管理部门直接设置的县级药品监督管理部门提出筹建申请
筹建资料	1.拟办企业法定代表人、企业负责人、质量负责人学历证明原件、复印件及个人简历。 2.执业药师执业证书原件、复印件。 3.拟经营药品的范围。 4.拟设营业场所、设备、仓储设施及周边卫生环境等情况	1.拟办企业法定代表人、企业负责人、质量负责人的学历、执业资格或职称证明原件、复印件，个人简历，专业技术人员资格证书、聘书。 2.拟经营药品的范围。 3.拟设营业场所、仓储设施、设备情况
验收资料共性要求	1.药品经营许可证申请表。 2.企业营业执照。 3.营业场所、仓库平面布置图及房屋产权或使用权证明。 4.依法经过资格认定的药学专业技术人员资格证书及聘书。 5.拟办企业质量管理文件及仓储设施、设备目录	
验收资料个性要求	拟办企业组织机构情况	无

2. 基本程序

申领《药品经营许可证》的基本程序分为筹建申请和验收申请两部分，筹建申请包括药品批发企业筹建与药品零售企业筹建，药品批发企业筹建应符合省、自治区、直辖市药品批发企业合理布局的要求。药品零售企业筹建应结合当地常住人口数量、地域、交通状况和实际需要。目前，多数省份已取消筹建申请的审批程序，仅将其作为行政指导手段。

验收申请是在申办人完成拟办企业筹建后，向原审批机构申请验收。验收申请包括受理、组织验收、审批与发证的过程。原审批机构应当依据药品经营企业开办条件组织验收，符合条件的，发给《药品经营许可证》（见图8-2）。

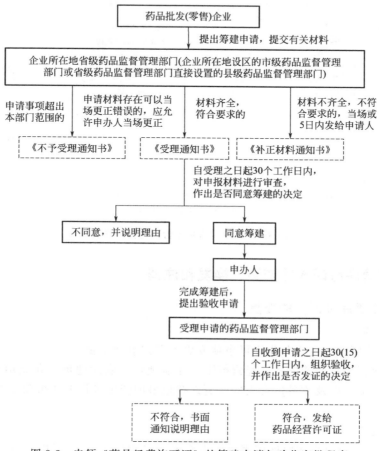

图 8-2　申领《药品经营许可证》的筹建申请与验收审批程序

3. 新版药品经营许可证样式

《药品经营许可证》应当载明企业名称、法定代表人或企业负责人姓名、经营方式、经营范围、注册地址、仓库地址、《药品经营许可证》证号、流水号、发证机关、发证日期、有效期限等项目。

2019年7月25日国家药品监督管理局综合司发布通知，国家药品监督管理局统一制定新版《药品经营许可证》（包括正、副本）证书样式（见图8-3）。新版许可证书样式自2019年9月1日起启用，各省（区、市）药品监督管理局应按照新版许可证书样式向新申领单位核发相关证书。发放、使用电子证书的地区，电子证书样式应当与新版纸质证书样式保持一致。为便于统一管理，对2019年尚未到期的许可证书，由各省（区、市）药品监督管理局组织在2020年12月底前为其更换新版许可证，有效期与原证一致。

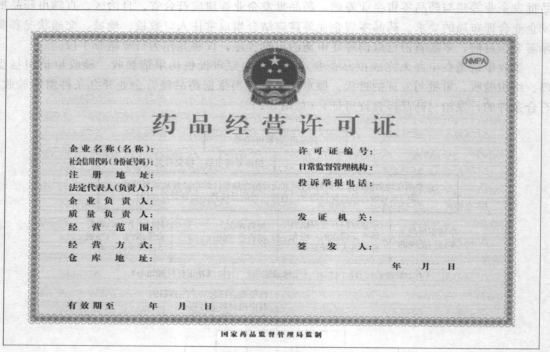

图 8-3　新版《药品经营许可证》样式

四、《药品经营许可证》的变更、换发和注销

1.《药品经营许可证》的变更

（1）变更内容

《药品经营许可证》变更分为许可事项变更和登记事项变更。

许可事项变更是指经营方式、经营范围、注册地址、仓库地址（包括增减仓库）、企业法定代表人或负责人以及质量负责人的变更。登记事项变更是指上述事项以外的其他事项的变更。

（2）变更程序

① 药品经营企业应当在原许可事项发生变更 30 日前，向原发证机关申请《药品经营许可证》变更登记。未经批准，不得变更许可事项。

② 原发证机关应当自收到企业变更申请和变更申请资料之日起 15 个工作日内作出准予变更或不予变更的决定。

③ 申请许可事项变更的，由原发证部门按照《药品经营许可证管理办法》规定的条件验收合格后，方可办理变更手续。

④ 药品经营企业依法变更《药品经营许可证》的许可事项后，应依法向工商行政管理部门办理企业注册登记的有关变更手续。

企业分立、合并、改变经营方式、跨原管辖地迁移，需要重新办理《药品经营许可证》。

2.《药品经营许可证》的换发

①《药品经营许可证》有效期为 5 年。

②《药品经营许可证》有效期届满前 6 个月内，向原发证机关申请换发《药品经营许可

证》。原发证机关按本办法规定的申办条件进行审查，符合条件的，收回原证，换发新证。不符合条件的，可限期 3 个月进行整改，整改后仍不符合条件的，注销原《药品经营许可证》。

③ 药品监督管理部门根据药品经营企业的申请，应当在《药品经营许可证》有效期届满前作出是否准予其换证的决定。逾期未作出决定的，视为准予换证。

④ 企业遗失《药品经营许可证》，应立即向发证机关报告，并在发证机关指定的媒体上登载遗失声明。发证机关在企业登载遗失声明之日起满 1 个月后，按原核准事项补发《药品经营许可证》。

3.《药品经营许可证》的注销

注销药品经营许可证的情形包括：

① 《药品经营许可证》有效期届满未换证的；

② 药品经营企业终止经营药品或者关闭的；

③ 《药品经营许可证》被依法撤销、撤回、吊销、收回、缴销或者宣布无效的；

④ 不可抗力导致《药品经营许可证》的许可事项无法实施的；

⑤ 法律、法规规定的应当注销行政许可的其他情形。

五、《药品经营许可证》的监督检查

药品监督管理部门应加强对《药品经营许可证》持证企业的监督检查，企业应当依法接受监督检查。

1. 监督检查的内容

① 企业名称、经营地址、仓库地址、企业法定代表人（企业负责人）、质量负责人、经营方式、经营范围、分支机构等重要事项的执行和变动情况；

② 企业经营设施设备及仓储条件变动情况；

③ 企业实施《药品经营质量管理规范》情况；

④ 发证机关需要审查的其他有关事项。

2. 监督检查的方式

监督检查可以采取书面检查、现场检查或者书面与现场检查相结合的方式。

① 发证机关可以要求持证企业报送《药品经营许可证》相关材料，通过核查有关材料，履行监督职责；

② 发证机关可以对持证企业进行现场检查。

有下列情况之一的企业，必须进行现场检查：

a. 上一年度新开办的企业；

b. 上一年度检查中存在问题的企业；

c. 因违反有关法律、法规，受到行政处罚的企业；

d. 发证机关认为需要进行现场检查的企业。

《药品经营许可证》换证工作当年，监督检查和换证审查工作可一并进行。

3. 监督检查的档案管理及公告

① 发证机关依法对药品经营企业进行监督检查时，应当将监督检查的情况和处理结果予以记录，由监督检查人员签字后归档。公众有权查阅有关监督检查记录。现场检查的结

果，发证机关应当在《药品经营许可证》副本上记录并予以公告。

② 发证机关应建立《药品经营许可证》发证、换证、监督检查、变更等方面的工作档案，并在每季度上旬将《药品经营许可证》的发证、变更等情况报上一级药品监督管理部门。对因变更、换证、吊销、缴销等原因收回、作废的《药品经营许可证》，应建档保存 5 年。

③ 企业终止经营药品或者关闭的，《药品经营许可证》由原发证机关缴销。发证机关吊销或者注销、缴销《药品经营许可证》的，应当及时通知工商行政管理部门，并向社会公布。

第三节　药品流通监督管理

药品流通过程中，涉及药品的采购、收货、验收、储存与养护、销售、出库、运输与配送和售后管理等多个环节。药品流通监督管理是指政府有关部门根据国家药事法规、标准、制度，对药品流通这一环节的药品质量，药学服务质量，药品生产、经营企业与医疗机构的质量保证体系，药品广告及药品价格进行监督管理活动的总称。近年来，国家持续推进一系列药品流通监督管理改革措施，对提升药品流通管理具有深远意义。

一、药品流通监督管理的措施

1. 药品经营应配备执业药师或其他依法经过资格认定的药学技术人员

要求社会药房和医院药房必须配备依法注册取得执照的执业药师或其他依法经过资格认定的药学技术人员。企业营业时间内，药学技术人员应当在岗。药品监督管理部门将执业药师配备使用情况作为监督检查的重点，对于"挂证"执业药师和存在"挂证"行为的药品零售企业依法处置，并及时报送省级药品监督管理部门，由省级部门向社会公开。

2. 准予经营，实行药品经营许可证制度

《药品经营许可证》是对经营药品的能力、条件的要求和认可，是开办药品生产、经营企业的法律条件。

3. 取消《药品经营质量管理规范》认证，严格执行药品经营质量管理规范

实施《药品经营质量管理规范》（GSP），对药品生产、经营企业经营药品的全过程进行质量管理。2019 年 8 月 26 日，《药品管理法》修订案经表决通过确认取消 GSP 认证发证，与药品经营许可一并检查，且相关部门可随时对 GSP 的执行情况进行检查，监督其持续符合法定要求。

4. 实行药品上市许可持有人制度

《药品管理法》第五十五条规定药品上市许可持有人、药品生产企业、药品经营企业和医疗机构应当从药品上市许可持有人或者具有药品生产、经营资格的企业购进药品；但是，购进未实施审批管理的中药材除外。

5. 实行处方药与非处方药分类管理

我国《药品管理法实施条例》第十五条规定国家实行处方药和非处方药分类管理制度。国家根据非处方药品的安全性，将非处方药分为甲类非处方药和乙类非处方药。

6. 监督管理药品信息，强化药品广告、标识物管理

通过药品广告审批、药品商标注册、药品说明书核准、药品不良反应上报等，确认其药品信息的正确，重点考察药品广告的内容必须真实、合法，非药品广告不得涉及药品的宣传。

7. 强化价格信息监测

国家建立健全药品追溯制度。国务院药品监督管理部门应当制定统一的药品追溯标准和规范，推进药品追溯信息互通互享，实现药品可追溯。药品监管、税务等部门依法严肃查处虚报原材料价格和药品出厂价格的药品生产企业，清缴应收税款，追究相关责任人的责任。强化竞争不充分药品的出厂（口岸）价格、实际购销价格监测，对价格变动异常或与同品种价格差异过大的药品，要及时研究分析，必要时开展成本价格专项调查。

8. 加强公立医疗机构药品采购管理

（1）省级平台集中招标采购

对临床用量大、采购金额高、多家企业生产的基本药物和非专利药品，发挥省级集中批量采购优势，由省级药品采购机构采取双信封制公开招标采购，医院作为采购主体，按中标价格采购药品。

（2）按价格谈判结果采购药品

对部分专利药品、独家生产药品，建立公开透明、多方参与的价格谈判机制。谈判结果在国家药品供应保障综合管理信息平台上公布，医院按谈判结果采购药品。

（3）部分药品挂网采购

对妇儿专科非专利药品、急（抢）救药品、基础输液、临床用量小的药品（上述药品的具体范围由各省区市确定）和常用低价药品，实行集中挂网，由医院直接采购。

（4）短缺药品议价采购

对临床必需、用量小、市场供应短缺的药品，由国家招标定点生产、议价采购。

（5）特殊药品采购

对麻醉药品、精神药品、防治传染病和寄生虫病的免费用药、国家免疫规划疫苗、计划生育药品及中药饮片，按国家现行规定采购，确保公开透明。

9. 保障药品有效供应

健全短缺药品、低价药品监测预警和分级应对机制，国家和省两级建立9部门会商联动工作机制，评估短缺药品供应保障能力，研究完善重大政策制度，统筹解决短缺问题。建立国家、省两级短缺药品清单管理制度，开展清单内药品临床综合评价，实现动态管理。建设全国短缺药品多源信息采集和供应业务协同应用平台，充分运用现代信息技术工具，在短缺药品研发注册、生产流通、采购使用等重点环节，逐步实现短缺药品信息监测全覆盖，根据短缺程度和范围，及时启动国家或省级跨部门应对机制，实现动态监测、精准及时应对。区分不同情况，实施定点生产、协调应急生产和进口、加强供需对接和协商调剂、完善短缺药品储备、打击违法违规行为、健全罕见病用药政策6类措施。采取注册承诺、药价谈判、集中采购、医保支付等综合措施，推动实现专利药品和已过专利期药品在我国上市销售价格不高于原产国或我国周边可比价格，并实施动态管理。加强对麻醉药品和精神药品的管理。支持质量可靠、疗效确切的医疗机构中药制剂规范使用。

10. 公立医疗机构药品采购中推行"两票制"

"两票制"是指药品生产企业到流通企业开一次发票，流通企业到医疗机构开一次发票。

药品生产、流通企业要按照公平、合法和诚实信用原则合理确定加价水平。鼓励公立医疗机构与药品生产企业直接结算药品货款、药品生产企业与流通企业结算配送费用。

药品生产、流通企业销售药品，应当按照发票管理有关规定开具增值税专用发票或者增值税普通发票（以下统称发票），项目要填写齐全。所销售药品还应当按照《药品经营质量管理规范》要求附符合规定的随货同行单，发票（以及清单）的购、销方名称应当与随货同行单、付款流向一致，金额一致。

11. 整治药品流通领域突出问题

药品监管等部门定期联合开展专项检查，严厉打击租借证照、虚假交易、伪造记录、非法渠道购销药品、商业贿赂、价格欺诈、价格垄断以及伪造、虚开发票等违法违规行为，依法严肃惩处违法违规企业和医疗机构，严肃追究相关负责人的责任；对查实的违法违规行为，记入药品采购不良记录、企事业单位信用记录和个人信用记录并按规定公开，公立医院2年内不得购入相关企业药品；对累犯或情节较重的，依法进一步加大处罚力度。药品监管部门加强对医药代表的管理，建立医药代表登记备案制度，备案信息及时公开。医药代表只能从事学术推广、技术咨询等活动，不得承担药品销售任务，其失信行为记入个人信用记录。

12. 推进"互联网＋药品流通"

引导"互联网＋药品流通"规范发展，支持药品流通企业与互联网企业加强合作，推进线上线下融合发展，培育新兴业态。医药电商已经在行业中初具规模，未来仍将高速发展。中国医药行业商业化的成熟，必然是以技术驱动整体运营效率和专业服务能力的提升为前提，受新零售、新技术影响，药品零售企业积极创新零售服务模式，通过信息化、智能化赋能，开展特色经营。推出场景营销、无人售货模式，利用数字化营销管理、支付宝、微信、AI机器人等新理念新技术新产品打造智慧药房，引领零售药店向更加现代化方向发展。

鼓励有条件的地区依托现有信息系统，开展药师网上处方审核、合理用药指导等药事服务。药品监管等部门依据互联网药品交易管理制度，加强日常监管，规范零售药店互联网零售服务。

二、《药品流通监督管理办法》

《药品流通监督管理办法》是国家食品药品监督管理局制定发布的部门规章，于2007年1月31日公布，自2007年5月1日实施。共5章47条。

1. 适用范围

在中华人民共和国境内从事药品购销及监督管理的单位或者个人，包括药品生产、经营企业和医疗机构，应当遵守本办法。药品生产、经营企业和医疗机构应当对其生产、经营、使用的药品质量负责。

2. 药品生产、经营企业购销药品的规定

（1）购销行为的责任人

药品生产、经营企业对其药品购销行为负责，对其销售人员或设立的办事机构以本企业名义从事的药品购销行为承担法律责任。

（2）加强药品销售人员管理

药品生产、经营企业应当对销售人员进行培训，建立培训档案，加强管理，对其销售行

为作出具体规定。违反者给予警告，并限期改正；逾期不改正的，给予罚款。

（3）关于购销药品的场所、品种的规定

药品生产、经营企业违反下述规定的（见表 8-3），按照《药品管理法》无证生产、经营药品，或违反许可证管理相关规定处罚。

表 8-3　关于购销药品的场所、品种的规定

对药品生产企业的规定	对药品经营企业的规定
1. 不得在核准地址以外的场所储存或者现货销售药品。 2. 只能销售本企业生产的药品，不得销售本企业受委托生产的或者他人生产的药品。 3. 知道或者应当知道他人从事无证生产、经营药品行为的，不得为其提供药品。 4. 不得以展示会、博览会、交易会、订货会、产品宣传会等方式现货销售药品。 5. 不得为他人以本企业的名义经营药品提供场所或资质证明文件。 6. 禁止非法收购药品	1. 药品经营企业应当按照《药品经营许可证》许可的经营范围经营药品，未经审核同意，不得改变经营方式。 2. 不得在核准的地址以外的场所储存或者现货销售药品。 3. 知道或者应当知道他人从事无证生产、经营药品行为的，不得为其提供药品。 4. 不得为他人以本企业的名义经营药品提供场所、资质证明文件或票据等便利条件。 5. 不得以博览会等方式现货销售药品。 6. 不得购进和销售医疗机构配制的制剂。 7. 禁止非法收购药品

（4）资质证明文件和销售凭证

① 资质证明文件。药品生产企业、药品批发企业销售药品时，应当提供下列资料：a. 加盖本企业原印章的《药品生产许可证》或《药品经营许可证》和营业执照的复印件；b. 加盖本企业原印章的所销售药品的批准证明文件复印件；c. 销售进口药品的，按照国家有关规定提供相关证明文件。销售人员应当出示授权书原件及本人身份证原件，供药品采购方核实。

② 销售凭证。a. 药品生产企业、药品批发企业销售药品时，应当开具标明供货单位名称、药品名称、生产厂商、批号、数量、价格等内容的销售凭证。b. 药品零售企业销售药品时，应当开具标明药品名称、生产厂商、数量、价格、批号等内容的销售凭证。

药品生产、经营企业采购药品时，应索要、查验、留存资质证明文件，索取留存销售凭证，应当保存至超过药品有效期 1 年，不得少于 3 年。违反上述规定的给予警告、罚款。

（5）其他规定

① 药品零售企业应当凭处方销售处方药；当执业药师或者其他依法认定的药学技术人员不在岗时，停止销售处方药和甲类非处方药。

② 药品说明书要求低温、冷藏储存的药品，药品生产、经营企业应按规定运输、储存。

③ 药品生产、经营企业不得向公众赠送处方药或者甲类非处方药。

④ 不得采用邮售、互联网交易等方式直接向公众销售处方药。违反上述规定者给予警告、罚款。

现货销售是指药品生产、经营企业或其委派的销售人员，在药品监督管理部门核准的地址以外的其他场所，携带药品现货向不特定对象现场销售药品的行为。

3. 医疗机构购进、储存药品的规定

（1）医疗机构药房必须具备的条件及质量管理制度

医疗机构设置的药房，应当具有与所使用药品相适应的场所、设备、仓储设施和卫生环境，配备相应的药学技术人员，并设立药品质量管理机构或者配备质量管理人员，建立药品保管制度。

（2）医疗机构药房采购的要求

医疗机构购进药品时，应当索取、查验、保存供货企业有关证件、资料、票据；必须建立并执行进货检查验收制度，并建有真实完整的药品购进记录。药品购进记录必须注明药品的通用名称、生产厂商（中药材标明产地）、剂型、规格、批号、生产日期、有效期、批准文号、供货单位、数量、价格、购进日期。药品购进记录必须保存至超过药品有效期1年，但不得少于3年。医疗机构以集中招标方式采购药品的，应当遵守《药品管理法》《药品管理法实施条例》及本办法的有关规定。

（3）医疗机构药房保管储存药品的要求

医疗机构储存药品，应当制订和执行有关药品保管、养护的制度，并采取必要的冷藏、防冻、防潮、避光、通风、防火、防虫、防鼠等措施，保证药品质量。

医疗机构应当将药品与非药品分开存放；中药材、中药饮片、化学药品、中成药应分别储存、分类存放。

（4）医疗机构药房销售药品的要求

医疗机构和计划生育技术服务机构不得未经诊疗直接向患者提供药品。医疗机构不得采用邮售、互联网交易等方式直接向公众销售处方药。

第四节　药品经营质量管理规范

总局对贵州省龙里县鑫福堂大药房进行检查

为规范药品零售环节经营行为，净化药品市场秩序，保障公众用药质量安全，国家食品药品监督管理总局组织对贵州省龙里县鑫福堂大药房检查发现，其核准经营场所内存放有未标示批准文号、生产单位、生产批号、规格的"血塞通"（裸包装胶囊）、"卵巢素"（裸包装胶囊）等3种产品，中药饮片柜内存放100余种中药饮片（均为塑料袋包装）未标示生产企业、生产地址、生产批号，不能说明其合法来源；该药房存放有80余种过期药品，涉嫌销售劣药；该药房多次违规从其他零售药店购进药品。

上述零售药店涉嫌严重违反《中华人民共和国药品管理法》《中华人民共和国药品管理法实施条例》《药品经营质量管理规范》的相关规定，其违法违规经营行为对公众用药安全带来风险。所在地食品药品监督管理部门已依法撤销其《药品经营质量管理规范认证证书》，对不能说明合法来源的药品一律收缴，立案调查，依法处理。对于销售未经批准生产、涉嫌为假药的，追查产品来源，并依法移送司法机关追究其刑事责任。

思考：如何加强药品经营质量管理？

一、药品经营质量管理规范的沿革

1982年由中国医药公司将我国医药商业质量管理工作经验与日本先进的GSP观念体系融合提炼，开始起草制定GSP文件。1984年中国医药公司发布了我国第一部GSP——《医药商品质量管理规范》。1992年国家医药管理局修订后重新发布。2000年4月30日国家药品监督管理局发布《药品经营质量管理规范》，并写入《药品管理法》，奠定了其法律地位。2012年卫生部第90号文发布了新修订的2013版《药品经营质量管理规范》。

之后GSP又修订了两次。第一次为2015年7月1日，国家食品药品监督管理总局发布的《药品经营质量管理规范》（国家食品药品监督管理总局令第13号），第二次即为《国家食品药品监督管理总局关于修改〈药品经营质量管理规范〉的决定》（国家食品药品监督管理总局令第28号）。此版GSP在首营企业资料收集、疫苗配送企业要求、建立药品追溯体系、强化冷链管理等方面进一步强化。

现行版GSP为2016年7月20日最新修正的《药品经营质量管理规范》。根据2019年新版《药品管理法》规定，GSP取消认证，但并不意味着放松监管，而是逐渐转型为动态的事中事后监管，对企业的监管力度反而更强。有关要求纳入药品经营许可条件。

二、药品经营企业的质量管理

1.质量管理体系、组织机构与质量管理职责

(1) 质量管理体系

企业应当依据有关法律法规及本规范的要求建立质量管理体系，确定质量方针，制定质量管理体系文件，开展质量策划、质量控制、质量保证、质量改进和质量风险管理等活动。企业制定的质量方针文件应当明确企业总的质量目标和要求，并贯彻到药品经营活动的全过程。企业质量管理体系应当与其经营范围和规模相适应，包括组织机构、人员、设施设备、质量管理体系文件及相应的计算机系统等。

(2) 组织机构与质量管理职责

企业应当设立与其经营活动和质量管理相适应的组织机构或者岗位，明确规定其职责、权限及相互关系。企业负责人是药品质量的主要责任人，全面负责企业日常管理，负责提供必要的条件，保证质量管理部门和质量管理人员有效履行职责，确保企业实现质量目标并按照本规范要求经营药品。企业质量负责人应当由高层管理人员担任，全面负责药品质量管理工作，独立履行职责，在企业内部对药品质量管理具有裁决权。质量管理部门应当履行的职责见表8-4。

表8-4　质量管理部门应当履行的职责

部门及要求	药品批发企业	药品零售企业
执行部门	质量管理部门	应当设置质量管理部门或者配备质量管理人员
共性要求	1.督促相关部门和岗位人员执行药品管理的法律法规及本规范； 2.组织制订质量管理体系文件，并指导、监督文件的执行； 3.负责假劣药品的报告； 4.负责药品质量投诉和质量事故的调查、处理及报告； 5.负责药品不良反应的报告	
个性要求	1.负责对供货单位和购货单位的合法性、购进药品的合法性以及供货单位销售人员、购货单位采购人员的合法资格进行审核，并根据审核内容的变化进行动态管理； 2.负责质量信息的收集和管理，并建立药品质量档案； 3.负责药品的验收，指导并监督药品采购、储存、养护、销售、退货、运输等环节的质量管理工作； 4.负责不合格药品的确认，对不合格药品的处理过程实施监督；	1.负责对供货单位及其销售人员资格证明的审核； 2.负责对所采购药品合法性的审核； 3.负责药品的验收，指导并监督药品采购、储存、陈列、销售等环节的质量管理工作； 4.负责药品质量查询及质量信息管理；

部门及要求	药品批发企业	药品零售企业
个性要求	5. 负责药品质量查询； 6. 负责指导设定计算机系统质量控制功能； 7. 负责计算机系统操作权限的审核和质量管理基础数据的建立及更新； 8. 组织验证、校准相关设施设备； 9. 负责药品召回的管理； 10. 组织质量管理体系的内审和风险评估； 11. 组织对药品供货单位及购货单位质量管理体系和服务质量的考察和评价； 12. 组织对被委托运输的承运方运输条件和质量保障能力的审查； 13. 协助开展质量管理教育和培训； 14. 其他应当由质量管理部门履行的职责	5. 负责对不合格药品的确认及处理； 6. 开展药品质量管理教育和培训； 7. 负责计算机系统操作权限的审核、控制及质量管理基础数据的维护； 8. 负责组织计量器具的校准及检定工作； 9. 指导并监督药学服务工作； 10. 其他应当由质量管理部门或者质量管理人员履行的职责

2. 人员与培训

企业从事药品经营和质量管理工作的人员，应当符合有关法律法规及本规范规定的资格要求，不得有相关法律法规禁止从业的情形。

(1) 对药品批发企业的要求

① 对人员的要求：从事质量管理、验收工作的人员应当在职在岗，不得兼职其他业务工作。从事特殊管理的药品和冷藏冷冻药品的储存、运输等工作的人员，应当接受相关法律法规和专业知识培训并经考核合格后方可上岗。企业应当制定员工个人卫生管理制度，储存、运输等岗位人员的着装应当符合劳动保护和产品防护的要求。质量管理、验收、养护、储存等直接接触药品岗位的人员应当进行岗前及年度健康检查，并建立健康档案。患有传染病或者其他可能污染药品的疾病的，不得从事直接接触药品的工作。身体条件不符合相应岗位特定要求的，不得从事相关工作。

② 对培训的要求：企业应当对各岗位人员进行与其职责和工作内容相关的岗前培训和继续培训，以符合本规范的要求。培训内容应当包括相关法律法规、药品专业知识及技能、质量管理制度、职责及岗位操作规程等。

药品批发企业人员规定见表 8-5。

表 8-5 药品批发企业人员规定

岗位	学历	专业	职称/资格	从业时间	其他要求
企业负责人	大专以上		或中级以上	—	经过基本的药学专业知识培训，熟悉有关药品管理的法律法规及 GSP
企业质量负责人	本科以上	—	执业药师	3 年以上药品经营质量管理工作经历	正确判断和保障实施能力
质量管理部门负责人	—		执业药师	3 年以上药品经营质量管理工作经历	独立解决质量问题
质量管理人员	药学中专或者医学、生物、化学等相关专业大学专科以上		或药学初级以上	—	

岗位		学历	专业	职称/资格	从业时间	其他要求
验收员、养护员		中专以上	药学或者医学、生物、化学等相关专业	或药学初级以上	—	—
中药材、中药饮片	验收	中专以上	中药学专业	或中药学中级以上	—	—
	养护			或中药学初级以上		
直接收购地产中药材	验收	—		中药学中级以上		—
疫苗	质量管理	本科以上	预防医学、药学、微生物学或者医学	中级以上	3年以上从事疫苗管理或者技术工作经历	配备2名以上专业技术人员专门负责
	验收					
采购员		中专以上	药学或者医学、生物、化学等相关专业	—	—	—
销售、储存员		高中以上	—	—	—	—

（2）对药品零售企业的要求

① 对人员的要求：在营业场所内，企业工作人员应当穿着整洁、卫生的工作服。企业应当对直接接触药品岗位的人员进行岗前及年度健康检查，并建立健康档案。患有传染病或者其他可能污染药品的疾病的，不得从事直接接触药品的工作。

② 对培训的要求：企业各岗位人员应当接受相关法律法规及药品专业知识与技能的岗前培训和继续培训，以符合本规范要求。企业应当按照培训管理制度制定年度培训计划并开展培训，使相关人员能正确理解并履行职责。培训工作应当做好记录并建立档案。企业应当为销售特殊管理的药品、国家有专门管理要求的药品、冷藏药品的人员接受相应培训提供条件，使其掌握相关法律法规和专业知识。

药品零售企业人员规定见表8-6。

表8-6　药品零售企业人员规定

工作岗位	岗位要求（专业、技术职称或职责）
企业法定代表人/企业负责人	应当具备执业药师资格
质量管理、验收、采购人员	应当具有药学或者医学、生物、化学等相关专业学历或者具有药学专业技术职称
中药饮片质量管理、验收、采购人员	应当具有中药学中专以上学历或者具有中药学专业初级以上专业技术职称
营业员	应当具有高中以上文化程度或者符合省级药品监督管理部门规定的条件。中药饮片调剂人员应当具有中药学中专以上学历或者具备中药调剂员资格

3. 质量管理体系文件

（1）对药品批发企业的文件规定

企业制定质量管理体系文件应当符合企业实际。文件包括质量管理制度、部门及岗位职责、操作规程、档案、报告、记录和凭证等。文件的起草、修订、审核、批准、分发、保管，以及修改、撤销、替换、销毁等应当按照文件管理操作规程进行，并保存相关记录。文件应当标明题目、种类、目的以及文件编号和版本号。文字应当准确、清晰、易懂。文件应当分类存放，便于查阅。企业应当定期审核、修订文件，使用的文件应当为现行有效的文本，已废止或者失效的文件除留档备查外，不得在工作现场出现。企业应当保证各岗位获得与其工作内容相对应的必要文件，并严格按照规定开展工作。书面记录及凭证应当及时填写，并做到字迹清晰，不得随意涂改，不得撕毁。更改记录的，应当注明理由、日期并签名，保持原有信息清晰可辨。记录及凭证应当至少保存5年。疫苗、特殊管理的药品的记录及凭证按相关规定保存。

① 质量管理制度的内容。a.质量管理体系内审的规定；b.质量否决权的规定；c.质量管理文件的管理；d.质量信息的管理；e.供货单位、购货单位、供货单位销售人员及购货单位采购人员等资格审核的规定；f.药品采购、收货、验收、储存、养护、销售、出库、运输的管理；g.特殊管理的药品的规定；h.药品有效期的管理；i.不合格药品、药品销毁的管理；j.药品退货的管理；k.药品召回的管理；l.质量查询的管理；m.质量事故、质量投诉的管理；n.药品不良反应报告的规定；o.环境卫生、人员健康的规定；p.质量方面的教育、培训及考核的规定；q.设施设备保管和维护的管理；r.设施设备验证和校准的管理；s.记录和凭证的管理；t.计算机系统的管理；u.药品追溯的规定；v.其他应当规定的内容。

② 部门及岗位职责。质量管理、采购、储存、销售、运输、财务和信息管理等部门职责；b.企业负责人、质量负责人及质量管理、采购、储存、销售、运输、财务和信息管理等部门负责人的岗位职责；c.质量管理、采购、收货、验收、储存、养护、销售、出库复核、运输、财务、信息管理等岗位职责；d.与药品经营相关的其他岗位职责。

③ 操作规程。企业应当制定药品采购、收货、验收、储存、养护、销售、出库复核、运输等环节及计算机系统的操作规程。

④ 记录。企业应当建立药品采购、验收、养护、销售、出库复核、销后退回和购进退出、运输、储运温湿度监测、不合格药品处理等相关记录，做到真实、完整、准确、有效和可追溯。通过计算机系统记录数据时，有关人员应当按照操作规程，通过授权及密码登录后方可进行数据的录入或者复核；数据的更改应当经质量管理部门审核并在其监督下进行，更改过程应当留有记录。

(2) 对药品零售企业的文件规定

企业应当按照有关法律法规及本规范规定，制定符合企业实际的质量管理文件。文件包括质量管理制度、岗位职责、操作规程、档案、记录和凭证等，并对质量管理文件定期审核、及时修订。企业应当采取措施确保各岗位人员正确理解质量管理文件的内容，保证质量管理文件有效执行。记录及相关凭证应当至少保存5年。特殊管理的药品的记录及凭证按相关规定保存。

① 质量管理制度的内容。a.药品采购、验收、陈列、销售等环节的管理，设置库房的还应当包括储存、养护的管理；b.供货单位和采购品种的审核；c.处方药销售的管理；d.药品拆零的管理；e.特殊管理的药品和国家有专门管理要求的药品的管理；f.记录和凭证的管理；g.收集和查询质量信息的管理；h.质量事故、质量投诉的管理；i.中药饮片处方审核、调配、核对的管理；j.药品有效期的管理；k.不合格药品、药品销毁的管理；l.环境卫生、人员健康的规定；m.提供用药咨询、指导合理用药等药学服务的管理；n.人员培训及考核的规定；o.药品不良反应报告的规定；p.计算机系统的管理；q.药品追溯的规定；r.其他应当规定的内容。

② 部门及岗位职责。企业应当明确企业负责人、质量管理、采购、验收、营业员以及

处方审核、调配等岗位的职责，设置库房的还应当包括储存、养护等岗位职责。质量管理岗位、处方审核岗位的职责不得由其他岗位人员代为履行。

③ 操作规程。a.药品采购、验收、销售；b.处方审核、调配、核对；c.中药饮片处方审核、调配、核对；d.药品拆零销售；e.特殊管理的药品和国家有专门管理要求的药品的销售；f.营业场所药品陈列及检查；g.营业场所冷藏药品的存放；h.计算机系统的操作和管理；i.设置库房的还应当包括储存和养护的操作规程。

④ 记录。企业应当建立药品采购、验收、销售、陈列检查、温湿度监测、不合格药品处理等相关记录，做到真实、完整、准确、有效和可追溯。通过计算机系统记录数据时，相关岗位人员应当按照操作规程，通过授权及密码登录计算机系统，进行数据的录入，保证数据原始、真实、准确、安全和可追溯。电子记录数据应当以安全、可靠方式定期备份。

4. 设施与设备

（1）对药品批发企业的设施与设备要求

① 对各分区的要求。企业应当具有与其药品经营范围、经营规模相适应的经营场所和库房。库房的选址、设计、布局、建造、改造和维护应当符合药品储存的要求，防止药品的污染、交叉污染、混淆和差错。药品储存作业区、辅助作业区应当与办公区和生活区分开一定距离或者有隔离措施。

② 对库房的要求。

a.库房的规模及条件应当满足药品的合理、安全储存，并达到以下要求，便于开展储存作业：库房内外环境整洁，无污染源，库区地面硬化或者绿化；库房内墙、顶光洁，地面平整，门窗结构严密；库房有可靠的安全防护措施，能够对无关人员进入实行可控管理，防止药品被盗、替换或者混入假药；有防止室外装卸、搬运、接收、发运等作业受异常天气影响的措施。

b.库房应当配备以下设施设备：药品与地面之间有效隔离的设备；避光、通风、防潮、防虫、防鼠等设备；有效调控温湿度及室内外空气交换的设备；自动监测、记录库房温湿度的设备；符合储存作业要求的照明设备；用于零货拣选、拼箱发货操作及复核的作业区域和设备；包装物料的存放场所；验收、发货、退货的专用场所；不合格药品专用存放场所；经营特殊管理的药品有符合国家规定的储存设施。

c.经营中药材、中药饮片的，应当有专用的库房和养护工作场所，直接收购地产中药材的应当设置中药样品室（柜）。

d.储存、运输冷藏、冷冻药品的，应当配备以下设施设备：与其经营规模和品种相适应的冷库，储存疫苗的应当配备两个以上独立冷库；用于冷库温度自动监测、显示、记录、调控、报警的设备；冷库制冷设备的备用发电机组或者双回路供电系统；对有特殊低温要求的药品，应当配备符合其储存要求的设施设备；冷藏车及车载冷藏箱或者保温箱等设备。

③ 对运输的要求。运输药品应当使用封闭式货物运输工具。运输冷藏、冷冻药品的冷藏车及车载冷藏箱、保温箱应当符合药品运输过程中对温度控制的要求。冷藏车具有自动调控温度、显示温度、存储和读取温度监测数据的功能；冷藏箱及保温箱具有外部显示和采集箱体内温度数据的功能。

④ 设施设备的维护。储存、运输设施设备的定期检查、清洁和维护应当由专人负责，并建立记录和档案。

（2）对药品零售企业的设施与设备要求

① 对各分区的要求。企业的营业场所应当与其药品经营范围、经营规模相适应，并与

药品储存、办公、生活辅助及其他区域分开。营业场所应当具有相应设施或者采取其他有效措施，避免药品受室外环境的影响，并做到宽敞、明亮、整洁、卫生。

② 对营业场所的要求。营业场所应当有以下营业设备：货架和柜台；监测、调控温度的设备；经营中药饮片的，有存放饮片和处方调配的设备；经营冷藏药品的，有专用冷藏设备；经营第二类精神药品、毒性中药品种和罂粟壳的，有符合安全规定的专用存放设备；药品拆零销售所需的调配工具、包装用品。

③ 对库房的要求。企业设置库房的，应当做到库房内墙、顶光洁，地面平整，门窗结构严密；有可靠的安全防护、防盗等措施。

仓库应当有以下设施设备：药品与地面之间有效隔离的设备；避光、通风、防潮、防虫、防鼠等设备；有效监测和调控温湿度的设备；符合储存作业要求的照明设备；验收专用场所；不合格药品专用存放场所；经营冷藏药品的，有与其经营品种及经营规模相适应的专用设备。

经营特殊管理的药品应当有符合国家规定的储存设施。储存中药饮片应当设立专用库房。

④ 设施设备的维护。企业应当按照国家有关规定，对计量器具、温湿度监测设备等定期进行校准或者检定。

5. 校准与验证

(1) 校准

药品批发企业应当按照国家有关规定，对计量器具、温湿度监测设备等定期进行校准或者检定。

(2) 验证

药品批发企业应当根据相关验证管理制度，形成验证控制文件，包括验证方案、报告、评价、偏差处理和预防措施等。验证应当按照预先确定和批准的方案实施，验证报告应当经过审核和批准，验证文件应当存档。企业应当根据验证确定的参数及条件，正确、合理使用相关设施设备。

6. 计算机系统

企业应当建立能够符合经营全过程管理及质量控制要求的计算机系统，实现药品可追溯。

(1) 对企业计算机系统的要求

① 有支持系统正常运行的服务器和终端机；

② 有安全、稳定的网络环境，有固定接入互联网的方式和安全可靠的信息平台；

③ 有实现部门之间、岗位之间信息传输和数据共享的局域网；

④ 有药品经营业务票据生成、打印和管理功能；

⑤ 有符合本规范要求及企业管理实际需要的应用软件和相关数据库。

(2) 对数据处理的要求

各类数据的录入、修改、保存等操作应当符合授权范围、操作规程和管理制度的要求，保证数据原始、真实、准确、安全和可追溯。

(3) 对数据安全的要求

计算机系统运行中涉及企业经营和管理的数据应当采用安全、可靠的方式储存并按日备份，备份数据应当存放在安全场所，记录类数据的保存时限应当符合本规范第四十二条的要求。

7. 经营各环节的质量管理

药品批发企业经营环节包括采购，收货与验收，储存、养护与陈列，销售，出库，运输与配送，售后管理七个环节。药品零售企业经营环节包括采购与验收、陈列与储存、销售管理、售后管理四个环节。

（1）采购

① 对采购活动的要求。药品经营企业的采购活动应当符合以下要求：确定供货单位的合法资格；确定所购入药品的合法性；核实供货单位销售人员的合法资格；与供货单位签订质量保证协议。采购中涉及的首营企业、首营品种，采购部门应当填写相关申请表格，经过质量管理部门和企业质量负责人的审核批准。必要时应当组织实地考察，对供货单位质量管理体系进行评价。

② 对首营企业的审核。查验加盖其公章原印章的以下资料，确认真实、有效：《药品生产许可证》或者《药品经营许可证》复印件；营业执照、税务登记、组织机构代码的证件复印件，及上一年度企业年度报告公示情况；《药品生产质量管理规范》认证证书或者《药品经营质量管理规范》认证证书复印件；相关印章、随货同行单（票）样式；开户户名、开户银行及账号。

③ 对首营品种的审核。采购首营品种应当审核药品的合法性，索取加盖供货单位公章原印章的药品生产或者进口批准证明文件复印件并予以审核，审核无误的方可采购。以上资料应当归入药品质量档案。

④ 对供货单位销售人员提供材料的规定。企业应当核实、留存供货单位销售人员以下资料：加盖供货单位公章原印章的销售人员身份证复印件；加盖供货单位公章原印章和法定代表人印章或者签名的授权书，授权书应当载明被授权人姓名、身份证号码，以及授权销售的品种、地域、期限；供货单位及供货品种相关资料。

⑤ 对质量保证协议签订的要求。企业与供货单位签订的质量保证协议至少包括以下内容：明确双方质量责任；供货单位应当提供符合规定的资料且对其真实性、有效性负责；供货单位应当按照国家规定开具发票；药品质量符合药品标准等有关要求；药品包装、标签、说明书符合有关规定；药品运输的质量保证及责任；质量保证协议的有效期限。

⑥ 对发票的要求。采购药品时，企业应当向供货单位索取发票。发票应当列明药品的通用名称、规格、单位、数量、单价、金额等；不能全部列明的，应当附《销售货物或者提供应税劳务清单》，并加盖供货单位发票专用章原印章、注明税票号码。发票上的购、销单位名称及金额、品名应当与付款流向及金额、品名一致，并与财务账目内容相对应。发票按有关规定保存。

⑦ 对采购记录的要求。采购药品应当建立采购记录。采购记录应当有药品的通用名称、剂型、规格、生产厂商、供货单位、数量、价格、购货日期等内容，采购中药材、中药饮片的还应当标明产地。

a. 采购的特殊情况。发生灾情、疫情、突发事件或者临床紧急救治等特殊情况，以及其他符合国家有关规定的情形，企业可采用直调方式购销药品，将已采购的药品不入本企业仓库，直接从供货单位发送到购货单位，并建立专门的采购记录，保证有效的质量跟踪和追溯。采购特殊管理的药品，应当严格按照国家有关规定进行。

b. 对采购评审的要求。企业应当定期对药品采购的整体情况进行综合质量评审，建立药品质量评审和供货单位质量档案，并进行动态跟踪管理。

（2）收货与验收

企业应当按照规定的程序和要求对到货药品逐批进行收货、验收，防止不合格药品入库。

① 对收货的要求。药品到货时，收货人员应当核实运输方式是否符合要求，并对照随货同行单（票）和采购记录核对药品，做到票、账、货相符。冷藏、冷冻药品到货时，应当对其运输方式及运输过程的温度记录、运输时间等质量控制状况进行重点检查并记录。不符合温度要求的应当拒收。

收货人员对符合收货要求的药品，应当按品种特性要求放于相应待验区域，或者设置状态标志，通知验收。冷藏、冷冻药品应当在冷库内待验。

② 对验收的要求

A. 对检验报告书的要求

验收药品应当按照药品批号查验同批号的检验报告书。供货单位为批发企业的，检验报告书应当加盖其质量管理专用章原印章。检验报告书的传递和保存可以采用电子数据形式，但应当保证其合法性和有效性。

B. 对验收抽样的要求

企业应当按照验收规定，对每次到货药品进行逐批抽样验收，抽取的样品应当具有代表性：a. 同一批号的药品应当至少检查一个最小包装，但生产企业有特殊质量控制要求或者打开最小包装可能影响药品质量的，可不打开最小包装；b. 破损、污染、渗液、封条损坏等包装异常以及零货、拼箱的，应当开箱检查至最小包装；c. 外包装及封签完整的原料药、实施批签发管理的生物制品，可不开箱检查。

③ 验收的内容。验收人员应当对抽样药品的外观、包装、标签、说明书以及相关的证明文件等逐一进行检查、核对；验收结束后，应当将抽取的完好样品放回原包装箱，加封并标示。特殊管理的药品应当按照相关规定在专库或者专区内验收。

④ 对验收记录的要求。验收药品应当做好验收记录，包括药品的通用名称、剂型、规格、批准文号、批号、生产日期、有效期、生产厂商、供货单位、到货数量、到货日期、验收合格数量、验收结果等内容。验收人员应当在验收记录上签署姓名和验收日期。

中药材验收记录应当包括品名、产地、供货单位、到货数量、验收合格数量等内容。中药饮片验收记录应当包括品名、规格、批号、产地、生产日期、生产厂商、供货单位、到货数量、验收合格数量等内容，实施批准文号管理的中药饮片还应当记录批准文号。验收不合格的还应当注明不合格事项及处置措施。

⑤ 对药品批发企业库存记录的要求。企业应当建立库存记录，验收合格的药品应当及时入库登记；验收不合格的，不得入库，并由质量管理部门处理。

⑥ 对药品批发企业直调的要求。进行药品直调的，可委托购货单位进行药品验收。购货单位应当严格按照本规范的要求验收药品，并建立专门的直调药品验收记录。验收当日应当将验收记录相关信息传递给直调企业。

（3）储存、养护与陈列

《药品管理法》第五十九条规定药品经营企业应当制定和执行药品保管制度，采取必要的冷藏、防冻、防潮、防虫、防鼠等措施，保证药品质量。药品入库和出库应当执行检查制度。

① 对储存的要求

企业应当根据药品的质量特性对药品进行合理储存，并符合以下要求：

a.按包装标示的温度要求储存药品，包装上没有标示具体温度的，按照《中华人民共和国药典》规定的贮藏要求进行储存；

b.储存药品相对湿度为 35%～75%；

c.在人工作业的库房储存药品，按质量状态实行色标管理，合格药品为绿色，不合格药品为红色，待确定药品为黄色；

d.储存药品应当按照要求采取避光、遮光、通风、防潮、防虫、防鼠等措施；

e.搬运和堆码药品应当严格按照外包装标示要求规范操作，堆码高度符合包装图示要求，避免损坏药品包装；

f.药品按批号堆码，不同批号的药品不得混垛，垛间距不小于 5 厘米，与库房内墙、顶、温度调控设备及管道等设施间距不小于 30 厘米，与地面间距不小于 10 厘米；

g.药品与非药品、外用药与其他药品分开存放，中药材和中药饮片分库存放；

h.特殊管理的药品应当按照国家有关规定储存；

i.拆除外包装的零货药品应当集中存放；

j.储存药品的货架、托盘等设施设备应当保持清洁，无破损和杂物堆放；

k.未经批准的人员不得进入储存作业区，储存作业区内的人员不得有影响药品质量和安全的行为；

l.药品储存作业区内不得存放与储存管理无关的物品。

② 对养护的要求

a.养护人员应当根据库房条件、外部环境、药品质量特性等对药品进行养护，主要内容是：指导和督促储存人员对药品进行合理储存与作业；检查并改善储存条件、防护措施、卫生环境；对库房温湿度进行有效监测、调控；按照养护计划对库存药品的外观、包装等质量状况进行检查，并建立养护记录；对储存条件有特殊要求的或者有效期较短的品种应当进行重点养护；发现有问题的药品应当及时在计算机系统中锁定和记录，并通知质量管理部门处理；对中药材和中药饮片应当按其特性采取有效方法进行养护并记录，所采取的养护方法不得对药品造成污染；定期汇总、分析养护信息。

b.利用计算机系统管理有效期。企业应当采用计算机系统对库存药品的有效期进行自动跟踪和控制，采取近效期预警及超过有效期自动锁定等措施，防止过期药品销售。

c.对破损和质量可疑药品的处理。药品因破损而导致液体、气体、粉末泄漏时，应当迅速采取安全处理措施，防止对储存环境和其他药品造成污染。对质量可疑的药品应当立即采取停售措施，并在计算机系统中锁定，同时报告质量管理部门确认。对存在质量问题的药品应当采取以下措施：存放于标志明显的专用场所，并有效隔离，不得销售；怀疑为假药的，及时报告药品监督管理部门；属于特殊管理的药品，按照国家有关规定处理；不合格药品的处理过程应当有完整的手续和记录；对不合格药品应当查明并分析原因，及时采取预防措施。

d.企业应当对库存药品定期盘点，做到账、货相符。

③ 对陈列的要求。企业应当对营业场所温度进行监测和调控，以使营业场所的温度符合常温要求。企业应当定期进行卫生检查，保持环境整洁。存放、陈列药品的设备应当保持清洁卫生，不得放置与销售活动无关的物品，并采取防虫、防鼠等措施，防止污染药品。

A.药品的陈列应当符合以下要求：a.按剂型、用途以及储存要求分类陈列，并设置醒目标志，类别标签字迹清晰、放置准确。b.药品放置于货架（柜），摆放整齐有序，避免阳光直射。c.处方药、非处方药分区陈列，并有处方药、非处方药专用标识。d.处方药不得采用开架自选的方式陈列和销售。e. 外用药与其他药品分开摆放。f. 拆零销售的药品集中存放于拆零专柜或者专区。g. 第二类精神药品、毒性中药品种和罂粟壳不得陈列。h. 冷藏药品放置在冷藏设备中，按规定对温度进行监测和记录，并保证存放温度符合要求。i. 中药饮片柜斗谱的书写应当正名正字；装斗前应当复核，防止错斗、串斗；应当定期清斗，防止饮片生虫、发霉、变质；不同批号的饮片装斗前应当清斗并记录。j. 经营非药品应当设置专区，与药品区域明显隔离，并有醒目标志。

B. 检查与有效期的跟踪：企业应当定期对陈列、存放的药品进行检查，重点检查拆零药品和易变质、近效期、摆放时间较长的药品以及中药饮片。发现有质量疑问的药品应当及时撤柜，停止销售，由质量管理人员确认和处理，并保留相关记录。企业应当对药品的有效期进行跟踪管理，防止近效期药品售出后可能发生的过期使用。

（4）销售

《药品管理法》第五十六条规定药品经营企业购进药品，应当建立并执行进货检查验收制度，验明药品合格证明和其他标识；不符合规定要求的，不得购进和销售。

《药品管理法》第五十七条规定药品经营企业购销药品，应当有真实、完整的购销记录。购销记录应当注明药品的通用名称、剂型、规格、产品批号、有效期、上市许可持有人、生产企业、购销单位、购销数量、购销价格、购销日期及国务院药品监督管理部门规定的其他内容。

① 对药品批发企业的规定

a. 购货单位的要求：企业应当将药品销售给合法的购货单位，并对购货单位的证明文件、采购人员及提货人员的身份证明进行核实，保证药品销售流向真实、合法。企业应当严格审核购货单位的生产范围、经营范围或者诊疗范围，并按照相应的范围销售药品。

b. 开具发票的要求：企业销售药品，应当如实开具发票，做到票、账、货、款一致。

c. 销售记录的要求：企业应当做好药品销售记录。销售记录应当包括药品的通用名称、规格、剂型、批号、有效期、生产厂商、购货单位、销售数量、单价、金额、销售日期等内容。发生灾情、疫情、突发事件或者临床紧急救治等特殊情况，以及其他符合国家有关规定的情形，企业可采用直调方式购销药品，进行药品直调的，应当建立专门的销售记录。中药材销售记录应当包括品名、规格、产地、购货单位、销售数量、单价、金额、销售日期等内容；中药饮片销售记录应当包括品名、规格、批号、产地、生产厂商、购货单位、销售数量、单价、金额、销售日期等内容。

d. 销售特殊管理的药品以及国家有专门管理要求的药品，应当严格按照国家有关规定执行。

② 对药品零售企业的规定

《药品管理法》第五十八条规定药品经营企业零售药品应当准确无误，并正确说明用法、用量和注意事项；调配处方应当经过核对，对处方所列药品不得擅自更改或者代用。对有配伍禁忌或者超剂量的处方，应当拒绝调配；必要时，经处方医师更正或者重新签字，方可调配。药品经营企业销售中药材，应当标明产地。依法经过资格认定的药师或者其他药学技术人员负责本企业的药品管理、处方审核和调配、合理用药指导等工作。

A. 对销售场所的要求。企业应当在营业场所的显著位置悬挂《药品经营许可证》、营业执照、执业药师注册证等。

B. 对营业人员的要求。营业人员应当佩戴有照片、姓名、岗位等内容的工作牌，是执业药师和药学技术人员的，工作牌还应当标明执业资格或者药学专业技术职称。在岗执业的执业药师应当挂牌明示。

C. 对销售药品的要求。销售药品应当符合以下要求：a. 处方经执业药师审核后方可调配；对处方所列药品不得擅自更改或者代用，对有配伍禁忌或者超剂量的处方，应当拒绝调配，但经处方医师更正或者重新签字确认的，可以调配；调配处方后经过核对方可销售。b. 处方审核、调配、核对人员应当在处方上签字或者盖章，并按照有关规定保存处方或者其复印件。c. 销售近效期药品应当向顾客告知有效期。d. 销售中药饮片做到计量准确，并告知煎服方法及注意事项；提供中药饮片代煎服务，应当符合国家有关规定。

D. 对销售凭证的要求。企业销售药品应当开具销售凭证，内容包括药品名称、生产厂商、数量、价格、批号、规格等，并做好销售记录。

E. 对药品拆零销售的要求。拆零销售是指将最小包装拆分销售的方式。药品拆零销售应当符合以下要求：a. 负责拆零销售的人员经过专门培训；b. 拆零的工作台及工具保持清洁、卫生，防止交叉污染；c. 做好拆零销售记录，内容包括拆零起始日期、药品的通用名称、规格、批号、生产厂商、有效期、销售数量、销售日期、分拆及复核人员等；d. 拆零销售应当使用洁净、卫生的包装，包装上注明药品名称、规格、数量、用法、用量、批号、有效期以及药店名称等内容；e. 提供药品说明书原件或者复印件；f. 拆零销售期间，保留原包装和说明书。

F. 其他相关要求。销售特殊管理的药品和国家有专门管理要求的药品，应当严格执行国家有关规定。药品广告宣传应当严格执行国家有关广告管理的规定。非本企业在职人员不得在营业场所内从事药品销售相关活动。

（5）出库

① 不得出库情况。出库时应当对照销售记录进行复核。发现以下情况不得出库，并报告质量管理部门处理：a. 药品包装出现破损、污染、封口不牢、衬垫不实、封条损坏等问题；b. 包装内有异常响动或者液体渗漏；c. 标签脱落、字迹模糊不清或者标识内容与实物不符；d. 药品已超过有效期；e. 其他异常情况的药品。

② 对出库记录的要求。药品出库复核应当建立记录，包括购货单位、药品的通用名称、剂型、规格、数量、批号、有效期、生产厂商、出库日期、质量状况和复核人员等内容。

特殊管理的药品出库应当按照有关规定进行复核。

③ 药品拼箱发货的代用包装箱应当有醒目的拼箱标志。

④ 对随货同行单的要求。药品出库时，应当附加盖企业药品出库专用章原印章的随货同行单（票）。直调药品出库时，由供货单位开具两份随货同行单（票），分别发往直调企业和购货单位。随货同行单（票）的内容应当符合本规范第七十三条第二款的要求，还应当标明直调企业名称。

⑤ 对冷藏、冷冻药品作业的要求。冷藏、冷冻药品的装箱、装车等项作业，应当由专人负责并符合以下要求：a. 车载冷藏箱或者保温箱在使用前应当达到相应的温度要求；b. 应当在冷藏环境下完成冷藏、冷冻药品的装箱、封箱工作；c. 装车前应当检查冷藏车辆的启动、运行状态，达到规定温度后方可装车；d. 启运时应当做好运输记录，内容包括运输工具和启运时间等。

（6）运输与配送

企业应当按照质量管理制度的要求，严格执行运输操作规程，并采取有效措施保证运输过程中的药品质量与安全。

① 对运输工具的要求。运输药品，应当根据药品的包装、质量特性并针对车况、道路、

天气等因素，选用适宜的运输工具，采取相应措施防止出现破损、污染等问题。发运药品时，应当检查运输工具，发现运输条件不符合规定的，不得发运。运输药品过程中，运载工具应当保持密闭。

② 对搬运的要求。企业应当严格按照外包装标示的要求搬运、装卸药品。

③ 对温度控制的要求。企业应当根据药品的温度控制要求，在运输过程中采取必要的保温或者冷藏、冷冻措施。运输过程中，药品不得直接接触冰袋、冰排等蓄冷剂，防止对药品质量造成影响。在冷藏、冷冻药品运输途中，应当实时监测并记录冷藏车、冷藏箱或者保温箱内的温度数据。企业应当制定冷藏、冷冻药品运输应急预案，对运输途中可能发生的设备故障、异常天气影响、交通拥堵等突发事件，能够采取相应的应对措施。

④ 对委托运输的要求。企业委托其他单位运输药品的，应当对承运方运输药品的质量保障能力进行审计，索取运输车辆的相关资料，符合本规范运输设施设备条件和要求的方可委托。企业委托运输药品应当与承运方签订运输协议，明确药品质量责任、遵守运输操作规程和在途时限等内容。企业委托运输药品应当有记录，实现运输过程的质量追溯。记录至少包括发货时间、发货地址、收货单位、收货地址、货单号、药品件数、运输方式、委托经办人、承运单位，采用车辆运输的还应当载明车牌号，并留存驾驶人员的驾驶证复印件。记录应当至少保存 5 年。

⑤ 对运输时间的要求。已装车的药品应当及时发运并尽快送达。委托运输的，企业应当要求并监督承运方严格履行委托运输协议，防止因在途时间过长影响药品质量。

⑥ 对安全措施的要求。企业应当采取运输安全管理措施，防止在运输过程中发生药品盗抢、遗失、调换等事故。

⑦ 特殊管理的药品的运输应当符合国家有关规定。

(7) 售后管理

① 对药品批发企业的规定

a. 退货管理。企业应当加强对退货的管理，保证退货环节药品的质量和安全，防止混入假冒药品。

b. 投诉管理操作规程的制定。企业应当按照质量管理制度的要求，制定投诉管理操作规程，内容包括投诉渠道及方式、档案记录、调查与评估、处理措施、反馈和事后跟踪等。

c. 投诉的管理。企业应当配备专职或者兼职人员负责售后投诉管理，对投诉的质量问题查明原因，采取有效措施及时处理和反馈，并做好记录，必要时应当通知供货单位及药品生产企业。企业应当及时将投诉及处理结果等信息记入档案，以便查询和跟踪。

d. 质量问题药品的处理。企业发现已售出药品有严重质量问题，应当立即通知购货单位停售、追回并做好记录，同时向药品监督管理部门报告。企业应当协助药品生产企业履行召回义务，按照召回计划的要求及时传达、反馈药品召回信息，控制和收回存在安全隐患的药品，并建立药品召回记录。

e. 不良反应报告。企业质量管理部门应当配备专职或者兼职人员，按照国家有关规定承担药品不良反应监测和报告工作。

② 对药品零售企业的规定

a. 退换的规定。除药品质量原因外，药品一经售出，不得退换。

b. 顾客监督。企业应当在营业场所公布药品监督管理部门的监督电话，设置顾客意见簿，及时处理顾客对药品质量的投诉。

c. 不良反应报告。企业应当按照国家有关药品不良反应报告制度的规定，收集、报告药品不良反应信息。

d. 质量问题药品的处理。企业发现已售出药品有严重质量问题，应当及时采取措施追回药品并做好记录，同时向药品监督管理部门报告。企业应当协助药品生产企业履行召回义务，控制和收回存在安全隐患的药品，并建立药品召回记录。

第五节　互联网药品交易服务管理

案例引导

长沙破获制售假减肥药案

　　长沙市公安局食药环支队于 2017 年 4 月，通过对阿里巴巴云剑联盟推送的信息进行分析研判，发现犯罪嫌疑人孙某经营的淘宝网店涉嫌销售假减肥药，随即开展立案侦查。经检测，孙某销售的减肥胶囊中含有国家明令禁止添加的"西布曲明"有毒有害成分。同年 9 月 28 日，专案组在湖南长沙、福建三明等地，抓获孙某等 9 名犯罪嫌疑人，捣毁一个制假窝点和 9 个网络虚拟店铺，查扣散装成品假药胶囊 5 万余粒，半成品 5 万余颗，查扣化学合成原料及大量包装工具和包材，涉案金额达 2000 余万元。

　　思考：如何管理互联网药品交易，才能保证民众的用药安全？

一、互联网药品交易概述

1. 互联网药品交易的概念

互联网药品交易服务是指通过互联网提供药品（包括医疗器械、直接接触药品的包装材料和容器）交易服务的电子商务活动。

2. 药品电子商务概述

电子商务（electronic commerce，EC）就是通过包括互联网在内的计算机网络来实现商品、服务和/或信息的购买、销售与交换。

药品电子商务是指药品生产者、经营者或使用者，通过信息网络系统以电子数据信息交换的方式进行并完成各种商务活动和相关的服务活动。

二、互联网药品交易服务的监督管理历程

20 世纪 90 年代我国药品电子商务还处在萌芽阶段，国家药品监督管理部门对于互联网药品交易持谨慎态度，既不允许药品生产与经营企业在互联网上进行药品交易，也不允许企业通过互联网将药品销售给消费者。

随着电子信息技术的发展，国家药品监督管理部门逐步开放了互联网药品交易权限。2005 年，国家食品药品监督管理局发布《互联网药品交易服务审批暂行规定》（国食药监市〔2005〕480 号），允许开展三类互联网药品交易服务，向个人消费者提供互联网药品交易服务的企业只能在网上销售本企业经营的非处方药。

2017 年互联网药品交易服务迎多轮政策利好。取消 A、B、C 证，对网上药店予以放行；鼓励"网订店取，网订店送"的新型配送方式，培育新型服务和新业态，为"互联网＋

医药"提供了机会。

2019 年新版《药品管理法》进一步明确药品网络交易备案制度细则（见表 8-7）。

表 8-7 互联网药品交易服务监管历程

文件名称	主要内容
国家食品药品监督管理局关于印发《互联网药品交易服务审批暂行规定》的通知（国食药监市〔2005〕480 号）2005 年 09 月 29 日颁布	扩大了互联网药品交易的经营范围，纳入了直接接触药品的包装材料和容器，允许开展三类互联网药品交易服务，向个人消费者提供互联网药品交易服务的企业只能在网上销售本企业经营的非处方药。规定了从事互联网药品交易服务的企业需具备的条件，申请、变更、换发与注销互联网药品交易服务机构资格证书的流程，取得许可证后的行为规范及药品监督管理部门的监管措施
关于实施《互联网药品交易服务审批暂行规定》有关问题的补充通知（国食药监市〔2006〕82 号）2006 年 3 月 3 日	调整《互联网药品交易服务审批暂行规定》第二条的适用范围。对提供直接接触药品的包装材料和容器的互联网交易服务，食品药品监督管理部门暂不进行审批。对互联网药品交易服务系统软件、合同文书范本、配送条件与记录规范、现场验收标准等做出具体规定
《关于网上交易的指导意见（暂行）》（中华人民共和国商务部公告 2007 年第 19 号）	规定了参与网上交易的各方的权利、义务、法律责任及需遵守的行为规范与基本原则
国务院关于第三批取消中央指定地方实施行政许可事项的决定（国发〔2017〕7 号）2017 年 1 月 12 日	取消互联网药品交易服务企业（第三方平台除外）审批，食品药品监督管理部门要强化药品生产企业许可、药品批发企业许可、药品零售企业许可，对互联网药品交易服务企业严格把关。要建立网上信息发布系统，方便公众查询，指导公众安全用药，同时建立网上售药监测机制，加强监督检查，依法查处违法行为
国务院关于取消一批行政许可事项的决定（国发〔2017〕46 号）2017 年 9 月 22 日	取消互联网药品交易服务企业（第三方）审批，食品药品监督管理总局通过以下措施加强事中事后监管：①制定相关管理规定，要求属地食品药品监管部门将平台网站纳入监督检查范围，明确通过平台从事活动的必须是取得药品生产、经营许可的企业和医疗机构，落实平台的主体责任。②建立网上售药监测机制，畅通投诉举报渠道，建立"黑名单"制度。③加大监督检查力度，加强互联网售药监管，严厉查处网上非法售药行为
《药品管理法》第六十二条	药品网络交易第三方平台提供者应当按照国务院药品监督管理部门的规定，向所在地省、自治区、直辖市人民政府药品监督管理部门备案。第三方平台提供者应当依法对申请进入平台经营的药品上市许可持有人、药品经营企业的资质等进行审核，保证其符合法定要求，并对发生在平台的药品经营行为进行管理。第三方平台提供者发现进入平台经营的药品上市许可持有人、药品经营企业有违反本法规定行为的，应当及时制止并立即报告所在地县级人民政府药品监督管理部门；发现严重违法行为的，应当立即停止提供网络交易平台服务

第六节　药品经营管理相关法律责任

依据《药品管理法》《药品管理法实施条例》《药品流通监督管理办法》等内容的规定，药品经营企业涉嫌违法行为需要承担相应的法律责任。

一、药品经营管理相关法律规范

表 8-8 所列为药品经营管理相关法律规范。

表 8-8　药品经营管理相关法律规范列表

文件名称	颁发单位	文件号	颁发时间
《中华人民共和国药品管理法》	全国人民代表大会常务委员会	中华人民共和国主席令第三十一号	1984 年 9 月 20 日公布 2019 年 8 月 26 日第二次修订
《中华人民共和国药品管理法实施条例》	国务院	国务院令第 360 号公布	2002 年 8 月 4 日公布 2019 年 3 月 2 日第二次修订
《药品经营质量管理规范》	国家药品监督管理局国家食品药品监督管理总局	国家药品监督管理局局令第 20 号 国家食品药品监督管理总局令第 28 号	2000 年 4 月 30 日公布 2016 年 6 月 30 日修正
《药品流通监督管理办法》	国家食品药品监督管理局	国家食品药品监督管理局令第 26 号	2007 年 1 月 31 日公布
《药品经营许可证管理办法》	国家食品药品监督管理局	国家食品药品监督管理局令第 6 号 国家食品药品监督管理总局	2004 年 2 月 4 日公布 2017 年 11 月 7 日修正
《互联网药品交易服务审批暂行规定》	国家食品药品监督管理局	国食药监市[2005]480 号	2005 年 9 月 29 日公布
《药品零售连锁企业有关规定》	国家药品监督管理局	国药管市[2000]166 号	2000 年 4 月 23 日公布

二、药品流通与经营管理相关法律责任

表 8-9 所列为药品流通与经营管理相关法律责任。

表 8-9　药品流通与经营管理相关法律责任

违法行为	法律责任	违反条款
未取得药品经营许可证销售药品的	责令关闭,没收违法销售的药品和违法所得,并处违法销售的药品(包括已售出和未售出的药品,下同)货值金额十五倍以上三十倍以下的罚款;货值金额不足十万元的,按十万元计算	《药品管理法》第一百一十五条
销售假药的	没收违法销售的药品和违法所得,责令停产停业整顿,吊销药品批准证明文件,并处违法销售的药品货值金额十五倍以上三十倍以下的罚款;货值金额不足十万元的,按十万元计算;情节严重的,吊销药品经营许可证,十年内不受理其相应申请;药品上市许可持有人为境外企业的,十年内禁止其药品进口	《药品管理法》第一百一十六条
销售劣药的	没收违法销售的药品和违法所得,并处违法销售的药品货值金额十倍以上二十倍以下的罚款;违法批发的药品货值金额不足十万元的,按十万元计算,违法零售的药品货值金额不足一万元的,按一万元计算;情节严重的,责令停业整顿直至吊销药品经营许可证。销售的中药饮片不符合药品标准,尚不影响安全性、有效性的,责令限期改正,给予警告;可以处十万元以上五十万元以下的罚款	《药品管理法》第一百一十七条
销售假药,或者销售劣药且情节严重的	对法定代表人、主要负责人、直接负责的主管人员和其他责任人员,没收违法行为发生期间自本单位所获收入,并处所获收入百分之三十以上三倍以下的罚款,终身禁止从事药品经营活动,并可以由公安机关处五日以上十五日以下的拘留	《药品管理法》第一百一十八条

违法行为	法律责任	违反条款
药品使用单位使用假药、劣药的	按照销售假药、零售劣药的规定处罚;情节严重的,法定代表人、主要负责人、直接负责的主管人员和其他责任人员有医疗卫生人员执业证书的,还应当吊销执业证书	《药品管理法》第一百一十九条
知道或者应当知道属于假药、劣药而为其提供储存、运输等便利条件的	没收全部储存、运输收入,并处违法收入一倍以上五倍以下的罚款;情节严重的,并处违法收入五倍以上十五倍以下的罚款;违法收入不足五万元的,按五万元计算	《药品管理法》第一百二十条
药品经营企业购销药品未按照规定进行记录,零售药品未正确说明用法、用量等事项,或者未按照规定调配处方的	责令改正,给予警告;情节严重的,吊销药品经营许可证	《药品管理法》第一百三十条
药品网络交易第三方平台提供者未履行资质审核、报告、停止提供网络交易平台服务等义务的	责令改正,没收违法所得,并处二十万元以上二百万元以下的罚款;情节严重的,责令停业整顿,并处二百万元以上五百万元以下的罚款	《药品管理法》第一百三十一条
以麻醉药品、精神药品、医疗用毒性药品、放射性药品、药品类易制毒化学品冒充其他药品,或者以其他药品冒充上述药品;销售以孕产妇、儿童为主要使用对象的假药、劣药;销售的生物制品属于假药、劣药;销售假药、劣药,造成人身伤害后果;销售假药、劣药,经处理后再犯	在本法规定的处罚幅度内从重处罚	《药品管理法》第一百三十七条

本章小结

本章重点介绍了药品经营企业资格的取得条件和程序、药品经营的监督管理、药品流通过程的监督管理,GSP 实施、认证及其检查,也对互联网药品交易服务的监督管理做了详细介绍。具体内容有以下几点:

1.药品批发企业是指将购进的药品销售给药品生产企业、药品经营企业、医疗机构的药品经营企业。药品零售企业是指将购进的药品直接销售给消费者的药品经营企业。

2.药品经营企业经营范围包括麻醉药品、精神药品、医疗用毒性药品,生物制品,中药材、中药饮片、中成药、化学原料药及其制剂、抗生素原料药及其制剂、生化药品。

3.《药品经营质量管理规范》是药品经营企业质量管理的基本准则。GSP 对药品经营人员、文件、设备设施等硬件条件以及经营管理制度等软件条件均有具体的要求与规定。

4.《药品流通监督管理办法》对药品生产、经营及购销药品和医疗机构购进、储存药品作出了规定。

5.互联网药品交易服务,是指通过互联网提供药品(包括医疗器械、直接接触药品的包装材料和容器)交易服务的电子商务活动。《互联网药品交易服务审批暂行规定》的主要内容包括:互联网药品交易服务的概述、发展历程、法律规范、法律责任等。

复习思考题

一、单选题

1.《药品经营质量管理规范》的英文简称是（   ）。

A. GMP   B. GCP   C. GSP   D. GLP

2. 企业应当采用前瞻或者回顾的方式，对药品流通过程中的（   ）进行评估、控制、沟通和审核。

A. 利润   B. 质量风险   C. 质量状况   D. 储运条件

3.（   ）是药品质量的主要负责人，全面负责企业日常管理，负责提供必要的条件，保证质量管理部门和质量管理人员有效履行职责，确保企业实现质量目标并按照本规范要求经营药品。

A. 采购人员   B. 质量管理人员

C. 企业管理人员   D. 企业负责人

4.《药品经营质量管理规范》规定，药品经营企业的记录及凭证应当至少保存（   ）年。

A. 2   B. 3   C. 4   D. 5

5.《药品经营质量管理规范》规定，储存药品的相对湿度为（   ）。

A. 25％～55％   B. 25％～75％   C. 35％～75％   D. 45％～75％

二、多选题

1. 企业从事药品经营和质量管理工作的人员的培训内容应当包括（   ）。

A. 相关法律法规

B. 药品专业知识及技能

C. 质量管理制度、职责

D. 岗位操作规程

2. 储存、运输冷藏、冷冻药品的，应当配备以下设施设备（   ）。

A. 与其经营规模和品种相适应的冷库，储存疫苗的应当配备两个以上独立冷库

B. 用于冷库温度自动监测、显示、记录、调控、报警的设备

C. 冷库制冷设备的备用发电机组或者双回路供电系统

D. 冷藏车及车载冷藏箱或者保温箱等设备

3. 下列关于药店经营处方药说法正确的是（   ）。

A. 调配时对有配伍禁忌或者超剂量的处方，应当拒绝调配

B. 处方药应当与非处方药分开陈列

C. 调配时对处方所列药品可更改或代用

D. 处方经执业药师审核后方可调配

4. 下列关于药品经营企业储存药品的说法正确的是（   ）。

A. 药品与非药品分开存放

B. 外用药与其他药品分开存放

C. 中药材和中药饮片分库存放

D. 特殊管理的药品应当按照国家有关规定储存

5.下列关于药品陈列的原则说法正确的是（　　　）。

A.满陈列、及时补充

B.先进先出

C.从右到左

D.从高到矮

三、简答题

1.开办药品经营企业的条件是什么？

2.药品经营企业的经营方式与经营范围有哪些？

3.如何监督管理药品经营企业，保证其经营药品的质量？

4.药品电子商务的分类有哪些？

第九章

医疗机构药事管理

【学习目标】

通过本章的学习，学生能够理解医疗机构药事管理工作的重要性，了解医疗机构药事管理的工作内容与法律法规，为以后从事医疗机构药事管理工作奠定良好基础。

1. 掌握：医疗机构药事管理组织的职责；医疗机构药学部门的职责；药学部门的机构设置；药品调剂和处方管理规定；临床药学工作。

2. 熟悉：静脉用药集中调配业务；医疗机构制剂管理；药品供应质量管理；药学监护。

3. 了解：医疗机构药事管理的概念；药学部门的人员配备及要求。

案例引导

某卫生院违法使用超有效期药品案

2020 年 5 月，××市市场监管局开展药品监管领域专项整治行动。在专项整治行动中，执法人员于××镇卫生院药品库房内合格药品区货架上查获葡萄糖注射液 2 个规格共 11 袋已超过药品有效期，其中规格为 250mL、生产日期为 2018.03.22、有效期至 2020.02 的 10 袋，规格为 250mL、生产日期为 2018.05.17、有效期为 2020.04 的 1 袋；另查实，2020 年 5 月 8 日该卫生院护士站曾给 3 名患者使用过该批过期葡萄糖注射液，该批超过有效期葡萄糖注射液货值金额为 27.50 元。该市市场监管局依法对该医疗机构进行了处罚。

阅读以上材料，思考并讨论：该医疗机构的行为违反了《药品管理法》中哪款规定，应当如何定性？市场监管局应依法对该医疗机构做怎样的处罚？加强医疗机构药事管理对保证患者用药安全、有效有怎样的意义？

第一节　医疗机构药事管理与组织设置

医疗机构药事管理是医疗机构工作的重要组成部分。根据《医疗机构管理条例》和《医疗机构管理条例实施细则》，按法定程序经审批、登记，取得医疗机构执业许可证的医疗机构类别包括：各类医院、妇幼保健院、各级卫生院、社区卫生服务中心（站）、门诊部、急救中心（站）等。各类医疗机构均应按相关规定设置药事管理组织和药学部门，开展药事管理工作，保障患者用药安全、有效、经济、合理。

一、医疗机构药事管理

1. 基本概念

医疗机构药事（institutional pharmacy affairs），泛指在医疗机构中，一切与药品和药学工作有关的事务，如医疗机构中药品的采购、供应、调剂制剂、临床应用、科研管理等，还涉及药学部门的机构设置、人员配备、信息交流等事项。

医疗机构药事管理（institutional pharmacy administration），又称医院药事管理，是指医疗机构以患者为中心，以临床药学为基础，对临床用药全过程进行有效的组织实施与管理，促进临床科学、合理用药的药学技术服务和相关的药品管理工作。

传统的医疗机构药事管理主要聚焦于对物的管理，包括：药品采购、储存、供应的管理，医疗机构制剂管理，药品的质量监督管理和经济核算等。随着 20 世纪 90 年代"药学监护"服务模式的出现与发展，现代医疗机构药事管理的重心逐步从物的管理向人的管理转移，即以实现患者合理用药为中心的系统药事管理。

2. 医疗机构药事管理的发展

医疗机构的药事管理实践活动与医药学的发展一样，有着悠久的历史。在进入 20 世纪之后，现代医药的迅速进步与发展，推动了医疗机构药事管理从经验管理向现代科学管理的转变，可划分为三个阶段，即传统阶段、过渡阶段和药学服务阶段。

（1）传统阶段（20 世纪上半叶）

这一时期医疗机构药房的服务模式以保障临床药品供应为主，药师的主要任务是采购、调配药品、保证药品质量合格和按要求制备药剂。

（2）过渡阶段（20 世纪 60—90 年代）

1964 年，随着医学模式的转变，医院药学服务指南首次提出了临床药学（clinical pharmacy）工作模式，该模式得到了医院药学界的极大重视。1969 年，美国药学会颁布的职业道德准则中明确规定：药师应把患者的健康和安全作为首要任务，应向每个患者充分提供自己的专业才能。越来越多的药师深入临床一线，参加查房、疾病会诊，开展治疗药物监测、临床用药咨询、药物不良反应监测等临床药学工作。

（3）药学服务阶段（20 世纪 90 年代至今）

药学服务（pharmaceutical care），又称药学监护，于 20 世纪 90 年代在美国率先推行，这是一种全新的"以患者为中心"的医疗机构服务模式。在药学服务模式中，药师直接对患者负责，有固定的病区和患者，与其他医护人员合作，直接参与制订、实施和监控针对患者的特定治疗方案，发现、解决潜在的和存在的用药问题，进一步保障患者用药的安全、有效、合理，改善患者的用药质量。

3. 医疗机构药事管理的特点

医疗机构药事管理具有专业技术性、实践性和服务性的特点。

（1）专业技术性

在医疗机构中，承担医疗机构药事管理职责的药学部门是专业技术科室，所从事的医疗机构药事管理工作有别于一般的行政管理工作，具有明显的专业特征。医疗机构药事管理所涉及的有关药品采购、保管、调剂、制剂、质量管理以及临床药学服务等工作内容，无一不鲜明地体现出这一特点。

（2）实践性

承担医疗机构药事管理的药学部门具有管理职能，是医疗机构内药事政策法规的实施部门和监管部门。在医疗机构药事活动中，药学部门要充分发挥其管理职能，运用各种管理方法，贯彻落实国家药政法规，确保医疗机构各部门、人员严格遵守和认真执行。

（3）服务性

医疗机构药事管理工作以临床药学为基础，向患者提供高质量的医疗卫生综合服务，目的是保障药品供应，提高临床药物治疗效果，保障患者用药安全、有效、合理。

二、医疗机构药事组织设置

医疗机构应当根据业务范围及临床工作的需要，设立医疗机构药事管理组织和药学部门，负责本机构的药事管理工作和药学工作。

1. 药事管理与药物治疗学委员会

根据《医疗机构药事管理规定》，二级以上医院应当设立药事管理与药物治疗学委员会，其他医疗机构应当成立药事管理与药物治疗学组。医疗机构药事管理与药物治疗学委员会承担机构内药事管理相关技术职责，监督国家药政法律、法规和规章制度在机构内的落实执行，促进药物在临床的合理使用，属于医疗机构内具有专业技术决定权的学术组织。

医疗机构负责人任药事管理与药物治疗学委员会（组）主任委员，药学和医务部门负责人任药事管理与药物治疗学委员会（组）副主任委员。

二级以上医院药事管理与药物治疗学委员会委员由具有高级技术职务任职资格的药学、临床医学、护理和医院感染管理、医疗行政管理等人员组成。

成立药事管理与药物治疗学组的医疗机构，其委员由药学、医务、护理、医院感染、临床科室等部门负责人和具有药师、医师以上专业技术职务任职资格人员组成。

（1）工作职责

① 贯彻执行医疗卫生及药事管理等有关法律、法规、规章。审核制定本机构药事管理和药学工作规章制度，并监督实施。

② 制定本机构《药品处方集》和《基本用药供应目录》。

③ 推动药物治疗相关临床诊疗指南和药物临床应用指导原则的制定与实施，监测、评估本机构药物使用情况，提出干预和改进措施，指导临床合理用药。

④ 分析、评估用药风险和药品不良反应、药品损害事件，并提供咨询与指导。

⑤ 建立药品遴选制度，审核本机构临床科室申请的新购入药品、调整药品品种或者供应企业和申报医院制剂等事宜。

⑥ 监督与指导麻醉药品、精神药品、医疗用毒性药品及放射性药品的临床使用与规范化管理。

⑦ 对医务人员进行有关药事管理法律法规、规章制度和合理用药知识教育培训；向公众宣传安全用药知识。

（2）工作制度与要求

药事管理与药物治疗学委员会（组）应当建立健全相应工作制度，日常工作由药学部门负责。

2. 药学部门

在现代医学体系中，药学工作是医疗工作的重要组成部分，按照《医疗机构药事管理规定》的要求，医疗机构应当根据本机构功能、任务、规模设置相应的药学部门，配备和提供与药学部门工作任务相适应的专业技术人员、设备和设施。并明确规定：三级医院设置药学部，并可根据实际情况设置二级科室；二级医院设置药剂科；其他医疗机构设置药房。以满足现今临床药学学科、医院药学发展及现代医院高质量药物治疗的需要。

(1) 工作职责

① 药品供应管理。根据本机构医疗和科研需要，按照本机构基本用药供应目录和药品处方集制定药品采购计划，按规定购入药品；严格执行药品购入检查、验收制度；制订和执行药品保管制度，定期进行养护和质量检查。

② 调剂与制剂管理。严格执行法律、法规、规章制度和技术操作规程，根据医师处方、医嘱，及时、准确地调配处方，并向患者进行用药交代和用药指导；积极运用新技术、新方法开发中西药品的新剂型，满足临床和科研需要。

③ 药品经济管理。建立药品成本核算和账务管理制度，对药品实行高效管理，不断提升管理水平，更好地服务于临床与科研。

④ 临床药师队伍建设。按规定配备临床药师，参与临床药物治疗工作，向患者提供用药咨询、用药指导等服务；建立由临床医师、临床药师和护士组成的临床治疗团队开展临床合理用药工作。

⑤ 药学监护服务与管理。配合临床需要开展 TDM、药物基因检测等药学服务，进一步提高临床药物治疗的安全有效性；建立临床用药监测、评价和超常预警制度，实施处方和用药医嘱点评；建立药品不良反应、药品损害事件监测报告制度；指导病房（区）护士请领、使用与管理药品。

⑥ 教学与科研。开展临床药学教育及实习带教工作，承担相应学科教学任务；举办药师规范化培训及继续教育；结合临床药学实践工作，开展药学临床应用研究；参与药物临床试验和新药上市后安全性与有效性评价。

随着医疗卫生事业的发展，社会对医疗保健需求的不断提升，医疗机构药学部门的工作职责范围必将不断地扩大，内涵将更加丰富。

(2) 机构设置

① 三级综合医院。根据《医疗机构药事管理规定》的要求，三级医院应当设置药学部，并根据需要下设相应的二级科室。现阶段我国三级医院根据实际情况，一般药学部下设临床药学科、药剂科、制剂科、药物临床试验机构等部门。其中临床药学科下设临床药师室、药学研究室、信息资料室、临床药理室、药学教育室等；药剂科下设药品库、门诊药房、中药房、急诊药房、住院药房、静脉用药调配中心等；制剂科下设制剂生产、制剂检验、制剂研发等部门。规模较小的三级医院可只设药学部，不设二级科室。

② 二级综合医院。二级医院规模较小，部门设置相对简单，其药学部门一般称为药剂科，下设药品调剂室、临床药学室、药品库等部门，药品调剂室根据职能分配可进一步分为门诊药房、急诊药房、住院药房、静脉用药调配中心等。

③ 城乡一级医院。城镇和乡镇一级医院，以及社区医疗服务中心与医疗服务站、乡镇卫生院等基层医疗机构可设置药房，根据业务范围开展相应的调剂和药学技术服务。

(3) 人员配备

医疗机构药学部门人员配备应当符合医院的性质、规模及承担的任务，要选用符合要求的药学人员，做到结构合理、岗位适配，以保障医疗机构药学工作的顺利开展。原卫生部颁布的《二、三级综合医院药学部门基本标准（试行）》规定：

① 三级医院药学部、二级医院药剂科的药学专业技术人员数量均不得少于医院卫生专业技术人员总数的8%；设置静脉用药调配中心、对静脉用药实行集中调配的药学部（药剂科），所需的人员以及药学部（药剂科）的药品会计、运送药品的工人，应当按照实际需要另行配备。

② 三级医院药学部的药学人员中具有高等医药院校临床药学专业或者药学专业全日制本科毕业以上学历的人员，应当不低于药学专业技术人员总数的30%，二级医院药剂科的相应人员比例则不得低于20%。

③ 三级医院药学部的药学专业技术人员中具有副高级以上药学专业技术职务任职资格的应当不低于13%，教学医院应当不低于15%，二级医院药剂科则不得低于6%。

（4）职责分工

医疗机构药学部门人员按照职能分配可分为三个群体：

① 行政管理人员，指药学部门的正副主任、各专业科室的主管以及助理。其职责包括负责药学部门的行政和业务技术管理工作，制定药学发展规划和各项管理制度并组织实施，对所属各业务科室进行检查、指导、监督、考核和必要的奖惩。

② 专业技术人员，是医院药学工作的主体，承担着药学部门各项专业技术工作，主要是药士、药师、主管药师、副主任药师和主任药师系列的药剂人员，也包括负责制剂生产、计算机系统维护和仪器设备维护的工程师。

③ 辅助人员，是药学部门中的非药学专业技术人员，如财会人员、制剂生产工人、勤杂人员等，在专业技术人员的指导下完成各项具体操作。

第二节 药品供应质量管理

一、药品采购与入库管理

1. 药品采购原则

（1）保证药品质量

医疗机构在采购药品时必须坚持质量第一的原则，防止假劣药品进入医院，应当对药品供应商进行资质审核。《药品管理法》规定：医疗机构应当从具有药品生产、经营资格的企业购进药品。资质审核应按照严格的程序，对参评公司的营业执照、药品生产或经营许可证、企业法人代码、税务申报表及药品供应目录进行审核；审核参评公司的合法资质、供应能力及质量保障的可靠性，选择合适的药品供应商。

（2）药品价格合理

目前，除麻醉药品、一类精神药品等特殊管理药品的零售价由政府物价管理部门审核后确定外，其他药品的零售价一般实行市场调节价，由企业自主制定。药品采购部门应当根据医疗机构的性质、服务对象的需求，在保证药品质量的前提下，体现优质优价、价格合理的原则。目前多采用招标、议价等方式来获得较为合理的药品价格。

（3）药品计划采购

制订药品采购计划时，应依据《国家基本药物目录》《处方管理办法》《药品采购供应质量管理规范》和本机构《药品处方集》《基本用药供应目录》，一方面考虑临床用量，加速周转，减少库存，另一方面要处理好各类药品在计划中的比例关系，保证基本药物、抢救药品和常用药品的优先供应。

（4）主渠道供应

医疗机构采购药品应在供应商资质审核的基础上将采购的主要品种、数量集中于数个大型医药企业，以保证药品供应的连续性和稳定性；同时也应选择数个中小型药品供应商作为补充渠道，以满足临床供应药品多样性和随机性的要求。

2. 药品采购计划的制订

药品采购计划一般可分为月计划、周计划和临时采购计划。药品采购月计划：根据本机构《基本用药供应目录》及药品消耗量制订，一般由药学部门负责人审核批准。药品采购周计划：将月计划进一步划分为 4 次，每周执行的采购计划，一般由药库负责人负责审核，并留存备查。药品临时采购计划：是基于临床特殊需求提出的临时性采购计划，用药急、用量少，一般经医务部门签署意见，药学部门负责人审核批准后，由药库负责执行。

在制订药品采购计划时，应遵循以下原则：

① 应按照本机构《药品处方集》和《基本用药供应目录》，结合实际需求制订。

② 应以本机构内近期药品消耗量、药品库存情况以及经费分配比例作为参考，制订出需要采购药品的品种、规格和数量。

③ 应考虑各类药品在计划中的比例关系，保证基本药物、抢救药品和常用药品的优先供应。

④ 应关注药品市场供求变化情况，对于临床消耗量大、价格合理、疗效确切、有效期长的药品要适度增加采购比例，而对市场滞销品种应加以限制和下调采购比例。

⑤ 对于部分季节性药品品种，要根据季节变化及时调整药品采购计划，防止出现季节性供应脱节。

3. 药品采购的实施

目前，医疗机构采购药品，主要采取政府主导的集中采购方式。2015 年由国务院办公厅发布施行的《关于完善公立医院药品集中采购工作的指导意见》明确规定：医院使用的所有药品（不含中药饮片）均应通过省级药品集中采购平台采购。

（1）药品集中采购平台与目录

各省（区、市）人民政府负责组织建立非营利性的药品集中采购平台，确保平台功能完善、设施齐全；各省（市、区）要制定药品集中采购目录：除麻醉药品和第一类精神药品外，医疗机构使用的其他药品原则上全部纳入集中采购目录，第二类精神药品、放射性药品、医疗毒性药品、原料药、中药材和中药饮片等药品可不纳入药品集中采购目录，各省（市、区）根据实际情况调整。

（2）药品集中采购办法

对于纳入集中采购目录的药品，实行公开招标、邀请招标和直接采购等方式进行采购。

（3）药品集中采购实施

县级及县级以上人民政府、国有企业（含国有控股企业）等下设的非营利性医疗机构，应全部参加药品集中采购，按照申报的集中采购药品的品种、规格、数量，通过药品集中采购平台采购所需的药品。

（4）药品集中采购合同执行

医疗机构要与中标药品生产企业或其委托的批发企业签订药品购销合同，双方严格履行药品购销合同所规定的责任和义务，合同周期一般不低于1年。医疗机构必须按照药品购销合同确定的品种、规格、数量、价格和供货渠道采购药品，不得擅自采购非中标药品。药品生产企业未按合同生产供应药品或医疗机构未按合同规定采购药品以及逾期不能回款的，应支付一定比例违约金。

4. 药品入库验收

购进药品严格执行入库验收制度及财务管理制度，确保药品质量，不符合规定要求的药品拒绝入库，做到账物相符。这一部分内容与药品经营企业购进药品管理相似，可参考相应章节。

二、药品储存与保管

《药品管理法》规定："药品经营企业应当制定和执行药品保管制度，采取必要的冷藏、防冻、防潮、防虫、防鼠等措施，保证药品质量。"《医疗机构药事管理规定》规定："医疗机构应当制订和执行药品保管制度，定期对库存药品进行养护与质量检查。药品库的仓储条件和管理应当符合药品采购供应质量管理规范的有关规定。"各医疗机构应根据医院的规模及业务范围，设置西药库、中成药库、中药饮片库、危险品库及麻醉药品和精神药品库等，库房的相对湿度应保持在35%～75%。

1. 药库的分类

（1）常温库

常温库用于一般化学性质较为稳定的药品的存放与保管，库内温度应保持在0～30℃。对于在低温条件下易析出结晶的药品，库内温度应保持在16℃以上。

（2）阴凉库

阴凉库用于存放药品质量易受高温影响的药品及中药材，库内温度应保持在20℃以下。

（3）冷藏库

冷藏库用于一般化学性质不稳定的药品的存放与保管，以及生物制品、血液制品、基因药物等受热易变质失效的药品的储存与保管，库内温度应保持在2～10℃。

（4）专用药品库

专用药品库包括麻醉药品、第一类精神药品库，存放医疗用毒性药品的毒品库，存放易燃、易爆药品的危险品库以及存放放射性药品的库房。存放放射性药品的库房应设在核医学科，由核医学科负责管理。

2. 药品的储存管理

（1）分区分类

将仓储药品按照其自然属性、养护措施等划分为若干类别，分别存放于上述不同类型的药库，根据药库场所的建筑、设备等条件，将药库分为若干保管区域，以便分区储存特定品种药品。做到处方药与非处方药分开，内服药与外用药分开，品名易混淆的药物分开，性能相互影响、容易串味的品种与其他药品分开，配制制剂与外购药品分开。

（2）货位编号

将仓库范围的库房、仓间、货架按顺序编号，标志应便于识别。药品按照编号固定地点存放，易于查找和存取。

(3）药品码垛

药品按批号堆码，不同批号的药品应分垛，垛间距不小于 5cm，与库房内墙、顶、温度调控设备及管道等设施间距不小于 30cm，与地面间距不小于 10cm。

(4）色标管理

药品按质量状态实行色标管理，合格药品为绿色，不合格药品为红色，待确定药品为黄色；库房相应区域亦同。

(5）专人管理

应根据需要设置专职或兼职管理人员，配备必要的仪器设备，制订管理计划，建立管理档案。每月由库房管理人员对药品质量进行检查，做好检查记录，发现药品质量有疑问，应及时送检。

3. 药品有效期管理

药品有效期是指在一定贮存条件下，能够保证药品质量合格的期限。《药品管理法》规定，超过有效期的药品为劣药。

购进药品验收后，在分类储存时，应按有效期远近依次堆放；药品出库或发放时要注意药品的有效期，贯彻"先产先出、近期先出，按批号发货"的原则；过期药品必须立即封存，不得出库，应及时申请报废处理。

第三节　药品调剂与处方管理

《药品管理法》《药品管理法实施条例》以及《医疗机构药事管理规定》明确规定：药品调剂工作是医院药学技术服务的重要组成部分，药师必须审核处方，参与临床用药，指导患者正确、安全用药。这与近年来随着"以患者为中心"的医疗服务理念的树立，医院药学部门的工作重点从药品供应保障型向药学服务型过渡和转变，从"以药品为中心"向"以患者为中心"转变的趋势是相符的。

药品调剂工作作为医疗机构药学部门的常规业务工作，有很强的技术性、法规性，要求药学专业技术人员严格按照《药品管理法》《处方管理办法》等有关法律法规、规章制度和技术操作规程，认真审核处方或用药医嘱，经适宜性审核后调剂配发药品，工作质量直接关系到患者的健康和生命，对保障患者合理用药，促进医院药学事业发展，提升整体医疗水平有着重大意义。

一、药品调剂概述

1. 调剂的概念

调剂（dispensing）指配药、配方、发药，是一个完整的药学服务过程，又称为调配处方。调剂业务包括：收方；检查处方；调配药剂及取出药品；核对处方与药剂、药品；发放给患者（或病房护士）并进行交代和答复询问的全过程。调剂业务是医疗机构药学部门直接为患者和临床服务的窗口，是药师与医生、护士联系、沟通的重要途径，也是药师、医生、护士、患者、一般药剂人员、药房会计协同活动的过程。

医疗机构药学部门的调剂工作主要包括：门诊调剂（包括急诊调剂）、住院部调剂、中药调剂三部分。

2. 调剂的步骤

调剂业务可分为六个步骤，依次为：接收处方；检查处方；调配处方；包装、贴标签；核对检查处方；发药并指导用药。药师在处方调剂过程中的作用主要是保证处方的正确性、合理性，确保正确调配和使用药品，一些具体操作活动可由其他药剂人员完成。

3. 调剂工作的特点

（1）法规性

《药品管理法》《药品管理法实施条例》以及《医疗机构药事管理规定》等法律法规均对医疗机构的药品调剂工作作出明确的规定和要求。药品调剂专业技术人员必须掌握并严格遵守国家药事法规、规章的有关规定，才能够正确地完成处方调配工作，保障临床合理用药。

（2）服务性

在医疗机构中，调剂业务是药学部门直接为患者和临床服务的窗口，也是重要的联系医药人员与患者的桥梁。作为一个医患沟通的重要平台，药品调剂服务对提升医疗机构的服务水平和服务形象有着重要的推动作用。

（3）专业技术性

药品调剂工作的专业技术性，突出体现在对药学专业技术人员知识储备和业务技能的高要求上。调剂药师应当掌握扎实的临床药学专业知识，对处方和用药医嘱进行审核，及时发现配伍禁忌和药品相互作用等专业技术问题并纠正，确保患者用药安全。

（4）差错易发性

相较于医疗机构药学部门内的其他工作，药品调剂工作负荷更大，更具紧迫性。尤其我国整体医疗资源仍相对较为匮乏，一定程度上难以满足患者的需求，广大调剂药师日常工作满负荷甚至超负荷，稍有疏忽就可能产生差错，影响配发药品的准确性，影响对患者的用药指导。因此，调剂药师应当具备良好的体能和心态，以及沉着冷静、高度负责的工作作风，严格遵守操作规程，才能胜任调剂工作。

（5）随机性

医疗机构每天收治的患者数量以及涉及的病种都是随机的，这使得药学部门的调剂工作，尤其是门诊调剂工作具有随机性和被动性。当然每个地区在不同季节患者的发病率和发病病种是有一定的规律性的，这就提示医疗机构药学部门可以开展一些回顾性的调研统计工作，作为调剂药师人员安排、药品品种和数量请领的依据，保障药品及时供应。

二、药品调剂的组织

1. 门（急）诊调剂的组织

门（急）诊调剂工作应根据医疗机构日门诊量和调配处方量，选择适宜的调剂方法。

（1）单人配方法

各发药窗口的调剂人员从接收处方到发放药品均由一人完成。这种方法的优势在于节省人员安排、责任落实清楚；不足之处在于难以纠正可能出现的差错，对调剂人员的业务素养要求较高。该方法一般适用于小药房和急诊药房的调剂工作。

（2）流水作业法

药品调剂过程由多人合作协同完成，1人接收处方和审查处方，1～2人负责调配处方、取药，另设1人专门负责核对处方和发放药品。这种方法配方准确性更高，易纠错，同时配方效率更高，适用于大医院门诊调剂工作以及候药患者较多的情况。

（3）结合法

这是一种将单人配方与分工协作相结合的方法，每个发药窗口配备 2 名调剂人员，其中 1 人负责接收处方、审查处方和核对发放药品，另 1 人专门负责配方。该方法配方效率高、不易出错、人员安排合理，符合调剂工作规范化的要求，适合于各类医院门诊调剂室。

2. 住院部调剂的组织

住院部调剂工作既要求准确无误，还要充分考虑提高患者用药的依从性，根据临床需求选择适宜的调剂方法。

（1）凭方发药

治疗护士凭医生给患者开具的处方到住院调剂室取药，调剂室按照处方逐件配发。该方法可以使药师直接了解患者用药情况，便于及时发现并纠正用药不当现象，不足之处在于过程较为烦琐，增加工作量。这种发药方式多用于麻醉药品、精神药品、医疗用毒性药品等少数临床用药。

（2）病区小药柜制

病区使用药品请领单向住院调剂室领取协商数量的常用药品，存放于病区专设的小药柜内，由治疗护士按照用药医嘱取药发给患者服用。这种发药方法便于患者及时取药用药，提升护士的工作效率，但是不利于药师了解患者的用药情况，不便于及时纠正不合理用药。

（3）集中摆药制

药剂人员或者护士根据用药医嘱在药房（或病区药房）将药品摆入患者的服药杯（盒）内，由治疗护士核对后发给患者服用。一般是在病区的适中位置设立病区药房或摆药室，也可以在药剂科内设立中心摆药室，可根据实际临床需要灵活调整。摆药室的人员由药士和护士组成，负责具体的摆药操作。药品的请领、保管和账目由药师负责。这种方法既能够保证药品质量和合理用药，利于药师及时了解患者用药情况，减免差错，同时还能够提升药品管理的效率与水平。

三、药品调剂自动化

随着医疗卫生事业的不断发展，以及社会大众对医疗卫生保健需求的不断提高，传统的调剂发药方式越来越难以充分满足医疗需要。在临床药学兴起并迅速发展的背景下，新出现的药品调剂自动化成为医疗机构药剂调配工作的发展趋势。通过自动化药品调剂，可有效减少药师在调剂业务上的工作量、提高工作效率、降低差错的发生率，使得药师有更多的精力投入到为患者服务当中，符合现代临床药学工作的要求。

1. 自动发药机

自动发药机指在药房取药过程中应用的自动化取药设备，又称为自动化药房发药机。自动发药机的应用可以显著节约人力成本以及相关费用开支，同时提高调剂准确性，避免人工操作易出现的错误，使药房的工作效率得到很大提升。

2. 自动药品分包机

全自动单剂量锭剂分包机在与医院信息系统（HIS）连接后，可以根据医嘱信息自动对锭剂进行单剂量调剂。这种设备的使用可以实现摆药过程的全密封自动化操作，保证分装药品的质量，减少摆药差错，同时可以在药袋上打印出完整的处方信息，便于复核和患者更准确地服用。

药品调剂自动化系统使调剂室的工作模式由"人找药品"向"药品找人"进行转变，能增强药品调剂的准确性，降低药师的劳动强度，患者用药情况的信息化管理进一步提升了工作效率。

四、处方管理

1. 处方的定义与格式

（1）处方的定义

我国现行的《处方管理办法》明确规定：处方是指由注册的执业医师和执业助理医师在诊疗活动中为患者开具的、由取得药学专业技术职务任职资格的药学专业技术人员审核、调配、核对，并作为患者用药凭证的医疗文书。处方包括医疗机构病房（区）用药医嘱单。

（2）处方的格式

处方格式由省、自治区、直辖市卫生行政部门统一制定，由医疗机构按照规定的标准和格式印刷。麻醉药品和第一类精神药品处方、急诊处方、儿科处方、普通处方的印刷用纸分别为淡红色、淡黄色、淡绿色、白色，并在处方右上角以文字注明类别。

处方一般由前记、正文和后记三部分组成。

① 前记：包括医疗机构名称、费别、患者姓名、性别、年龄、门诊或住院病历号、科别或病区和床位号、临床诊断、开具日期等。麻醉药品和第一类精神药品处方还应当包括患者身份证号，代办人姓名、身份证号。

② 正文：以 Rp 或 R 拉丁文标示，分列药品名称、剂型、规格、数量、用法、用量。

③ 后记：医师签名或加盖专用签章，药品金额，审核、调配、核对发药药师签名或者加盖专用签章。

2. 处方管理制度

（1）处方权与审核调配人员资质

① 经注册的执业医师在执业地点取得相应处方权。经注册的执业助理医师在医疗机构开具的处方，应当经所在执业地点执业医师签名或加盖专用签章后方有效。

② 经注册的执业助理医师在乡、民族乡、镇、村的医疗机构独立从事一般的执业活动，可以在注册的执业地点取得相应的处方权。

③ 医师应当在注册的医疗机构将签名留样或者将专用签章备案后，方可开具处方。

④ 医师取得麻醉药品和第一类精神药品处方权后，方可在本医疗机构内开具麻醉药品和第一类精神药品处方，但不得为自己开具该类药品处方。

⑤ 取得药学专业技术职务任职资格的人员方可从事处方调剂工作。具有药师以上专业技术职务任职资格的人员负责处方审核、评估、核对、发药以及安全用药指导；药士从事处方调配工作。

⑥ 药师取得麻醉药品和第一类精神药品调剂资格后，方可在本医疗机构内调剂麻醉药品和第一类精神药品。

（2）处方书写

① 填写患者一般情况、临床诊断应清晰、完整，并与病历记载一致。

② 每张处方限于一名患者的用药。

③ 字迹应当清楚，不得涂改；如有修改，必须在修改处签名并注明修改日期。

④ 药品名称应当使用规范的中文名称书写，无中文名称的可使用规范的英文名称书写；

应使用经药品监督管理部门批准并公布的药品通用名称、新活性化合物的专利药品名称和复方制剂药品名称，不得自行编制缩写或代号。

⑤ 药品剂量与数量用阿拉伯数字书写，剂量应使用法定剂量单位，药品用法用规范的中文、英文、拉丁文或者缩写体书写，但不得使用"遵医嘱""自用"等模糊字句。

⑥ 患者年龄应当填写实足年龄，新生儿、婴幼儿写日、月龄，必要时注明体重。

⑦ 西药和中成药可以分别开具处方，也可以开具一张处方，中药饮片应当单独开具处方。

⑧ 开具西药、中成药处方，每一种药品应当另起一行，每张处方不得超过5种药品。

⑨ 中药饮片处方的书写，一般应当按照"君、臣、佐、使"的顺序排列；调剂、煎煮的特殊要求注明在药品右上方，并加括号，如布包、先煎、后下等；对饮片的产地、炮制有特殊要求的，应当在药品名称之前写明。

⑩ 药品用法、用量应当按照药品说明书规定的常规用法、用量使用，特殊情况需要超剂量使用时，应当注明原因并再次签名。

⑪ 除特殊情况外，应当注明临床诊断。

⑫ 开具处方后于空白处画一斜线以示处方完毕。

⑬ 处方医师的签名式样和专用签章必须与在药学部门留样备查的式样相一致，不得任意改动，否则应重新登记留样备案。

(3) 处方开具限制

① 处方开具当日有效。特殊情况下需延长有效期的，由开具处方的医师注明有效期限，但有效期最长不得超过3天。

② 处方一般不得超过7日用量；急诊处方一般不得超过3日用量；对于某些慢性病、老年病或特殊情况，处方用量可适当延长，但医师应注明理由。医疗用毒性药品、放射性药品的处方用量应当严格按照国家有关规定执行。

③ 医师应当按照麻醉药品和精神药品临床应用指导原则开具麻醉药品、第一类精神药品处方。

④ 医师利用计算机开具、传递普通处方时，应当同时打印出纸质处方，其格式与手写处方一致；打印的纸质处方经签名或者加盖签章后方有效。核发药品后，打印的纸质处方与计算机传递处方应同时收存备查。

(4) 处方保存

① 每日处方应按普通药品及控制药品分类装订成册，妥善保存备查。

② 普通处方、急诊处方、儿科处方保存期限为1年，医疗用毒性药品、第二类精神药品处方保存期限为2年，麻醉药品和第一类精神药品处方保存期限为3年。

③ 处方保存期满后，经医疗机构主要负责人批准、登记备案，方可销毁。

3. 处方审核

处方审核是调剂工作的核心。药师在收到处方后，应根据处方管理规定，对处方进行审核，审核内容包括规范性审核和适宜性审核。

(1) 规范性审核

药师应当认真逐项检查处方前记、正文和后记书写是否清晰、完整，并确认处方的合法性，还包括审核处方是否符合前述各项处方书写规则。

(2) 适宜性审核

根据《处方管理办法》的规定，适宜性审核内容包括：

① 规定必须进行皮试的药品，处方医师是否注明过敏试验及结果的判定。

② 处方用药与临床诊断的相符性。

③ 剂量、用法的正确性。

④ 选用剂型与给药途径的合理性。

⑤ 是否有重复给药现象。

⑥ 是否有潜在临床意义的药物相互作用和配伍禁忌。

⑦ 其他用药不适宜情况。

药师经处方审核后，认为存在用药不适宜情况时，应当告知处方医师，请其确认或者重新开具处方。药师发现严重不合理用药或者用药错误，应当拒绝调剂，及时告知处方医师，并应当记录，按照有关规定报告。

4. 处方调配与发药

（1）处方调配

调剂处方时必须做到"四查十对"：查处方，对科别、姓名、年龄；查药品，对药名、剂型、规格、数量；查配伍禁忌，对药品性状、用法用量；查用药合理性，对临床诊断。

（2）发药

发药时应核对患者姓名，确认患者信息，保证药品准确无误地交给患者。向患者交付药品时，要做好用药交代，按照药品说明书或者处方用法，进行用药指导，包括每种药品的用法、用量、注意事项等，并耐心解答患者的疑问。

5. 处方点评

为不断改进医疗质量、提高临床药物治疗水平，原卫生部制定《处方管理办法》《医院处方点评管理规范（试行）》，对处方点评相关工作作出规定，医疗机构应当建立处方点评制度。

（1）处方点评的定义

处方点评是根据相关法规、技术规范，对处方书写的规范性及药物临床使用的适宜性（用药适应证、药物选择、给药途径、用法用量、药物相互作用、配伍禁忌等）进行评价，发现存在或潜在的问题，制定并实施干预和改进措施，促进临床药物合理应用的过程。

（2）组织管理

医疗机构处方点评工作在医院药事管理与药物治疗学委员会和医疗质量管理委员会领导下，由医院医疗管理部门和药学部门共同组织实施。医疗机构应在药事管理与药物治疗学委员会下建立由医院药学、临床医学、临床微生物学、医疗管理等多学科专家组成的处方点评专家组，为处方点评工作提供专业技术咨询。医院药学部门成立处方点评工作小组，负责处方点评的具体工作。

（3）处方点评的实施

三级以上医院要逐步建立健全专项处方点评制度，确定专项点评的范围、内容、评价指标和方法。医疗机构药学部门应当会同医疗管理部门，根据医院诊疗科目、科室设置、技术水平、诊疗量等实际情况，确定具体抽样方法和抽样率，其中门（急）诊处方的抽样率不应少于总处方量的1‰，且每个月点评处方绝对数不应少于100张；病房（区）医嘱单的抽样率（按出院病历数计）不应少于1%，且每个月点评出院病历绝对数不应少于30份。处方点评工作应有完整、准确的书面记录，并通报临床科室和当事人。

处方点评的结果分为合理处方和不合理处方。不合理处方包括不规范处方、用药不适宜处方及超常处方。医院药学部门应当会同医疗管理部门对处方点评小组提交的点评结果进行审核，定期公布处方点评结果，通报不合理处方；根据处方点评结果，对医院在药事管理、处方管理和临床用药方面存在的问题，进行汇总和综合分析评价，提出质量改进建议，并向医院药事管理与药物治疗学委员会和医疗质量管理委员会报告；发现可能造成患者损害的，应当及时采取措施，防止损害发生。

各级卫生行政部门和医师定期考核机构应当将处方点评结果作为重要指标纳入医院评审评价和医师定期考核指标体系。医疗机构应当将处方点评结果纳入相关科室及其工作人员绩效考核和年度考核指标，建立健全相关的奖惩制度。

五、静脉用药集中调配管理

静脉用药集中调配，是指医疗机构药学部门根据医师处方或用药医嘱，经药师审核，由受过岗位培训的药学专业技术人员在依照药物特性设计的操作环境中，严格按照操作程序，对静脉用药物进行加药混合调配，使其成为可供临床直接静脉输注使用的成品输液操作过程。开展静脉用药集中调配的目的是加强对静脉用药物使用环节的质量控制，保证药品质量体系的连续性，提高患者用药的安全性、有效性、经济性。

1. 静脉用药集中调配业务的出现

静脉输液技术是医疗领域中最常用、最直接有效的临床治疗手段之一。传统的静脉用药物的调配是由护士来完成的。这种方式存在一些明显的不足和风险，可能会产生一些严重的不良后果：药物保管不当，影响药物的稳定性，无法保证药品质量；护理人员无法对医嘱进行审核和干预，影响静脉用药的安全；加药过程中出现剂量不足，影响药物的疗效；加药混合调配操作不当，药液受到污染，影响患者用药安全。

随着临床药学的兴起与发展，药师主动向临床提供药学服务，静脉用药集中调配业务也逐渐开展起来。1969 年，世界上第一个静脉用药集中调配中心建于美国俄亥俄州立大学医院，随后美国及欧洲各国医院纷纷建立静脉用药集中调配中心。我国第一家静脉用药集中调配中心于 1999 年在上海诞生，二十多年来，在上海、北京、江苏、广东、云南、陕西、河北等许多地区的医院陆续建立了静脉用药集中调配中心。

2. 条件要求

(1) 人员配备及上岗培训

① 静脉用药集中调配中心（室）负责人，应当具有药学专业本科以上学历，本专业中级以上专业技术职务任职资格，有较丰富的实际工作经验，责任心强，有一定的管理能力。

② 负责静脉用药医嘱或处方适宜性审核的人员，应当具有药学专业本科以上学历、5 年以上临床用药或调剂工作经验、药师以上专业技术职务任职资格。

③ 负责摆药、加药混合调配、成品输液核对的人员，应当具有药士以上专业技术职务任职资格。

调配中心所有人员都应严格遵守《静脉用药集中调配质量管理规范》和《静脉用药集中调配技术操作规程》。从事静脉用药集中调配工作的药学专业技术人员，应当接受岗位专业知识培训并经考核合格，定期接受药学专业继续教育。

(2) 设备设施

静脉用药集中调配中心（室）应当设于人员流动少的安静区域，且便于与医护人员沟通和成品运送。设置地点远离各种污染源，禁止设置于地下室或半地下室。内部应包括洁净区、辅助工作区和生活区。洁净区、辅助工作区应当有适宜的空间摆放相应的设施与设备；洁净区应当包括一次更衣、二次更衣及调配操作间；辅助工作区应包括与之相适应的药品与物料贮存、审方打印、摆药准备、成品核查、包装和普通更衣等功能室。

静脉用药集中调配中心（室）洁净区应当设有温度、湿度、气压等监测设备和通风换气设施，保持静脉用药调配室温度18～26℃，相对湿度40％～65％，保持一定量新风的送入。静脉用药集中调配中心（室）洁净区的洁净标准应当符合国家相关规定，经法定检测部门检测合格后方可投入使用。

各功能室的洁净级别要求：一次更衣室、洗衣洁具间为十万级；二次更衣室、加药混合调配操作间为万级；层流操作台为百级。其他功能室应当作为控制区域加强管理，禁止非本室人员进出。洁净区应当持续送入新风，并维持正压差；抗生素类、危害药品静脉用药调配的洁净区和二次更衣室之间应当呈5～10Pa负压差。

3. 操作规程

医师开具静脉输液治疗处方或用药医嘱后，应严格按照《静脉用药集中调配操作规程》进行：

① 负责处方或用药医嘱审核的药师逐一审核患者静脉输液处方或医嘱，确认其正确性、合理性与完整性。对处方或用药医嘱存在错误的，应当及时与处方医师沟通，请其调整并签名。

② 经药师适宜性审核的处方或用药医嘱，汇总数据后按要求打印成输液处方标签，标签由计算机系统自动生成编号。

③ 药师仔细阅读、核查输液标签是否准确、完整，如有错误或不全，应当告知审方药师校对纠正；按输液标签所列药品顺序摆药，按其性质、不同用药时间，分批次将药品放置于不同颜色的容器内，并将输液标签整齐地贴在输液袋上。

④ 调配室人员将药品与标签进行核对，准确无误后开始混合调配，调配后再核对输液成品。

⑤ 包装，将灭菌塑料袋套于静脉输液袋外，封口。

⑥ 分发，将封口后的输液按病区分别整齐放置于有病区标识的密闭容器内，送药时间及数量记录于送药登记本，加锁或封条。将密闭容器置于专用药车上，由配送工人及时送至病区交病区药疗护士并签名签收。

4. 质量管理

静脉用药集中调配中心由医疗机构药学部门统一管理，医疗机构药事管理组织与质量控制组织负责指导、监督和检查《静脉用药集中调配质量管理规范》《静脉用药集中调配操作规程》与相关管理制度的落实。在具体操作时，可成立质量管理小组或指定质量管理人员，负责制定相关规范和文件，如质量管理文件、人员管理文件、药物领用流程、配药工作流程、质量控制总则等，并贯彻落实，确保调配质量。

第四节　医疗机构制剂管理

一、医疗机构制剂的产生与发展

1. 医疗机构制剂概述

2005年，国家食品药品监督管理局颁布的《医疗机构制剂注册管理办法（试行）》对医疗机构制剂的定义做了阐述：医疗机构制剂，是指医疗机构根据本单位临床需要经批准而配制、自用的固定处方制剂。

在我国，医疗机构制剂的产生要追溯到中华人民共和国成立初期。当时，由于我国制药工业的极度落后和西方发达国家的封锁，我国市售药品品种很少，规格和剂型不全，无法满足医疗工作的需要。在这样的背景下，医疗机构作为为数不多的能够承担一定药品研发、生产任务的单位，医疗机构制剂便应运而生。它不同于临时配方，属于药品生产范畴。到改革开放之前，医疗机构制剂在满足临床医疗需求、保证药品及时供应等方面发挥了积极的、不可忽视的作用。

20世纪70年代末开始，随着我国改革开放政策的不断深入实施，我国制药工业迅猛发展，国外药品生产企业大量涌入，市售药品品种逐渐丰富，许多医疗机构制剂品种被市售药品所替代。目前医疗机构制剂主要是作为市售药品品种的补充，提供一些市场上没有供应的品种。

2. 医疗机构制剂的发展趋势

医疗机构制剂在未来的发展，可以着眼于以下几个方面：

（1）弥补市售药品的不足

医疗机构制剂主要特征是市场上没有供应，一般这类药品大多是那些用量较少、稳定性较差、有效期短、利润率低的品种。同时这些品种药品疗效确切，临床有需求，因此仍有其存在的必要性。

（2）个体化给药

随着临床药学工作广泛、深入地开展，个体化给药方案成为医疗机构制剂未来发展的一个重要方向。

（3）开发中药制剂

中医药是我国传统科技和文化的瑰宝，有着广泛的群众基础。因此，医疗机构可以对在民间有一定影响、实践证明疗效确切、副作用小的协定方、古方、验方等进行挖掘整理，开发中药制剂。

（4）转型为工业制剂

医疗机构制剂往往经过长期的临床验证，具有临床疗效好、适应证明确、实用化程度高的特点，通过剂型改造、工艺优化将其进一步开发，规模化工业生产后投入市场，可产生很好的社会效益。

二、医疗机构制剂生产、质量管理与使用

1. 医疗机构制剂许可证制度

2001年11月以前，医疗机构制剂生产资质的获得实行卫生行政管理部门备案制的管理方式。现根据《药品管理法》规定：医疗机构配制制剂，应当经所在地省、自治区、直辖市人民政府药品监督管理部门批准，取得医疗机构制剂许可证。无医疗机构制剂许可证的，不得配制制剂。医疗机构制剂许可证有效期为5年，到期重新审查发证。

2. 医疗机构制剂注册管理制度

《药品管理法》《药品管理法实施条例》规定：医疗机构配制的制剂，应当是本单位临床需要而市面上没有供应的品种；医疗机构配制制剂，必须按照国务院药品监督管理部门的规定报送有关资料和样品，经所在地省、自治区、直辖市人民政府药品监督管理部门批准，并

发给制剂批准文号后，方可配置。

2005年颁布的《医疗机构制剂注册管理办法》进一步规定了不得作为医疗机构制剂申请注册的情形，包括：市场上已有供应的品种；含有未经国务院药品监督管理部门批准的活性成分的品种；除变态反应原外的生物制品；中药注射剂；中药、化学药组成的复方制剂；麻醉药品、精神药品、医疗用毒性药品、放射性药品；其他不符合国家有关规定的制剂。

只有持有医疗机构执业许可证，并取得医疗机构制剂许可证的医疗机构，方可向省级药品监督管理部门提出医疗机构制剂注册申请，并报送有关资料和样品。省级药品监督管理部门在完成技术审评后，做出是否许可的决定。

经批准的注册申请，由省级药品监督管理部门向医疗机构发放《医疗机构制剂注册批件》和制剂批准文号。医疗机构制剂批准文号的格式为：X药制字 H(Z)＋四位年号＋四位流水号。其中X代表省、自治区、直辖市简称；H代表化学制剂；Z代表中药制剂。

3. 医疗机构制剂质量管理与使用

2001年，国家药品监督管理局颁布的《医疗机构制剂配制质量管理规范》规定：医疗机构制剂配制应在药剂部门设制剂室、药检室和质量管理组织。机构与岗位人员的职责应明确，并配备具有相应素质及相应数量的专业技术人员。

《药品管理法》《药品管理法实施条例》规定：医疗机构配制的制剂应当按照规定进行质量检验；合格的，凭医师处方在本单位内使用；医疗机构配制的制剂，不得在市场销售或变相销售，不得发布医疗机构制剂广告；经国务院或省、自治区、直辖市人民政府的药品监督管理部门批准，在规定期限内，医疗机构配制的制剂可以在指定的医疗机构之间调剂使用。

第五节　临床药物治疗管理

一、临床药学概述

医疗机构临床药学工作是指临床药师将药学与临床相结合，参与临床药物治疗，直接面向患者，以患者为中心，以合理用药为核心，提供药学专业技术服务，以达到提高临床药物治疗质量和水平的目的。

1. 临床药学的产生与发展

20世纪以来，随着社会经济的发展，社会群众卫生保健意识不断提升，生活质量诉求也不断提高，同时在药物应用方面却面临着越来越严峻的问题，不合理用药现象层出不穷，药品不良反应与药源性损害给患者和社会带来了沉重的负担。在这样的背景下，传统的医院药学工作内容与模式已无法满足公众健康的需求，药师越来越多地参与到临床药物治疗工作当中，这种药学与临床医学的交叉融合催生了临床药学这一新兴学科。

20世纪50—60年代，美国率先建立了临床药学这一新兴学科，把过去传统的药学教育由"药"转向"人"。20世纪90年代又进一步提出了药学服务的新模式——药学监护，其核心就是倡导"以患者为中心"的药学服务模式代替"以药物为中心"的传统医院药学工作模式。其目标不仅仅是治愈疾病，而是强调通过药师参与临床药物治疗，实现药物治疗的预期结果改善患者的生存质量。

我国在20世纪60年代也提出了临床药学的概念。20世纪70年代末至80年代初，一些医院根据自身条件，开始尝试开展临床药学工作。1978年，我国正式提出了"以患者为中心，以合理用药为核心"的临床药学发展方向。1987年，卫生部批准了12家重点医院作为全国临床药学试点单位。1991年，卫生部在医院分级管理中首次规定三级医院必须开展临床药学工作，并将其作为考核标准之一。

21世纪以来，我国的临床药学工作进入快速发展阶段。2002年颁布的《医疗机构药事管理暂行规定》指出：药学部门要建立以患者为中心的药学保健工作模式，开展以合理用药为核心的临床药学工作，参与临床药物诊断、治疗，提供药学技术服务，提高医疗质量，并明确提出逐步建立临床药师制。2005年和2007年卫生部先后开始开展临床药师培训试点工作和临床药师制的试点工作，分别出台了《临床药师培训试点工作方案》和《临床药师制试点工作方案》，指导临床药师的规范化培训和临床药师制的试点工作。2009年底试点工作结束后，卫生部在全国范围内大力推行临床药师制的工作，这标志着我国临床药学已发展到一个新的高度。近几十年来，临床药学在我国从无到有，并由三级医院向二级医院扩展，各地都因地制宜地开展了不同水平、各具特色的临床药学实践工作。

2. 临床药学工作的内容

临床药学工作是现代医院药学工作的核心，也是医疗工作的重要组成部分。临床药学工作的主要内容是以患者为中心，以合理用药为核心，组织药师参与临床药物治疗，提供药学专业技术服务。具体内容如下：

(1) 参与临床药物治疗

临床药物治疗是临床药学工作的主要内容。临床药师应当主动参与临床查房和疾病会诊，积极开展药学查房和药学会诊，参与危重患者抢救和病例讨论，协助临床医生遴选药物，为患者制订个体化给药方案，监测用药情况，提出改进措施，提高药物治疗的质量。

(2) 开展合理用药工作

临床药学工作的核心是合理用药。临床药师要与临床医师、护士共同组成医疗团队，开展合理用药工作。临床药师无论是参与临床药物治疗，还是面向患者或公众开展用药咨询服务或用药宣传，始终应以保障用药安全、有效、经济、适度为原则。

(3) 开展药学监护

药学监护作为一种全新的临床药学工作模式，要求临床药师直接面向患者，为患者提供直接的、负责的、全面的药学服务，对患者的药物治疗过程和结果负责，改善其生存质量和生活质量。

(4) 治疗药物监测

治疗药物监测是在药动学原理指导下，应用现代分析检测技术，测定血液中或其他体液中药物浓度，设计或调整给药方案，提高药物的疗效，避免或减少毒副作用。

(5) 药物安全性监测与药物风险管理

药物安全性监测包括药品不良反应、用药失误和药物不合理应用等的监测。临床药学工作中，临床药师应积极开展药品不良反应监测工作；对不合格药品、药物治疗错误、药物滥用与错用等及时发现并进行药物警戒；加强高危药品、不合格药品、特殊管理药品等高风险药品的监测与管理，对用药风险进行监测。

(6) 药学信息服务

临床药师应开展药学信息的收集、整理、评价、传递、利用和管理工作，向医护人员、其他药学人员、患者、普通民众等不同群体提供及时、准确、全面的药物相关信息，以及药物咨询等药学信息服务，促进用药的安全、合理。

（7）用药指导和用药教育

在参与临床药物治疗过程中，临床药师应充分利用自身掌握的药学知识对患者以及医护人员进行用药指导或用药教育；还可进入社区，开展社区药学服务，对公众进行合理用药的宣传和指导，促进合理用药。

（8）药品调配服务

临床药学工作内容并未脱离传统的药学工作内容，药师应在门（急）诊药房开展处方审核、调配、核对、用药交代、处方点评等调剂相关服务；在病区（房）药房开展医师用药医嘱的审核、调配、核对、发放、点评等药学服务。

（9）个性化药学服务

临床药师可以为高血压、冠心病、糖尿病、癌症、阿尔茨海默病等常见慢性病患者，以及老年、儿童、妊娠期与哺乳期妇女、危重症等特殊人群提供个性化药学服务，会同医疗团队的医护人员制订个体化给药方案。

（10）应急情况下的药学服务

临床药师针对突然发生的重大传染病疫情、群体性不明原因疾病、重大食物和职业中毒等突发公共卫生事件提供应急药学服务，参与诊断和防治，制订药物救治方案。

（11）临床药学研究

除承担医疗机构临床药学实践工作外，临床药师应根据临床药学的发展趋势，结合工作实际，积极开展临床药学相关的研究工作，为提高药学服务水平提供技术支持和保障，推动临床药学的不断发展。

（12）临床药学教育

临床药师应积极开展或参与临床药学普通（本科、研究生）教育、毕业后培训、临床药师岗位培训和继续教育等不同形式的临床药学教育工作，培养临床药学人才。

二、药学监护

1. 药学监护的定义

药学监护是为获得明确的治疗结果以改善或维持患者生活质量而直接地、负责任地提供与药物治疗有关的服务。这一定义把药师的活动建立在以患者监护为中心的基础上，以最大限度地改善患者身心健康为目标，针对患者的需求做出决定并给予相应的服务，并承担起监督、执行、保障患者用药安全、有效、经济、依从的社会责任。

药学监护主要是针对个体患者的药学服务，解决个体患者的用药问题，是药学服务的核心。但药学监护并不是一种简单的药学服务行为，而是充分考虑患者利益，为患者提供恰当、合理的药物治疗，对患者的治疗结果负责，使患者的健康达到最佳效果。

药学监护具有以下功能：鉴别潜在的或已经发生的用药问题；解决已经发生的用药问题；防止潜在的用药问题的发生。在实施药学监护后，包含了四种结果：治愈疾病；消除或减轻患者症状；阻止或减缓疾病进程；防止疾病或症状的发生。

2. 药学监护的产生与发展

随着社会的发展，生活水平的提高，人们对于健康的需求越来越强烈，同时面对各种疾病，可供选择的药品种类繁多，药物治疗也越来越复杂，用药安全问题日益突出。社会需要药师以患者为中心，以合理用药为核心，提供直接的、恰当的个体化药物治疗，以优质的药学服务提高患者的生存质量和生活质量。因此，日益突出的不合理用药问题和不断增长的健康需求促使了药学监护的产生和发展。

1987 年，在美国临床药学学会（AACP）年会上，Hepler 教授指出"未来 20 年，药师应该在整个医疗保健体系中发挥自己在药物使用控制方面的能力，应该特别表明由于药师的参与可以减少整体保健费用，如缩短住院时间，减少其他昂贵的服务费用等"，同时提出了药学监护的概念，这标志着药师工作进入了一个全新的发展阶段。

20 世纪 90 年代以后，临床药师的职业观念发生了根本性的改变，药学工作模式从"以药物为中心"向"以患者为中心"转变，药师成为临床治疗团队的重要一员，工作职能进一步扩展。进入 21 世纪之后，药学监护的内涵进一步丰富，开始向"药物治疗管理服务"发展，这是一种由药师提供的、可改善患者治疗结果，促进安全、有效使用药物的专业服务，能够为患者提供更好的治疗或监护的一种方法。

药学监护作为一种新型的药学服务模式和医疗保健模式，已成为患者监护的重要组成部分和国际药学发展的重要趋势。

3. 药学监护的意义

药学监护旨在充分体现患者的利益，实现以证据为基础的、合理的药物治疗，具有重要的实践意义。

（1）促进药师工作职能的转变

随着医疗体制改革的不断深入和医疗工作的发展，药师传统的围绕药品承担的相关调剂职能逐步被网络化、自动化调剂设备或经培训的技术员所取代，工作理念和工作模式的改变，要求药师能直接面对患者，以患者为中心，提供专业的药学监护服务，对药物治疗的过程、结果和质量承担专业责任。

（2）为患者提供安全有效的药物治疗监护服务

药学监护使临床药师的专业技能和特长得到充分、彻底的发挥，作为医疗团队的一员，与医护人员一起为安全有效的药物治疗保驾护航，减少药品不良反应、用药差错的发生率和致死率，提高患者的生命质量和健康水平。

（3）提高药师的工作责任心

药学监护要求药师一切从患者利益出发，对药物治疗结果负责，担负起患者用药安全的责任。药学监护的实施可以促使药师提高对药物治疗工作的责任心，为患者提供更好的服务。

4. 药学监护的对象和内容

（1）药学监护的对象

药学监护的对象可以是个人，也可以是群体。当前，我国药学监护的对象主要是个体患者，特别是住院患者。药学监护的实施主要由临床药师组织，并与患者、医师、护士及其他医疗保健提供者共同合作完成。药房药师也可以在调剂过程中参与药学监护，向患者提供用药指导与药物咨询服务等。

患者在疾病治疗时需要药师的药学监护服务，患者需要首先与医师、药师就药物治疗的目标及如何达到该目标达成共识，药师进而对患者实施系列药学监护活动。在整个药物治疗过程中，患者不再完全依赖于医护人员，药师应积极参与治疗计划的制订，并对治疗结果负责。

（2）药学监护的内容

① 患者信息采集和整理。采集和整理患者信息是临床药师实施药学监护的重要工作内

容之一。临床药师应与患者进行面对面的直接交流与沟通，获得患者的基本信息、疾病信息和用药信息，并充分理解患者的需要和期望。在这一过程中，药师有责任保护患者的隐私权和信任患者。

② 患者评估。正确的患者评估直接影响相应给药方案和监护计划的制订，要求临床药师具有充分的药物治疗学和疾病治疗的知识，并且要全面考虑患者和用药的危险因素。患者评估包括用药评估和病情评估两部分。

a.用药评估：对患者用药信息进行归纳、分析和整合，评估患者用药的安全性、有效性、经济性和依从性，对用药风险和收益进行评估。

b.病情评估：临床药师从现有的信息中对不同疾病的患者进行相应的病情评估，进而为患者制订相应的给药方案和监护计划。

③ 医嘱审核。医嘱审核是确保患者用药安全、有效的前提。临床药师在医嘱审核过程中要结合每位患者的具体病情对其用药进行审核，如患者的适应证、年龄、肝肾功能状况等，同时还要考虑患者的经济情况等因素，对治疗方案进行优化，做到个体化给药，提高药物治疗质量。

④ 用药监护。用药监护是临床药师发现、解决和预防已存在的或潜在的药物治疗问题的过程，也是体现临床药师价值的重要环节。现阶段，临床药师对患者的用药监护主要包括三部分。

a.监护要点：包括安全性、有效性、经济性和依从性监护。安全性监护是指监护患者用药过程中可能存在的不良药物相互作用、用药错误以及可能出现的不良反应等；有效性监护是指监护患者用药后病情的控制和改善情况，包括患者的临床症状和指征、生化和血液学指标、血药浓度水平等；经济性监护是指运用药物经济学原理和方法，使治疗达到最佳的成本效果比，在保证疗效和安全性的前提下，使患者的治疗成本最低；依从性监护是指监护患者按医嘱规定进行药物治疗，改善患者的用药顺应性。

b.期望结果：保障用药的安全、有效、经济和依从性良好，促进合理用药，提高患者生命质量和健康水平。

c.用药干预：包括对患者进行用药指导和用药教育，提出合理用药建议；就患者的用药问题向医护人员提出合理的意见和建议，帮助医生制订或完善药物治疗方案；发现、解决和预防已知的或潜在的药物治疗问题。

⑤ 用药指导和用药教育。无论在病房、门诊、社区，还是在社会药店，药师都有责任和义务对患者进行相应的用药指导和用药教育。

⑥ 出院随访。出院随访是对患者药学监护的后续追踪，是确保患者出院后用药安全、有效、经济和依从性的重要环节。随访的目的是了解患者出院后的用药情况和病情控制情况，从而对患者用药的整体情况进行评估，同时解答患者在用药过程中的疑问并给予指导。

本章小结

本章介绍了医疗机构药事管理组织和药学部门的设置、职责，药品供应与质量管理，药品调剂与处方管理，医疗机构制剂管理，临床药物治疗管理的相关内容。主要内容为：

1.医疗机构药事管理是指医疗机构以患者为中心，以临床药学为基础，对临床用药全过程进行有效的组织实施与管理，促进临床科学、合理用药的药学技术服务和相关的药品管理工作。具有专业技术性、实践性和服务性的特点。

2.二级以上医院应当设立药事管理与药物治疗学委员会,其他医疗机构应当成立药事管理与药物治疗学组。医疗机构药事管理与药物治疗学委员会承担机构内药事管理相关技术职责,监督国家药政法律、法规和规章制度在机构内的落实执行,促进药物在临床的合理使用,属于医疗机构内具有专业技术决定权的学术组织。

3.医疗机构药学部门的工作职责包括药品供应管理、调剂与制剂管理、药品经济管理、临床药师队伍建设、药学监护服务与管理、教学与科研。

4.医疗机构药品供应与质量管理主要包括药品采购与入库管理和药品储存与保管。

5.调剂指配药、配方、发药,是一个完整的药学服务过程,又称为调配处方。调剂业务包括:收方;检查处方;调配药剂及取出药品;核对处方与药剂、药品;发放给患者(或病房护士)并进行交代和答复询问的全过程。

6.处方由前记、正文和后记三部分组成。处方管理制度包括处方权与审核调配人员资质规定、处方书写规定、处方开具限制规定和处方保管规定。

7.调剂处方时必须做到"四查十对":查处方,对科别、姓名、年龄;查药品,对药名、剂型、规格、数量;查配伍禁忌,对药品性状、用法用量;查用药合理性,对临床诊断。

8.医疗机构配制的制剂,应当是本单位临床需要而市面上没有供应的品种;医疗机构配制制剂,必须按照国务院药品监督管理部门的规定报送有关资料和样品,经所在地省、自治区、直辖市人民政府药品监督管理部门批准,并发给制剂批准文号后,方可配置。

9.临床药学工作的主要内容是以患者为中心,以合理用药为核心,组织药师参与临床药物治疗,提供药学专业技术服务。药学监护是为获得明确的治疗结果以改善或维持患者生活质量而直接地、负责任地提供与药物治疗有关的服务。

复习思考题

一、单选题

1.医疗机构配制的制剂应是(   )。

A.市场上供不应求的品种

B.本单位临床需要而市场上供应不足的品种

C.本单位临床需要而市场上没有供应的品种

D.本单位临床需要和市场均需要的品种

2.门诊处方普通药一般限量为(   )。

A.1天　　　　　　B.3天　　　　　　C.5天　　　　　　D.7天

3.医疗机构配制制剂必须依法取得(   )。

A.医疗机构制剂许可证　　　　　　B.医疗机构执业许可证

C.营业执照　　　　　　　　　　　D.药品经营许可证

4.三级医院药剂科主任应由(   )的人担任。

A.硕士学位并是执业药师

B.学士学位并具高级职称

C.药学专业本科以上学历,并具高级职称

D.药学博士学位的执业药师

5.哪级以上医院应成立药事管理委员会？（　　　）

A.一级　　　　　　　　B.二级　　　　　　　　C.三级　　　　　　　　D.基层

6.综合性医院药剂人员应不少于全院医药卫生技术人员总数的（　　　）。

A.10%　　　　　　　　B.8%　　　　　　　　C.18%　　　　　　　　D.5%

7.药事管理与药物治疗学委员会主任委员由（　　　）担任。

A.药学部门负责人　　　　　　　　　　B.临床科室负责人

C.医疗机构负责人　　　　　　　　　　D.人事部门负责人

8.处方有效期限为开具当日有效，特殊情况下需延长有效期的，由开具处方的医师标明有效期限，最长不得超过（　　　）。

A.1天　　　　　　　　B.2天　　　　　　　　C.3天　　　　　　　　D.5天

9.有关处方保存的说法，错误的是（　　　）。

A.麻醉药品处方保存3年　　　　　　　　B.第一类精神药品处方保存2年

C.普通处方保存1年　　　　　　　　　　D.儿科处方保存1年

10.处方格式由三部分组成，其中正文部分包括（　　　）。

A.以Rp或R标示，分列药品名称、组分、数量、用法

B.临床诊断，以Rp或R标示，分列药品名称、数量、用法、用量

C.处方编号，以Rp或R标示，临床诊断，分列药品名称、规格、用量

D.以Rp或R标示，分列药品名称、剂型、规格、数量、用法、用量

二、多选题

1.整个药品的调剂过程中要严格执行"四查十对"，其中"四查"是指：（　　　）。

A.查处方　　　　　　B.查医师　　　　　　C.查药品　　　　　　D.查配伍禁忌

E.查用药合理性

2.医疗机构药品采购原则包括（　　　）。

A.保证药品质量　　　B.药品价格合理　　　C.就近采购　　　　　D.药品计划采购

E.主渠道供应

3.下列哪些是医院药品分类储存的要求（　　　）。

A.外用药与内服药分开　　　　　　　　B.配制制剂与外购药品分开

C.处方药与非处方药分开　　　　　　　D.灭菌制剂与普通制剂分开

E.品名易混淆的分开

4.应设置专用药品库储存的是（　　　）。

A.麻醉药品　　　　　　　　　　　　　　B.贵重药品

C.医疗用毒性药品　　　　　　　　　　　D.放射性药品

E.第一类精神药品

5.关于医疗机构的药剂管理，正确的是（　　　）。

A.医疗机构制剂不得在市场上销售或变相销售

B.医疗机构制剂不得发布广告

C.发生灾情、疫情、突发事件或者临床急需而市场没有供应时，经国务院或省级药品监督管理部门批准，医院制剂可以在指定医院间调剂使用

D.医疗机构购进药品，必须有真实、完整的购销记录

E.医疗机构向患者提供药品，其范围应当与经批准的服务范围相一致

三、简答题

1. 简述医疗机构药事管理与药物治疗学委员会（组）的工作职责。

2. 简述医疗机构药学部门的工作职责。

3. 简述我国医疗机构药学部门的组织机构设置。

4.《处方管理办法》要求药师应对处方的适宜性进行审核，审核内容有哪些？

5. 药学专业技术人员调剂处方时必须做到哪"四查十对"？

6. 试述药品集中采购的方式和方法。

7. 简述医疗机构制剂的发展趋势。

8. 简述临床药学工作的主要内容。

9. 试述药学监护的实践意义与内容。

第十章

中药管理

【学习目标】

通过本章的学习，学生能够了解中药管理的有关规定、中药品种保护等条例及《中药材生产质量管理规范（试行）》（GAP）相关知识，在自觉遵守中药管理法规的同时，具备运用法规分析解决中药生产、经营、使用及管理工作中实际问题的能力。

1.掌握：《药品管理法》及其实施条例对中药材、中药饮片、中成药的管理规定；中药品种保护的措施；野生药材资源保护管理的具体办法。

2.熟悉：GAP的主要内容；医院中药饮片管理的规定；毒性中药饮片管理的规定。

3.了解：中药的概念；中药现代化发展概况；中药行业结构调整的相关政策；中药品种保护的目的和意义；申请中药保护品种的程序。

案例引导

非法收购重点保护野生药材案件

虎林市食品药品监督管理局接到群众举报，在珍宝岛乡有人非法收购野生药材。接到举报后，执法人员及时赶到现场进行检查，经现场检查确认，该收购点在没有取得野生药材收购许可证的情况下，非法收购省重点保护野生药材苍术，现场共查获非法收购的苍术18袋，约700千克。该非法收购点负责人称，这些苍术是其以每千克4元的价格从个人手中收购的，待晒干后运往外地销售。执法人员对非法收购的苍术清点后依法给予查封扣押。同时，向非法收购人员进行了野生药材资源保护相关法律、法规知识宣传，并告知其在未取得野生药材收购许可证的情况下，不得收购重点保护的野生药材。

思考：国家为什么要出台一系列法律规章对野生药材资源进行保护？

第一节　概述

一、中药的概念

中药是指在中医药理论指导下用以养生保健和防病治病的药物。换句话说，中药是在中医药理论指导下认识和使用的以天然药物为主的药物，包括中药材、中药饮片和中成药。中药过去称为"官药"或"官料药"，自清末西方医药输入我国以来，为了表示区别，人们将我国传统的药物称为中药。

1. 中药材

中药材是指药用植物、动物、矿物的药用部分采收后经产地初加工形成的原料药材。大部分来源于植物，药用部位有根、茎、叶、花、果实、种子、皮等。药用动物来自动物的骨、角、胆、结石、皮、肉及脏器等。矿物类药材包括可供药用的天然矿物、矿物加工品以及动物的化石等，如朱砂、石膏、轻粉、芒硝、白降丹、红粉、自然铜、密陀僧、雄黄、紫石英、龙骨等。

2. 中药饮片

中药饮片是指按照中医药理论，根据药材自身性质以及调剂、制剂和临床应用的需要，经过净制、切制、炮制后形成的具有一定规格的中药材制成品。《中国药典》2020年版一部凡例第十二条规定：饮片系指药材经过炮制后可直接用于中医临床或制剂生产使用的药品。中药饮片的生产是十分复杂的过程，涉及许多生产和质量管理环节，任何一个环节疏忽，都有可能导致药品质量不符合标准要求。在中药饮片生产、流通、使用过程中，必须进行全过程的控制管理，从而保证药品质量符合要求。

3. 中成药

中成药是指在中医药理论指导下，按规定的处方和工艺加工制成一定剂型（如丸、散、膏、丹、露、酒、锭、片剂、冲剂、糖浆等），标明药物作用、适应证、用法用量，供医生、患者直接选用的药品。中成药应由依法取得药品生产许可证的企业生产，质量符合国家药品标准，包装、标签、说明书符合《药品管理法》的规定。

二、中药的品种与分类

1. 中药的品种

我国历史悠久、地域辽阔，从高山到平原，从陆地到江河湖海，蕴藏着极为丰富的中药天然资源。据第3次全国中药资源普查统计，中国现有中药及天然药物资源种类有12807种，其中药用植物资源11146种，分属383科2309个属，占到药物资源种类的87%；药用动物1518种，分属11门33纲141目415科861属，资源种类约占总量的10%，位居第二；矿物类药物虽然数量较植物、动物类药物少，但有药用矿物达160余种。截至目前，已在全国31个省2000余个县开展中药资源调查，汇总到全国近1.3万多种野生药用资源的种类、分布信息，总记录数2000万条，基于100多万个样方的调查数据，可以估算《中国药典》

收载 563 种药材的蕴藏量；收集到药材样品腊叶标本种质资源 36 万余份；已发现 79 个新物种，初步分析近六成有潜在药用价值。这些宝贵资源的开发与有效利用，已有很悠久的历史，也是我国医药学进一步发展的物质基础。几千年来，以之作为防病、治病的主要武器，对于保障人民健康和民族繁衍起着不可忽视的作用。

2. 中药的分类

中药分类的方法是根据人们对于中药认识的逐渐深化而不断发展的。中药的品种繁多，为了便于学习、研究、应用和管理，必须将中药按照一定的规律加以分类。常见的中药分类方法主要有以下四种：

（1）按中药的功能分类

中药按功能可分为解表药、清热药、理气药、补益药和活血化瘀药等。

（2）按中药的药用部位分类

中药按药用部位可分为全草类药、叶类药、花类药、果实和种子类药、根和根茎类药、树皮和根皮类药等。

（3）按中药的有效成分分类

中药按有效成分可分为含生物碱的中药、含挥发油的中药、含黄酮类的中药和含苷类的中药等。

（4）按自然属性和亲缘关系分类

根据中药的原植（动）物在分类学上的位置和亲缘关系，按门、纲、目、科、属和种分类排列次序。如麻黄科、唇形科、豆科和毛茛科等。

三、中药的特色和优势

1. 中医与中药具有整体性的根本特征

中医药学是中华民族的优秀传统文化，是我国科学技术的重要内容之一，也是我国卫生事业的重要组成部分，具有独特的优势和鲜明的特色。中药是中医用以防治疾病的主要武器，是中医赖以存在的物质基础。中药也在医疗实践中得到发展，中药的发展又丰富了祖国医学的内容，促进了中医理论的发展。因此，中医、中药是一个不能分割的整体，二者相互依存，互为条件，互为补充，互相制约，互相促进。

2. 中医药在人们防治疾病中具有不可替代的作用

中医药临床疗效确切，预防保健作用独特，治疗方式灵活，费用比较低廉，特别是随着健康观念变化和医学模式转变，中医药越来越显示出独特的优势。

在提高医疗保健水平和覆盖范围的同时降低医疗费用和成本是中国和世界面临的共同问题。中医药易于普及推广，能够为民众提供"简、便、廉、验"的医疗保健服务，充分发挥其特色优势，将有可能为现代社会提供新的医疗保健模式，将更有利于解决我国广大民众"看病难、看病贵"的问题。

随着经济发展、社会进步和生活水平的不断提高，人们的健康观念和生活方式已经发生转变。人类疾病谱的改变和老龄化社会的到来，使得现有的疾病防治模式和手段已不能适应日益增长的社会需求。中医药是"预防、治疗、康复、保健"一体化的医疗模式，在传染病防治、疑难杂症治疗、养生保健、亚健康调理等方面具有独特的功效和巨大的发展潜力。在我国，中医药有深厚的群众基础，受到人们的喜爱和信赖。

随着经济全球化带来的多元文化相互交流的不断扩展，中医药在世界范围的传播与影响日益扩大，中医药医疗、教育、科研和产品开始全面走向国际。中成药以其悠久的历史、经过长期临床考验、安全有效、易于携带、服用较方便等优势，在东南亚、中国香港特别行政区、中国澳门特别行政区以及欧美国家中的华人居住区受到欢迎。中药的预防保健优势、疗效优势、资源优势及市场前景越来越被国际上认可，近年来，美国、日本、欧盟等一些发达国家和地区为规避西药的毒副作用，加速了对中药的研究和开发。中药正在走向世界，继承和发展中药，造福于人类已成为医药界的共识。

第二节　中药管理立法

自《药品管理法》颁布实施以来，国务院及国家药品监督管理部门制定颁布了一系列中药管理的法规和规章，涉及中药的研制、生产、流通、使用及监督管理等各个环节，积极推动了中药事业的健康发展。

一、中药管理立法的历史沿革

1988 年，国家中医药管理局成立，成为全国性中医药行政管理的专门机构。2003 年，国务院颁布了《中华人民共和国中医药条例》。《中华人民共和国药品管理法》《野生药材资源保护管理条例》《中药品种保护条例》相继颁布实施。2016 年 12 月 25 日第十二届全国人民代表大会常务委员会第二十五次会议通过了《中华人民共和国中医药法》，于 2017 年 7 月 1 日起施行。

二、中药管理法律体系的构成

《中华人民共和国宪法》规定："国家发展医疗卫生事业，发展现代医药和我国传统医药。鼓励和支持农村集体经济组织、国家企业事业组织和街道组织举办各种医疗卫生设施，开展群众性的卫生活动，保护人民健康。"

中药管理规范可以分为两类，一类是专门的法律规范，另一类是一般性医药类法律规范。前者主要有《中华人民共和国中医药法》《中华人民共和国中医药条例》《中药品种保护条例》《中医药继续教育基地管理办法》等，对中医药的相关问题进行专门的法律规制；后者包括《中华人民共和国药品管理法》《中华人民共和国药品管理法实施条例》等，这些法律法规是医药管理的一般法，同时也适用于中医药的规范管理。

三、《中华人民共和国中医药法》中有关中药管理的规定

1. 中药保护与发展

（1）中药材种植养殖、采集、贮存和初加工

国家鼓励发展中药材规范化种植养殖，严格管理农药、肥料等农业投入品的使用，禁止在中药材种植过程中使用剧毒、高毒农药，支持中药材良种繁育，提高中药材质量。

国家建立道地中药材评价体系，支持道地中药材品种选育，扶持道地中药材生产基地建设，加强道地中药材生产基地生态环境保护，鼓励采取地理标志产品保护等措施保护道地中药材。

国家保护药用野生动植物资源，对药用野生动植物资源实行动态监测和定期普查，建立

药用野生动植物资源种质基因库，鼓励发展人工种植养殖，支持依法开展珍贵、濒危药用野生动植物的保护、繁育及其相关研究。

（2）乡村医生自种、自采和使用中药材

在村医疗机构执业的中医医师、具备中药材知识和识别能力的乡村医生，按照国家有关规定可以自种、自采地产中药材并在其执业活动中使用。

（3）中药饮片的炮制和使用

国家保护中药饮片传统炮制技术和工艺，支持应用传统工艺炮制中药饮片，鼓励运用现代科学技术开展中药饮片炮制技术研究。

对市场上没有供应的中药饮片，医疗机构可以根据本医疗机构医师处方的需要，在本医疗机构内炮制、使用。医疗机构炮制中药饮片，应当向所在地设区的市级人民政府药品监督管理部门备案。

根据临床用药需要，医疗机构可以凭本医疗机构医师的处方对中药饮片进行再加工。

（4）中药新药研制

国家鼓励和支持中药新药的研制和生产。国家保护传统中药加工技术和工艺，支持传统剂型中成药的生产，鼓励运用现代科学技术研究开发传统中成药。

生产符合国家规定条件的来源于古代经典名方的中药复方制剂，在申请药品批准文号时，可以仅提供非临床安全性研究资料。

（5）医疗机构中药制剂

国家鼓励医疗机构根据本医疗机构临床用药需要配制和使用中药制剂，支持应用传统工艺配制中药制剂，支持以中药制剂为基础研制中药新药。

医疗机构配制中药制剂，应当依照《中华人民共和国药品管理法》的规定取得医疗机构制剂许可证，或者委托取得药品生产许可证的药品生产企业、取得医疗机构制剂许可证的其他医疗机构配制中药制剂。委托配制中药制剂，应当向委托方所在地省、自治区、直辖市人民政府药品监督管理部门备案。

医疗机构配制的中药制剂品种，应当依法取得制剂批准文号。但是，仅应用传统工艺配制的中药制剂品种，向医疗机构所在地省、自治区、直辖市人民政府药品监督管理部门备案后即可配制，不需要取得制剂批准文号。

2. 中医药人才培养与科学研究

国家发展中医药师承教育，支持有丰富临床经验和技术专长的中医医师、中药专业技术人员在执业、业务活动中带徒授业，传授中医药理论和技术方法，培养中医药专业技术人员。

国家建立和完善符合中医药特点的科学技术创新体系、评价体系和管理体制，推动中医药科学技术进步与创新。

国家采取措施，加强对中医药基础理论和辨证论治方法，常见病、多发病、慢性病和重大疑难疾病、重大传染病的中医药防治，以及其他对中医药理论和实践发展有重大促进作用的项目的科学研究。

3. 中医药传承与文化传播

国家建立中医药传统知识保护数据库、保护名录和保护制度。

中医药传统知识持有人对其持有的中医药传统知识享有传承使用的权利，对他人获取、利用其持有的中医药传统知识享有知情同意和利益分享等权利。

国家对经依法认定属于国家秘密的传统中药处方组成和生产工艺实行特殊保护。

4. 保障措施

县级以上人民政府应当为中医药事业发展提供政策支持和条件保障，将中医药事业发展经费纳入本级财政预算。

县级以上地方人民政府有关部门应当按照国家规定，将符合条件的中医医疗机构纳入基本医疗保险定点医疗机构范围，将符合条件的中医诊疗项目、中药饮片、中成药和医疗机构中药制剂纳入基本医疗保险基金支付范围。

5. 法律责任

违反本法规定，举办中医诊所、炮制中药饮片、委托配制中药制剂应当备案而未备案，或者备案时提供虚假材料的，由中医药主管部门和药品监督管理部门按照各自职责分工责令改正，没收违法所得，并处三万元以下罚款，向社会公告相关信息；拒不改正的，责令停止执业活动或者责令停止炮制中药饮片、委托配制中药制剂活动，其直接责任人员五年内不得从事中医药相关活动。医疗机构应用传统工艺配制中药制剂未依照本法规定备案，或者未按照备案材料载明的要求配制中药制剂的，按生产假药给予处罚。

违反本法规定，在中药材种植过程中使用剧毒、高毒农药的，依照有关法律、法规规定给予处罚；情节严重的，可以由公安机关对其直接负责的主管人员和其他直接责任人员处五日以上十五日以下拘留。

第三节　中药管理相关法律法规

一、中药材管理

1. 中药材生产的监督管理

《药品管理法实施条例》规定，国家鼓励培育中药材，对集中规模化栽培养殖、质量可以控制并符合国务院药品监督管理部门规定条件的中药材品种，实行批准文号管理。2002年6月1日起实施的《中药材生产质量管理规范（试行）》从保证中药材质量出发，控制影响中药材质量的因素，规范了中药材生产各个环节，以达到"真实、优质、稳定、可控"的目的。野生药材生产企业应遵守《野生药材资源保护管理条例》，对野生药材资源可持续利用，对国家重点保护的野生药材资源必须取得相关部门批准有计划采猎。

2. 中药材经营的监督管理

《药品管理法》规定：新发现和从国外引种的药材，经国务院药品监督管理部门审核批准后，方可销售。地区性民间习用药材的管理办法，由国务院药品监督管理部门会同国务院中医药主管部门制定。药品经营企业销售中药材，应当标明产地。必须从具有药品生产、经营资格的企业购进药品，但购进没有实施审批管理的中药材除外。

二、中药饮片的管理

中药饮片的管理包括中药饮片生产的监督管理、中药饮片经营的监督管理和医院中药饮片管理。

1. 中药饮片生产的监督管理

《药品管理法》规定：在中国境内上市的药品，应当经国务院药品监督管理部门批准，取得药品注册证书，实施审批管理的中药材、中药饮片品种目录由国务院药品监督管理部门会同国务院中医药主管部门制定。中药饮片应当按照国家药品标准炮制，国家药品标准没有规定的，应当按照省、自治区、直辖市药品监督管理部门制定的炮制规范炮制。

《药品管理法实施条例》中规定：生产中药饮片，应当选用与药品性质相适应的包装材料和容器，包装不符合规定的中药饮片不得销售。中药饮片包装必须印有或贴有标签。中药饮片的标签应注明品名、规格、产地、生产企业、生产批号、生产日期和批准文号（未实施批准文号管理的除外）。

国家中医药管理部门对毒性中药饮片依据统一规划、合理布局、定点生产原则安排生产，一般来说对市场需求较大、毒性药材生产较多的地区定点要合理，布局相对集中，一省2～3个，且定点生产企业要符合《医疗用毒性药品管理办法》中相关要求。对于产地集中的品种如朱砂、雄黄、附子等，逐步实现以主产区为中心择优定点，供应全国。

2. 中药饮片经营的监督管理

在《药品管理法》中明确规定药品经营企业必须从具有药品生产、经营资格的企业购进药品。针对中药的特殊性，《药品经营管理规范》中做了较为详细的规定：生产、销售的中药饮片不符合药品标准，尚不影响安全性、有效性的，责令限期改正，给予警告；可以处十万元以上五十万元以下的罚款。药品经营企业销售中药材，应当标明产地；依法经过资格认定的药师或者其他药学技术人员负责本企业的药品管理、处方审核和调配、合理用药指导等工作。新发现和从境外引种的药材，经国务院药品监督管理部门批准后，方可销售。

1996年5月23日，国家中医药管理局下发了《药品零售企业中药饮片质量管理办法》，以加强对药品零售企业中药饮片的管理。该办法主要从人员、采购、检验、保管和调剂等方面规范零售企业经营中药饮片。

中药饮片调剂应严格执行审方制度，对有配伍、妊娠禁忌以及违反国家有关规定的处方，应拒绝调配。调剂后的处方必须由专人逐一进行复核并签字；发药时要认真核对患者姓名、取药凭证号码以及药剂付数，防止差错。

药品零售企业要有必要的小炒、小炙场地，加工工具和辅料，以适应中医处方的临床需要。严禁该炮制而未炮制的生药、整药配方。

3. 医院中药饮片管理规范

为加强医院中药饮片管理，保障人体用药安全、有效，2007年3月20日国家中医药管理局和卫生部发布了《医院中药饮片管理规范》，明确了各级各类医院中药饮片的采购、验收、保管、调剂、临方炮制、煎煮等的管理。

三、中成药的监督管理

中成药的监督管理包括中成药研制的监督管理和中成药生产的监督管理。

1. 中成药研制的监督管理

伴随着科技进步，为适应现代生活节奏，推进中药现代化，中成药研究正快速发展，并取得了一些成果。国家药品监督管理部门为规范中成药研究，自2003年起陆续起草和修订了有关中药、天然药物研究指导原则。目前已颁布的研究指导原则涉及原料的前处理研究、提取纯化研究、制剂研究、稳定性研究、质量标准研究、中试研究、一般药理学研究、急性毒性研究、长期毒性研究、局部刺激性和溶血性研究、免疫毒性（过敏性、光变态反应）研究、药品说明书撰写原则、临床试验报告撰写原则、申请临床研究医学理论及文献资料撰写原则等，这些指导原则贯穿了中成药新药研究的整个过程，为中成药研究的管理提供了法律依据。

2000 年为加强中药注射剂监督管理，国家药品监督管理局颁布了《中药注射剂指纹图谱研究的技术要求（暂行）》，借助先进科学技术手段保证中药注射剂的应用安全、有效。该要求的提出，对完善中药注射剂以及中药其他制剂质量标准具有里程碑意义。

2014 年 3 月 7 日，CFDA 为指导和规范已上市中药改变剂型研究，颁布了《中药、天然药物改变剂型研究技术指导原则》，该指导原则主要阐述改剂型的立题依据、剂型选择和改剂型研究所涉及的药学、非临床有效性与安全性、临床试验等方面的要求。

2. 中成药生产监督管理

2011 年 3 月 1 日起实施的 GMP 适用于中成药生产的全过程。在 GMP 附录中针对中药制剂生产做了详细规定，指出中药制剂的质量与中药材和中药饮片的质量、中药材前处理和中药提取工艺密切相关。应当对中药材和中药饮片的质量以及中药材前处理、中药提取工艺严格控制。在中药材前处理以及中药提取、贮存和运输过程中，应当采取措施控制微生物污染，防止变质。

附录指出中药材来源应当相对稳定。注射剂生产所用中药材的产地应当与注册申报资料中的产地一致，并尽可能采用规范化生产的中药材。

该附录主要从机构人员、厂房设施、物料、文件管理、生产管理、质量管理、委托生产等方面规范中药制剂生产。

四、中药的进出口监督管理

为加强进口药材监督管理，保证进口药材质量，《进口药材管理办法》已于 2019 年 4 月 28 日经国家市场监督管理总局 2019 年第 8 次局务会议审议通过，自 2020 年 1 月 1 日起施行。

1. 中药进口管理

首次进口药材，申请人应当通过国家药品监督管理局的信息系统（以下简称信息系统）填写进口药材申请表，并向所在地省级药品监督管理部门报送以下资料：

① 进口药材申请表；

② 申请人药品生产许可证或者药品经营许可证复印件，申请人为中成药上市许可持有人的，应当提供相关药品批准证明文件复印件；

③ 出口商主体登记证明文件复印件；

④ 购货合同及其公证文书复印件；

⑤ 药材产地生态环境、资源储量、野生或者种植养殖情况、采收及产地初加工等信息；

⑥ 药材标准及标准来源；

⑦ 由中国境内具有动、植物基原鉴定资质的机构出具的载有鉴定依据、鉴定结论、样品图片、鉴定人、鉴定机构及其公章等信息的药材基原鉴定证明原件。

申请人应当对申报资料的真实性负责。

省级药品监督管理部门收到首次进口药材申报资料后，应当对申报资料的规范性、完整性进行形式审查。申报资料存在可以当场更正的错误的，应当允许申请人当场更正；申报资料不齐全或者不符合法定形式的，应当当场或者 5 日内一次告知申请人需要补正的全部内容，逾期不告知的，自收到申报资料之日起即为受理。

省级药品监督管理部门受理或者不予受理首次进口药材申请，应当出具受理或者不予受理通知书；不予受理的，应当书面说明理由。

申请人收到首次进口药材受理通知书后，应当及时将检验样品报送所在地省级药品检验机构，同时提交本办法第八条规定的资料。

省级药品检验机构收到检验样品和相关资料后，应当在 30 日内完成样品检验，向申请人出具进口药材检验报告书，并报送省级药品监督管理部门。因品种特性或者检验项目等原因确需延长检验时间的，应当将延期的时限、理由书面报告省级药品监督管理部门并告知申请人。

申请人对检验结果有异议的，可以依照药品管理法的规定申请复验。药品检验机构应当在复验申请受理后 20 日内作出复验结论，并报告省级药品监督管理部门，通知申请人。

在审批过程中，省级药品监督管理部门认为需要申请人补充资料的，应当一次告知需要补充的全部内容。

申请人应当在收到补充资料通知书后 4 个月内，按照要求一次提供补充资料。逾期未提交补充资料的，作出不予批准的决定。因不可抗力等原因无法在规定时限内提交补充资料的，申请人应当向所在地省级药品监督管理部门提出延期申请，并说明理由。

省级药品监督管理部门应当自受理申请之日起 20 日内作出准予或者不予批准的决定。对符合要求的，发给一次性进口药材批件。检验、补充资料期限不计入审批时限。

变更进口药材批件批准事项的，申请人应当通过信息系统填写进口药材补充申请表，向原发出批件的省级药品监督管理部门提出补充申请。补充申请的申请人应当是原进口药材批件的持有者，并报送以下资料：

① 进口药材补充申请表；

② 进口药材批件原件；

③ 与变更事项有关的材料。

申请人变更名称的，除第一款规定资料外，还应当报送申请人药品生产许可证或者药品经营许可证以及变更记录页复印件，或者药品批准证明文件以及持有人名称变更补充申请批件复印件。

申请人变更到货口岸的，除第一款规定资料外，还应当报送购货合同及其公证文书复印件。

省级药品监督管理部门应当在补充申请受理后 20 日内完成审批。对符合要求的，发给进口药材补充申请批件。

省级药品监督管理部门决定予以批准的，应当在作出批准决定后 10 日内，向申请人送达进口药材批件或者进口药材补充申请批件；决定不予批准的，应当在作出不予批准决定后 10 日内，向申请人送达审查意见通知书，并说明理由，告知申请人享有依法申请行政复议或者提起行政诉讼的权利。

（1）登记备案

首次进口药材申请人应当在取得进口药材批件后 1 年内，从进口药材批件注明的到货口岸组织药材进口。

进口单位应当向口岸药品监督管理部门备案，通过信息系统填报进口药材报验单，并报送以下资料：

① 进口药材报验单原件；

② 产地证明复印件；

③ 药材标准及标准来源；

④ 装箱单、提运单和货运发票复印件；

⑤ 经其他国家（地区）转口的进口药材，应当同时提交产地到各转口地的全部购货合同、装箱单、提运单和货运发票复印件；

⑥ 进口药材涉及《濒危野生动植物种国际贸易公约》限制进出口的濒危野生动植物的，还应当提供国家濒危物种进出口管理机构核发的允许进出口证明书复印件。

办理首次进口药材备案的，除第一款规定资料外，还应当报送进口药材批件和进口药材补充申请批件（如有）复印件。

办理非首次进口药材备案的，除第一款规定资料外，还应当报送进口单位的药品生产许可证或者药品经营许可证复印件、出口商主体登记证明文件复印件、购货合同及其公证文书复印件。进口单位为中成药上市许可持有人的，应当提供相关药品批准证明文件复印件。

口岸药品监督管理部门应当对备案资料的完整性、规范性进行形式审查，符合要求的，发给进口药品通关单，收回首次进口药材批件，同时向口岸药品检验机构发出进口药材口岸检验通知书，并附备案资料一份。

进口单位持进口药品通关单向海关办理报关验放手续。

（2）口岸检验

口岸药品检验机构收到进口药材口岸检验通知书后，应当在 2 日内与进口单位商定现场抽样时间，按时到规定的存货地点进行现场抽样。现场抽样时，进口单位应当出示产地证明原件。

口岸药品检验机构应当对产地证明原件和药材实际到货情况与口岸药品监督管理部门提供的备案资料的一致性进行核查。符合要求的，予以抽样，填写进口药材抽样记录单，在进口单位持有的进口药品通关单原件上注明"已抽样"字样，并加盖抽样单位公章；不符合要求的，不予抽样，并在 2 日内报告所在地口岸药品监督管理部门。

口岸药品检验机构一般应当在抽样后 20 日内完成检验工作，出具进口药材检验报告书。因客观原因无法按时完成检验的，应当将延期的时限、理由书面告知进口单位并报告口岸药品监督管理部门。

口岸药品检验机构应当将进口药材检验报告书报送口岸药品监督管理部门，并告知进口单位。

经口岸检验合格的进口药材方可销售使用。

进口单位对检验结果有异议的，可以依照药品管理法的规定申请复验。药品检验机构应当在复验申请受理后 20 日内作出复验结论，并报告口岸药品监督管理部门，通知进口单位。

2. 中药出口管理

（1）药用植物及制剂进出口绿色标志

为与世界接轨，推动中药国际标准的制定，国家对外贸易经济合作部于 2001 年颁布了《药用植物及制剂进出口绿色行业标准》。该标准是中华人民共和国对外经济贸易活动中，药用植物及其制剂进出口的重要质量标准之一。适用于药用植物原料及制剂的进出口品质检验，包括药用植物原料、饮片、提取物及其制剂等的质量标准及检验方法。

进出口产品需按该标准经指定检验机构检验合格后，方可申请使用药用植物及制剂进出口绿色标志。

（2）药用野生动植物及其产品的出口管理

我国对中药材的出口贯彻"先国内，后国外"的原则，当国内供应、生产严重不足时应停止或减少出口，当国内供应有剩余时，应争取多出口。出口中药材必须到对外贸易司审批办理《出口中药材许可证》后，办理出口手续。

五、中药材质量管理规范

中药饮片和中成药的基础原料中药材的质量将直接影响中医临床和中成药疗效。中华人民共和国成立后，我国中药材生产主要由各级药材公司负责，各级药材公司设有药材生产机构和科研机构，形成了许多药材种植基地。但随着改革开放，各级药材公司的行政管理职能被剥离，成为纯经营性公司，中药材生产基本处于疏于监管的无序发展状态，甚至出现了多地区同时引种同种药材，造成人力、财力、物力的极大浪费。为规范中药材生产，保证其质量，实现中药材标准化，国家药品监督管理局于2002年4月17日颁布了《中药材生产质量管理规范（试行）》（Good Agricultural Practice，以下简称GAP），并于2002年6月1日正式实施。

为加强中药材生产的监督管理，规范GAP认证工作，根据《药品管理法》及《药品管理法实施条例》，国家食品药品监督管理局于2003年9月19日发布了《中药材生产质量管理规范认证管理办法（试行）》和《中药材GAP认证检查评定标准（试行）》，同年11月1日，国家食品药品监督管理局正式受理中药材生产企业的GAP认证。截至2020年，我国共认证GAP基地167个。

2016年2月3日，国务院印发《关于取消13项国务院部门行政许可事项的决定》（国发〔2016〕10号），规定取消GAP认证。此次国务院取消GAP认证，并非取消GAP本身。GAP从保证中药材质量出发，规范中药材各生产环节以至全过程，以控制药材质量的各种因子，达到药材真实、优质、稳定、可控的目的，是中药材生产和质量管理的基本原则。

取消GAP认证，既是简政放权，也是优化监督资源、提高监管效率的重要举措。GAP认证实施多年，在一定程度上促进了部分中药材的规范化种植，保证了相关中药材的质量，对于实现中药材资源的可持续利用具有积极意义。但与此同时，GAP认证的非强制性实施性质以及通过GAP认证所涉及的中药材总体数量仍旧严重偏少，使得GAP认证这一政策未能全面改善中药行业原材料供给的整体质量状况，此次取消中药材GAP认证，可认为是中药生产质量管理理念向此靠拢的标志之一。取消GAP认证，并不会弱化中药生产企业对药品质量的责任与义务，反而有利于药品监管部门将有限的资源集中到重要和必不可少的监管环节以提高监管效率和效力。

第四节　中药品种保护

为了提高中药品种的质量，保护中药生产企业的合法权益，促进中药事业的发展，国务院于1992年颁布了《中药品种保护条例》（以下简称《保护条例》）。《保护条例》明确指出："国家鼓励研制开发临床有效的中药品种，对质量稳定、疗效确切的中药品种实行分级保护制度。"

一、中药品种保护的目的和意义

中药品种保护的目的是提高中药品种的质量，保护中药生产企业的合法权益，促进中药事业的发展。中药品种保护法规的颁布实施，标志着我国对中药的研制生产、管理工作走上了法治化轨道；对保护中药名优产品，保护中药研制生产领域的知识产权，提高中药质量和信誉，推动中药制药企业的科技进步，开发临床安全有效的新药和促进中药走向国际医药市场均具有重要的意义。

二、《中药品种保护条例》适用范围

本条例属国务院颁发的行政法规，适用于中国境内生产制造的中药品种，包括中成药、天然药物的提取物及其制剂和中药人工制成品。

申请专利的中药品种，依照专利法的规定办理，不适用本条例。

三、中药品种保护管理部门

国家药品监督管理部门负责全国中药品种保护的监督管理工作。

国家药品监督管理部门组织了国家中药品种保护审评委员会办公室，该办公室是审批中药保护品种的专业技术审查和咨询机构。

四、中药保护品种的范围和等级划分

1. 中药保护品种的范围

受保护的品种必须是列入国家药品标准的品种。

2. 中药保护品种的等级划分

《保护条例》规定受保护的中药品种分为一级和二级。

(1) 申请中药一级保护品种应具备的条件

符合下列条件之一的中药品种，可以申请一级保护：①对特定疾病有特殊疗效的；②相当于国家一级保护野生药材物种的人工制成品；③用于预防和治疗特殊疾病的。

对特定疾病有特殊疗效，是指对某一疾病在治疗效果上能取得重大突破性进展。例如，对常见病、多发病等疾病有特殊疗效，对既往无有效治疗方法的疾病能取得明显疗效，或者对改善重大疑难疾病、危急重症或罕见疾病的终点结局（病死率、残疾率等）取得重大进展。

相当于国家一级保护野生药材物种的人工制成品，是指列为国家一级保护物种药材的人工制成品，或目前虽属于二级保护物种，但其野生资源已处于濒危状态物种药材的人工制成品。

"用于预防和治疗特殊疾病"中的"特殊疾病"，是指严重危害人民群众身体健康和正常社会生活以及经济秩序的重大疑难疾病、危急重症、烈性传染病和罕见病，如恶性肿瘤、终末期肾病、脑卒中、急性心肌梗死、艾滋病、传染性非典型肺炎、人禽流感、苯丙酮尿症、地中海贫血等疾病。用于预防和治疗重大疑难疾病、危急重症、烈性传染病的中药品种，其疗效应明显优于现有治疗方法。

(2) 申请中药二级保护品种应具备的条件

符合下列条件之一的中药品种，可以申请二级保护：①符合上述一级保护的品种或者已经解除一级保护的品种；②对特定疾病有显著疗效的；③从天然药物中提取的有效物质及特殊制剂。

对特定疾病有显著疗效，是指能突出中医辨证用药理法特色，具有显著临床应用优势，或对主治的疾病、症候或症状的疗效优于同类品种。

从天然药物中提取的有效物质及特殊制剂，是指从中药、天然药物中提取的有效成分、有效部位制成的制剂，且具有临床应用优势。

五、中药保护品种的保护期限

中药一级保护品种的保护期限分别是 30 年、20 年、10 年，中药二级保护品种的保护期限为 7 年。

中药一级保护品种因特殊情况需要延长保护期限的，应当在该品种保护期满前 6 个月，由生产企业按规定的程序申报。延长的保护期限由国务院药品监督管理部门根据国家中药品种保护审评委员会的审评结果确定；但是，每次延长的保护期限不得超过第一次批准的保护期限。

中药二级保护品种在保护期满后若申请延长保护期，应当在保护期满前 6 个月按照相关规定进行申报，申报获批后亦可延长 7 年。

六、申请中药品种保护的程序

《保护条例》规定，申请办理中药品种保护的程序为：

① 中药生产企业对其生产的符合有关规定的中药品种，可以向所在地省、自治区、直辖市人民政府药品监督管理部门提出申请，经初审签署意见后，报国务院药品监督管理部门。特殊情况下，中药生产企业也可直接向国务院药品监督管理部门提出申请。

② 国务院药品监督管理部门委托国家中药品种保护审评委员会进行审评。

③ 国务院药品监督管理部门根据审评结论，决定对申请的中药品种是否给予保护。经批准保护的中药品种，由国务院药品监督管理部门发给《中药保护品种证书》。

七、中药保护品种的保护措施

1. 中药一级保护品种的保护措施

① 该品种的处方组成、工艺制法在保护期内由获得《中药保护品种证书》的生产企业和有关的药品监督管理部门、单位和个人负责保密，不得公开。负有保密责任的有关部门、企业和单位应按照国家有关规定，建立必要的保密制度。

② 向国外转让中药一级保护品种的处方组成、工艺制法，应当按照国家有关保密的规定办理。

2. 其他保护措施

① 除临床用药紧张的中药保护品种另有规定外，被批准保护的中药品种在保护期内仅限于已获得《中药保护品种证书》的企业生产。

② 对已批准保护的中药品种，如果在批准前是由多家企业生产的，其中未申请《中药保护品种证书》的企业应当自公告发布之日起 6 个月内向国务院药品监督管理部门申报，按规定提交完整的资料，经指定的药品检验机构对申报品种进行同品种的质量检验。达到国家药品标准的，补发《中药保护品种证书》；对未达到国家药品标准的，国务院药品监督管理

部门依照药品管理的法律、行政法规的规定，撤销该中药品种的批准文号。

③ 中药保护品种在保护期内向国外申请注册的，必须经过国务院药品监督管理部门批准。

八、法律责任

① 违反本《保护条例》的规定，造成一级保护品种的处方组成、工艺制法泄密的责任人员，由其所在单位或上级机关给予行政处分；构成犯罪的，依法追究其刑事责任。

② 违反本《保护条例》的规定，擅自仿制中药保护品种的，由县级以上药品监督管理部门按生产假药依法论处。伪造《中药保护品种证书》及有关证明文件进行生产、销售的，由县级以上药品监督管理部门没收其全部有关药品及违法所得，并可处有关药品正品价格 3 倍以下的罚款；对构成犯罪的，由司法机关依法追究其刑事责任。

案例分析

侵犯中药保护品种专属权

海南××药业有限公司（以下简称海南公司）和江苏××药业有限公司（以下简称江苏公司）分别于 1995 年和 1979 年开始生产"抗癌平丸"。海南公司于 2002 年 4 月取得"抗癌平丸"的中药品种保护，保护期为 2002 年 9 月 12 日至 2009 年 9 月 12 日。随后，江苏省药品监督管理局于 10 月通知江苏公司 6 个月内办理同品种保护手续。实际上，江苏公司于 2002 年 7 月 18 日已申请了"抗癌平丸"的中药品种保护，于 2004 年 4 月 15 日获中药保护品种证书，保护期自 2004 年 4 月 15 日起至 2009 年 9 月 12 日止。然而，江苏公司在 2002 年 9 月 12 日后仍继续生产和销售"抗癌平丸"。海南公司遂向国家药品监督管理局举报并要求查处。2003 年 4 月，国家药监局市场监督司发函，确认江苏公司在未取得《中药保护品种证书》期间应暂停生产"抗癌平丸"。

海南公司认为，江苏公司无视国家法律规定，在其获得中药保护品种证书后，继续大量生产和销售同品种的"抗癌平丸"，侵害了其"中药品种保护权"，是一种不正当竞争行为，并以此为由将江苏公司告上法院，要求江苏公司停止侵权并赔偿损失。江苏公司则坚持"抗癌平丸"是该公司于 1974 年研制的，1979 年首先生产并获得国家批准生产，依法享有在先权，不是仿制也不是侵权。

【问题与思考】

（1）中药品种保护是知识产权还是行政权？

（2）江苏公司的行为是否构成侵权？是否应当赔偿海南公司的损失？

第五节　野生药材资源保护管理

为了保护和合理利用野生药材资源，适应人民医疗保健事业的需求，1987 年 10 月 30 日，国务院颁布了《野生药材资源保护管理条例》，自 1987 年 12 月 1 日起施行。

一、《野生药材资源保护管理条例》的适用范围及其原则

1. 适用范围

在中华人民共和国境内采猎、经营野生药材的任何单位或个人，除国家另有规定外，都必须遵守本条例。

2. 原则

国家对野生药材资源实行保护、采猎相结合的原则，并创造条件开展人工种养。

二、国家重点保护的野生药材物种分级

国家重点保护的野生药材物种分为三级管理。①一级保护野生药材物种：系指濒临灭绝状态的稀有珍贵野生药材物种。②二级保护野生药材物种：系指分布区域缩小、资源处于衰竭状态的重要野生药材物种。③三级保护野生药材物种：系指资源严重减少的主要常用野生药材物种。

三、国家重点保护野生药材资源的管理规定

1. 对一级保护野生药材物种的管理

禁止采猎一级保护野生药材物种。一级保护野生药材物种属于自然淘汰的，其药用部分由各级药材公司负责经营管理，但不得出口。

2. 对二、三级保护野生药材物种的管理

采猎、收购二、三级保护野生药材物种必须按照批准的计划执行。采猎者必须持有采药证，需要进行采伐或狩猎的，必须申请采伐证或狩猎证。不得在禁止采猎区、禁止采猎期采猎二、三级保护野生药材物种，并不得使用禁用工具进行采猎。二、三级保护野生药材物种属于国家计划管理的品种，由中国药材公司统一经营管理，其余品种由产地县药材公司或其委托单位按照计划收购。二、三级保护野生药材物种的药用部分，除国家另有规定外，实行限量出口。

3. 罚则

违反采猎、收购、保护野生药材物种规定的单位或个人，由所在地县以上医药管理部门会同同级有关部门没收其非法采猎的野生药材及使用工具，并处以罚款。

未经野生药材资源保护区管理部门批准进入野生药材资源保护区从事科研、教学、旅游等活动者，当地县以上医药管理部门和自然保护区主管部门有权制止，造成损失的，必须承担赔偿责任。

违反保护野生药材物种收购、经营、出口管理规定的，由工商行政管理部门或有关部门没收其野生药材和全部违法所得，并处以罚款。

保护野生药材资源管理部门的工作人员徇私舞弊的，由所在单位或上级管理部门给予行政处分；造成野生药材资源损失的，必须承担赔偿责任。

破坏野生药材资源情节严重，构成犯罪的，由司法机关依法追究刑事责任。

四、国家重点保护的野生药材物种名录

国家重点保护的野生药材物种名录共收载了野生药材物种 76 种，中药材 42 种。其中一

级保护的野生药材物种 4 种、中药材 2 种；二级保护的野生药材物种 27 种、中药材 17 种；三级保护的野生药材物种 45 种、中药材 22 种。具体名录如下：

一级保护野生药材名称：羚羊角、鹿茸（梅花鹿）等。

二级保护野生药材名称：鹿茸（马鹿）、麝香（3 个品种）、熊胆（2 个品种）、穿山甲、蟾酥（2 个品种）、蛤蟆油、金钱白花蛇、乌梢蛇、蕲蛇、蛤蚧、甘草（3 个品种）、黄连（3 个品种）、人参、杜仲、厚朴（2 个品种）、黄柏（2 个品种）、血竭。

三级保护野生药材名称：川贝母（4 个品种）、伊贝母（2 个品种）、刺五加、黄芩、天冬、猪苓、龙胆（4 个品种）、防风、远志（2 个品种）、胡黄连、肉苁蓉、秦艽（4 个品种）、细辛（3 个品种）、紫草（2 个品种）、五味子（2 个品种）、蔓荆子（2 个品种）、诃子（2 个品种）、山茱萸、石斛（5 个品种）、阿魏（2 个品种）、连翘、羌活（2 个品种）。

第六节 中药创新与中药产业发展

中华人民共和国成立后，特别是改革开放以来，我国紧紧围绕中药现代化和国际化，将传统中药的特色优势与现代科学技术相结合，指导中药的研究、开发、生产、管理和应用，以适应社会发展的需求，形成了一定规模的产业体系，成为我国国民经济和社会发展中一项具有较强发展优势和广阔市场前景的战略性产业。

为了推动中药科技创新和产业可持续发展，国家先后出台了一系列法律法规和政策措施，大力支持中药产业发展。

一、中药创新与现代化发展历程

1997 年 1 月，中共中央、国务院下发《中共中央、国务院关于卫生改革与发展的决定》（中发〔1997〕3 号），明确提出积极发展中药产业，推进中药生产现代化。完善中药材生产组织管理形式，实行优惠政策，保护和开发中药资源。积极进行中药生产企业改革，逐步实现集约化、规模化生产。加强中药生产关键技术改革，加快制定中药质量标准，促进中药生产和质量的科学管理。

1999 年 3 月，国家科技部出台了"中药现代化研究与产业化开发"项目实施方案。方案提出：开展优良中药材品种的现代化、国际化示范研究；建立中药系列标准规范的研究；开展中药现代化基础研究。此后，全国各省、市相继出台了"中药现代化科技产业"发展实施规划。

2002 年 11 月 1 日，国务院办公厅以国办发〔2002〕61 号文件转发了由科技部等八个部门制定的《中药现代化发展纲要》（以下简称《纲要》）。这是我国第一部中药现代化发展的纲领性文件，明确提出了中药现代化发展的指导思想、基本原则、战略目标、重点任务和主要措施，对我国中药现代化发展具有积极的促进作用。经过 10 年的不懈努力，中药现代化已初见成果，截至 2019 年底，全国建立了 25 个"国家中药现代化科技产业基地"。

2007 年 1 月 11 日，科技部等十六个部门联合制定了《中医药创新发展规划纲要（2006—2020 年）》（国科发社字〔2007〕77 号），明确提出健全中药现代产业技术体系，发展中药农业，提升中药工业，改造中药商业，培育中药知识产业，促进中药产业链的形成与健康发展。

2009 年 4 月 21 日，国务院发布《国务院关于扶持和促进中医药事业发展的若干意见》（国发〔2009〕22 号），明确提出提升中药产业发展水平，加强中药管理，促进中药资源可持续发展，建设现代中药工业和商业体系。

2010 年 10 月 9 日，工业和信息化部、卫生部、国家食品药品监督管理局发布《关于加快医药行业结构调整的指导意见》（工信部联消费〔2010〕483 号），对中药行业的产品结构、技术结构、组织结构、区域结构、出口结构等提出了明确要求。

中国医药工业整体上已经进入成熟期，行业增速放缓，进入 2014 年以后的多个季度，医药工业产值的增速都未能超过 15％，中投顾问产业研究中心预测，2020 年中国医药工业总产值有望达到 65800 亿元，"十三五"期间行业复合增速在 17％左右。以此产值规模预测，中药产业 2020 年产值规模可达 19740 亿元，约为 2 万亿。2020 年版《中国药典》（一部）收载中药 2711 个。2018 年版《国家基本药物目录（基层医疗卫生机构配备使用部分）》公布了 685 种，包括西药 417 种、中成药 268 种。在一些地区，中药产业已经成为新的经济增长点，中药材种植成为农民增收的一个重要来源。

二、中药现代化发展取得的阶段性成果

新中国成立 70 年来，我国中药产业已基本形成以科技创新为动力、中药农业为基础、中药工业为主体、中药装备工业为支撑、中药商业为枢纽的新型产业体系。发展模式从粗放型向质量效益型转变，产业技术标准化和规范化水平明显提高，涌现出了一批具有市场竞争力的企业和产品。中药工业产值不断攀升，逐渐成为国民经济与社会发展中具有独特优势和广阔市场前景的战略性产业。

中药产业作为我国生物医药产业的重要组成部分，是我国最重要的民族产业之一，在经济社会发展的全局中有着重要意义。随着改革开放，特别是中药现代化战略的实施，促进了中药制剂对西药制剂技术的运用，优化和丰富了中药传统剂型，中药在技术创新与药品创新等方面都有了长足的发展。截至 2015 年，中成药有 2088 家 GMP 制药企业，从传统的丸、散、膏、丹等发展到现代的滴丸、片剂、膜剂、胶囊等 100 多种剂型，品种达 1.4 万余个，有 6 万个药品批准文号。中药工业总产值 7866 亿元，占医药产业总量的 28.55％，成为新的经济增长点；中药出口额达 37.2 亿美元，海外市场潜力很大。中药材种植成为生态文明建设、农村振兴战略的重要举措。

中药农业规范化、可持续发展能力增强。近年来，各地以基地建设为抓手，以科技创新为动力，积极打造产学研用协同创新主体，全链条、系统化组织推进了中药材可持续性、规范化、产业化种植，50 余种濒危野生中药材实现了种植养殖或替代，500 多种中药材成功实现了人工种养，基本满足中医药临床用药、中药产业和健康服务快速发展的需要。

中药饮片工业规范化、现代化程度提升。中药饮片生产已由手工操作发展到半机械化、机械化生产，中药饮片的生产、技术、管理水平逐步提高，质量不断提升，基本满足了市场及医疗用药。中药饮片工业的增长速度在整个中药产业中发展最快。

中成药工业集团化、品牌化进程加速。围绕"大品种、大企业、大市场"培育，重点扶持了一批拥有自主知识产权、具有国际竞争力的大型企业产业，集中度逐步提高，涌现出复方丹参滴丸、血塞通等年产值过 20 亿的中成药品种 20 余个，创造了显著的社会效益、经济效益。

中药国际贸易乘"一带一路"东风快速前行。中药国际贸易持续增长，"一带一路"为中药国际贸易提供了新的机遇，服务贸易成为新的经济增长点。同时中药大企业在激烈的市

场竞争中增强了国家竞争力，如同仁堂在国外设立销售网点 100 多个，天津天士力、成都地奥、兰州佛慈等企业产品国外注册申请成功，中药出口贸易形成多元化、多层次、品牌化经营格局。

中药制造专业化、自动化程度提高。通过加强引进和采用国内外先进工艺及成套装备，我国中药装备水平得到了大幅提升，促进了传统中成药工业的技术升级，推进了节能减排技术改造与创新。

三、《中医药创新发展规划纲要（2006—2020 年）》涉及中药创新与产业发展的主要内容

2007 年 1 月，国家科技部联合 16 个部门，发布《中医药创新发展规划纲要（2006—2020 年）》（国科发社字〔2007〕77 号），提出以建立现代中药产业链、保障中医药疗效为目标，不断提高中药产业和产品创新能力，为市场提供疗效确切、品质优良、安全方便、质量可控的中药产品，为培育健康服务产业服务。

1. 加快构建中药农业技术体系

开展中药材规范化生产技术、绿色无公害技术、中药材质量系统评价、珍稀濒危品种保护、繁育和替代品等研究。在进行中药资源调查的基础上建立中药材种质库、基因库、化学样品库等。按照中药材生产的特点，借鉴现代农业和生物技术，完善中药材资源保护与可持续利用的关键技术，使中药农业向现代化、专业化、规模化发展。

2. 加强中药工业关键技术的创新研究

开展中药饮片传统炮制经验继承及炮制工艺与设备现代化研究；中药提取、分离、浓缩、干燥、制剂、辅料生产技术集成创新的研究；借鉴现代制造技术、信息技术和质量控制技术，加强符合中成药生产特点的新工艺、新技术、新装备的研究开发，提高中药制造业的现代化水平。

3. 开展以中药为基础的相关产品的研发

重点开展疗效确切的传统中药的"二次开发"和物质基础与作用机理相对明确的现代中药研发，包括用于生育调节和生殖保健产品的开发研究；以中药为基础的保健品、日用品、化妆品、食品添加剂和以中医诊疗技术为基础的医疗保健器械，以及中药农药、兽药、饲料添加剂等绿色产品的开发研究。

4. 构建体现中药特点的研发技术平台

建立中药基础研究、复方药物作用机理、疗效与安全性评价、药理及代谢、药物相互作用、临床研究、制剂与质量控制、工艺、生产装备研制等专业技术平台，提高中药创新能力和研究水平。

5. 中医药标准体系的构架

建立国际社会能够认可的医疗、教学、科研、产业、市场准入等中医药标准体系框架，重点开展建立中医药基础标准与技术标准的内容、方法、要求和规范研究，中医药名词术语及译释规范化、中医药计量（化）等研究，制定中医药信息分类与代码标准等。

6. 中药技术标准研究

以提高中药产品和产业技术水平为目标，按照中药多组分、非线性、多元化、多环节发挥效应的特点，研究建立中药材种质、品种、质量、种植、采集、加工、饮片炮制、提取等

技术标准与技术规范，中药疗效与安全性评价标准、中成药生产工艺与装备标准、质量控制标准、中药标准品（对照品）库等。

四、《国务院关于扶持和促进中医药事业发展的若干意见》涉及中药产业的主要内容

1. 促进中药资源可持续发展

加强对中药资源的保护、研究开发和合理利用。开展全国中药资源普查，加强中药资源监测和信息网络建设。保护药用野生动植物资源，加快种质资源库建设，在药用野生动植物资源集中分布区建设保护区，建立一批繁育基地，加强珍稀濒危品种保护、繁育和替代品研究，促进资源恢复与增长。结合农业结构调整，建设道地药材良种繁育体系和中药材种植规范化、规模化生产基地，开展技术培训和示范推广。合理调控、依法监管中药原材料出口。

2. 建设现代中药工业和商业体系

加强中药产业发展的统筹规划，制定有利于中药产业发展的优惠政策。组织实施现代中药高技术产业化项目，加大支持力度。鼓励中药企业优势资源整合，建设现代中药产业制造基地、物流基地，打造一批知名中药生产、流通企业。加大对中药行业驰名商标、著名商标的扶持与保护力度。优化中药产品出口结构，提高中药出口产品附加值，扶持中药企业开拓国际市场。

3. 加强中药管理

完善中药注册管理，充分体现中药特点，着力提高中药新药的质量和临床疗效。推进实施中药材生产质量管理规范，加强对中药饮片生产质量和中药材、中药饮片流通监管。加强对医疗机构使用中药饮片和配制中药制剂的管理，鼓励和支持医疗机构研制和应用特色中药制剂。

五、《关于加快医药行业结构调整的指导意见》涉及中药产业结构调整的主要内容

1. 调整产品结构

在中药领域，坚持继承和创新并重，借鉴国际天然药物发展经验，加快中成药的二次研究与开发，优先发展具有中医药治疗优势的治疗领域的药品，培育50个以上疗效确切、物质基础清楚、作用机理明确、安全性高、剂型先进、质量稳定可控的现代中药。同时，促进民族药的研发和产业化，促进民族药标准提高，加强中药知识产权保护。

2. 调整技术结构

在中药领域，根据中药特点，以药物效用最大化、安全风险最小化为目标，加快现代技术在中药生产中的应用，推广先进的提取、分离、纯化、浓缩、干燥、制剂和过程质量控制技术，重点发展动态提取、微波提取、超声提取、超临界流体萃取、膜分离、大孔树脂吸附、多效浓缩、真空带式干燥、微波干燥、喷雾干燥等高效率、低能耗、低碳排放的先进技术。建立和完善中药种植（养殖）、研发、生产的标准和规范，推广应用中药多成分含量测定和指纹图谱整体成分控制相结合的中药质量控制技术。开发现代中药制剂，结合中药特点，重点发展适合产品自身特点的新剂型。

本章介绍了中药的概念和分类；药品管理法律、法规对中药材、中药饮片、中成药的管理规定；中药保护品种等级划分及保护措施；野生药材资源保护的具体办法以及《中药材生产质量管理规范（试行）》。主要内容为：

1. 中药是指在中医药理论指导下用以养生保健和防病治病的药物。换句话说，中药是在中医药理论指导下认识和使用的以天然药物为主的药物，包括中药材、中药饮片和中成药。

2. 中药材管理的规定：城乡集市贸易市场可以出售中药材；药品经营企业销售中药材，必须标明产地。发运中药材必须有包装；在每件包装上，必须注明品名、产地、日期、供货单位，并附有质量合格的标志。进口药材需要办理《进口药材批件》。出口药材必须符合中药的重金属、砷盐及农药残留限量指标的要求。

3. 中药饮片的管理规定：中药饮片的炮制，必须按照国家药品标准炮制；国家药品标准没有规定的，必须按照省级药品监督管理部门制定的炮制规范炮制。生产中药饮片，应当选用与药品质量相适应的包装材料和容器；中药饮片包装必须印有或贴有标签。

4. 《中药材生产质量管理规范（试行）》从保证中药材质量出发，规范中药材各生产环节以至全过程，以控制影响药材质量的各种因子，达到药材真实、优质、稳定、可控的目的，是中药材生产和质量管理的基本准则。其核心内容和最终目标就是生产优质高效的药材。

5. 中药保护品种分为一级和二级。中药一级保护品种的保护期限分别为30年、20年、10年，中药二级保护品种的保护期限为7年。一级保护品种的处方组成、工艺制法必须保密。被批准保护的中药品种在保护期内仅限于已获得中药保护品种证书的企业生产。擅自仿制和生产中药保护品种的，按生产假药依法论处。

6. 国家重点保护的野生药材物种分为三级管理。禁止采猎一级保护野生药材物种。采猎、收购二、三级保护野生药材物种必须按照批准的计划执行。采猎者必须持有采药证，需要进行采伐或狩猎的，必须申请采伐证或狩猎证。不得在禁止采猎区、禁止采猎期采猎二、三级保护野生药材物种，并不得使用禁用工具进行采猎。

复习思考题

一、单选题

1. 中药饮片标签必须注明的不包括（　　　）。

A. 产地　　　　　　　　　　　　B. 生产企业

C. 产品生产日期与批号　　　　　D. 药品批准文号

2. 中药一级保护品种的最低保护年限是（　　　）。

A. 10年　　　　　B. 7年　　　　　C. 20年　　　　　D. 30年

二、多选题

1. 下列说法符合毒性中药饮片生产和经营管理规定的是（　　　）。

A. 包装要有突出、鲜明的毒药标志

B. 毒性中药饮片采取定点企业生产

C.严禁从非法渠道购进毒性中药饮片

D.毒性中药饮片应销往具有经营毒性中药饮片资格的经营单位或直销到医疗单位

2.关于生产中药饮片的说法正确的有（　　　）。

A.严禁从中药材市场或其他不具备饮片生产经营资质的单位或个人采购中药饮片

B.必须严格执行国家药品标准和地方中药饮片炮制规范、工艺规程

C.严禁生产企业外购中药饮片半成品或成品进行分包装或改换包装标签等行为

D.必须以中药材为起始原料，使用符合药用标准的中药材，并应尽量固定药材产地

三、判断题

1.《中国药典》所收载的中药材和饮片项下的名称包括中文名、汉语拼音及英文名。（　　　）

2.中药保护品种必须是列入国家药品标准的品种。（　　　）

3.医疗机构可以直接从中药材专业市场购进中药饮片。（　　　）

4.各级各类医院负责中药饮片临方炮制的人员为具有3年以上炮制经验的中药学技术人员。（　　　）

四、简答题

1.简述中药的特点和优势。

2.简述中药保护品种的等级划分。

3.简述二、三级保护野生药材物种的管理措施。

4.论述实施GAP的重要意义及GAP的主要特征。

第十一章

特殊管理药品

C.
D.

【学习目标】

通过本章的学习，学生能够理解国家对麻醉药品等几类药品实行特殊管理的必要性，熟悉特殊药品管理规定的基本内容，从而在实践中能够规范操作。

1. 掌握：麻醉药品、精神药品、医疗用毒性药品、放射性药品的概念、特点及其研制、生产、经营、使用、储存等环节的监督要求和规定。

2. 熟悉：我国生产和使用的麻醉药品、精神药品、医疗用毒性药品的品种。

3. 了解：滥用麻醉药品、精神药品的危害及易制毒化学品、兴奋剂、疫苗的相关管理规定。

案例引导

2005 年，某高校化工学院副教授张某以技术出资与他人合伙成立了一家化学公司，该公司使用易制毒化学品来生产尚未被我国列入管制的新精神活性物质牟取利益，所生产的产品全部销往英、美等国家和地区。涉案主要产品为 3,4-亚甲二氧基甲卡西酮、2,5-二甲氧基-4-溴苯乙胺和 4-甲基乙卡西酮等。《精神药品品种目录》（2013 年版）将这些产品列入第一类精神药品。根据规定，生产上述列管精神药品，需取得药品生产许可及精神药品定点生产许可，而张某出资成立的化学公司并无相应资格。2015 年 6 月张某被依法刑事拘留，并于 2017 年 4 月被判定犯走私、贩卖、运输、制造毒品罪，被判处无期徒刑、剥夺政治权利终身，并处没收个人全部财产。

思考：国家为什么要对精神药品进行特殊管理？

第一节　特殊管理药品的滥用与监管

一、特殊管理的药品及其特殊性

我国《药品管理法》第一百一十二条规定："国务院对麻醉药品、精神药品、医疗用毒性药品、放射性药品、药品类易制毒化学品等有其他特殊管理规定的，依照其规定。"

麻醉药品、精神药品、医疗用毒性药品、放射性药品、药品类易制毒化学品等特殊管理的药品，具有明显的两重性。一方面，作为药品，它们在疾病诊断和治疗过程中发挥着不可替代的作用，如使用得当，能防治疾病，有利于人类健康事业发展。另一方面，这几类药品具有特殊的药理、病理及毒副作用，若管理不当、滥用或流入非法渠道，则影响社会安全和稳定。

二、药物滥用及特殊管理药品滥用的危害

1. 药物滥用

药物滥用（drug abuse）是指长期地、过量地使用具有依赖性潜力的药物，这种用药不以医疗为目的，违背公认的医疗用途和社会规范。药物滥用通常是自行给药，会依赖成瘾并引发精神错乱和其他异常行为，后果极其严重。药物滥用严重危害着人类的健康以及经济、社会的发展，已经成为全球共同面对的重大社会问题之一。

案例分析

吃药吃出了"毒"瘾

2006年9月10日，中央电视台《焦点访谈》播出的《吃药吃出了"毒"瘾》节目，报道了消费者因服用盐酸曲马多成瘾的事件。据节目中描述，因过量服用盐酸曲马多成瘾而到长春市公安局戒毒所戒除药瘾的青少年越来越多。这些青少年最初服用盐酸曲马多有的是为了提神，有的是为了减肥。为了遏制这类现象的发生，国家食品药品监督管理局于2007年将曲马多列入第二类精神药品目录实行特殊管理。

【问题与思考】

如何看待"吃药吃出'毒'瘾"？

---

2. 特殊管理药品滥用的危害

根据国际公约的有关规定，不以医疗为目的、非法使用或滥用的麻醉药品和精神药品属于毒品。我国《刑法》第三百五十七条规定："本法所称的毒品，是指鸦片、海洛因、甲基苯丙胺（冰毒）、吗啡、大麻、可卡因以及国家规定管制的其他能够使人形成瘾癖的麻醉药品和精神药品。"因此，滥用特殊管理的药品等同于吸毒。

滥用特殊管理的药品有害于人类身心健康，主要表现为使机体器官、组织细胞形态结构或其功能受到损害，导致幻觉和精神障碍，突然终止用药或减少用药剂量会出现严重的身体及心理戒断反应等。当吸毒者没有经济来源支撑其继续购毒、吸毒时，通常会死于严重的身体戒断反应所引发的并发症或难忍痛苦而选择自杀。此外，吸毒常常伴随道德败坏和违法犯罪行为，扰乱社会治安，破坏家庭和谐，影响社会经济的发展。

三、麻醉药品、精神药品的国内外管制概况

1. 麻醉药品、精神药品的国际管制情况

国际上对麻醉药品和精神药品的管制始于19世纪对华鸦片贸易；1909年在上海召开国际禁毒会议并通过了禁毒决议，拉开了麻醉药品国际管制的序幕；1912年中、美、日、英、法、德等国在海牙召开了第二次国际鸦片会议，会议签订了第一部国际禁毒公约——《国际鸦片公约》，标志着麻醉药品管制的多边合作体制和麻醉药品国际管理体制的建立；1920

年，国际联盟成立，下设贩卖鸦片和其他危险药品咨询委员会，这是第一个真正负责麻醉药品和管制的国际组织，在国际联盟负责期间，通过了包括《限制麻醉药品制造、运销公约》在内的多个国际公约；二战结束后，美国主导的国际麻醉药品管制体系开始重塑；1961 年 175 个国家在纽约缔结了《麻醉品单一公约》，将之前通过的麻醉药品公约综合在一起，拓宽了国际麻醉药品的管制范围；1971 年 2 月通过的《精神药品公约》，将精神药品纳入国际管制的范围；1988 年国际社会在维也纳缔结了《联合国禁止非法贩运麻醉药品和精神药品公约》，将非法贩运麻、精药品定性为国际犯罪，并制定了相应的司法制度。至此，形成了由《麻醉品单一公约》《精神药品公约》和《联合国禁止非法贩运麻醉药品和精神药品公约》构成的麻醉药品和精神药品管制公约体系。

2. 麻醉药品、精神药品的国内管制情况

中华人民共和国成立以来，为加强对麻醉药品、精神药品的管制，我国先后出台了系列法律法规，具体见表 11-1。

表 11-1　麻醉药品、精神药品管制法律法规

发布时间	规范性文件名称	发布机构
1950 年 2 月	关于严禁鸦片烟毒的通令	政务院
1950 年 11 月	麻醉药品临时登记处理办法	政务院
1950 年 11 月	管理麻醉药品暂行条例及实施细则	卫生部
1952 年 11 月	关于抗疲劳类药品管理的通知	卫生部
1964 年 4 月	管理毒药、限制性剧药暂行规定	卫生部、商业和化工部
1978 年 9 月	麻醉药品管理条例	国务院
1979 年 2 月	麻醉药品管理条例实施细则	卫生部
1979 年 6 月	医疗用毒性药品、限制性剧药管理规定	卫生部、国家医药管理局
1982 年 7 月	关于禁绝鸦片烟毒问题的紧急指示	国务院
1984 年 9 月	中华人民共和国药品管理法	全国人大常委会
1987 年 11 月	麻醉药品管理办法	国务院
1988 年 12 月	精神药品管理办法	国务院
1990 年 12 月	关于禁毒的决定	全国人大常委会
2005 年 8 月	麻醉药品和精神药品管理条例	国务院
2005 年 8 月	易制毒化学品管理条例	国务院
2010 年 3 月	药品类易制毒化学品管理办法	卫生部
2012 年 9 月	关于加强含麻黄碱类复方制剂管理有关事宜的通知	国家食品药品监督管理局、公安部、卫生部
2013 年 7 月	关于进一步加强含可待因复方口服溶液、复方甘草片和复方地芬诺酯片购销管理的通知	国家食品药品监督管理总局
2014 年 6 月	关于进一步加强含麻醉药品和曲马多口服复方制剂购销管理的通知	国家食品药品监督管理总局
2015 年 4 月	关于加强含可待因复方口服液体制剂管理的通知	国家食品药品监督管理总局、国家卫生计生委
2015 年 9 月	非药用类麻醉药品和精神药品列管办法	国家食品药品监督管理总局、公安部、国家卫生计生委、国家禁毒办

第二节　麻醉药品和精神药品的管理

一、麻醉药品和精神药品概述

1. 麻醉药品、精神药品的含义

麻醉药品：指具有依赖性潜力，如连续使用、滥用或者不合理使用，易产生生理依赖和精神依赖，形成瘾癖的药品。包括罂粟浓缩物、阿片、吗啡、哌替啶、可待因等。

精神药品：指能使中枢神经系统兴奋或抑制，连续使用能产生依赖性的药品。根据人体对精神药品产生依赖性的程度和精神药品对人体健康的危害程度，精神药品分为第一类精神药品和第二类精神药品。甲基苯丙胺（冰毒）、氯胺酮等属第一类精神药品；咖啡因、地西泮（安定）等属第二类精神药品。

麻醉药品和精神药品在临床中常用于镇痛和镇静，在疾病诊疗过程中发挥着不可替代的作用。但是，麻醉药品和精神药品又具有较强的依赖性，不合理使用或滥用会产生身体依赖或精神依赖。

> **知识拓展**
>
> **麻醉药品与麻醉药的区别**
>
> 麻醉药品是指连续使用后易产生生理和精神依赖，能成瘾癖的药品，临床上主要用于疾病诊断明确（如恶性肿瘤）之后的剧烈、持续疼痛，其具有明显的两重性，一方面在医疗上必不可少，另一方面，如不规范使用或连续使用，则易产生依赖性。
>
> 临床上用于全身或局部麻醉的麻醉药是指能使整个机体或机体局部暂时、可逆性失去知觉或痛觉的药物，在临床上主要用于医疗处理或各种手术前的麻醉。

2. 麻醉药品和精神药品的品种及分类

我国颁布的《麻醉药品和精神药品管理条例》第三条规定：“本条例所称麻醉药品和精神药品，是指列入麻醉药品目录、精神药品目录的药品和其他物质。”麻醉药品目录和精神药品目录由国务院药品监督管理部门会同国务院公安部门、国务院卫生主管部门制定、调整并公布。我国现行的目录中，麻醉药品共 121 种，其中我国生产和使用的有 22 种；精神药品共 149 种，其中第一类精神药品 68 种，第二类精神药品 81 种。我国生产并使用的麻醉药品和精神药品品种见表 11-2。

表 11-2　我国生产并使用的麻醉药品和精神药品

品种	品名
麻醉药品品种	可卡因、罂粟浓缩物（包括罂粟果提取物、罂粟果提取物粉）、二氢埃托啡、地芬诺酯、芬太尼、氢可酮、氢吗啡酮、美沙酮、吗啡（包括吗啡阿托品注射液）、阿片（包括复方樟脑酊、阿桔片）、羟考酮、哌替啶、瑞芬太尼、舒芬太尼、蒂巴因、可待因、右丙氧芬、双氢可待因、乙基吗啡、福尔可定、布桂嗪、罂粟壳

品种		品名
精神药品品种	第一类精神药品品种	哌甲酯、司可巴比妥、丁丙诺啡、γ-羟丁酸、氯胺酮、马吲哚、三唑仑
	第二类精神药品品种	异戊巴比妥、格鲁米特、喷他佐辛、戊巴比妥、阿普唑仑、巴比妥、氯硝西泮、地西泮、艾司唑仑、氟西泮、劳拉西泮、甲丙氨酯、咪达唑仑、硝西泮、奥沙西泮、匹莫林、苯巴比妥、唑吡坦、丁丙诺啡透皮贴剂、布托啡诺及其注射剂、咖啡因、安钠咖、地佐辛及其注射剂、麦角胺咖啡因片、氨酚氢可酮片、曲马多、扎来普隆

上市销售但尚未列入目录的药品和其他物质或者第二类精神药品发生滥用，已经造成或者可能造成严重社会危害的，国务院药品监督管理部门会同国务院公安部门、国务院卫生主管部门应当及时将该药品和该物质列入目录或者将该第二类精神药品调整为第一类精神药品。

二、麻醉药品和精神药品的管理体制

国务院药品监督管理部门负责全国的麻醉药品和精神药品的监督管理工作，并会同国务院农业主管部门对麻醉药品药用原植物实施监督管理。国务院公安部门负责对造成麻醉药品药用原植物、麻醉药品和精神药品流入非法渠道的行为进行查处。国务院其他有关主管部门在各自的职责范围内负责与麻醉药品和精神药品有关的管理工作。

省、自治区、直辖市人民政府药品监督管理部门负责本行政区域范围内麻醉药品和精神药品的监督管理工作。县级以上地方公安机关负责对本行政区域内造成麻醉药品和精神药品流入非法渠道的行为进行查处。县级以上地方人民政府其他有关主管部门在各自的职责范围内负责与麻醉药品和精神药品有关的管理工作。

三、麻醉药品和精神药品的种植、实验研究和生产

国家根据麻醉药品和精神药品的医疗、国家储备和企业生产所需原料的需要确定需求总量，对麻醉药品药用原植物的种植、麻醉药品和精神药品的生产实行总量控制。

1. 麻醉药品药用原植物的种植

国务院药品监督管理部门根据麻醉药品和精神药品的需求总量制定年度生产计划；同时，与国务院农业主管部门根据麻醉药品年度生产计划，制定麻醉药品药用原植物年度种植计划；麻醉药品药用原植物种植企业应当根据年度种植计划种植，并定期向国务院药品监督管理部门和国务院农业主管部门报告种植情况。

麻醉药品药用原植物种植企业由国务院药品监督管理部门和国务院农业主管部门共同确定，其他单位和个人不得种植麻醉药品药用原植物。

2. 麻醉药品和精神药品的实验研究

开展麻醉药品和精神药品实验研究活动应当具备下列条件，并经国务院药品监督管理部门批准：①以医疗、科学研究或者教学为目的；②有保证实验所需麻醉药品和精神药品安全的措施和管理制度；③单位及其工作人员2年内没有违反有关禁毒的法律、行政法规规定的行为。

麻醉药品和精神药品的实验研究单位申请相关药品批准证明文件，应当依照《药品管理法》的规定办理；需要转让研究成果的，应当经国务院药品监督管理部门批准。

药品研究单位在普通药品的实验研究过程中，产生法律法规规定的管制品种的，应当立即停止实验研究活动，并向国务院药品监督管理部门报告。

麻醉药品和第一类精神药品的临床试验，不得以健康人为受试对象。

3. 麻醉药品和精神药品的生产

（1）定点生产制度

国家对麻醉药品和精神药品实行定点生产制度。国务院药品监督管理部门应当根据麻醉药品和精神药品的需求总量，确定麻醉药品和精神药品定点生产企业的数量和布局，并根据年度需求总量对数量和布局进行调整、公布。

（2）定点生产企业的审批

麻醉药品和精神药品的定点生产企业应当具备下列条件：①有药品生产许可证；②有麻醉药品和精神药品实验研究批准文件；③有符合规定的麻醉药品和精神药品生产设施、储存条件和相应的安全管理设施；④有通过网络实施企业安全生产管理和向药品监督管理部门报告生产信息的能力；⑤有保证麻醉药品和精神药品安全生产的管理制度；⑥有与麻醉药品和精神药品安全生产要求相适应的管理水平和经营规模；⑦麻醉药品和精神药品生产管理、质量管理部门的人员应当熟悉麻醉药品和精神药品管理以及有关禁毒的法律、行政法规；⑧没有生产、销售假药、劣药或者违反有关禁毒的法律、行政法规规定的行为；⑨符合国务院药品监督管理部门公布的麻醉药品和精神药品定点生产企业数量和布局的要求。

从事麻醉药品、精神药品生产的企业，应当经所在地省、自治区、直辖市人民政府药品监督管理部门批准。

（3）生产管理

定点生产企业生产麻醉药品和精神药品，应当依照《药品管理法》的规定取得药品批准文号。国务院药品监督管理部门应当组织医学、药学、社会学、伦理学和禁毒等方面的专家成立专家组，由专家组对申请首次上市的麻醉药品和精神药品的社会危害性和被滥用的可能性进行评价，并提出是否批准的建议。未取得药品批准文号的，不得生产麻醉药品和精神药品。

发生重大突发事件，定点生产企业无法正常生产或者不能保证供应麻醉药品和精神药品时，国务院药品监督管理部门可以决定其他药品生产企业生产麻醉药品和精神药品。重大突发事件结束后，国务院药品监督管理部门应当及时决定前款规定的企业停止麻醉药品和精神药品的生产。

定点生产企业应当严格按照麻醉药品和精神药品年度生产计划安排生产，并依照规定向所在地省、自治区、直辖市人民政府药品监督管理部门报告生产情况。

定点生产企业应当依照规定，将麻醉药品和精神药品销售给具有麻醉药品和精神药品经营资格的企业或者依照规定批准的其他单位。定点生产企业的销售管理参见《麻醉药品和精神药品生产管理办法（试行）》的相关规定。

麻醉药品和精神药品的标签应当印有国务院药品监督管理部门规定的标志。

四、麻醉药品和精神药品的经营

1. 定点经营制度

国家对麻醉药品和精神药品实行定点经营制度。国务院药品监督管理部门应当根据麻醉药品和第一类精神药品的需求总量，确定麻醉药品和第一类精神药品的定点批发企业布局，并应当根据年度需求总量对布局进行调整、公布。药品经营企业不得经营麻醉药品原料药和第一类精神药品原料药。但是，供医疗、科学研究、教学使用的小包装的上述药品可以由国务院药品监督管理部门规定的药品批发企业经营。

2. 定点经营企业的审批

跨省、自治区、直辖市从事麻醉药品和第一类精神药品批发业务的企业（以下称全国性批发企业），应当经国务院药品监督管理部门批准；在本省、自治区、直辖市行政区域内从事麻醉药品和第一类精神药品批发业务的企业（以下称区域性批发企业），应当经所在地省、自治区、直辖市人民政府药品监督管理部门批准。专门从事第二类精神药品批发业务的企业，应当经所在地省、自治区、直辖市人民政府药品监督管理部门批准。在批准全国性批发企业及区域性批发企业时，审批部门应当明确其所承担供药责任的区域。

麻醉药品和精神药品定点批发企业除应当具备《药品管理法》第五十二条规定的药品经营企业的开办条件外，还应当具备下列条件：①有符合本条例规定的麻醉药品和精神药品储存条件；②有通过网络实施企业安全管理和向药品监督管理部门报告经营信息的能力；③单位及其工作人员2年内没有违反有关禁毒的法律、行政法规规定的行为；④符合国务院药品监督管理部门公布的定点批发企业布局。

麻醉药品和第一类精神药品的定点批发企业，还应当具有保证供应责任区域内医疗机构所需麻醉药品和第一类精神药品的能力，并具有保证麻醉药品和第一类精神药品安全经营的管理制度。

3. 销售管理

（1）销售范围规定

① 全国性批发企业：全国性批发企业可以向区域性批发企业，或者经批准可以向取得麻醉药品和第一类精神药品使用资格的医疗机构以及经批准的其他单位销售麻醉药品和第一类精神药品。全国性批发企业向取得麻醉药品和第一类精神药品使用资格的医疗机构销售麻醉药品和第一类精神药品，应当经医疗机构所在地省、自治区、直辖市人民政府药品监督管理部门批准。国务院药品监督管理部门在批准全国性批发企业时，应当明确其所承担供药责任的区域。

② 区域性批发企业：区域性批发企业可以向本省、自治区、直辖市行政区域内取得麻醉药品和第一类精神药品使用资格的医疗机构销售麻醉药品和第一类精神药品。由于特殊地理位置的原因，需要就近向其他省、自治区、直辖市行政区域内取得麻醉药品和第一类精神药品使用资格的医疗机构销售的，应当经企业所在地省、自治区、直辖市人民政府药品监督管理部门批准。审批情况由负责审批的药品监督管理部门在批准后5日内通报医疗机构所在地省、自治区、直辖市人民政府药品监督管理部门。省、自治区、直辖市人民政府药品监督管理部门在批准区域性批发企业时，应当明确其所承担供药责任的区域。区域性批发企业之间因医疗急需、运输困难等特殊情况需要调剂麻醉药品和第一类精神药品的，应当在调剂后2日内将调剂情况分别报所在地省、自治区、直辖市人民政府药品监督管理部门备案。

③ 全国性批发企业和区域性批发企业可以从事第二类精神药品批发业务。第二类精神药品定点批发企业可以向医疗机构、定点批发企业和符合规定的药品零售企业以及依照规定批准的其他单位销售第二类精神药品。

（2）销售规定

① 麻醉药品和第一类精神药品不得零售。禁止使用现金进行麻醉药品和精神药品交易，

但是个人合法购买麻醉药品和精神药品的除外。

② 经所在地设区的市级药品监督管理部门批准，实行统一进货、统一配送、统一管理的药品零售连锁企业可以从事第二类精神药品零售业务。第二类精神药品零售企业应当凭执业医师出具的处方，按规定剂量销售第二类精神药品，并将处方保存 2 年备查；禁止超剂量或者无处方销售第二类精神药品；不得向未成年人销售第二类精神药品。

③ 全国性批发企业和区域性批发企业向医疗机构销售麻醉药品和第一类精神药品，应当将药品送至医疗机构。医疗机构不得自行提货。

④ 麻醉药品和精神药品实行政府定价，在制定出厂和批发价格的基础上，逐步实行全国统一零售价格。具体办法由国务院价格主管部门制定。

4. 购进管理

（1）药品生产企业

药品生产企业需要以麻醉药品和第一类精神药品为原料生产普通药品的，应当向所在地省、自治区、直辖市人民政府药品监督管理部门报送年度需求计划，由省、自治区、直辖市人民政府药品监督管理部门汇总报国务院药品监督管理部门批准后，向定点生产企业购买。药品生产企业需要以第二类精神药品为原料生产普通药品的，应当将年度需求计划报所在地省、自治区、直辖市人民政府药品监督管理部门，并向定点批发企业或者定点生产企业购买。

（2）批发企业

全国性批发企业应当从定点生产企业购进麻醉药品和第一类精神药品。区域性批发企业可以从全国性批发企业购进麻醉药品和第一类精神药品；经所在地省、自治区、直辖市人民政府药品监督管理部门批准，也可以从定点生产企业购进麻醉药品和第一类精神药品。

（3）科学研究、教学单位

科学研究、教学单位需要使用麻醉药品和精神药品开展实验、教学活动的，应当经所在地省、自治区、直辖市人民政府药品监督管理部门批准，向定点批发企业或者定点生产企业购买。需要使用麻醉药品和精神药品的标准品、对照品的，应当经所在地省、自治区、直辖市人民政府药品监督管理部门批准，向国务院药品监督管理部门批准的单位购买。

五、麻醉药品和精神药品的使用

1. 麻醉药品、第一类精神药品购用印鉴卡的管理

医疗机构需要使用麻醉药品和第一类精神药品的，应当经所在地设区的市级人民政府卫生主管部门批准，取得麻醉药品、第一类精神药品购用印鉴卡（以下称印鉴卡）。医疗机构应当凭印鉴卡向本省、自治区、直辖市行政区域内的定点批发企业购买麻醉药品和第一类精神药品。

设区的市级人民政府卫生主管部门发给医疗机构印鉴卡时，应当将取得印鉴卡的医疗机构情况抄送所在地设区的市级药品监督管理部门，并报省、自治区、直辖市人民政府卫生主管部门备案。省、自治区、直辖市人民政府卫生主管部门应当将取得印鉴卡的医疗机构名单向本行政区域内的定点批发企业通报。

医疗机构取得印鉴卡应当具备下列条件：①有专职的麻醉药品和第一类精神药品管理人员；②有获得麻醉药品和第一类精神药品处方资格的执业医师；③有保证麻醉药品和第一类精神药品安全储存的设施和管理制度。

印鉴卡有效期为 3 年。印鉴卡有效期届满前 3 个月，医疗机构需向市级卫生行政部门重新提出申请。

2. 处方医师资格和处方注意事项

(1) 处方医师资格的取得

医疗机构应当按照国务院卫生主管部门的规定，对本单位执业医师进行有关麻醉药品和精神药品使用知识的培训、考核，经考核合格的，授予麻醉药品和第一类精神药品处方资格。执业医师取得麻醉药品和第一类精神药品的处方资格后，方可在本医疗机构开具麻醉药品和第一类精神药品处方，但不得为自己开具该种处方。

医疗机构应当将具有麻醉药品和第一类精神药品处方资格的执业医师名单及其变更情况，定期报送所在地设区的市级人民政府卫生主管部门，并抄送同级药品监督管理部门。

(2) 处方注意事项

医务人员应当根据国务院卫生主管部门制定的临床应用指导原则，使用麻醉药品和精神药品。

具有麻醉药品和第一类精神药品处方资格的执业医师，根据临床应用指导原则，对确需使用麻醉药品或者第一类精神药品的患者，应当满足其合理用药需求。在医疗机构就诊的癌症疼痛患者和其他危重患者得不到麻醉药品或者第一类精神药品时，患者或者其亲属可以向执业医师提出申请。具有麻醉药品和第一类精神药品处方资格的执业医师认为要求合理的，应当及时为患者提供所需麻醉药品或者第一类精神药品。

执业医师应当使用专用处方开具麻醉药品和精神药品，单张处方的最大用量应当符合国务院卫生主管部门的规定。

对麻醉药品和第一类精神药品处方，处方的调配人、核对人应当仔细核对，签署姓名，并予以登记；对不符合本条例规定的，处方的调配人、核对人应当拒绝发药。

麻醉药品和精神药品专用处方的格式由国务院卫生主管部门规定。

医疗机构应当对麻醉药品和精神药品处方进行专册登记，加强管理。麻醉药品处方至少保存 3 年，精神药品处方至少保存 2 年。

案例分析

2006 年 7、8 月份，宋某某利用其身为医院内科主任有权开具麻醉药品处方的工作便利，采用以住院患者名义开具麻醉药品处方和私自从内科护士办公室取出备用麻醉药品的方法，先后 4 次（每次 2 支）将麻醉药品杜冷丁共 8 支（每支 100mg 规格），以每支 100 元的价格提供和出售给吸毒人员陈某使用。法院审理后认为，被告人宋某某身为有权开具麻醉药品处方的医生，违反国家规定，以牟利为目的，多次向注射毒品人员提供麻醉、精神药品，其行为触犯刑法，构成贩卖毒品罪。

【问题与思考】
该医院麻醉药品管理存在哪些漏洞？

---

(3) 医疗机构借用及配制麻醉药品、精神药品制剂的规定

医疗机构抢救患者急需麻醉药品和第一类精神药品而本医疗机构无法提供时，可以从其他医疗机构或者定点批发企业紧急借用；抢救工作结束后，应当及时将借用情况报所在地设区的市级药品监督管理部门和卫生主管部门备案。

对临床需要而市场无供应的麻醉药品和精神药品，持有医疗机构制剂许可证和印鉴卡的医疗机构需要配制制剂的，应当经所在地省、自治区、直辖市人民政府药品监督管理部门批准。医疗机构配制的麻醉药品和精神药品制剂只能在本医疗机构使用，不得对外销售。

（4）个人携带麻醉药品、精神药品的规定

因治疗疾病需要，个人凭医疗机构出具的医疗诊断书、本人身份证明，可以携带单张处方最大用量以内的麻醉药品和第一类精神药品；携带麻醉药品和第一类精神药品出入境的，由海关根据自用、合理的原则放行。

医务人员为了医疗需要携带少量麻醉药品和精神药品出入境的，应当持有省级以上人民政府药品监督管理部门发放的携带麻醉药品和精神药品证明。海关凭携带麻醉药品和精神药品证明放行。

（5）以戒毒为目的使用

医疗机构、戒毒机构以开展戒毒治疗为目的，可以使用美沙酮或者国家确定的其他用于戒毒治疗的麻醉药品和精神药品。具体管理办法由国务院药品监督管理部门、国务院公安部门和国务院卫生主管部门制定。

知识拓展

美沙酮及其不良反应

盐酸美沙酮（简称美沙酮）为 μ 阿片受体激动剂，药效与吗啡类似，具有镇痛作用，并可产生呼吸抑制、缩瞳、镇静等作用。与吗啡比较，具有作用时间较长、不易产生耐受性、药物依赖性低的特点，是二战期间德国合成的替代吗啡的麻醉性镇痛药。20 世纪 60 年代初期发现此药具有治疗海洛因依赖脱毒和替代维持治疗的药效作用。

美沙酮的不良反应与吗啡类似，但相对较轻，主要有头痛、眩晕、恶心、出汗、嗜睡、欣快（过量时）、便秘、直立性低血压。具有成瘾性，长期使用应注意组织蓄积产生的过量中毒以及导致的药物依赖（主要为身体依赖）。美沙酮导致的药物依赖属中度至重度，表现为突然停药后出现阿片戒断症状。长期使用美沙酮的妊娠妇女，娩出的新生儿可出现戒断综合征，表现为震颤、肌肉强直、烦躁不安（啼哭）、呵欠、喷嚏、呕吐、腹泻等，可采取镇静和对症治疗。美沙酮过量可导致呼吸抑制，主要表现为昏迷、呼吸变浅变慢、瞳孔缩小呈针尖状（严重呼吸抑制可因脑缺氧而散大）、血压下降，甚至休克，严重者可因呼吸抑制而死亡。

六、麻醉药品和精神药品的储存和运输

1. 麻醉药品和精神药品的储存

（1）专库的要求

麻醉药品药用原植物种植企业、定点生产企业、全国性批发企业和区域性批发企业以及国家设立的麻醉药品储存单位，应当设置储存麻醉药品和第一类精神药品的专库。该专库应当符合下列要求：①安装专用防盗门，实行双人双锁管理；②具有相应的防火设施；③具有监控设施和报警装置，报警装置应当与公安机关报警系统联网。

麻醉药品定点生产企业应当将麻醉药品原料药和制剂分别存放。

（2）储存管理制度

麻醉药品和第一类精神药品的使用单位应当设立专库或者专柜储存麻醉药品和第一类精

神药品。专库应当设有防盗设施并安装报警装置；专柜应当使用保险柜。专库和专柜应当实行双人双锁管理。

麻醉药品药用原植物种植企业、定点生产企业、全国性批发企业和区域性批发企业、国家设立的麻醉药品储存单位以及麻醉药品和第一类精神药品的使用单位，应当配备专人负责管理工作，并建立储存麻醉药品和第一类精神药品的专用账册。药品入库双人验收，出库双人复核，做到账物相符。专用账册的保存期限应当自药品有效期期满之日起不少于5年。

第二类精神药品经营企业应当在药品库房中设立独立的专库或者专柜储存第二类精神药品，并建立专用账册，实行专人管理。专用账册的保存期限应当自药品有效期期满之日起不少于5年。

2. 麻醉药品和精神药品的运输

（1）运输管理

托运、承运和自行运输麻醉药品和精神药品的，应当采取安全保障措施，防止麻醉药品和精神药品在运输过程中被盗、被抢、丢失。通过铁路运输麻醉药品和第一类精神药品的，应当使用集装箱或者铁路行李车运输，具体办法由国务院药品监督管理部门会同国务院铁路主管部门制定。没有铁路需要通过公路或者水路运输麻醉药品和第一类精神药品的，应当由专人负责押运。

托运或者自行运输麻醉药品和第一类精神药品的单位，应当向所在地设区的市级药品监督管理部门申请领取运输证明。运输证明有效期为1年。运输证明应当由专人保管，不得涂改、转让、转借。

托运人办理麻醉药品和第一类精神药品运输手续，应当将运输证明副本交付承运人。承运人应当查验、收存运输证明副本，并检查货物包装。没有运输证明或者货物包装不符合规定的，承运人不得承运。承运人在运输过程中应当携带运输证明副本，以备查验。

（2）邮寄麻醉药品和精神药品

邮寄麻醉药品和精神药品，寄件人应当提交所在地设区的市级药品监督管理部门出具的准予邮寄证明。邮政营业机构应当查验、收存准予邮寄证明；没有准予邮寄证明的，邮政营业机构不得收寄。

省、自治区、直辖市邮政主管部门指定符合安全保障条件的邮政营业机构负责收寄麻醉药品和精神药品。邮政营业机构收寄麻醉药品和精神药品，应当依法对收寄的麻醉药品和精神药品予以查验。

邮寄麻醉药品和精神药品的具体管理办法，由国务院药品监督管理部门会同国务院邮政主管部门制定。

（3）企业间药品运输的信息管理

定点生产企业、全国性批发企业和区域性批发企业之间运输麻醉药品、第一类精神药品，发货人在发货前应当向所在地省、自治区、直辖市人民政府药品监督管理部门报送本次运输的相关信息。属于跨省、自治区、直辖市运输的，收到信息的药品监督管理部门应当向收货人所在地的同级药品监督管理部门通报；属于在本省、自治区、直辖市行政区域内运输的，收到信息的药品监督管理部门应当向收货人所在地设区的市级药品监督管理部门通报。

七、麻醉药品和精神药品审批程序和监督管理

1. 麻醉药品和精神药品的审批程序

申请人提出规定的审批事项申请，应当提交能够证明其符合规定条件的相关资料。审批

部门应当自收到申请之日起 40 日内作出是否批准的决定；作出批准决定的，发给许可证明文件或者在相关许可证明文件上加注许可事项；作出不予批准决定的，应当书面说明理由。

确定定点生产企业和定点批发企业，审批部门应当在经审查符合条件的企业中，根据布局的要求，通过公平竞争的方式初步确定定点生产企业和定点批发企业，并予公布。其他符合条件的企业可以自公布之日起 10 日内向审批部门提出异议。审批部门应当自收到异议之日起 20 日内对异议进行审查，并作出是否调整的决定。

2. 对麻醉药品和精神药品的监督管理

（1）对麻醉药品和精神药品的监督检查

药品监督管理部门应当根据规定的职责权限，对麻醉药品药用原植物的种植以及麻醉药品和精神药品的实验研究、生产、经营、使用、储存、运输活动进行监督检查。

省级以上人民政府药品监督管理部门根据实际情况建立监控信息网络，对定点生产企业、定点批发企业和使用单位的麻醉药品和精神药品生产、进货、销售、库存、使用的数量以及流向实行实时监控，并与同级公安机关做到信息共享。尚未连接监控信息网络的麻醉药品和精神药品定点生产企业、定点批发企业和使用单位，应当每月通过电子信息、传真、书面等方式，将本单位麻醉药品和精神药品生产、进货、销售、库存、使用的数量以及流向，报所在地设区的市级药品监督管理部门和公安机关；医疗机构还应当报所在地设区的市级人民政府卫生主管部门。设区的市级药品监督管理部门应当每 3 个月向上一级药品监督管理部门报告本地区麻醉药品和精神药品的相关情况。县级以上人民政府卫生主管部门应当对执业医师开具麻醉药品和精神药品处方的情况进行监督检查。

药品监督管理部门、卫生主管部门和公安机关应当互相通报麻醉药品和精神药品生产、经营企业和使用单位的名单以及其他管理信息。各级药品监督管理部门应当将在麻醉药品药用原植物的种植以及麻醉药品和精神药品的实验研究、生产、经营、使用、储存、运输等各环节的管理中的审批、撤销等事项通报同级公安机关。麻醉药品和精神药品的经营企业、使用单位报送各级药品监督管理部门的备案事项，应当同时报送同级公安机关。

（2）滥用和安全隐患的排除

对已经发生滥用，造成严重社会危害的麻醉药品和精神药品品种，国务院药品监督管理部门应当采取在一定期限内中止生产、经营、使用或者限定其使用范围和用途等措施。对不再作为药品使用的麻醉药品和精神药品，国务院药品监督管理部门应当撤销其药品批准文号和药品标准，并予以公布。

药品监督管理部门、卫生主管部门发现生产、经营企业和使用单位的麻醉药品和精神药品管理存在安全隐患时，应当责令其立即排除或者限期排除；对有证据证明可能流入非法渠道的，应当及时采取查封、扣押的行政强制措施，在 7 日内作出行政处理决定，并通报同级公安机关。

药品监督管理部门发现取得印鉴卡的医疗机构未依照规定购买麻醉药品和第一类精神药品时，应当及时通报同级卫生主管部门。接到通报的卫生主管部门应当立即调查处理。必要时，药品监督管理部门可以责令定点批发企业中止向该医疗机构销售麻醉药品和第一类精神药品。

（3）对过期、损坏的麻醉药品和精神药品的处理

麻醉药品和精神药品的生产、经营企业和使用单位对过期、损坏的麻醉药品和精神药品应当登记造册，并向所在地县级药品监督管理部门申请销毁。药品监督管理部门应当自接到申请之日起 5 日内到场监督销毁。医疗机构对存放在本单位的过期、损坏麻醉药品和精神药品，应当按照规定的程序向卫生主管部门提出申请，由卫生主管部门负责监督销毁。

对依法收缴的麻醉药品和精神药品，除经国务院药品监督管理部门或者国务院公安部门批准用于科学研究外，应当依照国家有关规定予以销毁。

（4）麻醉药品、精神药品流入非法渠道的处理

发生麻醉药品和精神药品被盗、被抢、丢失或者其他流入非法渠道的情形的，案发单位应当立即采取必要的控制措施，同时报告所在地县级公安机关和药品监督管理部门。医疗机构发生上述情形的，还应当报告其主管部门。公安机关接到报告、举报，或者有证据证明麻醉药品和精神药品可能流入非法渠道时，应当及时开展调查，并可以对相关单位采取必要的控制措施。药品监督管理部门、卫生主管部门以及其他有关部门应当配合公安机关开展工作。

八、违反麻醉药品和精神药品管理规定的法律责任

1. 药品监督管理部门、卫生主管部门违规应承担的法律责任

药品监督管理部门、卫生主管部门违反规定，有下列情形之一的，由其上级行政机关或者监察机关责令改正；情节严重的，对直接负责的主管人员和其他直接责任人员依法给予行政处分；构成犯罪的，依法追究刑事责任：①对不符合条件的申请人准予行政许可或者超越法定职权作出准予行政许可决定的；②未到场监督销毁过期、损坏的麻醉药品和精神药品的；③未依法履行监督检查职责，应当发现而未发现违法行为、发现违法行为不及时查处，或者未依照规定的程序实施监督检查的；④违反规定的其他失职、渎职行为。

2. 麻醉药品药用原植物种植企业违规应承担的法律责任

麻醉药品药用原植物种植企业违反规定，有下列情形之一的，由药品监督管理部门责令限期改正，给予警告；逾期不改正的，处5万元以上10万元以下的罚款；情节严重的，取消其种植资格：①未依照麻醉药品药用原植物年度种植计划进行种植的；②未依照规定报告种植情况的；③未依照规定储存麻醉药品的。

3. 定点生产企业违规应承担的法律责任

定点生产企业违反规定，有下列情形之一的，由药品监督管理部门责令限期改正，给予警告，并没收违法所得和违法销售的药品；逾期不改正的，责令停产，并处5万元以上10万元以下的罚款；情节严重的，取消其定点生产资格：①未按照麻醉药品和精神药品年度生产计划安排生产的；②未依照规定向药品监督管理部门报告生产情况的；③未依照规定储存麻醉药品和精神药品，或者未依照规定建立、保存专用账册的；④未依照规定销售麻醉药品和精神药品的；⑤未依照规定销毁麻醉药品和精神药品的。

4. 定点批发企业违规应承担的法律责任

定点批发企业违反规定销售麻醉药品和精神药品，或者违反规定经营麻醉药品原料药和第一类精神药品原料药的，由药品监督管理部门责令限期改正，给予警告，并没收违法所得和违法销售的药品；逾期不改正的，责令停业，并处违法销售药品货值金额2倍以上5倍以下的罚款；情节严重的，取消其定点批发资格。

定点批发企业违反规定，有下列情形之一的，由药品监督管理部门责令限期改正，给予警告；逾期不改正的，责令停业，并处2万元以上5万元以下的罚款；情节严重的，取消其定点批发资格：①未依照规定购进麻醉药品和第一类精神药品的；②未保证供药责任区域内

的麻醉药品和第一类精神药品的供应的；③未对医疗机构履行送货义务的；④未依照规定报告麻醉药品和精神药品的进货、销售、库存数量以及流向的；⑤未依照规定储存麻醉药品和精神药品，或者未依照规定建立、保存专用账册的；⑥未依照规定销毁麻醉药品和精神药品的；⑦区域性批发企业之间违反本条例的规定调剂麻醉药品和第一类精神药品，或者因特殊情况调剂麻醉药品和第一类精神药品后未依照规定备案的。

5. 第二类精神药品零售企业违规应承担的法律责任

第二类精神药品零售企业违反规定储存、销售或者销毁第二类精神药品的，由药品监督管理部门责令限期改正，给予警告，并没收违法所得和违法销售的药品；逾期不改正的，责令停业，并处 5000 元以上 2 万元以下的罚款；情节严重的，取消其第二类精神药品零售资格。

6. 取得印鉴卡的医疗机构违规应承担的法律责任

取得印鉴卡的医疗机构违反规定，有下列情形之一的，由设区的市级人民政府卫生主管部门责令限期改正，给予警告；逾期不改正的，处 5000 元以上 1 万元以下的罚款；情节严重的，吊销其印鉴卡；对直接负责的主管人员和其他直接责任人员，依法给予降级、撤职、开除的处分：①未依照规定购买、储存麻醉药品和第一类精神药品的；②未依照规定保存麻醉药品和精神药品专用处方，或者未依照规定进行处方专册登记的；③未依照规定报告麻醉药品和精神药品的进货、库存、使用数量的；④紧急借用麻醉药品和第一类精神药品后未备案的；⑤未依照规定销毁麻醉药品和精神药品的。

7. 处方开具、调配、核对人员违规应承担的法律责任

具有麻醉药品和第一类精神药品处方资格的执业医师，违反规定开具麻醉药品和第一类精神药品处方，或者未按照临床应用指导原则的要求使用麻醉药品和第一类精神药品的，由其所在医疗机构取消其麻醉药品和第一类精神药品处方资格；造成严重后果的，由原发证部门吊销其执业证书。执业医师未按照临床应用指导原则的要求使用第二类精神药品或者未使用专用处方开具第二类精神药品，造成严重后果的，由原发证部门吊销其执业证书。

未取得麻醉药品和第一类精神药品处方资格的执业医师擅自开具麻醉药品和第一类精神药品处方，由县级以上人民政府卫生主管部门给予警告，暂停其执业活动；造成严重后果的，吊销其执业证书；构成犯罪的，依法追究刑事责任。

处方的调配人、核对人违反规定未对麻醉药品和第一类精神药品处方进行核对，造成严重后果的，由原发证部门吊销其执业证书。

8. 违规运输、邮寄麻醉药品和精神药品应承担的法律责任

违反规定运输麻醉药品和精神药品的，由药品监督管理部门和运输管理部门依照各自职责，责令改正，给予警告，处 2 万元以上 5 万元以下的罚款。

收寄麻醉药品、精神药品的邮政营业机构未依照规定办理邮寄手续的，由邮政主管部门责令改正，给予警告；造成麻醉药品、精神药品邮件丢失的，依照邮政法律、行政法规的规定处理。

9. 采用不正当手段取得麻醉药品和精神药品的实验研究、生产、经营、使用资格应承担的法律责任

提供虚假材料、隐瞒有关情况，或者采取其他欺骗手段取得麻醉药品和精神药品的实验研究、生产、经营、使用资格的，由原审批部门撤销其已取得的资格，5 年内不得提出有关

麻醉药品和精神药品的申请；情节严重的，处1万元以上3万元以下的罚款，有药品生产许可证、药品经营许可证、医疗机构执业许可证的，依法吊销其许可证明文件。

10. 药品研究单位研究、研制违规应承担的法律责任

药品研究单位在普通药品的实验研究和研制过程中，产生规定管制的麻醉药品和精神药品，未依照规定报告的，由药品监督管理部门责令改正，给予警告，没收违法药品；拒不改正的，责令停止实验研究和研制活动。

11. 以健康人为受试对象应承担的法律责任

药物临床试验机构以健康人为麻醉药品和第一类精神药品临床试验的受试对象的，由药品监督管理部门责令停止违法行为，给予警告；情节严重的，取消其药物临床试验机构的资格；构成犯罪的，依法追究刑事责任。对受试对象造成损害的，药物临床试验机构依法承担治疗和赔偿责任。

12. 生产、销售假劣麻醉药品和精神药品应承担的法律责任

定点生产企业、定点批发企业和第二类精神药品零售企业生产、销售假劣麻醉药品和精神药品的，由药品监督管理部门取消其定点生产资格、定点批发资格或者第二类精神药品零售资格，并依照《药品管理法》的有关规定予以处罚。

13. 使用现金交易应承担的法律责任

定点生产企业、定点批发企业和其他单位使用现金进行麻醉药品和精神药品交易的，由药品监督管理部门责令改正，给予警告，没收违法交易的药品，并处5万元以上10万元以下的罚款。

14. 发生被盗、被抢、丢失案件的单位应承担的法律责任

发生麻醉药品和精神药品被盗、被抢、丢失案件的单位，违反规定未采取必要的控制措施或者未依照规定报告的，由药品监督管理部门和卫生主管部门依照各自职责，责令改正，给予警告；情节严重的，处5000元以上1万元以下的罚款；有上级主管部门的，由其上级主管部门对直接负责的主管人员和其他直接责任人员，依法给予降级、撤职的处分。

15. 依法取得麻醉药品药用原植物种植或者麻醉药品和精神药品实验研究、生产、经营、使用、运输等资格的单位应承担的法律责任

依法取得麻醉药品药用原植物种植或者麻醉药品和精神药品实验研究、生产、经营、使用、运输等资格的单位，倒卖、转让、出租、出借、涂改其麻醉药品和精神药品许可证明文件的，由原审批部门吊销相应许可证明文件，没收违法所得；情节严重的，处违法所得2倍以上5倍以下的罚款；没有违法所得的，处2万元以上5万元以下的罚款；构成犯罪的，依法追究刑事责任。

16. 致使麻醉药品和精神药品流入非法渠道应承担的法律责任

违反规定致使麻醉药品和精神药品流入非法渠道造成危害，构成犯罪的，依法追究刑事责任；尚不构成犯罪的，由县级以上公安机关处5万元以上10万元以下的罚款；有违法所得的，没收违法所得；情节严重的，处违法所得2倍以上5倍以下的罚款；由原发证部门吊销其药品生产、经营和使用许可证明文件。

第三节 医疗用毒性药品的管理

为加强医疗用毒性药品的管理，防止中毒或死亡事故的发生，根据《中华人民共和国药品管理法》的规定，国务院于 1988 年 12 月 27 日发布并实施了《医疗用毒性药品管理办法》。

一、医疗用毒性药品的概念和品种范围

1. 医疗用毒性药品的概念

医疗用毒性药品（以下简称毒性药品）是指毒性剧烈、治疗剂量与中毒剂量相近，使用不当会致人中毒或死亡的药品。

医疗用毒性药品与毒品不同，非教学、科研、医疗用途而使用的麻醉药品和精神药品被称为毒品；医疗用毒性药品与毒物也不同，毒性药品虽具有剧烈毒性，但因其具有药品的功效而被运用于临床医疗，而毒物是指具有剧烈毒性却不能用于医疗的物质，如氰化物等。

2. 医疗用毒性药品的品种范围

我国的医疗用毒性药品分为中药和西药两大类，其中毒性中药 27 种，毒性西药 13 种，具体见表 11-3。

表 11-3　医疗用毒性药品分类

品种	品名
毒性中药品种	砒石（红砒、白砒）、砒霜、水银、生马钱子、生川乌、生草乌、生白附子、生附子、生半夏、生南星、生巴豆、斑蝥、青娘虫、红娘虫、生甘遂、生狼毒、生藤黄、生千金子、生天仙子、闹羊花、雪上一枝蒿、白降丹、蟾酥、洋金花、红粉、轻粉、雄黄
毒性西药品种	去乙酰毛花苷 C、洋地黄毒苷、阿托品（包括其盐类）、氢溴酸后马托品、三氧化二砷、毛果芸香碱（包括其盐类）、升汞、水杨酸毒扁豆碱、亚砷酸钾、氢溴酸东莨菪碱、士的宁（包括其盐类）、A 型肉毒毒素、亚砷酸注射液

二、生产管理

毒性药品年度生产、收购、供应和配制计划，由省、自治区、直辖市医药管理部门根据医疗需要制定，经省、自治区、直辖市卫生行政部门审核后，由医药管理部门下达给指定的毒性药品生产、收购、供应单位，并抄报国家卫生主管部门和药品监管部门。生产单位不得擅自改变生产计划，自行销售。

药厂必须由医药专业人员负责生产、配制和质量检验，并建立严格的管理制度，严防与其他药品混杂。每次配料，必须经 2 人以上复核无误，并详细记录每次生产所用原料和成品数，经手人要签字备查。所有工具、容器要处理干净，以防污染其他药品。标示量要准确无误，包装容器要有毒药标志。

凡加工炮制毒性中药，必须按照《中华人民共和国药典》或者省、自治区、直辖市卫生行政部门制定的炮制规范的规定进行。药材符合药用要求的，方可供应、配方和用于中成药生产。

生产毒性药品及其制剂，必须严格执行生产工艺操作规程，在本单位药品检验人员的监督下准确投料，并建立完整的生产记录，保存五年备查。

在生产毒性药品过程中产生的废弃物，必须妥善处理，不得污染环境。

三、经营管理

毒性药品的收购、经营，由各级医药管理部门指定的药品经营单位负责；配方用药由国营药店、医疗单位负责。其他任何单位或者个人均不得从事毒性药品的收购、经营和配方业务。

收购、经营、加工、使用毒性药品的单位必须建立健全保管、验收、领发、核对等制度；严防收假、发错，严禁与其他药品混杂，做到划定仓间或仓位，专柜加锁并由专人保管。

毒性药品的包装容器上必须印有毒药标志，在运输毒性药品的过程中，应当采取有效措施，防止发生事故。

案例分析

草乌有剧毒，食疗不当出人命

受"药食同源"观念影响，人们喜欢用一些"药食两用"的中药作为食材。2015年云南宾川县一村民邀请亲朋好友到家中煮食草乌炖猪脚，由于炖煮不当，导致参加聚餐的27人先后出现中毒症状，其中6人抢救无效死亡。我国将草乌纳为毒性中药实行特殊管理，根据《医疗用毒性药品管理办法》任何单位或个人应在医师指导下正确使用，禁止擅自加工食用草乌、附片等毒性中药材。近年来，多地食品药品监督管理部门多次发布关于预防食用草乌、附子等毒性中药材中毒的预警公告。

【问题与思考】

如何避免类似现象的发生？

四、使用管理

医疗单位供应和调配毒性药品，凭医生签名的正式处方。国营药店供应和调配毒性药品，凭盖有医生所在的医疗单位公章的正式处方。每次处方剂量不得超过二日极量。

调配处方时，必须认真负责，计量准确，按医嘱注明要求，并由配方人员及具有药师以上技术职称的复核人员签名盖章后方可发出。对处方未注明"生用"的毒性中药，应当付炮制品。如发现处方有疑问时，须经原处方医生重新审定后再行调配。处方一次有效，取药后处方保存二年备查。

科研和教学单位所需的毒性药品，必须持本单位的证明信，经单位所在地县以上卫生行政部门批准后，供应部门方能发售。

群众自配民间单、秘、验方需用毒性中药，购买时要持有本单位或者城市街道办事处、乡（镇）人民政府的证明信，供应部门方可发售。每次购用量不得超过二日极量。

第四节　放射性药品管理

为了加强放射性药品的管理，根据《中华人民共和国药品管理法》的规定，国务院于1989年1月发布了《放射性药品管理办法》，并根据2011年1月8日《国务院关于废止和修改部分行政法规的决定》进行了第一次修订，根据2017年3月1日《国务院关于修改和废止部分行政法规的决定》进行了第二次修订。

一、放射性药品的概念和品种范围

1. 放射性药品的概念

放射性药品是指用于临床诊断或者治疗的放射性核素制剂或者其标记药物，包括裂变制品、推照制品、加速器制品、放射性同位素发生器及其配套药盒、放射免疫分析药盒等。

放射性药品与其他药品的不同之处在于，放射性药品含有的放射性核素能放射出射线。因此，凡在分子内或制剂内含有放射性核素的药品都称为放射性药品。

2. 放射性药品的品种范围

（1）按核素分类

我国国家药品标准收载的 36 种放射性药品全都是由 14 种放射性核素制备的。因此，可按核素的不同分为 14 类。这 14 种放射性核素是：磷 32、铬 51、镓 67、碘 123、碘 125、碘 131、碘 132、铯 131、氙 133、铥 169、金 198、汞 203、锝 99m、铟 133m。

（2）按医疗用途分类

放射性药品主要用于诊断治疗，即利用放射性药品对人体各脏器进行功能代谢检查及动脉和静脉体外显像，只有少量放射性药品才用于治疗各种疾病。按医疗用途可分为以下几类：①用于甲状腺疾病的诊断和治疗；②用于肾功能检查；③用于胃显像；④用于肺肿瘤鉴别诊断；⑤用于脑显像；⑥用于肾上腺显像；⑦用于心脏和大血管血池显像；⑧用于心肌显像；⑨用于胎盘定位；⑩用于肝显像；⑪用于肺功能检查；⑫用于治疗皮肤病；⑬用于红细胞寿命测定；⑭用于治疗真性红细胞增多症；⑮用于控制癌性胸腹水等。

> **知识拓展**
>
> **甲状腺功能亢进症与碘的关系**
>
> 甲状腺功能亢进症与碘的关系：甲状腺功能亢进症是由于甲状腺激素分泌过多而引起的内分泌疾病，碘是制造甲状腺激素的重要原料，因此，甲状腺功能亢进症患者尤其要忌碘，那么碘对甲状腺功能亢进症究竟有哪些坏处呢？
>
> （1）碘是制造甲状腺激素的主要原料，摄入过量的碘会导致甲状腺功能亢进病情加重，甚至发生碘致性甲状腺功能亢进。
>
> （2）过多的碘有可能使甲状腺组织硬化，影响甲状腺药物治疗，造成病情久治不愈。碘过量使得药物治疗甲状腺功能亢进时间延长、治愈率下降，治愈率下降到 20%～35%。因此甲状腺功能亢进症患者要尽量少摄入碘，尤其是含碘丰富的海味，如海带、紫菜、海鱼等食物要少吃，而且含碘的中药如海藻、昆布等均要禁止食用，如有条件，患者用盐应食用无碘盐。

二、放射性新药的研制、临床研究和审批

放射性新药是指我国首次生产的放射性药品。放射性新药的分类，按国务院药品监督管理部门有关药品注册的规定办理。

放射性新药的研制内容，包括工艺路线、质量标准、临床前药理及临床研究。研制单位在制订新药工艺路线的同时，必须研究该药的理化性能、纯度（包括核素纯度）及检验方法、药理、毒理、动物药代动力学、放射性比活度、剂量、剂型、稳定性等。研制单位对放射免疫分

析药盒必须进行可测限度、范围、特异性、准确度、精密度、稳定性等方法学的研究。

研制单位研制的放射性新药，在进行临床试验或者验证前，应当向国务院药品监督管理部门提出申请，按规定报送资料及样品，经国务院药品监督管理部门审批同意后，在国务院药品监督管理部门指定的药物临床试验机构进行临床研究。

研制单位在放射性新药临床研究结束后，向国务院药品监督管理部门提出申请，经国务院药品监督管理部门审核批准，发给新药证书。国务院药品监督管理部门在审核批准时，应当征求国务院国防科技工业主管部门的意见。

放射性新药投入生产，需由生产单位或者取得放射性药品生产许可证的研制单位，凭新药证书（副本）向国务院药品监督管理部门提出生产该药的申请，并提供样品，由国务院药品监督管理部门审核发给批准文号。

三、放射性药品的生产、经营和进出口

1. 放射性药品的生产、经营

国家根据需要，对放射性药品的生产企业实行合理布局。

开办放射性药品生产、经营企业，必须具备《药品管理法》规定的条件，符合国家有关放射性同位素安全和防护的规定与标准，并履行环境影响评价文件的审批手续；开办放射性药品生产企业，经国务院国防科技工业主管部门审查同意，国务院药品监督管理部门审核批准后，由所在省、自治区、直辖市药品监督管理部门发给《放射性药品生产企业许可证》；开办放射性药品经营企业，经国务院药品监督管理部门审核并征求国务院国防科技工业主管部门意见后批准的，由所在省、自治区、直辖市药品监督管理部门发给《放射性药品经营企业许可证》。无许可证的生产、经营企业，一律不准生产、销售放射性药品。

《放射性药品生产企业许可证》《放射性药品经营企业许可证》的有效期为5年，期满前6个月，放射性药品生产、经营企业应当分别向原发证的药品监督管理部门重新提出申请，经批准后，换发新证。

放射性药品生产企业生产已有国家标准的放射性药品，必须经国务院药品监督管理部门征求国务院国防科技工业主管部门意见后审核批准，并发给批准文号。凡是改变国务院药品监督管理部门已批准的生产工艺路线和药品标准的，生产单位必须按原报批程序提出补充申请，经国务院药品监督管理部门批准后方能生产。

放射性药品生产、经营企业，必须配备与生产、经营放射性药品相适应的专业技术人员，具有安全、防护和废气、废物、废水处理等设施，并建立严格的质量管理制度。

放射性药品生产、经营企业，必须建立质量检验机构，严格实行生产全过程的质量控制和检验。产品出厂前，须经质量检验。符合国家药品标准的产品方可出厂，不符合标准的产品一律不准出厂。

经国务院药品监督管理部门审核批准的含有短半衰期放射性核素的药品，可以边检验边出厂，但发现质量不符合国家药品标准时，该药品的生产企业应当立即停止生产、销售，并立即通知使用单位停止使用，同时报告国务院药品监督管理、卫生行政、国防科技工业主管部门。

放射性药品的生产、经营单位和医疗单位凭省、自治区、直辖市药品监督管理部门发给的《放射性药品生产企业许可证》《放射性药品经营企业许可证》，医疗单位凭省、自治区、直辖市药品监督管理部门发给的《放射性药品使用许可证》，开展放射性药品的购销活动。

2. 放射性药品的进出口

进口的放射性药品品种，必须符合我国的药品标准或者其他药用要求，并依照《药品管

理法》的规定取得进口药品注册证书。进出口放射性药品，应当按照国家有关对外贸易、放射性同位素安全和防护的规定，办理进出口手续。进口放射性药品，必须经国务院药品监督管理部门指定的药品检验机构抽样检验；检验合格的，方准进口。

对于经国务院药品监督管理部门审核批准的含有短半衰期放射性核素的药品，在保证安全使用的情况下，可以采取边进口检验，边投入使用的办法。进口检验单位发现药品质量不符合要求时，应当立即通知使用单位停止使用，并报告国务院药品监督管理、卫生行政、国防科技工业主管部门。

四、放射性药品的包装和运输

放射性药品的包装必须安全实用，符合放射性药品质量要求，具有与放射性剂量相适应的防护装置。包装必须分内包装和外包装两部分，外包装必须贴有商标、标签、说明书和放射性药品标志，内包装必须贴有标签。标签必须注明药品品名、放射性比活度、装量。说明书除注明前款内容外，还须注明生产单位、批准文号、批号、主要成分、出厂日期、放射性核素半衰期、适应证、用法、用量、禁忌证、有效期和注意事项等。

放射性药品的运输，按国家运输、邮政等部门制订的有关规定执行。严禁任何单位和个人随身携带放射性药品乘坐公共交通运输工具。

五、放射性药品的使用

医疗单位设置核医学科、室（同位素室），必须配备与其医疗任务相适应的并经核医学技术培训的技术人员。非核医学专业技术人员未经培训，不得从事放射性药品使用工作。

医疗单位使用放射性药品，必须符合国家有关放射性同位素安全和防护的规定。所在地的省、自治区、直辖市药品监督管理部门，应当根据医疗单位核医疗技术人员的水平、设备条件，核发相应等级的《放射性药品使用许可证》，无许可证的医疗单位不得临床使用放射性药品。《放射性药品使用许可证》有效期为5年，期满前6个月，医疗单位应当向原发证的行政部门重新提出申请，经审核批准后，换发新证。

医疗单位配制、使用放射性制剂，应当符合《药品管理法》及其实施条例的相关规定。

持有《放射性药品使用许可证》的医疗单位，必须负责对使用的放射性药品进行临床质量检验，收集药品不良反应等项工作，并定期向所在地药品监督管理、卫生行政部门报告。由省、自治区、直辖市药品监督管理、卫生行政部门汇总后分别报国务院药品监督管理、卫生行政部门。

放射性药品使用后的废物（包括患者排出物），必须按国家有关规定妥善处置。

第五节　药品类易制毒化学品管理

一、易制毒化学品的概念和药品类易制毒化学品的品种

1. 易制毒化学品的概念

易制毒化学品是指国家规定管制的可用于非法制造毒品的原料、配剂等化学物品，包括

用以制造毒品的原料前体、试剂、溶剂及稀释剂、添加剂等。易制毒化学品本身并不是毒品，但其具有双重性，易制毒化学品既是一般医药、化工业原料，又是生产、制造或合成毒品必不可少的化学品。

2.药品类易制毒化学品的品种

根据《易制毒化学品管理条例》的规定，易制毒化学品分三类，第一类是可以用于制毒的主要原料，第二类、第三类是可以用于制毒的化学配剂。具体分类见表11-4。

表11-4　易制毒化学品分类

类别	品种
第一类	1.1-苯基-2-丙酮 2.3,4-亚甲基二氧苯基-2-丙酮 3.胡椒醛 4.黄樟素 5.黄樟油 6.异黄樟素 7.N-乙酰邻氨基苯酸 8.邻氨基苯甲酸 9.麦角酸 * 10.麦角胺 * 11.麦角新碱 * 12.麻黄素、伪麻黄素、消旋麻黄素、去甲麻黄素、甲基麻黄素、麻黄浸膏、麻黄浸膏粉等麻黄素类物质 * 13.4-苯胺基-N-苯乙基哌啶 14.N-苯乙基-4-哌啶酮 15.N-甲基-1-苯基-1-氯-2-丙胺
第二类	1.苯乙酸 2.醋酸酐 3.三氯甲烷 4.乙醚 5.哌啶 6.溴素 7.1-苯基-1-丙酮
第三类	1.甲苯 2.丙酮 3.甲基乙基酮 4.高锰酸钾 5.硫酸 6.盐酸

注：1.第一类、第二类所列物质可能存在的盐类，也纳入管制。
2.带有 * 标记的品种为第一类中的药品类易制毒化学品，第一类中的药品类易制毒化学品包括原料药及其单方制剂。

二、药品类易制毒化学品的管理主体

国务院公安部门、药品监督管理部门、安全生产监督管理部门、商务主管部门、卫生主管部门、海关总署、价格主管部门、铁路主管部门、交通主管部门、市场监督管理部门、生态环境主管部门在各自的职责范围内，负责全国的易制毒化学品有关管理工作；县级以上地方各级人民政府有关行政主管部门在各自的职责范围内，负责本行政区域内的易制毒化学品有关管理工作。

三、药品类易制毒化学品的生产、经营许可

生产、经营药品类易制毒化学品，应当依照规定取得药品类易制毒化学品生产、经营许

可。生产药品类易制毒化学品中属于药品的品种，还应当依照《药品管理法》和相关规定取得药品批准文号。

1. 药品类易制毒化学品的生产许可

申请生产药品类易制毒化学品，应当符合规定条件，向所在地省、自治区、直辖市药品监督管理部门申请许可。

省、自治区、直辖市药品监督管理部门应当在收到申请之日起5日内，对申报资料进行形式审查，决定是否受理。受理的，在30日内完成现场检查，将检查结果连同企业申报资料报送国家药品监督管理部门。国家药品监督管理局应当在30日内完成实质性审查，对符合规定的，发给《药品类易制毒化学品生产许可批件》（以下简称《生产许可批件》），注明许可生产的药品类易制毒化学品名称；不予许可的，应当书面说明理由。

药品生产企业收到《生产许可批件》后，应当向所在地省、自治区、直辖市药品监督管理部门提出变更《药品生产许可证》生产范围的申请。省、自治区、直辖市药品监督管理部门应当根据《生产许可批件》，在《药品生产许可证》正本的生产范围中标注"药品类易制毒化学品"；在副本的生产范围中标注"药品类易制毒化学品"后，括弧内标注药品类易制毒化学品名称。

药品类易制毒化学品生产企业申请换发《药品生产许可证》的，省、自治区、直辖市药品监督管理部门除按照《药品生产监督管理办法》审查外，还应当对企业的药品类易制毒化学品生产条件和安全管理情况进行审查。对符合规定的，在换发的《药品生产许可证》中继续标注药品类易制毒化学品生产范围和品种名称；对不符合规定的，报国家药品监督管理部门。国家药品监督管理部门收到省、自治区、直辖市药品监督管理部门报告后，对不符合规定的企业注销其《生产许可批件》，并通知企业所在地省、自治区、直辖市药品监督管理部门注销该企业《药品生产许可证》中的药品类易制毒化学品生产范围。

药品类易制毒化学品生产企业不再生产药品类易制毒化学品的，应当在停止生产经营后3个月内办理注销相关许可手续。药品类易制毒化学品生产企业连续1年未生产的，应当书面报告所在地省、自治区、直辖市药品监督管理部门；需要恢复生产的，应当经所在地省、自治区、直辖市药品监督管理部门对企业的生产条件和安全管理情况进行现场检查。

药品类易制毒化学品生产企业变更生产地址、品种范围的，应当重新申办《生产许可批件》。药品类易制毒化学品生产企业变更企业名称、法定代表人的，由所在地省、自治区、直辖市药品监督管理部门办理《药品生产许可证》变更手续，报国家药品监督管理部门备案。

药品类易制毒化学品以及含有药品类易制毒化学品的制剂不得委托生产。药品生产企业不得接受境外厂商委托加工药品类易制毒化学品以及含有药品类易制毒化学品的产品；特殊情况需要委托加工的，须经国家药品监督管理部门批准。

2. 药品类易制毒化学品的经营许可

药品类易制毒化学品的经营许可，国家药品监督管理部门委托省、自治区、直辖市药品监督管理部门办理。

药品类易制毒化学品单方制剂和小包装麻黄素，纳入麻醉药品销售渠道经营，仅能由麻醉药品全国性批发企业和区域性批发企业经销，不得零售。

未实行药品批准文号管理的品种，纳入药品类易制毒化学品原料药渠道经营。

药品经营企业申请经营药品类易制毒化学品原料药，应当符合规定的条件，向所在地省、自治区、直辖市药品监督管理部门提出申请。

省、自治区、直辖市药品监督管理部门应当在收到申请之日起5日内，对申报资料进行形式审查，决定是否受理。受理的，在30日内完成现场检查和实质性审查，对符合规定的，在《药品经营许可证》经营范围中标注"药品类易制毒化学品"，并报国家药品监督管理部门备案；不予许可的，应当书面说明理由。

四、药品类易制毒化学品的购买许可

国家对药品类易制毒化学品实行购买许可制度。购买药品类易制毒化学品的，应当办理《药品类易制毒化学品购用证明》（以下简称《购用证明》），但符合以下情形之一的除外：

①医疗机构凭麻醉药品、第一类精神药品购用印鉴卡购买药品类易制毒化学品单方制剂和小包装麻黄素的；②麻醉药品全国性批发企业、区域性批发企业持麻醉药品调拨单购买小包装麻黄素以及单次购买麻黄素片剂6万片以下、注射剂1.5万支以下的；③按规定购买药品类易制毒化学品标准品、对照品的；④药品类易制毒化学品生产企业凭药品类易制毒化学品出口许可自营出口药品类易制毒化学品的。

《购用证明》由国家药品监督管理局统一印制，有效期为3个月。

五、药品类易制毒化学品的购销管理

药品类易制毒化学品生产企业应当将药品类易制毒化学品原料药销售给取得《购用证明》的药品生产企业、药品经营企业和外贸出口企业。药品类易制毒化学品经营企业应当将药品类易制毒化学品原料药销售给本省、自治区、直辖市行政区域内取得《购用证明》的单位。药品类易制毒化学品经营企业之间不得购销药品类易制毒化学品原料药。教学科研单位只能凭《购用证明》从麻醉药品全国性批发企业、区域性批发企业和药品类易制毒化学品经营企业购买药品类易制毒化学品。

药品类易制毒化学品生产企业应当将药品类易制毒化学品单方制剂和小包装麻黄素销售给麻醉药品全国性批发企业。麻醉药品全国性批发企业、区域性批发企业应当按照规定的渠道销售药品类易制毒化学品单方制剂和小包装麻黄素。麻醉药品区域性批发企业之间不得购销药品类易制毒化学品单方制剂和小包装麻黄素。麻醉药品区域性批发企业之间因医疗急需等特殊情况需要调剂药品类易制毒化学品单方制剂的，应当在调剂后2日内将调剂情况分别报所在地省、自治区、直辖市药品监督管理部门备案。

药品类易制毒化学品禁止使用现金或者实物进行交易。

药品类易制毒化学品生产企业、经营企业销售药品类易制毒化学品，应当逐一建立购买方档案。购买方为非医疗机构的，档案内容至少包括：①购买方《药品生产许可证》《药品经营许可证》、企业营业执照等资质证明文件复印件；②购买方企业法定代表人、主管药品类易制毒化学品负责人、采购人员姓名及其联系方式；③法定代表人授权委托书原件及采购人员身份证明文件复印件；④《购用证明》或者麻醉药品调拨单原件；⑤销售记录及核查情况记录。购买方为医疗机构的，档案应当包括医疗机构麻醉药品、第一类精神药品购用印鉴卡复印件和销售记录。

药品类易制毒化学品生产企业、经营企业销售药品类易制毒化学品时，应当核查采购人员身份证明和相关购买许可证明，无误后方可销售，并保存核查记录。发货应当严格执行出库复核制度，认真核对实物与药品销售出库单是否相符，并确保将药品类易制毒化学品送达购买方《药品生产许可证》或者《药品经营许可证》所载明的地址，或者医疗机构的药库。

在核查、发货、送货过程中发现可疑情况的，应当立即停止销售，并向所在地药品监督管理部门和公安机关报告。

除药品类易制毒化学品经营企业外，购用单位应当按照《购用证明》载明的用途使用药品类易制毒化学品，不得转售；外贸出口企业购买的药品类易制毒化学品不得内销。购用单位需要将药品类易制毒化学品退回原供货单位的，应当分别报其所在地和原供货单位所在地省、自治区、直辖市药品监督管理部门备案。原供货单位收到退货后，应当分别向其所在地和原购用单位所在地省、自治区、直辖市药品监督管理部门报告。

六、药品类易制毒化学品的安全管理

药品类易制毒化学品生产企业、经营企业、使用药品类易制毒化学品的药品生产企业和教学科研单位，应当配备保障药品类易制毒化学品安全管理的设施，建立层层落实责任制的药品类易制毒化学品管理制度。

药品类易制毒化学品生产企业、经营企业和使用药品类易制毒化学品的药品生产企业，应当设置专库或者在药品仓库中设立独立的专库（柜）储存药品类易制毒化学品。麻醉药品全国性批发企业、区域性批发企业可在其麻醉药品和第一类精神药品专库中设专区存放药品类易制毒化学品。教学科研单位应当设立专柜储存药品类易制毒化学品。专库应当设有防盗设施，专柜应当使用保险柜；专库和专柜应当实行双人双锁管理。

药品类易制毒化学品生产企业、经营企业和使用药品类易制毒化学品的药品生产企业，其关键生产岗位、储存场所应当设置电视监控设施，安装报警装置并与公安机关联网。

药品类易制毒化学品生产企业、经营企业和使用药品类易制毒化学品的药品生产企业，应当建立药品类易制毒化学品专用账册。专用账册保存期限应当自药品类易制毒化学品有效期期满之日起不少于 2 年。药品类易制毒化学品生产企业自营出口药品类易制毒化学品的，必须在专用账册中载明，并留存出口许可及相应证明材料备查。药品类易制毒化学品入库应当双人验收，出库应当双人复核，做到账物相符。

发生药品类易制毒化学品被盗、被抢、丢失或者其他流入非法渠道情形的，案发单位应当立即报告当地公安机关和县级以上地方药品监督管理部门。接到报案的药品监督管理部门应当逐级上报，并配合公安机关查处。

七、药品类易制毒化学品的监督管理

县级以上地方药品监督管理部门负责本行政区域内药品类易制毒化学品生产企业、经营企业、使用药品类易制毒化学品的药品生产企业和教学科研单位的监督检查。药品监督管理部门应当建立对本行政区域内相关企业的监督检查制度和监督检查档案。监督检查至少应当包括药品类易制毒化学品的安全管理状况、销售流向、使用情况等内容；对企业的监督检查档案应当全面翔实，应当有现场检查等情况的记录。每次检查后应当将检查结果以书面形式告知被检查单位；需要整改的应当提出整改内容及整改期限，并实施跟踪检查。药品监督管理部门对药品类易制毒化学品的生产、经营、购买活动进行监督检查时，可以依法查看现场、查阅和复制有关资料、记录有关情况、扣押相关的证据材料和违法物品；必要时，可以临时查封有关场所。被检查单位及其工作人员应当配合药品监督管理部门的监督检查，如实提供有关情况和材料、物品，不得拒绝或者隐匿。药品监督管理部门应当将药品类易制毒化学品许可、依法吊销或者注销许可的情况及时通报有关公安机关和工商行政管理部门。药品监督管理部门收到工商行政管理部门关于药品类易制毒化学品生产企业、经营企业吊销营业执照或者注销登记的情况通报后，应当及时注销相应的药品类易制毒化学品许可。

药品类易制毒化学品生产企业、经营企业应当于每月 10 日前，向所在地县级药品监督管理部门、公安机关及中国麻醉药品协会报送上月药品类易制毒化学品生产、经营和库存情况；每年 3 月 31 日前向所在地县级药品监督管理部门、公安机关及中国麻醉药品协会报送上年度药品类易制毒化学品生产、经营和库存情况。药品监督管理部门应当将汇总情况及时报告上一级药品监督管理部门。药品类易制毒化学品生产企业、经营企业应当按照药品监督管理部门制定的药品电子监管实施要求，及时联入药品电子监管网，并通过网络报送药品类易制毒化学品生产、经营和库存情况。药品类易制毒化学品生产企业、经营企业、使用药品类易制毒化学品的药品生产企业和教学科研单位，对过期、损坏的药品类易制毒化学品应当登记造册，并向所在地县级以上地方药品监督管理部门申请销毁。药品监督管理部门应当自接到申请之日起 5 日内到现场监督销毁。

案例分析

95 毫克胶囊含 90 毫克伪麻黄碱，陆丰市博社村全村制毒

2013 年 12 月 29 日凌晨，广东公安、武警及边防等多警种通过海陆空立体方式围剿陆丰市三甲地区制贩毒"第一大毒村"博社村中，缴获冰毒 2.925 吨、K 粉 260 公斤、制毒原料过百吨。其中，根据警方随后公开的信息，葛兰素史克（GSK）在华合资公司中美史克生产的感冒药新康泰克成为重要的制毒原料。

这已经不是药物第一次被曝出作为制毒原料了。2010 年开始，包括山东、江苏、湖北、广东等地先后曝出警方破获制售冰毒案件，其所使用的原料均来自药物。康泰克是一种非处方药，2000 年，因含有容易引发中风的甲基麻黄素（PPA），康泰克在全球更换配方，加入了盐酸伪麻黄碱（PSE），更名为新康泰克。2013 年，在中国感冒药市场，新康泰克单品在中国销售已经突破 5 亿元，并牢牢占据国内感冒类非处方药市场。

而那次全球危机中改换加入的盐酸伪麻黄碱成分，却在随后破获的制毒案件中作为重要原料频繁出现。事实上，盐酸伪麻黄碱也正是新康泰克区别于其他感冒药的最大卖点——缓解感冒时带来的鼻部不适，鼻塞、流鼻涕和打喷嚏是其主要对症解决的问题。但同时也可以通过并不复杂的化学转化，制成俗称"冰毒"的甲基苯丙胺。

【问题与思考】

应如何加强药品类易制毒化学品的管控？

第六节　兴奋剂和疫苗管理

一、兴奋剂的管理

1. 兴奋剂的概念

兴奋剂在英语中称为 dope，原意为"供赛马使用的一种鸦片麻醉混合剂"。当时运动员为提高体育竞赛成绩服用的药品大多属于兴奋剂一类的药品，所以，尽管以后被禁用的其他

类型药品并不都含有兴奋剂（如利尿剂），甚至有的还具有抑制性（如β受体拮抗剂），但国际上仍习惯沿用"兴奋剂"的称谓，泛指所有在体育竞赛中禁用的药品。

为防止在体育运动中使用兴奋剂，保护体育运动参加者的身心健康，维护体育竞赛的公平竞争，我国于2004年1月13日发布了《反兴奋剂条例》，该条例经历了2011年1月8日《国务院关于废止和修改部分行政法规的决定》和2014年7月9日国务院第54次常务会议《国务院关于修改部分行政法规的决定》两次修订。条例中所称的兴奋剂是指兴奋剂目录里所列的禁用物质等。兴奋剂目录由国务院体育主管部门会同国务院药品监督管理部门、国务院卫生主管部门、国务院商务主管部门和海关总署制定、调整并公布。

2.兴奋剂的类别和品种

(1) 兴奋剂的类别

根据《2020年世界反兴奋剂条例国际标准禁用清单》，兴奋剂包括所有场合禁用的物质和方法、赛内禁用的物质和方法。

① 所有场合禁用物质和方法

a.禁用物质

S0.未获批准的物质：在《世界反兴奋剂条例国际标准禁用清单》中尚未涉及的、且未经任何政府健康管理部门批准用于人体治疗的药物（例如尚未在临床前或正在临床试验阶段或已经终止临床试验的药物、策划药物、仅批准作为兽药的物质），在所有情况下禁用。

S1.蛋白同化制剂：包括蛋白同化雄性类固醇（AAS），如雄烯二醇、雄烯二酮等；其他蛋白同化制剂，如克伦特罗等。

S2.肽类激素、生长因子、相关物质和模拟物：包括促红素类以及影响红细胞生成的制剂，如促红素受体激动剂等；肽类激素及其释放因子，如男性禁用绒促性素（CG）及促黄体生成素（LH）及其释放因子等；生长因子以及生长因子调节剂，如成纤维细胞生长因子（FGF）等。

S3.β_2受体激动剂：所有选择性和非选择性β_2受体激动剂，包括其全部相应的光学异构体均禁用。

S4.激素及代谢调节剂：包括芳香酶抑制剂、选择性雌激素受体调节剂、其他抗雌激素作用物质、激活素受体IIB活化抑制剂类、代谢调节剂。

S5.利尿剂和掩蔽剂：利尿剂和掩蔽剂以及其他具有相似化学结构和相似生物作用的物质禁用。

b.禁用方法

M1.篡改血液和血液成分：包括向循环系统内注入或回输任何来源及任何数量的自体、同种异体（同源）或异源血液或血红细胞制品；人为提高氧气摄入、输送或释放的方法；通过物理或化学手段，以任何形式向血管内输送全血或血液成分。

M2.化学和物理篡改：包括在兴奋剂检查过程中，禁止篡改或企图篡改样品的完整性和有效性的行为；在12h内，静脉输液和/或静脉注射剂量不得超过100mL，但在医疗机构进行的合理诊疗、手术治疗或临床诊断过程中的正当使用除外。

M3.基因和细胞兴奋剂：具有潜在提高运动能力的手段禁用。包括使用核酸或核酸类似物，可以改变基因序列和/或通过任何机制改变基因表达；使用常规或经基因修饰的细胞。

② 赛内禁用物质

S6.刺激剂：所有刺激剂，包括相关的所有光学异构体（如d-型和I型）禁止使用。含非特定刺激剂、特定刺激剂等。

S7. 麻醉剂：包含所有光学异构体，例如右旋（d-）和左旋（l-）。

S8. 大麻（酚）类：所有天然的和合成的大麻（酚）类都是禁止的。

S9. 糖皮质激素：所有糖皮质激素禁止口服、静脉注射、肌注或直肠给药。

特殊项目禁用物质：β受体阻断药除非有特殊情况，仅在赛内禁用；但在射击等特殊项目中，在赛外亦禁用。

（2）我国的兴奋剂目录

国家体育总局、商务部、国家卫生健康委员会、海关总署、国家药品监督管理局联合发布的《2020年兴奋剂目录公告》已于2020年1月1日起执行。

我国2020年兴奋剂目录共收录兴奋剂品种349种，其中，蛋白同化制剂品种87种，肽类激素品种65种，麻醉药品品种14种，刺激剂（含精神药品）品种75种，药品类易制毒化学品品种3种，医疗用毒性药品品种1种，其他品种104种。

（3）兴奋剂的管理

国家对兴奋剂目录所列禁用物质实行严格管理，任何单位和个人不得非法生产、销售、进出口。

① 兴奋剂的生产管理。生产兴奋剂目录所列蛋白同化制剂、肽类激素（以下简称蛋白同化制剂、肽类激素），应当依照《中华人民共和国药品管理法》的规定取得《药品生产许可证》、药品批准文号。生产企业应当记录蛋白同化制剂、肽类激素的生产、销售和库存情况，并保存记录至超过蛋白同化制剂、肽类激素有效期2年。

境内企业接受境外企业委托生产蛋白同化制剂、肽类激素，应当签订书面委托生产合同，并将委托生产合同报省、自治区、直辖市人民政府药品监督管理部门备案。委托生产合同应当载明委托企业的国籍、委托生产的蛋白同化制剂或者肽类激素的品种、数量、生产日期等内容。境内企业接受境外企业委托生产的蛋白同化制剂、肽类激素不得在境内销售。

② 兴奋剂的经营管理。依照《药品管理法》的规定取得《药品经营许可证》的药品批发企业，具备下列条件，并经省、自治区、直辖市人民政府药品监督管理部门批准，方可经营蛋白同化制剂、肽类激素：a.有专门的管理人员；b.有专储仓库或者专储药柜；c.有专门的验收、检查、保管、销售和出入库登记制度；d.法律、行政法规规定的其他条件。蛋白同化制剂、肽类激素的验收、检查、保管、销售和出入库登记记录应当保存至超过蛋白同化制剂、肽类激素有效期2年。

蛋白同化制剂、肽类激素的生产企业只能向医疗机构、符合规定的药品批发企业和其他同类生产企业供应蛋白同化制剂、肽类激素。蛋白同化制剂、肽类激素的批发企业只能向医疗机构、蛋白同化制剂、肽类激素的生产企业和其他同类批发企业供应蛋白同化制剂、肽类激素。蛋白同化制剂、肽类激素的进口单位只能向蛋白同化制剂、肽类激素的生产企业、医疗机构和符合规定的药品批发企业供应蛋白同化制剂、肽类激素。肽类激素中的胰岛素还可以向药品零售企业供应。

除胰岛素外，药品零售企业不得经营蛋白同化制剂或者其他肽类激素。

③ 兴奋剂的进出口管理。进口蛋白同化制剂、肽类激素，除依照《药品管理法》及其实施条例的规定取得国务院药品监督管理部门发给的进口药品注册证书外，还应当取得省、自治区、直辖市人民政府药品监督管理部门颁发的进口准许证。申请进口蛋白同化制剂、肽类激素，应当说明其用途。省、自治区、直辖市人民政府药品监督管理部门应当自收到申请之日起15个工作日内作出决定；对用途合法的，应当予以批准，发给进口准许证。海关凭

进口准许证放行。

申请出口蛋白同化制剂、肽类激素，应当说明供应对象并提交进口国政府主管部门的相关证明文件等资料。省、自治区、直辖市人民政府药品监督管理部门应当自收到申请之日起15个工作日内作出决定；提交进口国政府主管部门的相关证明文件等资料的，应当予以批准，发给出口准许证。海关凭出口准许证放行。

④ 兴奋剂的使用管理。医疗机构只能凭依法享有处方权的执业医师开具的处方向患者提供蛋白同化制剂、肽类激素。处方应当保存2年。

兴奋剂目录所列禁用物质属于麻醉药品、精神药品、医疗用毒性药品和易制毒化学品的，其生产、销售、进口、运输和使用，依照《药品管理法》和有关行政法规的规定实行特殊管理。蛋白同化制剂、肽类激素和上述规定以外的兴奋剂目录所列其他禁用物质，实行处方药管理。

⑤ 兴奋剂的包装管理。药品、食品中含有兴奋剂目录所列禁用物质的，生产企业应当在包装标识或者产品说明书上用中文注明"运动员慎用"字样。

二、疫苗的管理

知识拓展

我国的疫苗接种现状

接种疫苗是预防控制传染病最有效的手段。疫苗的发明和预防接种是人类最伟大的公共卫生成就之一。疫苗接种的普及，避免了无数儿童残疾和死亡。世界各国政府均将预防接种列为最优先的公共预防服务项目。

我国通过接种疫苗，实施国家免疫规划，有效地控制了疫苗针对传染病发病。通过口服小儿麻痹糖丸，自1995年后，我国即阻断了本土脊髓灰质炎病毒的传播，使成千上万孩子避免了肢体残疾；普及新生儿乙肝疫苗接种后，我国5岁以下儿童乙肝病毒携带率已从1992年的9.7%降至2014年的0.3%；20世纪中期，我国麻疹年发病人数曾高达900多万，2020年，我国麻疹发病数量为856例，死亡人数为0；普及儿童计划免疫前，白喉每年可导致数以十万计儿童发病，2006年后，我国已无白喉病例报告。20世纪60年代，我国流行性脑脊髓膜炎发病最高年份曾高达304万例，2020年，我国流行性脑脊髓膜炎发病数量为50例；流行性乙型脑炎最高年份报告近20万例，2020年1—8月我国流行性乙型脑炎发病数量为115例。国家免疫规划的实施有效地保护了广大儿童的健康和生命安全。不断提高免疫服务质量，维持高水平接种率是全社会的责任。

知识拓展

我国疫苗国家监管体系通过世界卫生组织评估

2010年12月世界卫生组织（WHO）对我国疫苗国家监管体系评估，我国疫苗疑似预防接种异常反应（AEFI）监测职能8项指标通过率为100%，25项亚指标通过率为96%。2011年3月，WHO宣布：中国国家疫苗监管体系通过了WHO的评估，满足了WHO对国家疫苗监管体系的指标要求，能发挥良好的监管作用。至此，全球具有合格监管体系的疫苗生产国达到36个。

众所周知，我国是疫苗生产大国，所生产疫苗基本涵盖了 WHO 的整个疫苗名录。通过了 WHO 疫苗管理体系的评估，即代表国际组织对我国疫苗生产和监管的认可，也是我国疫苗获得国际准入证、迈出国门的关键一步，对国家的政治和经济层面都有里程碑式的影响。

以甲型 H1N1 流感疫苗（以下简称甲流疫苗）为例，在当时 WHO 宣布甲流全球大流行的紧急形势和压力下，我国率先批准了首个甲流疫苗产品上市，但由于当时未通过 WHO 评估和认证，我国的甲流疫苗未能纳入联合国战备物资采购与储备名录，这对国家政治与经济而言都是很大的损失。

2011 年 3 月，我国疫苗国家监管体系首次通过 WHO 评估，这标志着我国政府对国产疫苗产品有着高质量的监管，我国疫苗监管体系达到国际标准，中国疫苗首次具备申请 WHO 预认证的资质。之后，国内多家疫苗企业紧抓我国疫苗监管体系通过 WHO 评估，具备申请预认证的契机，利用优势产品，积极向 WHO 申请预认证。2013 年 10 月，我国首个通过 WHO 预认证的疫苗品种——成都生物制品研究所的乙脑疫苗，被列入联合国采购清单。2015 年 6 月 10 日，华兰生物流感病毒裂解疫苗通过 WHO 预认证，WHO 已经正式将其流感病毒裂解疫苗列入通过预认证疫苗清单，纳入联合国相关机构采购目录。

2014 年 4 月，WHO 对我国疫苗国家监管体系进行再次评估。与首次评估相比，再评估标准提高，评估内容更完整，并引入疫苗监管能力"成熟度水平"概念，强化了检查监管机构的持续发展能力，并增加了 40 个关键考核指标。在为期 5 天的全面审核和评估中，我国疫苗国家监管体系的 7 个板块均以高分通过 WHO 专家组评估。2014 年 7 月 4 日，WHO 总干事陈冯富珍博士宣布："经世卫组织专家评估，中国疫苗国家监管体系达到或超过世卫组织按照国际标准运作的全部标准。这意味着，中国疫苗生产过程、安全性、有效性均符合国际标准。"

知识拓展

国家免疫规划

国家免疫规划，是指按照国家或者省、自治区、直辖市确定的疫苗品种、免疫程序或者接种方案，在人群中有计划地进行预防接种，以预防和控制特定传染病的发生和流行。

为有效预防和控制传染病，促进公共卫生事业和社会经济的协调发展，保障人民群众身体健康，经国务院批准，从 2007 年起，扩大国家免疫规划疫苗范围，在现行全国范围使用的国家免疫规划疫苗基础上，将甲肝疫苗、流脑疫苗、乙脑疫苗、麻疹腮腺炎风疹联合疫苗、无细胞百白破疫苗纳入国家免疫规划，对适龄儿童实行预防接种；并根据传染病流行趋势，在流行地区对重点人群进行流行性出血热疫苗、炭疽疫苗和钩端螺旋体疫苗接种。

---

1. 疫苗的概念和品种

为了加强疫苗管理，保证疫苗质量和供应，规范预防接种，促进疫苗行业发展，保障公众健康，维护公共卫生安全，2019 年 6 月 29 日，第十三届全国人民代表大会常务委员会第十一次会议表决通过了《中华人民共和国疫苗管理法》，于 2019 年 12 月 1 日开始施行。

疫苗是指为了预防、控制传染病的发生、流行，用于人体免疫接种的预防性生物制品，包括免疫规划疫苗和非免疫规划疫苗。

疫苗分为两类。第一类疫苗，是指政府免费向公民提供，公民应当依照政府的规定受种的疫苗，包括国家免疫规划确定的疫苗，省、自治区、直辖市人民政府在执行国家免疫规划时增加的疫苗，以及县级以上人民政府或者其卫生主管部门组织的应急接种或者群体性预防接种所使用的疫苗；第二类疫苗，是指由公民自费并且自愿受种的其他疫苗。

2. 疫苗的管理

（1）疫苗的研制和注册

国家根据疾病流行情况、人群免疫状况等因素，制定相关研制规划，安排必要资金，支持多联多价等新型疫苗的研制。国家组织疫苗上市许可持有人、科研单位、医疗卫生机构联合攻关，研制疾病预防、控制急需的疫苗。国家鼓励疫苗上市许可持有人加大研制和创新资金投入，优化生产工艺，提升质量控制水平，推动疫苗技术进步。

开展疫苗临床试验，应当经国务院药品监督管理部门依法批准。疫苗临床试验应当由符合国务院药品监督管理部门和国务院卫生健康主管部门规定条件的三级医疗机构或者省级以上疾病预防控制机构实施或者组织实施。国家鼓励符合条件的医疗机构、疾病预防控制机构等依法开展疫苗临床试验。

疫苗临床试验申办者应当制定临床试验方案，建立临床试验安全监测与评价制度，审慎选择受试者，合理设置受试者群体和年龄组，并根据风险程度采取有效措施，保护受试者合法权益。开展疫苗临床试验，应当取得受试者的书面知情同意；受试者为无民事行为能力人的，应当取得其监护人的书面知情同意；受试者为限制民事行为能力人的，应当取得本人及其监护人的书面知情同意。

在中国境内上市的疫苗应当经国务院药品监督管理部门批准，取得药品注册证书；申请疫苗注册，应当提供真实、充分、可靠的数据、资料和样品。对疾病预防、控制急需的疫苗和创新疫苗，国务院药品监督管理部门应当予以优先审评审批。应对重大突发公共卫生事件急需的疫苗或者国务院卫生健康主管部门认定急需的其他疫苗，经评估获益大于风险的，国务院药品监督管理部门可以附条件批准疫苗注册申请。出现特别重大突发公共卫生事件或者其他严重威胁公众健康的紧急事件，国务院卫生健康主管部门根据传染病预防、控制需要提出紧急使用疫苗的建议，经国务院药品监督管理部门组织论证同意后可以在一定范围和期限内紧急使用。国务院药品监督管理部门在批准疫苗注册申请时，对疫苗的生产工艺、质量控制标准和说明书、标签予以核准。国务院药品监督管理部门应当在其网站上及时公布疫苗说明书、标签内容。

（2）疫苗生产和批签发

国家对疫苗生产实行严格准入制度。从事疫苗生产活动，应当经省级以上人民政府药品监督管理部门批准，取得药品生产许可证。从事疫苗生产活动，除符合《中华人民共和国药品管理法》规定的从事药品生产活动的条件外，还应当具备下列条件：①具备适度规模和足够的产能储备；②具有保证生物安全的制度和设施、设备；③符合疾病预防、控制需要。

疫苗上市许可持有人应当具备疫苗生产能力；超出疫苗生产能力确需委托生产的，应当经国务院药品监督管理部门批准。接受委托生产的，应当遵守本法规定和国家有关规定，保证疫苗质量。疫苗上市许可持有人的法定代表人、主要负责人应当具有良好的信用记录，生产管理负责人、质量管理负责人、质量受权人等关键岗位人员应当具有相关专业背景和从业经历。疫苗上市许可持有人应当加强对前款规定人员的培训和考核，及时将其任职和变更情况向省、自治区、直辖市人民政府药品监督管理部门报告。疫苗应当按照经核准的生产工艺和质量控制标准进行生产和检验，生产全过程应当符合药品生产质量管理规范的要求。疫苗上市许可持有人应当按照规定对疫苗生产全过程和疫苗质量进行审核、检验。疫苗上市许可持有人应当建立完整的生产质量管理体系，持续加强偏差管理，采用信息化手段如实记录生产、检验过程中形成的所有数据，确保生产全过程持续符合法定要求。

国家实行疫苗批签发制度。每批疫苗销售前或者进口时，应当经国务院药品监督管理部门指定的批签发机构按照相关技术要求进行审核、检验。符合要求的，发给批签发证明；不符合要求的，发给不予批签发通知书。不予批签发的疫苗不得销售，并应当由省、自治区、直辖市人民政府药品监督管理部门监督销毁；不予批签发的进口疫苗应当由口岸所在地药品监督管理部门监督销毁或者依法进行其他处理。国务院药品监督管理部门、批签发机构应当及时公布上市疫苗批签发结果，供公众查询。

申请疫苗批签发应当按照规定向批签发机构提供批生产及检验记录摘要等资料和同批号产品等样品。进口疫苗还应当提供原产地证明、批签发证明；在原产地免予批签发的，应当提供免予批签发证明。预防、控制传染病疫情或者应对突发事件急需的疫苗，经国务院药品监督管理部门批准，免予批签发。

疫苗批签发应当逐批进行资料审核和抽样检验。疫苗批签发检验项目和检验频次应当根据疫苗质量风险评估情况进行动态调整。对疫苗批签发申请资料或者样品的真实性有疑问，或者存在其他需要进一步核实的情况的，批签发机构应当予以核实，必要时应当采用现场抽样检验等方式组织开展现场核实。批签发机构在批签发过程中发现疫苗存在重大质量风险的，应当及时向国务院药品监督管理部门和省、自治区、直辖市人民政府药品监督管理部门报告。接到报告的部门应当立即对疫苗上市许可持有人进行现场检查，根据检查结果通知批签发机构对疫苗上市许可持有人的相关产品或者所有产品不予批签发或者暂停批签发，并责令疫苗上市许可持有人整改。疫苗上市许可持有人应当立即整改，并及时将整改情况向责令其整改的部门报告。对生产工艺偏差、质量差异、生产过程中的故障和事故以及采取的措施，疫苗上市许可持有人应当如实记录，并在相应批产品申请批签发的文件中载明；可能影响疫苗质量的，疫苗上市许可持有人应当立即采取措施，并向省、自治区、直辖市人民政府药品监督管理部门报告。

（3）疫苗的流通

国家免疫规划疫苗由国务院卫生健康主管部门会同国务院财政部门等组织集中招标或者统一谈判，形成并公布中标价格或者成交价格，各省、自治区、直辖市实行统一采购。国家免疫规划疫苗以外的其他免疫规划疫苗、非免疫规划疫苗由各省、自治区、直辖市通过省级公共资源交易平台组织采购。疫苗的价格由疫苗上市许可持有人依法自主合理制定。疫苗的价格水平、差价率、利润率应当保持在合理幅度。省级疾病预防控制机构应当根据国家免疫规划和本行政区域疾病预防、控制需要，制定本行政区域免疫规划疫苗使用计划，并按照国家有关规定向组织采购疫苗的部门报告，同时报省、自治区、直辖市人民政府卫生健康主管部门备案。

疫苗上市许可持有人应当按照采购合同约定，向疾病预防控制机构供应疫苗。疾病预防控制机构应当按照规定向接种单位供应疫苗。疾病预防控制机构以外的单位和个人不得向接种单位供应疫苗，接种单位不得接收该疫苗。疫苗上市许可持有人应当按照采购合同约定，向疾病预防控制机构或者疾病预防控制机构指定的接种单位配送疫苗。疫苗上市许可持有人、疾病预防控制机构自行配送疫苗应当具备疫苗冷链储存、运输条件，也可以委托符合条件的疫苗配送单位配送疫苗。疾病预防控制机构配送非免疫规划疫苗可以收取储存、运输费用，具体办法由国务院财政部门会同国务院价格主管部门制定，收费标准由省、自治区、直辖市人民政府价格主管部门会同财政部门制定。

疾病预防控制机构、接种单位、疫苗上市许可持有人、疫苗配送单位应当遵守疫苗储存、运输管理规范，保证疫苗质量。疫苗在储存、运输全过程中应当处于规定的温度环境，冷链储存、运输应当符合要求，并定时监测、记录温度。疫苗储存、运输管理规范由国务院药品监督管理部门、国务院卫生健康主管部门共同制定。

疫苗上市许可持有人在销售疫苗时，应当提供加盖其印章的批签发证明复印件或者电子文件；销售进口疫苗的，还应当提供加盖其印章的进口药品通关单复印件或者电子文件。疾病预防控制机构、接种单位在接收或者购进疫苗时，应当索取前款规定的证明文件，并保存至疫苗有效期满后不少于五年备查。

疫苗上市许可持有人应当按照规定，建立真实、准确、完整的销售记录，并保存至疫苗有效期满后不少于五年备查。疾病预防控制机构、接种单位、疫苗配送单位应当按照规定，建立真实、准确、完整的接收、购进、储存、配送、供应记录，并保存至疫苗有效期满后不少于五年备查。疾病预防控制机构、接种单位接收或者购进疫苗时，应当索取本次运输、储存全过程温度监测记录，并保存至疫苗有效期满后不少于五年备查；对不能提供本次运输、储存全过程温度监测记录或者温度控制不符合要求的，不得接收或者购进，并应当立即向县级以上地方人民政府药品监督管理部门、卫生健康主管部门报告。

疾病预防控制机构、接种单位应当建立疫苗定期检查制度，对存在包装无法识别、储存温度不符合要求、超过有效期等问题的疫苗，采取隔离存放、设置警示标志等措施，并按照国务院药品监督管理部门、卫生健康主管部门、生态环境主管部门的规定处置。疾病预防控制机构、接种单位应当如实记录处置情况，处置记录应当保存至疫苗有效期满后不少于五年备查。

（4）预防接种

国务院卫生健康主管部门制定国家免疫规划；国家免疫规划疫苗种类由国务院卫生健康主管部门会同国务院财政部门拟订，报国务院批准后公布。国务院卫生健康主管部门建立国家免疫规划专家咨询委员会，并会同国务院财政部门建立国家免疫规划疫苗种类动态调整机制。省、自治区、直辖市人民政府在执行国家免疫规划时，可以根据本行政区域疾病预防、控制需要，增加免疫规划疫苗种类，报国务院卫生健康主管部门备案并公布。

国务院卫生健康主管部门应当制定、公布预防接种工作规范，强化预防接种规范化管理。

国务院卫生健康主管部门应当制定、公布国家免疫规划疫苗的免疫程序和非免疫规划疫苗的使用指导原则。省、自治区、直辖市人民政府卫生健康主管部门应当结合本行政区域实际情况制定接种方案，并报国务院卫生健康主管部门备案。各级疾病预防控制机构应当按照各自职责，开展与预防接种相关的宣传、培训、技术指导、监测、评价、流行病学调查、应急处置等工作。

接种单位应当具备下列条件：①取得医疗机构执业许可证；②具有经过县级人民政府卫生健康主管部门组织的预防接种专业培训并考核合格的医师、护士或者乡村医生；③具有符合疫苗储存、运输管理规范的冷藏设施、设备和冷藏保管制度。

县级以上地方人民政府卫生健康主管部门指定符合条件的医疗机构承担责任区域内免疫

规划疫苗接种工作。符合条件的医疗机构可以承担非免疫规划疫苗接种工作，并应当报颁发其医疗机构执业许可证的卫生健康主管部门备案。接种单位应当加强内部管理，开展预防接种工作应当遵守预防接种工作规范、免疫程序、疫苗使用指导原则和接种方案。各级疾病预防控制机构应当加强对接种单位预防接种工作的技术指导和疫苗使用的管理。

医疗卫生人员实施接种，应当告知受种者或者其监护人所接种疫苗的品种、作用、禁忌、不良反应以及现场留观等注意事项，询问受种者的健康状况以及是否有接种禁忌等情况，并如实记录告知和询问情况。受种者或者其监护人应当如实提供受种者的健康状况和接种禁忌等情况。有接种禁忌不能接种的，医疗卫生人员应当向受种者或者其监护人提出医学建议，并如实记录提出医学建议情况。医疗卫生人员在实施接种前，应当按照预防接种工作规范的要求，检查受种者健康状况、核查接种禁忌，查对预防接种证，检查疫苗、注射器的外观、批号、有效期，核对受种者的姓名、年龄和疫苗的品名、规格、剂量、接种部位、接种途径，做到受种者、预防接种证和疫苗信息相一致，确认无误后方可实施接种。医疗卫生人员应当对符合接种条件的受种者实施接种。受种者在现场留观期间出现不良反应的，医疗卫生人员应当按照预防接种工作规范的要求，及时采取救治等措施。医疗卫生人员应当按照国务院卫生健康主管部门的规定，真实、准确、完整记录疫苗的品种、上市许可持有人、最小包装单位的识别信息、有效期、接种时间、实施接种的医疗卫生人员、受种者等接种信息，确保接种信息可追溯、可查询。接种记录应当保存至疫苗有效期满后不少于五年备查。

国家对儿童实行预防接种证制度。在儿童出生后一个月内，其监护人应当到儿童居住地承担预防接种工作的接种单位或者出生医院为其办理预防接种证。接种单位或者出生医院不得拒绝办理。监护人应当妥善保管预防接种证。预防接种实行居住地管理，儿童离开原居住地期间，由现居住地承担预防接种工作的接种单位负责对其实施接种。预防接种证的格式由国务院卫生健康主管部门规定。儿童入托、入学时，托幼机构、学校应当查验预防接种证，发现未按照规定接种免疫规划疫苗的，应当向儿童居住地或者托幼机构、学校所在地承担预防接种工作的接种单位报告，并配合接种单位督促其监护人按照规定补种。疾病预防控制机构应当为托幼机构、学校查验预防接种证等提供技术指导。儿童入托、入学预防接种证查验办法由国务院卫生健康主管部门会同国务院教育行政部门制定。

接种单位接种免疫规划疫苗不得收取任何费用。接种单位接种非免疫规划疫苗，除收取疫苗费用外，还可以收取接种服务费。接种服务费的收费标准由省、自治区、直辖市人民政府价格主管部门会同财政部门制定。

县级以上地方人民政府卫生健康主管部门根据传染病监测和预警信息，为预防、控制传染病暴发、流行，报经本级人民政府决定，并报省级以上人民政府卫生健康主管部门备案，可以在本行政区域进行群体性预防接种。需要在全国范围或者跨省、自治区、直辖市范围内进行群体性预防接种的，应当由国务院卫生健康主管部门决定。作出群体性预防接种决定的县级以上地方人民政府或者国务院卫生健康主管部门应当组织有关部门做好人员培训、宣传教育、物资调用等工作。任何单位和个人不得擅自进行群体性预防接种。传染病暴发、流行时，县级以上地方人民政府或者其卫生健康主管部门需要采取应急接种措施的，依照法律、行政法规的规定执行。

(5) 疫苗的异常反应监测和处理

预防接种异常反应，是指合格的疫苗在实施规范接种过程中或者实施规范接种后造成受种者机体组织器官、功能损害，相关各方均无过错的药品不良反应。下列情形不属于预防接种异常反应：①因疫苗本身特性引起的接种后一般反应；②因疫苗质量问题给受种者造成的损害；③因接种单位违反预防接种工作规范、免疫程序、疫苗使用指导原则、接种方案给受种者造成的损害；④受种者在接种时正处于某种疾病的潜伏期或者前驱期，接种后偶合发病；⑤受种者有疫苗说明书规定的接种禁忌，在接种前受种者或者其监护人未如实提供受种者的健康状况和接种禁忌等情况，接种后受种者原有疾病急性复发或者病情加重；⑥因心理因素发生的个体或者群体的心因性反应。

国家加强预防接种异常反应监测。预防接种异常反应监测方案由国务院卫生健康主管部门会同国务院药品监督管理部门制定。接种单位、医疗机构等发现疑似预防接种异常反应的，应当按照规定向疾病预防控制机构报告。疫苗上市许可持有人应当设立专门机构，配备专职人员，主动收集、跟踪分析疑似预防接种异常反应，及时采取风险控制措施，将疑似预防接种异常反应向疾病预防控制机构报告，将质量分析报告提交省、自治区、直辖市人民政府药品监督管理部门。对疑似预防接种异常反应，疾病预防控制机构应当按照规定及时报告，组织调查、诊断，并将调查、诊断结论告知受种者或者其监护人。对调查、诊断结论有争议的，可以根据国务院卫生健康主管部门制定的鉴定办法申请鉴定。因预防接种导致受种者死亡、严重残疾，或者群体性疑似预防接种异常反应等对社会有重大影响的疑似预防接种异常反应，由设区的市级以上人民政府卫生健康主管部门、药品监督管理部门按照各自职责组织调查、处理。

国家实行预防接种异常反应补偿制度。实施接种过程中或者实施接种后出现受种者死亡、严重残疾、器官组织损伤等损害，属于预防接种异常反应或者不能排除的，应当给予补偿。补偿范围实行目录管理，并根据实际情况进行动态调整。接种免疫规划疫苗所需的补偿费用，由省、自治区、直辖市人民政府财政部门在预防接种经费中安排；接种非免疫规划疫苗所需的补偿费用，由相关疫苗上市许可持有人承担。国家鼓励通过商业保险等多种形式对预防接种异常反应受种者予以补偿。预防接种异常反应补偿应当及时、便民、合理。预防接种异常反应补偿范围、标准、程序由国务院规定，省、自治区、直辖市制定具体实施办法。

（6）疫苗上市后管理

疫苗上市许可持有人应当建立健全疫苗全生命周期质量管理体系，制定并实施疫苗上市后风险管理计划，开展疫苗上市后研究，对疫苗的安全性、有效性和质量可控性进行进一步确证。

对批准疫苗注册申请时提出进一步研究要求的疫苗，疫苗上市许可持有人应当在规定期限内完成研究；逾期未完成研究或者不能证明其获益大于风险的，国务院药品监督管理部门应当依法处理，直至注销该疫苗的药品注册证书。

疫苗上市许可持有人应当对疫苗进行质量跟踪分析，持续提升质量控制标准，改进生产工艺，提高生产工艺稳定性。生产工艺、生产场地、关键设备等发生变更的，应当进行评估、验证，按照国务院药品监督管理部门有关变更管理的规定备案或者报告；变更可能影响疫苗安全性、有效性和质量可控性的，应当经国务院药品监督管理部门批准。

疫苗上市许可持有人应当根据疫苗上市后研究、预防接种异常反应等情况持续更新说明书、标签，并按照规定申请核准或者备案。国务院药品监督管理部门应当在其网站上及时公布更新后的疫苗说明书、标签内容。

疫苗上市许可持有人应当建立疫苗质量回顾分析和风险报告制度，每年将疫苗生产流通、上市后研究、风险管理等情况按照规定如实向国务院药品监督管理部门报告。

国务院药品监督管理部门可以根据实际情况，责令疫苗上市许可持有人开展上市后评价或者直接组织开展上市后评价。对预防接种异常反应严重或者其他原因危害人体健康的疫苗，国务院药品监督管理部门应当注销该疫苗的药品注册证书。

国务院药品监督管理部门可以根据疾病预防、控制需要和疫苗行业发展情况，组织对疫苗品种开展上市后评价，发现该疫苗品种的产品设计、生产工艺、安全性、有效性或者质量可控性明显劣于预防、控制同种疾病的其他疫苗品种的，应当注销该品种所有疫苗的药品注册证书并废止相应的国家药品标准。

(7) 疫苗的保障措施

县级以上人民政府应当将疫苗安全工作、购买免疫规划疫苗和预防接种工作以及信息化建设等所需经费纳入本级政府预算，保证免疫规划制度的实施。县级人民政府按照国家有关规定对从事预防接种工作的乡村医生和其他基层医疗卫生人员给予补助。国家根据需要对经济欠发达地区的预防接种工作给予支持。省、自治区、直辖市人民政府和设区的市级人民政府应当对经济欠发达地区的县级人民政府开展与预防接种相关的工作给予必要的经费补助。

省、自治区、直辖市人民政府根据本行政区域传染病流行趋势，在国务院卫生健康主管部门确定的传染病预防、控制项目范围内，确定本行政区域与预防接种相关的项目，并保证项目的实施。

国务院卫生健康主管部门根据各省、自治区、直辖市国家免疫规划疫苗使用计划，向疫苗上市许可持有人提供国家免疫规划疫苗需求信息，疫苗上市许可持有人根据疫苗需求信息合理安排生产。疫苗存在供应短缺风险时，国务院卫生健康主管部门、国务院药品监督管理部门提出建议，国务院工业和信息化主管部门、国务院财政部门应当采取有效措施，保障疫苗生产、供应。疫苗上市许可持有人应当依法组织生产，保障疫苗供应；疫苗上市许可持有人停止疫苗生产的，应当及时向国务院药品监督管理部门或者省、自治区、直辖市人民政府药品监督管理部门报告。

国家将疫苗纳入战略物资储备，实行中央和省级两级储备。国务院工业和信息化主管部门、财政部门会同国务院卫生健康主管部门、公安部门、市场监督管理部门和药品监督管理部门，根据疾病预防、控制和公共卫生应急准备的需要，加强储备疫苗的产能、产品管理，建立动态调整机制。

各级财政安排用于预防接种的经费应当专款专用，任何单位和个人不得挪用、挤占。有关单位和个人使用预防接种的经费应当依法接受审计机关的审计监督。

国家实行疫苗责任强制保险制度。疫苗上市许可持有人应当按照规定投保疫苗责任强制保险。因疫苗质量问题造成受种者损害的，保险公司在承保的责任限额内予以赔付。疫苗责任强制保险制度的具体实施办法，由国务院药品监督管理部门会同国务院卫生健康主管部门、保险监督管理机构等制定。

传染病暴发、流行时，相关疫苗上市许可持有人应当及时生产和供应预防、控制传染病的疫苗。交通运输单位应当优先运输预防、控制传染病的疫苗。县级以上人民政府及其有关部门应当做好组织、协调、保障工作。

(8) 疫苗的监督管理

药品监督管理部门、卫生健康主管部门按照各自职责对疫苗研制、生产、流通和预防接种全过程进行监督管理，监督疫苗上市许可持有人、疾病预防控制机构、接种单位等依法履行义务。药品监督管理部门依法对疫苗研制、生产、储存、运输以及预防接种中的疫苗质量进行监督检查。卫生健康主管部门依法对免疫规划制度的实施、预防接种活动进行监督检查。

药品监督管理部门应当加强对疫苗上市许可持有人的现场检查；必要时，可以对为疫苗研制、生产、流通等活动提供产品或者服务的单位和个人进行延伸检查；有关单位和个人应当予以配合，不得拒绝和隐瞒。

国家建设中央和省级两级职业化、专业化药品检查员队伍，加强对疫苗的监督检查。省、自治区、直辖市人民政府药品监督管理部门选派检查员入驻疫苗上市许可持有人。检查员负责监督检查药品生产质量管理规范执行情况，收集疫苗质量风险和违法违规线索，向省、自治区、直辖市人民政府药品监督管理部门报告情况并提出建议，对派驻期间的行为负责。

疫苗质量管理存在安全隐患，疫苗上市许可持有人等未及时采取措施消除的，药品监督管理部门可以采取责任约谈、限期整改等措施。严重违反药品相关质量管理规范的，药品监督管理部门应当责令暂停疫苗生产、销售、配送，立即整改；整改完成后，经药品监督管理部门检查符合要求的，方可恢复生产、销售、配送。药品监督管理部门应当建立疫苗上市许可持有人及其相关人员信用记录制度，纳入全国信用信息共享平台，按照规定公示其严重失信信息，实施联合惩戒。

疫苗存在或者疑似存在质量问题的，疫苗上市许可持有人、疾病预防控制机构、接种单位应当立即停止销售、配送、使用，必要时立即停止生产，按照规定向县级以上人民政府药品监督管理部门、卫生健康主管部门报告。卫生健康主管部门应当立即组织疾病预防控制机构和接种单位采取必要的应急处置措施，同时向上级人民政府卫生健康主管部门报告。药品监督管理部门应当依法采取查封、扣押等措施。对已经销售的疫苗，疫苗上市许可持有人应当及时通知相关疾病预防控制机构、疫苗配送单位、接种单位，按照规定召回，如实记录召回和通知情况，疾病预防控制机构、疫苗配送单位、接种单位应当予以配合。未依照前款规定停止生产、销售、配送、使用或者召回疫苗的，县级以上人民政府药品监督管理部门、卫生健康主管部门应当按照各自职责责令停止生产、销售、配送、使用或者召回疫苗。疫苗上市许可持有人、疾病预防控制机构、接种单位发现存在或者疑似存在质量问题的疫苗，不得瞒报、谎报、缓报、漏报，不得隐匿、伪造、毁灭有关证据。

疫苗上市许可持有人应当建立信息公开制度，按照规定在其网站上及时公开疫苗产品信息、说明书和标签、药品相关质量管理规范执行情况、批签发情况、召回情况、接受检查和处罚情况以及投保疫苗责任强制保险情况等信息。

国务院药品监督管理部门会同国务院卫生健康主管部门等建立疫苗质量、预防接种等信息共享机制。省级以上人民政府药品监督管理部门、卫生健康主管部门等应当按照科学、客观、及时、公开的原则，组织疫苗上市许可持有人、疾病预防控制机构、接种单位、新闻媒体、科研单位等，就疫苗质量和预防接种等信息进行交流沟通。

国家实行疫苗安全信息统一公布制度。疫苗安全风险警示信息、重大疫苗安全事故及其调查处理信息和国务院确定需要统一公布的其他疫苗安全信息，由国务院药品监督管理部门会同有关部门公布。全国预防接种异常反应报告情况，由国务院卫生健康主管部门会同国务院药品监督管理部门统一公布。未经授权不得发布上述信息。公布重大疫苗安全信息，应当及时、准确、全面，并按照规定进行科学评估，作出必要的解释说明。县级以上人民政府药品监督管理部门发现可能误导公众和社会舆论的疫苗安全信息，应当立即会同卫生健康主管部门及其他有关部门、专业机构、相关疫苗上市许可持有人等进行核实、分析，并及时公布结果。任何单位和个人不得编造、散布虚假疫苗安全信息。

任何单位和个人有权依法了解疫苗信息，对疫苗监督管理工作提出意见、建议。任何单位和个人有权向卫生健康主管部门、药品监督管理部门等部门举报疫苗违法行为，对卫生健康主管部门、药品监督管理部门等部门及其工作人员未依法履行监督管理职责的情况有权向本级或者上级人民政府及其有关部门、监察机关举报。有关部门、机关应当及时核实、处理；对查证属实的举报，按照规定给予举报人奖励；举报人举报所在单位严重违法行为，查证属实的，给予重奖。

县级以上人民政府应当制定疫苗安全事件应急预案，对疫苗安全事件分级、处置组织指挥体系与职责、预防预警机制、处置程序、应急保障措施等作出规定。疫苗上市许可持有人应当制定疫苗安全事件处置方案，定期检查各项防范措施的落实情况，及时消除安全隐患。

发生疫苗安全事件，疫苗上市许可持有人应当立即向国务院药品监督管理部门或者省、自治区、直辖市人民政府药品监督管理部门报告；疾病预防控制机构、接种单位、医疗机构应当立即向县级以上人民政府卫生健康主管部门、药品监督管理部门报告。药品监督管理部门应当会同卫生健康主管部门按照应急预案的规定，成立疫苗安全事件处置指挥机构，开展医疗救治、风险控制、调查处理、信息发布、解释说明等工作，做好补种等善后处置工作。因质量问题造成的疫苗安全事件的补种费用由疫苗上市许可持有人承担。有关单位和个人不得瞒报、谎报、缓报、漏报疫苗安全事件，不得隐匿、伪造、毁灭有关证据。

本章小结

本章主要介绍了国家实行特殊管理的包括麻醉药品和精神药品、医疗用毒性药品、放射性药品、药品类易制毒化学品、兴奋剂和疫苗这几种药品的概念、种类和生产、经营管理、使用、监管等方面的规定。主要内容为：

1. 麻醉药品是指具有依赖性潜力，连续使用、滥用或者不合理使用，易产生生理依赖性和精神依赖性，能成瘾癖的药品。精神药品是指直接作用于中枢神经系统，使之兴奋或抑制，连续使用能产生依赖性的药品。麻醉药品和精神药品实行定点生产和定点经营。医疗机构使用麻醉药品和第一类精神药品需要取得印鉴卡。

2. 医疗用毒性药品指的是毒性剧烈、治疗剂量与中毒剂量相近，使用不当会致人中毒或死亡的药品。医疗用毒性药品实施计划生产，指定经营，使用时必须凭借处方，每次处方不得超过两日极量。

3. 放射性药品是指用于临床诊断或治疗的放射性核素制剂或者其标记药物。放射性药品生产、经营和使用实施许可制度。其生产和经营由国务院核行业主管部门统一管理。

4. 药品类易制毒化学品生产、经营和购用实行许可制度，购买药品类易制毒化学品的，应当办理《药品类易制毒化学品购用证明》。

5. 兴奋剂主要包含七大类，其生产和经营实行许可制度，医疗机构只能凭依法享有处方权的执业医师开具的处方向患者提供蛋白同化制剂、肽类激素，处方应当保存 2 年。

6. 疫苗是指为了预防、控制传染病的发生、流行，用于人体免疫接种的预防性生物制品，包括免疫规划疫苗和非免疫规划疫苗。我国针对疫苗建立了优先审评审批制度，对疫苗生产实行严格准入，实行疫苗批签发制度，对儿童实行预防接种证制度，实行预防接种异常反应监测和预防接种异常反应补偿制度等。

一、单选题

1. 以下（　　）不是国务院有依照其规定的特殊管理规定的药品。

A. 麻醉药品　　　　　B. 血液制品　　　　　C. 放射性药品　　　　　D. 精神药品

2. 以下哪种药品可以在网络销售？（　　）

A. 疫苗　　　　　　　B. 血液制品　　　　　C. 精神药品　　　　　D. 非处方药

3. 严禁任何单位和个人随身携带乘坐公共交通工具的药品（　　）。

A. 麻醉药品　　　　　　　　　　　　　B. 第一类精神药品

C. 医疗用毒性药品　　　　　　　　　　D. 放射性药品

4. 关于麻醉药品和精神药品的管理，错误的是（　　）。

A. 实行定点生产、定点经营

B. 临床试验以健康人为受试对象

C. 实行政府定价

D. 运输证明按规定向药品监督管理部门领取

5. 医疗机构需要使用麻醉药品和第一类精神药品的，应经（　　）批准，取得麻醉药品和第一类精神药品购用印鉴卡。

A. 国务院药品监督管理部门

B. 省级药品监督管理部门

C. 设区的市级药品监督管理部门

D. 县级药品监督管理部门

二、多选题

1. 下列属于药物滥用的形式的有（　　）。

A. 使用的药品类型、给药方式和地点都是不合理的

B. 没有医生指导而自我用药，且自我给药超出了医疗范围和剂量标准的

C. 使用者对该药不能自拔并有强迫性用药行为的

D. 使用药物导致精神和身体上的伤害并危害社会的

2. 下列哪种药品不能委托加工？（　　）

A. 麻醉药品　　　　　　　　　　　　　B. 第一类精神药品

C. 第二类精神药品原料药　　　　　　　D. 第二类精神药品制剂

3. 根据《麻醉药品和精神药品管理条例》，有关麻醉药品、精神药品销售正确的是（　　）。

A. 麻醉药品和精神药品不得零售

B. 经所在地设区的市级药品监督管理部门批准的药品零售企业可以从事第二类精神药品零售业务

C. 第二类精神药品的销售应当凭执业药师出具的处方，按规定剂量销售，并将处方保存3年备查

D. 禁止超剂量无处方销售第二类精神药品

E. 可以凭处方向任何人销售优良品种第二类精神药品

4. 零售连锁药店不能销售（　　　）。

A. 第一类精神药品　　　　B. 第二类精神药品　　　　C. 麻醉药品

D. 医疗机构制剂　　　　　E. 放射性药品

5. 定点生产企业只能将麻醉药品和第一类精神药品制剂销售给（　　　）。

A. 定点全国性批发企业　　　　　　　　　B. 定点区域性批发企业

C. 经批准购用的其他单位　　　　　　　　D. 医疗机构药房

三、简答题

1. 麻醉药品、精神药品的生产、经营、使用有什么特殊规定？

2. 医疗用毒性药品都有哪些？

3. 我国对疫苗有哪些监管措施？

第十二章

药品信息管理

【学习目标】

通过本章学习，学生应该熟悉药品信息及其相应管理要求等内容，并能够在未来的实际工作中学以致用，能够解决实际问题。

1. 掌握：药品包装、标签和说明书的管理规定；药品广告的内容和发布要求。

2. 熟悉：药品广告批准文号的格式及注销情形；对违法违规药品广告的处理与处罚；互联网药品信息服务的管理规定。

3. 了解：药品标签、说明书、药品广告及互联网药品信息服务的概念；药品广告批准文号的审查程序及互联网药品信息服务资格的申报审批程序。

案例引导

某药品经营企业违法发布药品广告

2020年新冠肺炎疫情发生以来，国家市场监督管理总局贯彻落实中央应对新冠肺炎疫情工作领导小组决策部署，严肃查处虚假违法广告等违法行为，加大监管执法力度，从严从重从快查处虚假违法广告，切实维护了正常的市场经济秩序。2020年3月28日，某大药房有限公司为推介其销售的处方药"六神丸"，在其店内张贴含有"快速抗流感，预防相互传染，抗击病毒，消炎止痛，预防肺炎"等内容广告。

请阅读上述材料，思考并讨论以下问题：

(1) 该药品广告存在着哪些违反规定的宣传？

(2) 依照相关的法律法规规定对该药品的广告行为应如何处罚？

药品信息（drug information，DI）系指有关药品和药品活动的特征和变化的信息。其主要包括两个方面：一是有关药品自身特征、特性和变化方面的信息，如药品的理化性质、安全性和有效性等方面的信息；二是有关药品活动方面的信息，如药品研制、生产、经营、使用、监督管理和药学教育等方面的信息。总之，所有与药品有关的信息都属于药品信息的范围。而药品信息管理（drug information administration）系指各级药品监督管理部门依法对药品信息活动进行的管理和监督。其基本目标就是保证药品信息的真实性、准确性、全面性，以完成保障人们用药安全有效、维护人们健康的基本任务。由于药品信息的传播会直接影响药物的治疗效果，而由于提供药品信息的目的不同，人们对有些药品信息难以辨别真伪，导致用药不合理，甚至造成药害事件。为此，各个国家也制定了关于药品信息管理的法律规范，加强药品信息管理，从而保证药品信息的真实准确，保障公众用药安全有效。

第一节 药品包装、说明书与标签管理

一、药品包装与包装材料的管理

1. 药品包装概念

药品包装系指采用适当的材料或容器，利用包装技术对药物制剂的半成品或成品进行分（灌）、封、装、贴签等操作，为药品提供品质保证、鉴定商标与说明的一种加工过程的总称。对药品包装本身可以从两个方面去理解：从静态角度看，包装是包装药品时使用的有关材料、容器和辅助物等；从动态角度看，包装是采用材料、容器和辅助物的包装技术方法包装药品。药品包装按照在流通领域中的作用可分为内包装和外包装两大类。其主要发挥保护、方便使用和商品宣传的功能。

2. 药品包装类型

（1）药品内包装

药品内包装系指直接与药品接触的包装（如安瓿、输液瓶、铝箔等）。内包装应能保证药品在生产、运输、贮藏及使用过程中的质量，并便于医疗使用。药品内包装材料、容器（以下简称药包材）的更改，应根据所选用药包材的材质，做稳定性试验，考察药包材与药品的相容性。

（2）药品外包装

药品外包装系指药品内包装以外的包装，按由里向外分为中包装和大包装。外包装应根据药品的特性选用不易破损的包装，以保证药品在运输、贮藏、使用过程中的质量。

3. 药品包装管理

2019 年 12 月 1 日实施的《药品管理法》第四十八条规定，药品包装应当适合药品质量的要求，方便储存、运输和医疗使用。而药品包装过程中使用的材料和容器（简称为药包材）是药品不可分割的一部分。它伴随着药品生产、流通、贮藏、使用的全过程。很多药物剂型，如胶囊剂、气雾剂、水针剂、粉针剂等本身就是依附包装而存在的，没有药包材，也就没有临床使用的药品，药包材的质量也会影响药品质量。因此，药包材的质量监督管理也是药品质量监督管理的重要组成部分。

（1）药包材的质量要求

2019 年 12 月 1 日实施的《药品管理法》第四十六条规定，直接接触药品的包装材料和容器，应当符合药用要求，符合保障人体健康、安全的标准。药包材在药品的生产、流通、贮藏和使用过程中，其组成成分可能脱落或溶解在药品中，甚至可能与药品发生相互作用，这样会影响药品质量，对人体健康也会造成安全隐患。因此，国家药品监督管理部门对药包

材的组成、生产及使用提出了相应要求。具体要求如下：药包材必须按照《药包材生产现场考核通则》的要求生产，不符合法定要求的药包材不得生产、销售、使用；药包材必须安全无毒，性质稳定，不与药品发生相互作用，必须保证和方便患者安全用药；同时按照国家保障人体健康、安全的强制性标准的要求进行使用。

（2）实行药包材与药品制剂共同审评审批管理

为建立以药品上市许可持有人为责任主体的药品质量管理体系，提高药品注册质量和效率，保证药品的安全性、有效性和质量可控性，根据中共中央办公厅、国务院办公厅印发的《关于深化审评审批制度改革鼓励药品医疗器械创新的意见》（厅字〔2017〕42号），实行药品与药用原辅料和包装材料关联审批。国家药品监督管理局《关于进一步完善药品关联审评审批和监管工作有关事宜的公告（2019年第56号）》明确了建立以药品制剂质量为核心，以原料药、药用辅料及药包材（以下简称原辅包）为质量基础的原辅包与制剂共同审评审批的管理制度，对原辅包不单独进行审评审批。

二、药品说明书和标签的管理

为规范药品说明书和标签的管理，2006年3月10日，经国家食品药品监督管理局局务会审议通过《药品说明书和标签管理规定》，并自2006年6月1日起施行。其规定了药品包装、标签和说明书由国家统一管理，并制定了药品说明书的具体格式、内容和书写要求。为贯彻落实新修订的《药品管理法》和《药品注册管理办法》等有关要求，进一步加强药品说明书和标签的全生命周期动态管理，构建药品说明书和标签统一管理体系，2020年5月15日国家药品监督管理局药品审评中心对《药品说明书和标签管理规定》及其规范细则进行了修订和完善，增加了仿制药说明书管理要求、按假劣药处罚罚则及其他处罚规定，强化了申请人/药品上市许可持有人是药品说明书和标签的责任主体，负责药品说明书和标签的制定、修订和维护。

1. 药品说明书和标签的概念

药品说明书系指药品生产企业印制并提供的，包含药理学、毒理学、药效学、药动学等药品安全性、有效性的重要科学数据和结论的，用以指导临床正确使用药品的技术性资料。

药品标签系指药品包装上印有或贴有的内容。

2. 药品说明书和标签的管理原则

（1）国家审批制度

在中华人民共和国境内上市销售的药品，其说明书和标签由国家药品监督管理局予以核准与监管，并由专职部门统一负责说明书和标签的技术审评和管理工作。

（2）内容书写原则

① 药品说明书：药品说明书内容应当以国家药品监督管理局核准或获准修改的药品说明书为准，不得擅自增加和删改原批准的内容。

药品生产企业生产供上市销售的最小包装必须附有药品说明书。

② 药品标签：药品标签应当以说明书为依据，其内容不得超出说明书的范围，不得印有暗示疗效、误导使用和不适当宣传产品的文字和标识。药品包装必须按照规定印有或贴有标签，不得夹带其他任何介绍或宣传产品、企业的文字、音像及其他资料。

（3）文字和用语要求

药品说明书和标签应当使用国家语言文字工作委员会公布的规范化汉字，增加其他文字对照的，应当以汉字表述为准；其文字表述应当科学、规范、准确。非处方药说明书还应使用容易理解的文字表述，以便患者自行判断、选择和使用，文字清晰易辨，标识应当清楚醒目，不得有印字脱落或粘贴不牢等现象。出于保护公众健康和指导正确合理用药，药品上市许可持有人可以主动提出在药品说明书或者标签上加注警示语，国家药品监督管理局也可以要求药品上市许可持有人在说明书或标签上加注警示语。

案例分析

超药品说明书违法用药案

梁某系某医院的护士，陶某、孙某是该医院妇科的医生，孙某系助理医师，陶某担任主任。2014年5月16日上午，杨某到该医院妇科就诊，陶某安排助理医师孙某给杨某做人流手术，在孙某表示可以麻醉时，梁某在明知麻醉药丙泊酚应由受过训练的麻醉师或加强监护病房的医生给药的情况下，给杨某静脉推注了丙泊酚注射液，手术结束后杨某昏迷，经抢救无效死亡。经法医鉴定，被害人杨某系因在人流手术过程中静脉推注丙泊酚导致呼吸抑制而死亡，可以排除杨某系毒物中毒致死、机械性窒息致死、机械性损伤致死和原发性疾病致死。

【问题与思考】

（1）梁某给杨某推注丙泊酚注射液是否合法？为什么？

（2）该案件中相关人员或单位应该承担什么责任？

---

3. 药品说明书管理规定

（1）药品说明书的内容要求

药品说明书是载明药品重要信息的法定文件，是选用药品的法定指南。在药品流通领域，药品说明书可指导人们正确销售、贮藏、保管和调剂药品；在药品使用方面，经国家药品监督管理局审核批准的药品说明书是药品的法定文件，是医师、药师、护师和患者治疗用药时的科学依据，还是药品生产、供应部门向医药卫生人员和人民群众宣传介绍药品特性、指导安全合理用药和普及医药知识的主要媒介。

① 符合药品说明书的编写依据。药品说明书是基于科学研究数据总结形成的包含药品安全性和有效性等重要信息的法定技术文件，是指导医药专业人员和患者安全合理用药的重要依据。

药品说明书对疾病名称、药学专业名词、药品名称、临床检验名称和结果的表述，应当采用国家统一颁布或规范的专用词汇，度量衡单位应当符合国家标准的规定。

② 遵守药品说明书撰写要求。在提交新药上市申请时，申请人根据前期支持性研究数据撰写说明书，国家药品监督管理局药品审评机构负责说明书技术审核，将申报与审评两方讨论形成的说明书终稿报国家药品监督管理局发布。

③ 及时修订和维护药品说明书。在药品上市后的全生命周期内，新药上市许可持有人应主动收集药品的安全性、有效性信息，进行汇总分析，及时/定期进行获益/风险评估。当明确新药存在新的安全性风险，或已有数据提示现行版说明书不准确、虚假或有误导性时，及时修订说明书安全性和有效性信息，并报国家药品监督管理局药品审评机构审核确认；药品监管部门也可以根据收集到的药品不良反应报告及分析结果要求药品上市许可持有人对药品说明书进行修订。修改的药品说明书应经国家药品监督管理部门审核批准后方有效，药品

上市许可持有人应当将修改的内容立即通知相关药品经营企业、使用单位及其他部门，并按要求及时使用修改后的说明书。药品说明书核准和修改日期应当印制在说明书首页左上角，修改日期位于核准日期下方，按时间顺序逐行书写。

申请人/药品上市许可持有人忽略、不关注药品的安全性信息，不及时修订说明书，导致上市药品说明书存在信息不准确、不真实、存在误导性，或没有提供足够安全性信息、警告信息等，该药将被认定为假药，按《药品管理法》有关假药的规定进行处罚。

④ 准确详细注明药品信息。药品说明书是指导安全合理用药的重要依据，由于药品说明书信息不准确、存在误导性、没有提供足够的警告信息等，导致医生、患者用药不当，引起患者各种损害的，药品上市许可持有人须依法承担经济、法律责任。

⑤ 规范书写药品名称和印制专有标识。药品说明书使用的药品名称，必须符合国家药品监督管理部门公布的药品通用名称和商品名称的命名原则，并与药品批准证明文件的相应内容一致。禁止使用未经国家药品监督管理部门批准的药品名称和未经注册的商标。麻醉药品、精神药品、医疗用毒性药品、放射性药品、外用药和非处方药等必须印有规定的标识。

(2) 药品说明书的格式

① 化学药品和治疗用生物制品说明书格式

核准日期（NMPA 批准药品注册时间）

修改日期（按历次修改的时间顺序逐行书写）

特殊药品、外用药品标识位置

×××（通用名）说明书

请仔细阅读说明书并在医师指导下使用

警示语位置

【药品名称】	【孕妇及哺乳期妇女用药】
通用名称：	【儿童用药】
商品名称：	【老年用药】
英文名称：	【药物滥用和药物依赖】
汉语拼音：	【药物过量】
【成分】	【临床药理学】
化学名称：	【药理毒理】
化学结构式：	【临床试验】
分子式：	【贮藏】
分子量：	【包装】
【性状】	【有效期】
【规格】	【执行标准】
【适应证】	【批准文号】
【用法用量】	【药品上市许可持有人】
【禁忌】	【生产企业】
【警告和注意事项】	【包装厂名称】
【不良反应】	【境内联系机构】
【药物相互作用】	

② 预防用生物制品说明书格式

核准日期（NMPA 批准药品注册时间）

修改日期（按历次修改的时间顺序逐行书写）

×××（通用名）说明书

请仔细阅读说明书并在医师指导下使用

警示语位置

【药品名称】	【孕妇及哺乳期妇女用药】
通用名称：	【儿童用药】
商品名称：	【老年用药】
英文名称：	【药物过量】
汉语拼音：	【临床试验】
【成分和性状】	【临床药理学】
【接种对象】	【贮藏】
【作用和用途】	【包装】
【规格】	【有效期】
【免疫程序和剂量】	【执行标准】
【不良反应】	【批准文号】
【禁忌】	【药品上市许可持有人】
【警告】	【生产企业】
【注意事项】	【包装厂名称】
【药物相互作用】	【境内联系机构】

③ 中药、天然药物处方药说明书格式

核准日期（NMPA 批准药品注册时间）

修改日期（按历次修改的时间顺序逐行书写）

特殊药品、外用药品标识位置

×××（通用名）说明书

请仔细阅读说明书并在医师指导下使用

警示语位置

【药品名称】	【孕妇及哺乳妇女用药】
通用名称：	【儿童用药】
商品名称：	【老年用药】
英文名称：	【临床药理学】
汉语拼音：	【药理毒理】
【成分】	药理作用：
化学名称：	毒理研究：
化学结构式：	【临床试验】
分子式：	【贮藏】
分子量：	【包装】
【性状】	【有效期】
【规格】	【执行标准】
【功能主治】／【适应证】	【批准文号】
【用法用量】	【药品上市许可持有人】
【禁忌】	【生产企业】

【警告和注意事项】　　　　　　　　　　【包装厂名称】

【不良反应】　　　　　　　　　　　　　【境内联系机构】

【药物相互作用】

（3）药品说明书各项内容书写要求

2006 年 5 月 10 日，国家食品药品监督管理局（SFDA）下发《关于印发化学药品和生物制品说明书规范细则的通知》，对化学药品和生物制品说明书各项内容书写要求作了明确的规定。同年 6 月 22 日，SFDA 也下发《关于印发中药、天然药物处方药说明书格式内容书写要求及撰写指导原则的通知》，对中药、天然药物处方药说明书各项内容书写要求作了明确规定。2020 年 5 月 15 日，国家药品监督管理局药品审评中心对化学药品和生物制品说明书规范细则进行了修订和完善。

知识拓展

化学药品和治疗用生物制品说明书有关项目书写要求

【规格】指每支、每片或其他每一单位制剂中含有主药（或效价）的重量、含量或装量。生物制品应标明每支（瓶）有效成分的效价（或含量及效价）及装量（或冻干制剂的复溶后体积）。表示方法一般按照《中国药典》要求规范书写，有两种以上规格的应当分别列出。

【适应证】应当根据该药品的用途，采用准确的表述方式，明确用于预防、治疗、诊断、缓解或者辅助治疗某种疾病（状态）或者症状。

【用法用量】应当包括用法和用量两部分。需按疗程用药或者规定用药期限的，必须注明疗程、期限。应当详细列出该药品的用药方法，准确列出用药的剂量、计量方法、用药次数以及疗程期限，并应当特别注意与规格的关系。用法上有特殊要求的，应当按实际情况详细说明。

【禁忌】应当列出禁止应用该药品的人群或者疾病情况。

【警告和注意事项】在该项下，必须包括对整个说明书中最有临床意义安全性问题的简要总结，这些信息会影响是否处方给药的决定、为确保安全使用药物对患者进行监测的建议，以及可采取的预防或减轻损害的措施。应列出使用时必须注意的问题，包括需要慎用的情况（如肝、肾功能的问题），影响药物疗效的因素（如食物、烟、酒），用药过程中需观察的情况（如过敏反应，定期检查血象、肝功能、肾功能）及用药对于临床检验的影响等。滥用或者药物依赖性内容可以在该项目下列出。

【不良反应】应当实事求是地详细列出该药品不良反应。并按不良反应的严重程度、发生的频率或症状的系统性列出。

---

4. 药品标签管理规定

（1）药品标签的分类与内容

① 药品标签的分类。药品标签分为内标签和外标签，药品内标签指直接接触药品包装的标签，外标签指内标签以外的其他包装的标签。

② 药品内、外标签标示的内容

a. 药品内标签应当包含药品通用名称、适应证或者功能主治、规格、用法用量、生产日期、产品批号、有效期、生产企业等内容。包装尺寸过小无法全部标明上述内容的，至少应当标注药品通用名称、规格、产品批号、有效期等内容。

b. 药品外标签应当注明药品通用名称、成分、性状、适应证或者功能主治、规格、用法用量、不良反应、禁忌、注意事项、贮藏、生产日期、产品批号、有效期、批准文号、生产企业等内容。适应证或者功能主治、用法用量、不良反应、禁忌、注意事项不能全部注明的，应当标出主要内容并注明"详见说明书"字样。

c. 用于运输、储藏包装的标签，至少应当注明药品通用名称、规格、贮藏、生产日期、产品批号、有效期、批准文号、生产企业，也可以根据需要注明包装数量、运输注意事项或者其他标记等必要内容。

d. 原料药标签应当注明药品名称、贮藏、生产日期、产品批号、有效期、执行标准、批准文号、生产企业，同时还需注明包装数量以及运输注意事项等必要内容。

(2) 药品标签书写印制要求

① 药品名称。药品标签中标注的药品名称必须符合国家药品监督管理部门公布的药品通用名称和商品名称的命名原则，并与药品批准证明文件的相应内容一致。禁止使用未经国家药品监督管理部门批准的药品名称。

药品通用名称应当显著、突出，其字体、字号和颜色必须一致，并符合以下要求：a. 对于横版标签，必须在上三分之一范围内显著位置标出；对于竖版标签，必须在右三分之一范围内显著位置标出。b. 不得选用草书、篆书等不易识别的字体，不得使用斜体、中空、阴影等形式对字体进行修饰。c. 字体颜色应当使用黑色或者白色，与相应的浅色或者深色背景形成强烈反差；d. 除因包装尺寸的限制而无法同行书写的，不得分行书写。

药品商品名称不得与通用名称同行书写，其字体和颜色不得比通用名称更突出和显著，其字体以单字面积计不得大于通用名称所用字体的二分之一。

② 注册商标。药品标签使用注册商标的，应当印刷在药品标签的边角，含文字的，其字体以单字面积计不得大于通用名称所用字体的四分之一。禁止使用未经注册的商标。

③ 专用标识。麻醉药品、精神药品、医疗用毒性药品、放射性药品、外用药品和非处方药品等国家规定有专用标识的，在药品标签上必须印有规定的标识。

④ 贮藏。对贮藏有特殊要求的药品，应当在标签的醒目位置注明。

⑤ 同一药品生产企业的同一药品的标签规定。同一药品生产企业生产的同一药品，药品规格和包装规格均相同的，其标签的内容、格式及颜色必须一致；药品规格或者包装规格不同的，其标签应当有明显区别或者在规格项中有明显标注；同一药品生产企业生产的同一药品，分别按处方药与非处方药管理的，两者的包装颜色应当明显区别。

> **知识拓展**
>
> **药品有效期的表述形式**
>
> 药品标签中的有效期应当按照年、月、日的顺序标注，年份用四位数字表示，月、日用两位数表示。其具体标注格式为"有效期至××××年××月"或者"有效期至××××年××月××日"；也可以用数字和其他符号表示为"有效期至××××.××."或者"有效期至××××/××/××"等。
>
> 预防用生物制品有效期的标注按照国家药品监督管理部门批准的注册标准执行，治疗疗用生物制品有效期的标注自分装日期计算，其他药品有效期的标注自生产日期计算。
>
> 有效期若标注到日，应当为起算日期对应年月日的前一天，若标注到月，应当为起算月份对应年月的前一月。

第二节　药品广告管理

在目前的市场经济中，广告已成为推销商品的重要手段，药品也是一种特殊商品，药品广告是传播药品信息的重要途径，但过分夸大药品广告的作用，而忽视药品广告的内容，势必会影响安全合理用药。因此，各国政府对药品广告都采取了严格的监督管理措施。

一、药品广告的定义和作用

1. 药品广告的定义

所谓广告，系指商品经营者或服务提供者通过一定媒介和形式直接或者间接地介绍自己所推销的商品或者服务的商业广告活动。凡利用各种媒介或者形式发布的广告含有药品名称、药品适应证（功能主治）或者与药品有关的其他内容的，称为药品广告（drug advertisement）。它也是药品生产、经营企业承担费用，通过一定的媒介和形式直接或间接地介绍具体药品品种，进行以销售药品、指导患者合理用药为目的的商业广告。

2. 药品广告的作用

广告在市场经济中，具有不可忽视的沟通产销的媒介作用，在现代药品市场营销中，广告也已成为药品促销的必要手段。药品广告的作用主要体现在以下几点：①传递药品信息。药品广告能使医师、药师、患者了解有关药品的成分、性状、用途、适应证、药理毒理、不良反应以及注意事项等，有助于医师或患者根据广告信息进行用药选择，从而保证用药的安全、有效、合理。②促进药品销售。药品广告信息的传播，尤其是非处方药经大众传播媒介广告宣传，对增强人们自我保健意识、培养新的保健需求有一定的作用，对医药企业扩大药品销售和开发新产品具有重要意义。③树立或加深企业形象，增强企业竞争力。同品种同规格的药品很多，药品商标和商品名是药品生产企业的重要标志。因此，药品商标和商品名是否赢得顾客的信赖，直接影响着企业产品的销量，而药品广告是树立或加深药品商标或商品名印象和提升企业信誉的重要途径。

案例分析

违法发布药品广告案

2019 年 4 月 11 日，某市市场监管局执法人员依法对该市某大药房进行现场检查，发现该药房为宣传推广销售温补气血口服液、肝肾滋、回春如意胶囊、锁阳补肾胶囊、活力源胶囊 5 种药品，从 2019 年 3 月底开始将上述 5 种药品的广告宣传册在该药房内进行发送。在该广告宣传册中，使用了国家机关工作人员的形象且含有"专家感叹：松寿康元是最科学、最安全的治疗方式""松寿康元之所以超越同类产品，获得'最科学、最安全的特效药'称号"等内容，误导相关受众购买该产品。

【问题与思考】

（1）本案例中关于药品的介绍是否属于药品广告？

（2）案例中有哪些违反规定的宣传？违法主体是谁？

二、药品广告审查管理规定

为了加强药品广告管理，保证药品广告真实、合法、科学，2007 年 3 月，国家工商行政管理总局、国家食品药品监督管理局分别发布了《药品广告审查发布标准》（工商总局令第 27 号）和《药品广告审查办法》（食品药品监管局令第 27 号）。2019 年 12 月 13 日，国家市场监督管理总局 2019 年第 16 次局务会议审议通过了《药品、医疗器械、保健食品、特殊医学用途配方食品广告审查管理暂行办法》（以下简称《办法》），自 2020 年 3 月 1 日起施行，申请人应当严格按照新《办法》要求提交"三品一械"广告审批材料，真实、合法、科学、准确地向公众介绍产品信息，其表现形式和宣传效果不得含有虚假或引人误解的内容。

1. 药品广告范围的规定

（1）不得发布广告的药品

①麻醉药品、精神药品、医疗用毒性药品、放射性药品、药品类易制毒化学品以及戒毒治疗的药品；②军队特需药品、军队医疗机构配制的制剂；③医疗机构配制的制剂；④国家药品监督管理部门依法明令停止或者禁止生产、销售和使用的药品；⑤国家法律、行政法规禁止发布药品广告的情形。

（2）处方药广告发布规定

处方药只能在国家卫生行政部门和国家药品监督管理部门共同指定的医学、药学专业刊物上发布广告，不得利用处方药的名称为各种活动冠名进行广告宣传，不得使用与处方药名称相同的商标、企业字号在医学、药学专业刊物以外的媒介变相发布广告，也不得利用该商标、企业字号为各种活动冠名进行广告宣传。

2. 药品广告内容的规定

（1）对药品广告内容原则性规定

① 药品广告的内容应当真实、合法，以国家药品监督管理部门核准的药品说明书为准，不得含有虚假或者引人误解的内容。药品广告涉及药品名称、药品适应证或者功能主治、药理作用等内容的，不得超出说明书范围。

② 药品广告应当显著标明禁忌、不良反应、药品广告批准文号，处方药广告还应当显著标明"本广告仅供医学药学专业人士阅读"，非处方药广告还应当显著标明非处方药标识（OTC）和"请按药品说明书或者在药师指导下购买和使用"。

（2）对药品广告内容禁止性规定

药品广告中有关药品功能疗效的宣传应当科学准确，不得出现下列情形：①含有不科学地表示功效、安全性的断言或者保证的；②说明治愈率或者有效率的；③与其他药品的功效和安全性进行比较的；④违反科学规律，明示或者暗示可以治疗所有疾病、适应所有症状、适应所有人群，或者正常生活和治疗病症所必需等内容的；⑤其他不科学的用语或者表示，如使用"国家级""最高级""最佳"等用语。

药品广告应当宣传和引导合理用药，不得直接或者间接怂恿消费者任意、过量地购买和使用药品，不得有以下内容：①含有引起公众对所处健康状况和所患疾病产生不必要的担忧和恐惧，或者使公众误解不使用该药品会患某种疾病或者加重病情的内容；②含有"安全""安全无毒副作用""毒副作用小"；明示或者暗示成分为"天然"，因而安全性有保证等内容；③含有"热销、抢购、试用""家庭必备、免费治疗、免费赠送"等诱导性内容；④含有"评比、排序、推荐、指定、选用、获奖"等综合性评价内容；⑤含有"无效退款、保险公司保险"等保证性内容；⑥使用或者变相使用国家机关、国家机关工作人员、军队单位或者军队人员的名义或者形象，或者利用军队装备、设施等从事广告宣传；⑦使用科研单位、学术机构、行业协会或者专家、学者、医师、药师、临床营养师、患者等的名义或者形象作推荐、证明；⑧含有医疗机构的名称、地址、联系方式、诊疗项目、诊疗方法以及有关义诊、医疗咨询电话、开设特约门诊等医疗服务的内容；⑨国家法律、行政法规规定不得含有的其他内容。

3. 药品广告发布对象和时间的规定

① 药品广告不得在针对未成年人的大众传播媒介上发布，不得损害未成年人和残疾人的身心健康。

② 按照规定必须在药品广告中显著标明的内容，其字体和颜色必须清晰可见、易于辨认，在视频广告中应当持续显示。

三、药品广告的审批

国家市场监督管理总局负责组织指导全国药品广告审查工作。

各省、自治区、直辖市市场监督管理部门、药品监督管理部门（以下称广告审查机关）负责本行政区域内药品广告审查，依法可以委托其他行政机关具体实施广告审查工作；县级以上市场监督管理部门负责本行政区域内的药品广告的监督管理工作。

1. 药品广告审查对象和审查依据

(1) 药品广告审查对象

凡利用各种媒介或者形式发布的药品广告，均应当按照《办法》对广告内容进行审查；未经审查，不得发布广告。药品广告中只宣传药品名称（含药品通用名称和药品商品名称）的，不再对其内容进行审查。经广告审查机关审查通过并向社会公开的药品广告，可以依法在全国范围内发布。

(2) 药品广告审查依据

申请审查的药品广告，符合下列法律法规及有关规定的，方可予以通过审查：《广告法》《药品管理法》《药品管理法实施条例》《药品、医疗器械、保健食品、特殊医学用途配方食品广告审查管理暂行办法》及国家有关广告管理的其他规定。

2. 药品广告审查审批

(1) 药品广告批准文号的申请人

药品广告批准文号的申请人必须是药品注册证明文件持有人及其授权同意的生产、经营企业；申请人可以委托代理人办理药品广告审查申请。

(2) 申请药品广告批准文号

药品广告审查申请应当依法向生产企业或者进口代理人等广告主所在地广告审查机关提出。申请药品广告批准文号，应当依法提交广告审查表、与发布内容一致的广告样件，以及下列合法有效的材料：

① 申请人的主体资格相关材料，或者合法有效的登记文件；

② 药品注册证明文件、注册药品标签和说明书，以及生产许可文件；

③ 广告中涉及的知识产权相关有效证明材料。

经授权同意作为申请人的生产、经营企业，还应当提交合法的授权文件；委托代理人进行申请的，还应当提交委托书和代理人的主体资格相关材料。

申请人可以到广告审查机关受理窗口提出申请，也可以通过信函、传真、电子邮件或者电子政务平台提交药品广告申请。

（3）药品广告的审查程序

药品广告审查时，首先对申请人提交的证明文件的真实性、合法性、有效性进行审查，然后依法对广告内容进行审查。其程序如图12-1所示。

3.药品广告批准文号管理

（1）药品广告批准文号的格式

药品广告批准文号格式为"X药广审（视/声/文）第0000000000号"，其中"X"为各省、自治区、直辖市的简称。数字部分由10位数字组成，前6位代表审查年月，后4位代表广告批准序号。"视""声""文"代表用于广告媒介形式的分类代号。

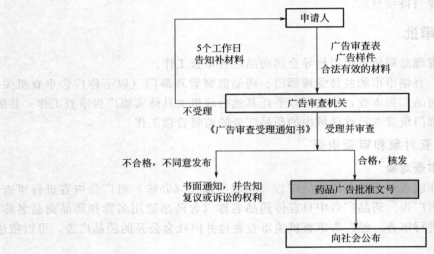

图12-1　药品广告批准文号审查流程图

（2）药品广告批准文号的有效期

药品广告批准文号的有效期与药品注册证明文件或者生产许可文件最短的有效期一致，上述文件未规定有效期的，其有效期为两年，到期作废。经批准的药品广告，在发布时不得进行剪辑、拼接、修改；已经审查通过的广告内容需要改动的，应当重新申请广告审查。

（3）药品广告批准文号的注销

申请人有下列情形之一的，不得继续发布审查批准的广告，并应当主动申请注销药品广告批准文号：①主体资格证照被吊销、撤销、注销的；②药品注册证明文件或者生产许可文件被撤销、注销的；③国家法律、行政法规规定应当注销的其他情形。广告审查机关发现申请人有前款情形的，应当依法注销其药品广告批准文号。

四、违反药品广告管理的法律责任

① 药品广告中未显著、清晰表示药品广告中应当显著标明内容的，责令停止发布广告，对广告主处十万元以下的罚款。

② 未经审查发布药品广告的；药品广告批准文号已注销或超过有效期，仍继续发布药品广告的；未按照审查通过的内容发布药品广告的；按照《中华人民共和国广告法》第五十

八条规定予以处罚：责令停止发布广告，责令广告主在相应范围内消除影响，处广告费用一倍以上三倍以下的罚款，广告费用无法计算或者明显偏低的，处十万元以上二十万元以下的罚款；情节严重的，处广告费用三倍以上五倍以下的罚款，广告费用无法计算或者明显偏低的，处二十万元以上一百万元以下的罚款，可以吊销营业执照，并由广告审查机关撤销广告审查批准文件，一年内不受理其广告审查申请。

③ 隐瞒真实情况或者提供虚假材料申请药品广告审查的，广告审查机关不予受理或者不予批准，予以警告，一年内不受理该申请人的广告审查申请；以欺骗、贿赂等不正当手段取得药品广告批准文号的，广告审查机关予以撤销，处十万元以上二十万元以下的罚款，三年内不受理该申请人的广告审查申请。

④ 违反不得发布广告的药品规定的；违反处方药广告发布规定的；按照《中华人民共和国广告法》第五十七条规定予以处罚：责令停止发布广告，对广告主处二十万元以上一百万元以下的罚款，情节严重的，并可以吊销营业执照，由广告审查机关撤销广告审查批准文件、一年内不受理其广告审查申请。

⑤ 药品广告含有"热销、抢购、试用""家庭必备、免费治疗、免费赠送"等诱导性内容或"评比、排序、推荐、指定、选用、获奖"等综合性评价内容的，《中华人民共和国广告法》及其他法律法规有规定的，依照相关规定处罚，没有规定的，由县级以上市场监督管理部门责令改正；对负有责任的广告主、广告经营者、广告发布者处以违法所得三倍以下罚款，但最高不超过三万元；没有违法所得的，可处一万元以下罚款。

⑥ 广告审查机关的工作人员玩忽职守、滥用职权、徇私舞弊的，依法给予处分。构成犯罪的，依法追究刑事责任。

第三节　互联网药品信息服务管理

为加强药品监督管理，规范互联网药品信息服务活动，保证互联网药品信息的真实、准确，根据《中华人民共和国药品管理法》《互联网信息服务管理办法》，国家食品药品监督管理局于 2004 年 7 月 8 日发布了《互联网药品信息服务管理办法》（食品药品监管局令第 9 号）（以下简称《办法》），按照国务院商事制度改革"先照后证"的要求，2017 年 11 月 7 日，国家食品药品监督管理总局局务会议对本《办法》中部分规定进行修订，从而保持了与其他法律、行政法规规定的协调性。

一、互联网药品信息服务

1. 互联网药品信息服务的定义

互联网药品信息服务系指通过互联网向上网用户提供药品（含医疗器械）信息的服务活动。

2. 互联网药品信息服务的分类

互联网药品信息服务分为经营性和非经营性两类。经营性互联网药品信息服务是指通过互联网向上网用户有偿提供药品信息等服务的活动；非经营性互联网药品信息服务是指通过互联网向上网用户无偿提供公开的、共享性药品信息等服务的活动。

二、互联网药品信息服务的审批

1. 互联网药品信息服务管理机构

（1）监督管理机构

国家药品监督管理局对全国提供互联网药品信息服务的网站实施监督管理。省、自治区、直辖市药品监督管理部门对本行政区域内提供互联网药品信息服务活动的网站实施监督管理。

（2）经营主管机构

国务院信息产业主管部门或省级电信管理机构作为经营主管机构。

2. 开办互联网药品信息服务的条件

拟提供互联网药品信息服务的网站，应当在向国务院信息产业主管部门或者省级电信管理机构申请办理经营许可证或者办理备案手续之前，按照属地监督管理的原则，向该网站主办单位所在地省、自治区、直辖市药品监督管理部门提出申请，经审核同意，符合条件的核发给《互联网药品信息服务资格证书》，取得提供互联网药品信息服务的资格。

申请提供互联网药品信息服务，除应当符合《互联网信息服务管理办法》规定的要求外，还应当具备下列条件：

① 互联网药品信息服务的提供者应当为依法设立的企事业单位或者其他组织；

② 具有与开展互联网药品信息服务活动相适应的专业人员、设施及相关制度；

③ 有两名以上熟悉药品、医疗器械管理法律、法规和药品、医疗器械专业知识，或者依法经资格认定的药学、医疗器械技术人员。

3. 申请开办互联网药品信息服务应提交的材料

申请提供互联网药品信息服务，应当填写国家药品监督管理部门统一制发的《互联网药品信息服务申请表》，向网站主办单位所在地省、自治区、直辖市药品监督管理部门提出申请，同时提交以下材料：

① 企业营业执照复印件。

② 网站域名注册的相关证书或者证明文件。从事互联网药品信息服务网站的中文名称，除与主办单位名称相同的以外，不得以"中国""中华""全国"等冠名；除取得药品招标代理机构资格证书的单位开办的互联网站外，其他提供互联网药品信息服务的网站名称中不得出现"电子商务""药品招商""药品招标"等内容。

③ 网站栏目设置说明（申请经营性互联网药品信息服务的网站需提供收费栏目及收费方式的说明）。

④ 网站对历史发布信息进行备份和查阅的相关管理制度及执行情况说明。

⑤ 药品监督管理部门在线浏览网站上所有栏目、内容的方法及操作说明。

⑥ 药品及医疗器械相关专业技术人员学历证明或者其专业技术资格证书复印件、网站负责人身份证复印件及简历。

⑦ 健全的网络与信息安全保障措施，包括网站安全保障措施、信息安全保密管理制度、用户信息安全管理制度。

⑧ 保证药品信息来源合法、真实、安全的管理措施、情况说明及相关证明。

4. 互联网药品信息服务资格申报审批程序及《互联网药品信息服务资格证书》

(1) 互联网药品信息服务资格的申报审批程序

互联网药品信息服务资格的申报与审批程序见图 12-2。

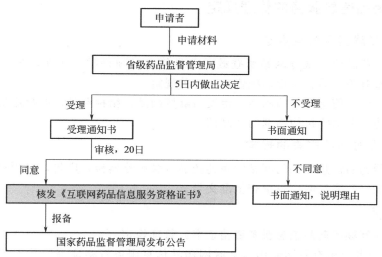

图 12-2　互联网药品信息服务资格的申报审批程序

(2)《互联网药品信息服务资格证书》

① 资格证书核发机构：《互联网药品信息服务资格证书》的格式由国家药品监督管理部门统一制定。提供互联网药品信息服务的网站，应当在其网站主页显著位置标注《互联网药品信息服务资格证书》的证书编号。

② 资格证书的换发、收回和变更

a. 换发。《互联网药品信息服务资格证书》有效期为 5 年。有效期届满，需要继续提供互联网药品信息服务的，持证单位应当在有效期届满前 6 个月内，向原发证机关申请换发《互联网药品信息服务资格证书》。原发证机关进行审核后，认为符合条件的，予以换发新证；认为不符合条件的，发给不予换发新证的通知并说明理由，原《互联网药品信息服务资格证书》由原发证机关收回并公告注销。省、自治区、直辖市药品监督管理部门根据申请人的申请，应当在《互联网药品信息服务资格证书》有效期届满前作出是否准予其换证的决定。逾期未作出决定的，视为准予换证。

b. 收回。《互联网药品信息服务资格证书》可以根据互联网药品信息服务提供者的书面申请，由原发证机关收回，原发证机关应当报国家药品监督管理部门备案并发布公告。被收回《互联网药品信息服务资格证书》的网站不得继续从事互联网药品信息服务。

c. 变更。互联网药品信息服务提供者变更下列事项之一的，应当向原发证机关申请办理变更手续，填写《互联网药品信息服务项目变更申请表》，同时提供下列相关证明文件：《互联网药品信息服务资格证书》中审核批准的项目（互联网药品信息服务提供者单位名称、网站名称、IP 地址等）；互联网药品信息服务提供者的基本项目（地址、法定代表人、企业负责人等）；网站提供互联网药品信息服务的基本情况（服务方式、服务项目等）。

省、自治区、直辖市药品监督管理部门自受理变更申请之日起 20 个工作日内作出是否同意变更的审核决定。同意变更的，将变更结果予以公告并报国家药品监督管理部门备案；不同意变更的，以书面形式通知申请人并说明理由。

省、自治区、直辖市药品监督管理部门对申请人的申请进行审查时，应当公示审批过程和审批结果。申请人和利害关系人可以对直接关系其重大利益的事项提交书面意见进行陈述和申辩。依法应当听证的，按照法定程序举行听证。

三、互联网药品信息服务的管理规定

1. 互联网登载药品信息规定

提供互联网药品信息服务网站所登载的药品信息必须科学、准确，必须符合国家的法律、法规和国家有关药品、医疗器械管理的相关规定。

提供互联网药品信息服务的网站不得发布麻醉药品、精神药品、医疗用毒性药品、放射性药品、戒毒药品和医疗机构制剂的产品信息。

2. 互联网发布药品广告的规定

提供互联网药品信息服务的网站发布的药品（含医疗器械）广告，必须经过药品监督管理部门审查批准，并要注明广告审查批准文号。

3. 处罚规定

（1）违反《互联网药品信息服务资格证书》管理规定

① 未取得或者超出有效期使用《互联网药品信息服务资格证书》从事互联网药品信息服务的，由国家药品监督管理部门或者省、自治区、直辖市药品监督管理部门给予警告，并责令其停止从事互联网药品信息服务；情节严重的，移送相关部门，依照有关法律、法规给予处罚。

② 提供互联网药品信息服务的网站不在其网站主页的显著位置标注《互联网药品信息服务资格证书》的证书编号的，国家药品监督管理部门或者省、自治区、直辖市药品监督管理部门给予警告，责令限期改正；在限定期限内拒不改正的，对提供非经营性互联网药品信息服务的网站处以 500 元以下罚款，对提供经营性互联网药品信息服务的网站处以 5000 元以上 1 万元以下罚款。

③ 省、自治区、直辖市药品监督管理部门违法对互联网药品信息服务申请作出审核批准的，原发证机关应当撤销原批准的《互联网药品信息服务资格证书》。由此给申请人的合法权益造成损害的，由原发证机关依照《中华人民共和国国家赔偿法》的规定给予赔偿；对直接负责的主管人员和其他直接责任人员，由其所在单位或者上级机关依法给予行政处分。

④ 互联网药品信息服务提供者在其业务活动中，违法使用《互联网药品信息服务资格证书》的，由国家药品监督管理部门或者省、自治区、直辖市药品监督管理部门依照有关法律、法规的规定处罚。

（2）违反互联网药品信息服务的其他处罚

有下列情形之一的，由国家药品监督管理部门或者省、自治区、直辖市药品监督管理部门给予警告，责令限期改正；情节严重的，对提供非经营性互联网药品信息服务的网站处以 1000 元以下罚款，对提供经营性互联网药品信息服务的网站处以 1 万元以上 3 万元以下罚款；构成犯罪的，移送司法部门追究刑事责任：

① 已经获得《互联网药品信息服务资格证书》，但提供的药品信息直接撮合药品网上交易的；

② 已经获得《互联网药品信息服务资格证书》，但超出审核同意的范围提供互联网药品信息服务的；

③ 提供不真实互联网药品信息服务并造成不良社会影响的；

④ 擅自变更互联网药品信息服务项目的。

本章小结

本章介绍了药品说明书、标签和药品广告的概念，互联网药品信息服务的管理规定，重点介绍了药品说明书、标签的内容要求和格式，药品广告的范围、内容及禁止性规定。主要内容为：

1. 药品包装系指采用适当的材料或容器，利用包装技术对药物制剂的半成品或成品进行分（灌）、封、装、贴签等操作，为药品提供品质保证、鉴定商标与说明的一种加工过程的总称。药品包装按照在流通领域中的作用可分为内包装和外包装两大类。

2. 药品说明书系指药品生产企业印制并提供的，包含药理学、毒理学、药效学、药动学等药品安全性、有效性的重要科学数据和结论的，用以指导临床正确使用药品的技术性资料。药品说明书的内容、书写格式与书写要求应符合相关法律法规的规定。

3. 药品标签系指药品包装上印有或贴有的内容。药品标签分为内标签、外标签、运输和储藏标签、原料药标签 4 类。药品标签书写印制应符合相应的要求。

4. 药品说明书和标签实行国家审批制度，内容书写应符合相应的原则，文字表述应当科学、规范、准确。

5. 药品广告系指利用各种媒介或者形式发布的含有药品名称、药品适应证（功能主治）或者与药品有关的其他内容的广告。药品广告应当按照《药品、医疗器械、保健食品、特殊医学用途配方食品广告审查管理暂行办法》进行审查，药品广告必须符合要求。违反规定的，需承担相应的法律责任。

6. 互联网药品信息服务系指通过互联网向上网用户提供药品（含医疗器械）信息的服务活动。互联网药品信息服务分为经营性和非经营性两类。拟提供互联网药品信息服务的网站，应当取得提供互联网药品信息服务的资格。在提供互联网药品信息服务的过程中需遵守相应的管理规定。违反规定的，需承担相应的法律责任。

复习思考题

一、单选题

1. 药品信息是指（　　）。

A. 有关药品的状态和改变状态的方式的信息

B. 有关药品的特征和变化的信息

C. 有关药品和药品活动的特征和变化的信息

D. 有关药品的所有理化性质信息

2. 中药注射剂说明书应当列出（　　）。

A. 全部中药药味和全部辅料和用量

B. 全部中药药味及单位剂量

C. 全部中药药味及可能引起不良反应的辅料

D. 全部中药药味及全部辅料

3. 互联网药品信息服务分为（　　）。

A. 营利性和非营利性两类

B. 经营性和非经营性两类

C. 国营和私营两类

D. 有偿服务性和无偿服务性两类

4. 2018 年 5 月 5 日，甲药品零售企业从乙药品批发企业（首营企业）首次购进中成药 A，索取合法票据和相关凭证，建立采购记录。药品 A 的说明书标注"生产日期为 2020 年 1 月 5 日，有效期至 2022 年 12 月"。依据药品 A 标签的有效期标注信息，该药品的失效日期是（　　）。

A. 2023 年 1 月 1 日　　　　　　　　B. 2022 年 12 月 31 日

C. 2022 年 1 月 4 日　　　　　　　　D. 2023 年 1 月 5 日

5. 下列药品广告发布行为，符合规定的是（　　）。

A. 某药厂生产的"气血双补丸"，通过广播健康咨询方式宣传"服用三个疗程，心脏病治愈率达 90％"

B. 某药厂生产的"冠脉通片"，发布报纸媒介广告宣传"服用后胸闷胸痛等症状逐渐消失"

C. 某药厂生产的"小儿感冒颗粒"，在某电视台儿童频道发布药品广告

D. 某药厂以其生产的非处方药"西瓜霜润喉片"的商品名为某省歌手大奖赛冠名

二、配伍选择题（备选答案在前，题目在后。每组 2～4 题，每组题均对应同一组备选答案，每个备选答案可以重复选用，也可以不选用。）

[1～2 题]

A. 1 年　　　B. 2 年　　　C. 3 年　　　D. 4 年　　　E. 5 年

1.《互联网药品信息服务资格证书》有效期为（　　）。

2. 药品注册证明文件或者生产许可文件未规定有效期的，其药品广告批准文号有效期为（　　）。

[3～4 题]

A. 标签的格式及颜色必须一致

B. 标签应当明显区别

C. 包装颜色应当明显区别

D. 在标签的醒目位置注明

E. 在说明书中醒目标示

3. 同一药厂生产的同一药品规格不同的，其（　　）。

4. 同一药厂生产的同一药品，分别按处方药和非处方药管理的，两者的（　　）。

[5～7 题]

A. 依法给予处分。构成犯罪的，依法追究刑事责任

B. 责令停止发布广告，对广告主处十万元以下的罚款

C. 1 年内不受理该企业该品种广告申请

D. 广告审查机关不予受理或者不予批准，予以警告，一年内不受理该申请人的广告审查申请

E. 国家工商行政管理部门会同国家药品监督管理部门联合予以公告

5.药品广告中未显著、清晰表示药品广告中应当显著标明内容的，应（　　　　）。

6.对提供虚假材料申请药品广告审查的，应（　　　　）。

7.广告审查机关的工作人员玩忽职守、滥用职权、徇私舞弊的，应（　　　　）。

三、多选题

1.药品标签中有效期具体标注格式有（　　　　）。

A.有效期至××××年××月

B.有效期至××××年××月××日

C.有效期至××××.××.

D.有效期至××××/××/××

2.最小包装标签必须标注（　　　　）。

A.规格　　　　　　　B.有效期　　　　　　C.产品批号　　　　　　D.药品通用名称

3.不得发布广告的药品有（　　　　）。

A.麻醉药品　　　　　　　　　　　B.军队特需药品

C.医疗机构制剂　　　　　　　　　D.药品类易制毒化学品

4.甲、乙、丙、丁发布药品广告的行为，错误的有（　　　　）。

A.甲为其配备的医疗机构制剂，通过某医学杂志发布广告

B.乙通过某网站发布其所生产的枸橼酸西地那非片的广告

C.丙发布广告，宣传其生产的复方苯巴比妥溴化钠片，称"6个月临床观察，96.7％患者的语言、运动能力明显提高"

D.丁通过电视台发布其所生产的六味地黄丸的广告

5.在药品的标签或说明书上，必须注明的内容有（　　　　）。

A.有效期、生产日期、产品批号

B.批准文号

C.通用名称、规格

D.不良反应、禁忌和注意事项

四、判断题

1.在广播电台发布药品广告，必须同时播出药品广告批准文号。（　　　）

2.某药品的商品名字体以单字面积计等于通用名所用字体的二分之一。（　　　）

3.省级药品监督管理部门是药品广告的监督管理机关。（　　　）

4.处方药广告的忠告语是"请按药品说明书使用"。（　　　）

5.国家药品监督管理部门对经营性互联网药品信息服务的网站实施监管。（　　　）

五、案例分析题

某制药集团有限公司生产的木竭胶囊，其功能主治为补肾活血，温经止痛。适用于肾虚血瘀，寒邪闭阻所致的疼痛、僵硬、麻木等症状及骨质增生兼有上述症状的辅助治疗。而该药品广告宣称"5类骨病人群急需木竭胶囊，各种颈椎病、腰椎病、坐骨神经痛、肩周炎、股骨头坏死患者""重病患者3～4个疗程就可以根治骨刺，治愈率总体约为98％，高出其他药物约50％以上，安全性高，无任何副作用"等。根据上述材料，回答下列问题：

(1) 该案例中有哪些违反规定的宣传？

(2) 该案例中的违法主体是谁？应该承担什么责任？

第十三章

药品不良反应监测与药品召回

【学习目标】

通过本章的学习，学生能够熟悉药品不良反应监测管理、药品上市后再评价、药物警戒、药品召回的概念、制度和主要规定。

1.掌握：药品不良反应、药品上市后再评价、药物警戒的相关基本概念；我国药品不良反应的报告范围、程序、处置、评价和控制的内容；药品召回的界定、分级和程序。

2.熟悉：药品上市后再评价的内容及我国药品上市后再评价制度，药物警戒体系和药品不良反应因果关系的判断标准。

3.了解：药品上市后再评价的意义与药品不良反应监测管理的发展历程。

案例引导

含关木通的龙胆泻肝丸事件

关木通事件，或称龙胆泻肝丸事件，也称马兜铃酸肾病事件。早在 1993 年的比利时，当地一些妇女因服含广防己的减肥丸后导致严重肾病。1999 年英国又报道了 2 名妇女因服含关木通的草药茶治疗湿疹导致晚期肾衰竭的事件。这两起事件在国际上引起了轩然大波，美国 FDA、英国 MCA 和比利时政府等采取了严厉措施，对中草药和中成药进行强烈抵制。

关木通是一味常用中药，具有清热利湿功用，曾是临床广泛使用的中成药龙胆泻肝丸的主要药味。但其含有马兜铃酸，对肾脏有较强的毒性，可导致肾功能衰竭。在 20 世纪 30 年代关木通逐渐占领了市场。1990 年版的《中国药典》，卫生部把龙胆泻肝丸组方中的其他类木通全部"枪毙"，关木通成了"木通族"唯一合法的身份。而龙胆泻肝丸的广泛应用使得马兜铃酸肾病渐渐引起人们的注意。许多人发现，自己缠绵不愈的肾病（肾损害甚至肾衰竭、尿毒症），竟然是因为平时"上火"、耳鸣或者便秘所服的龙胆泻肝丸所致。2003 年 4 月 1 日，国家药品监督管理局印发《关于取消关木通药用标准的通知》，决定取消关木通的药用标准，龙胆泻肝丸等关木通制剂必须凭医师处方购买；责令该类制剂的生产限期用木通科木通替换关木通。后来的 2005 年版《中国药典》

已不再收载关木通、广防己、青木香三个品种（均含马兜铃酸）。

请阅读以上案例，思考并讨论：

(1) 什么是药品不良反应？

(2) 我国对药品不良反应可采取哪些控制处理措施？

第一节　药品不良反应概述

一、药品不良反应的定义及相关概念

1. 药品不良反应的定义

(1) WHO 对药品不良反应的定义

WHO 将药品不良反应（adverse drug reaction，ADR）定义为一种有害的和非预期的反应，这种反应是在人类预防、诊断、治疗疾病，或为了改变生理功能而正常使用药物剂量时发生的。

(2) 我国对药品不良反应的定义

根据我国《药品不良反应报告和监测管理办法》第六十三条第一款，药品不良反应是指合格药品在正常用法用量下出现的与用药目的无关的有害反应。药品不良反应是药品固有特性所引起的，任何药品都有可能引起不良反应。

2. 药品不良反应相关概念

(1) 新的药品不良反应

新的药品不良反应是指药品说明书中未载明的不良反应。说明书中已有描述，但不良反应发生的性质、程度、后果或者频率与说明书描述不一致或者更严重的，按照新的药品不良反应处理。

(2) 严重药品不良反应

严重药品不良反应是指因使用药品引起以下损害情形之一的反应：①导致死亡；②危及生命；③致癌、致畸、致出生缺陷；④导致显著的或者永久的人体伤残或者器官功能的损伤；⑤导致住院或者住院时间延长；⑥导致其他重要医学事件，如不进行治疗可能出现上述所列情况的。

(3) 药品不良事件（adverse drug event，ADE）

药品不良事件是药物治疗过程中出现的不良临床事件。但该事件未必与药品有因果关系，包含不良反应及临床新出现的偶然事件。

(4) 药品群体不良事件

药品群体不良事件是指同一药品在使用过程中，在相对集中的时间、区域内，对一定数量人群的身体健康或者生命安全造成损害或者威胁，需要予以紧急处置的事件。

(5) 药品不良反应报告和监测

药品不良反应报告和监测是指药品不良反应的发现、报告、评价和控制的过程。

（6）药品不良反应信号

药品不良反应信号是指报告药品不良反应与药物间的因果关系，此关系是以前未知或记录不全的。信号的作用为提示一种可能性，尚不是肯定的结论。依据不良事件的严重性和信息的质量，一般需要多个报告才能产生一个信号。

（7）用药差错（medication error）

用药差错是指药物使用过程中出现的任何可能导致用药不当或患者受损的可预防或避免的事件。一些用药差错事件的发生可能与专业实践、药物本身、操作程序以及管理体系有关，包括处方、医嘱、药品标签、包装、药品命名、药品混合、配方、发药、给药、用药教育、监测及应用等过程。

（8）药源性疾病（drug induced disease，DID）

药源性疾病指药品毒性作用所致人体组织器官功能器质性损害及由此产生的系列症状或体征。DID亦包括因超量用药、误用或错服药物所致疾病。

（9）重点药物监测（intensive medicines monitoring）

重点药物监测主要是对一部分新药进行上市后监测，以利于及时发现一些未知的或非预期的不良反应，并作为这类药品的早期预警系统。

二、药品不良反应的表现和分类

药品作用于机体，除了发挥治疗的功效外，有时还会由于种种原因而产生某些与药品治疗目的无关而对人体有损害的反应，这就是药品不良反应。

在现实生活中，药品不良反应的发生率是相当高的，特别是在长期使用或用药量较大时，情况更为严重甚至出现严重的毒副反应。严格地讲，几乎所有药物在一定条件下都可能引起不良反应。但是，只要合理使用药物，就能避免或使其危害降低到最低限度。这就要求人们在用药前全面地了解该药的药理性质，严格掌握药品的适应证，选用适当的剂量和疗程，明确药品的禁忌。在用药过程中还应密切观察病情的变化，及时发现药品产生的不良反应，加以处理，尽量避免引起不良的后果。对于一些新药，由于临床经验不够，对其毒副作用观察及了解不够，在使用时就更应十分慎重。

药品不良反应一般可分为副作用、毒性反应、过敏反应和继发感染（也称二重感染）四大类。不良反应有大小和强弱的差异，它可以使人感到不适、使病情恶化、引发新的疾病，甚至置人于死地。如何最大限度地发挥药物的疗效，最大限度地减少不良反应，这是临床需解决的关键问题。

1. 根据性质分类

（1）副作用（副反应）

药品按正常用法用量使用时所出现的与药品的药理学活性相关但与用药目的无关的作用。一般都较轻微，伴随治疗作用同时出现。器官选择作用低即作用广泛的药物副作用可能会多。

（2）毒性作用

由于患者的个体差异、病理状态或合用其他药物引起敏感性增加，在治疗量时造成某种功能或器质性损害，一般是药理作用的增强。过度作用在定义上与毒性作用相符，指使用推荐剂量时出现过强的药理作用。

（3）后遗效应

停药后血药浓度已降至阈浓度以下时残存的药理效应。

（4）首剂效应

一些患者在初服某种药物时，由于机体对药物作用尚未适应而引起不可耐受的强烈反应。

（5）继发反应

由于药物的治疗作用所引起的不良后果，又称治疗矛盾，不是药物本身的效应，而是药物主要作用的间接结果。

（6）变态反应（过敏反应）

药物或药物在体内的代谢产物作为抗原刺激机体而发生的不正常的免疫反应。这种反应的发生与药物剂量无关或关系甚少，治疗量或极少量都可发生。临床主要表现为皮疹、血管神经性水肿、过敏性休克、哮喘等。

（7）特异质反应（特异反应性）

因先天性遗传异常，少数患者用药后发生与药物本身药理作用无关的有害反应。该反应和遗传有关，与药理作用无关。大多是由机体缺乏某种酶，药物在体内代谢受阻所致反应。

（8）依赖性

反复地（周期性或连续性）用药所引起的人体心理上或生理上或两者兼有的对药物的依赖状态，表现出一种强迫性的要连续或定期用药的行为和其他反应。

（9）停药综合征

一些药物在长期应用后，机体对这些药物产生了适应性，若突然停药或减量过快易使机体的调节功能失调而发生功能紊乱，导致病情或临床症状上的一系列反跳回升现象和疾病加重等。

（10）致癌作用、致畸作用、致突变作用

药物引起的三种特殊毒性，均为药物和遗传物质或遗传物质在细胞的表达发生相互作用的结果。

2. 根据药理作用分类

根据药品不良反应与药理作用的关系将药品不良反应分为三类：A 型反应、B 型反应和 C 型反应。

A 型药品不良反应（量变型异常）：又称为剂量相关性不良反应，由药物本身或其代谢物所引起，为固有药理作用增强或持续所致的反应。此不良反应是由药品本身的药理作用增强所致，常与剂量或合并用药有关，停药或减量后症状很快减轻或消失。特点是可以预测，发生率较高而死亡率较低。临床上常见的副作用与毒性反应均属此类，如普萘洛尔导致的心脏传导阻滞等。

B 型药品不良反应（质变型异常）：又称剂量不相关的不良反应，与药物固有的正常药理作用无关，而与药物变性和人体特异体质有关，此类药品不良反应是与药品的正常药理作用完全无关的异常反应。有以下两种：①变态反应，也称药物过敏反应，由抗原抗体的相互作用引起，与药物的药理作用无关。变态反应严重程度不一，可以很轻，也可以致死。②特异质反应，由于遗传因素机体产生的不良反应，为患者先天性代谢紊乱表现的特殊形式，即只有在给予药物后才表现出来的先天性代谢异常。特点是难预测，发生率低而死亡率高，临床上常见的变态反应属于此类，如青霉素引起的过敏性休克、某些药物引起的血细胞减少症和一些自体免疫病如急性肾小球肾炎、红斑狼疮等。

C 型药品不良反应：又称迟现型不良反应，是与药物本身药理作用无关的异常反应，一般在长期用药后出现，潜伏期较长，药品和不良反应之间无明确时间关系。背景发生率高、用药史复杂、难以用试验重复、发生机制不清，有待于进一步研究和探讨。临床上常见的主要有致畸、致癌、致突变作用，抗疟药导致视觉毒性等。

3. 按身体系统分类

从总体上来说，药品的不良反应可能涉及人体的各个系统、器官、组织，其临床表现与常见病、多发病的表现很相似，如表现为皮肤附件损害（皮疹、瘙痒等）、消化系统损害（恶心、呕吐、肝功能异常等）、泌尿系统损害（血尿、肾功能异常等）、全身损害（过敏性休克、发热等）等。据 2019 年《国家药品不良反应监测年度报告》统计，药品不良反应/事件中累及系统排名前三位的为皮肤及其附件损害（占 26.9%）胃肠系统损害（占 24.6%）和全身性损害（占 10.1%），神经系统损害（8.9%）和心血管系统损害（4.1%）。

4. WHO 药品不良反应分类

WHO 国际药物监测合作中心以首字母记忆法将药品不良反应分为 6 类：A 类，剂量相关型（Augmented，剂量增大）；B 类，剂量无关型（Bizarre，异乎寻常）；C 类，剂量相关和时间相关型（Chronic，慢性）；D 类，时间相关型（Delayed，迟发）；E 类，停药型（End of use，终止使用）；F 类，治疗失败型（Failure，失败）。

5. 根据药品不良反应的发生频率分类

根据国际医学科学组织委员会推荐，用下列术语和百分率表示药品不良反应发生频率：十分常见（≥10%）；常见（≥1%，<10%）；偶见（≥0.1%，<1%）；罕见（≥0.01%，<0.1%）；非常罕见（<0.01%）。

第二节　药品不良反应监测管理与监测方法

一、药品不良反应报告与监测的必要性

药品不良反应监测是药品质量管理的一项内容。建立药品不良反应监测报告制度，是为了保障人民用药安全，防止历史上药害事件的重演，为评价、整顿、淘汰药品提供服务和依据，为临床用药提供信息。开展此项工作，可以为上市后再评价提供服务，促进新药研制，促进临床合理用药，利于国际药品信息的交流，提高药物治疗水平和医疗质量，保障公众健康和社会稳定。

二、药品不良反应监测管理机构

根据《药品不良反应报告和监测管理办法》第四条规定，国家药品监督管理部门主管全国药品不良反应报告和监测工作，地方各级药品监督管理部门主管本行政区域内的药品不良反应报告和监测工作。各级卫生行政部门负责本行政区域内医疗机构与实施药品不良反应报告制度有关的管理工作。地方各级药品监督管理部门应当建立健全药品不良反应监测机构，负责本行政区域内药品不良反应报告和监测的技术工作。

1. 药品不良反应报告的主体

药品生产企业（包括进口药品的境外制药厂商）、药品经营企业、医疗机构应当按照规

定报告所发现的药品不良反应。

药品生产、经营企业和医疗机构应当建立药品不良反应报告和监测管理制度。药品生产企业应当设立专门机构并配备专职人员，药品经营企业和医疗机构应当设立或者指定机构并配备专（兼）职人员，承担本单位的药品不良反应报告和监测工作。

2. 药品不良反应监测管理行政部门

(1) 国家药品监督管理部门

国家药品监督管理部门负责全国药品不良反应报告和监测的管理工作，并履行以下主要职责：①与卫生行政部门共同制定药品不良反应报告和监测的管理规定和政策，并监督实施；②与卫生行政部门联合组织开展全国范围内影响较大并造成严重后果的药品群体不良事件的调查和处理，并发布相关信息；③对已确认发生严重药品不良反应或者药品群体不良事件的药品依法采取紧急控制措施，作出行政处理决定，并向社会公布；④通报全国药品不良反应报告和监测情况；⑤组织检查药品生产、经营企业的药品不良反应报告和监测工作的开展情况，并与卫生行政部门联合组织检查医疗机构的药品不良反应报告和监测工作的开展情况。

(2) 省、自治区、直辖市药品监督管理部门

省、自治区、直辖市药品监督管理部门负责本行政区域内药品不良反应报告和监测的管理工作，并履行以下主要职责：①根据本办法与同级卫生行政部门共同制定本行政区域内药品不良反应报告和监测的管理规定，并监督实施；②与同级卫生行政部门联合组织开展本行政区域内发生的影响较大的药品群体不良事件的调查和处理，并发布相关信息；③对已确认发生严重药品不良反应或者药品群体不良事件的药品依法采取紧急控制措施，作出行政处理决定，并向社会公布；④通报本行政区域内药品不良反应报告和监测情况；⑤组织检查本行政区域内药品生产、经营企业的药品不良反应报告和监测工作的开展情况，并与同级卫生行政部门联合组织检查本行政区域内医疗机构的药品不良反应报告和监测工作的开展情况；⑥组织开展本行政区域内药品不良反应报告和监测的宣传、培训工作。

(3) 设区的市级、县级药品监督管理部门

设区的市级、县级药品监督管理部门负责本行政区域内药品不良反应报告和监测的管理工作；与同级卫生行政部门联合组织开展本行政区域内发生的药品群体不良事件的调查，并采取必要控制措施；组织开展本行政区域内药品不良反应报告和监测的宣传、培训工作。

(4) 县级以上卫生行政部门

负责加强对医疗机构临床用药的监督管理，在职责范围内依法对已确认的严重药品不良反应或者药品群体不良事件采取相关的紧急控制措施。

3. 药品不良反应监测技术机构

(1) 国家药品不良反应监测中心

国家药品不良反应监测中心负责全国药品不良反应报告和监测的技术工作，并履行以下主要职责：①承担国家药品不良反应报告和监测资料的收集、评价、反馈和上报，以及全国药品不良反应监测信息网络的建设和维护；②制定药品不良反应报告和监测的技术标准和规范，对地方各级药品不良反应监测机构进行技术指导；③组织开展严重药品不良反应的调查和评价，协助有关部门开展药品群体不良事件的调查；④发布药品不良反应警示信息；⑤承担药品不良反应报告和监测的宣传、培训、研究和国际交流工作。

(2) 省级药品不良反应监测机构

省级药品不良反应监测机构负责本行政区域内的药品不良反应报告和监测的技术工作，

并履行以下主要职责：①承担本行政区域内药品不良反应报告和监测资料的收集、评价、反馈和上报，以及药品不良反应监测信息网络的维护和管理；②对设区的市级、县级药品不良反应监测机构进行技术指导；③组织开展本行政区域内严重药品不良反应的调查和评价，协助有关部门开展药品群体不良事件的调查；④组织开展本行政区域内药品不良反应报告和监测的宣传、培训工作。

（3）设区的市级、县级药品不良反应监测机构

设区的市级、县级药品不良反应监测机构负责本行政区域内药品不良反应报告和监测资料的收集、核实、评价、反馈和上报；开展本行政区域内严重药品不良反应的调查和评价；协助有关部门开展药品群体不良事件的调查；承担药品不良反应报告和监测的宣传、培训等工作。

三、药品不良反应报告的基本要求

1. 药品不良反应报告的方式与要求

（1）报告方式

药品生产、经营企业和医疗机构获知或者发现可能与用药有关的不良反应，应当通过国家药品不良反应监测信息网络报告；不具备在线报告条件的，应当通过纸质报表报所在地药品不良反应监测机构，由所在地药品不良反应监测机构代为在线报告。

（2）报告内容的要求

药品不良反应应当真实、完整、准确。药品生产、经营企业和医疗机构应当建立并保存药品不良反应报告和监测档案。

（3）药品不良反应报告的评价

各级药品不良反应监测机构应当对本行政区域内的药品不良反应报告和监测资料进行评价和管理。药品生产、经营企业和医疗机构应当配合药品监督管理部门、卫生行政部门和药品不良反应监测机构对药品不良反应或者群体不良事件的调查，并提供调查所需的资料。

2. 药品不良反应的信息管理

（1）信息反馈的要求

各级药品不良反应监测机构应当对收到的药品不良反应报告和监测资料进行统计和分析，并以适当形式反馈。国家药品不良反应监测中心应当根据对药品不良反应报告和监测资料的综合分析和评价结果，及时发布药品不良反应警示信息。

（2）信息发布的要求

省级以上药品监督管理部门应当定期发布药品不良反应报告和监测情况。影响较大并造成严重后果的药品群体不良事件或其他重要的药品不良反应信息和需要统一发布的信息，由国家药品监督管理部门和卫生行政部门统一发布。

（3）信息利用的要求

在药品不良反应报告和监测过程中获取的商业秘密、个人隐私、患者和报告者信息应当予以保密。鼓励医疗机构、药品生产企业、药品经营企业之间共享药品不良反应信息。药品不良反应报告的内容和统计资料是加强药品监督管理、指导合理用药的依据。

3. 药品不良反应重点监测

（1）药品重点监测的概念

药品重点监测是指为进一步了解药品的临床使用和不良反应发生情况，研究不良反应的

发生特征、严重程度、发生率等，开展的药品安全性监测活动。

（2）药品重点监测的对象

药品生产企业应当经常考察本企业生产药品的安全性，对新药监测期内的药品和首次进口 5 年内的药品，应当开展重点监测，并按要求对监测数据进行汇总、分析、评价和报告；对本企业生产的其他药品，应当根据安全性情况主动开展重点监测。

（3）药品重点监测的管理

省级以上药品监督管理部门根据药品临床使用和不良反应监测情况，可以要求药品生产企业对特定药品进行重点监测；必要时，也可以直接组织药品不良反应监测机构、医疗机构和科研单位开展药品重点监测。省级以上药品不良反应监测机构负责对药品生产企业开展的重点监测进行监督、检查，并对监测报告进行技术评估。省级以上药品监督管理部门可以联合同级卫生行政部门指定医疗机构作为监测点，承担药品重点监测工作。

第三节　药品不良反应报告处置及评价管理

一、药品不良反应报告处置

1. 个例药品不良反应

（1）报告范围

新药监测期内的国产药品应当报告该药品的所有不良反应；其他国产药品报告新的和严重的不良反应。进口药品自首次获准进口之日起 5 年内，报告该进口药品的所有不良反应；满 5 年的，报告新的和严重的不良反应。

（2）报告时限

药品生产、经营企业和医疗机构发现或者获知新的、严重的药品不良反应应当在 15 日内报告，其中死亡病例须立即报告；其他药品不良反应应当在 30 日内报告。有随访信息的，应当及时报告。

（3）报告的内容

药品生产、经营企业和医疗机构应当主动收集药品不良反应，获知或者发现药品不良反应后应当详细记录、分析和处理，填写《药品不良反应/事件报告表》并报告。个人发现新的或者严重的药品不良反应，可以向经治医师报告，也可以向药品生产、经营企业或者当地的药品不良反应监测机构报告，必要时提供相关的病历资料。

（4）报告的一般处置

设区的市级、县级药品不良反应监测机构应当对收到的药品不良反应报告的真实性、完整性和准确性进行审核。严重药品不良反应报告的审核和评价应当自收到报告之日起 3 个工作日内完成，其他报告的审核和评价应当在 15 个工作日内完成。

省级药品不良反应监测机构应当在收到下一级药品不良反应监测机构提交的严重药品不良反应评价意见之日起 7 个工作日内完成评价工作。

（5）对死亡病例的调查与处置

药品生产企业应当对获知的死亡病例进行调查，详细了解死亡病例的基本信息、药品使用情况、不良反应发生及诊治情况等，并在 15 日内完成调查报告，报药品生产企业所在地的省级药品不良反应监测机构。

设区的市级、县级药品不良反应监测机构应当对死亡病例进行调查，详细了解死亡病例的基本信息、药品使用情况、不良反应发生及诊治情况等，自收到报告之日起 15 个工作日内完成调查报告，报同级药品监督管理部门和卫生行政部门，以及上一级药品不良反应监测机构。

对死亡病例，事件发生地和药品生产企业所在地的省级药品不良反应监测机构均应当及时根据调查报告进行分析、评价，必要时进行现场调查，并将评价结果报省级药品监督管理部门和卫生行政部门，以及国家药品不良反应监测中心。国家药品不良反应监测中心应当及时对死亡病例进行分析、评价，并将评价结果报国家药品监督管理部门与国家卫生行政部门。

2. 药品群体不良事件

(1) 报告的方式与内容

药品生产、经营企业和医疗机构获知或者发现药品群体不良事件后，应当立即通过电话或者传真等方式报所在地的县级药品监督管理部门、卫生行政部门和药品不良反应监测机构，必要时可以越级报告；同时填写《药品群体不良事件基本信息表》，对每一病例还应当及时填写《药品不良反应/事件报告表》，通过国家药品不良反应监测信息网络报告。

(2) 对药品群体不良事件的调查要求

设区的市级、县级药品监督管理部门获知药品群体不良事件后，应当立即与同级卫生行政部门联合组织开展现场调查，并及时将调查结果逐级报至省级药品监督管理部门和卫生行政部门。

省级药品监督管理部门与同级卫生行政部门联合对设区的市级、县级的调查进行督促、指导，对药品群体不良事件进行分析、评价，对本行政区域内发生的影响较大的药品群体不良事件，还应当组织现场调查，评价和调查结果应当及时报国家药品监督管理总局与卫生健康委员会。

对全国范围内影响较大并造成严重后果的药品群体不良事件，国家药品监督管理部门应当与卫生行政部门联合开展相关调查工作。

药品生产企业获知药品群体不良事件后应当立即开展调查，详细了解药品群体不良事件的发生、药品使用、患者诊治以及药品生产、储存、流通、既往类似不良事件等情况，在 7 日内完成调查报告，报所在地省级药品监督管理部门和药品不良反应监测机构；药品经营企业发现药品群体不良事件应当立即告知药品生产企业，同时迅速开展自查。

(3) 对药品群体不良事件的处置

药品生产企业应迅速开展自查，分析事件发生的原因，必要时应当暂停生产、销售、使用和召回相关药品，并报所在地省级药品监督管理部门。药品经营企业应迅速开展自查，必要时应当暂停药品的销售，并协助药品生产企业采取相关控制措施。

医疗机构发现药品群体不良事件后应当积极救治患者，迅速开展临床调查，分析事件发生的原因，必要时可采取暂停药品的使用等紧急措施。

药品监督管理部门可以采取暂停生产、销售、使用或者召回药品等控制措施。卫生行政部门应当采取措施积极组织救治患者。

3. 境外发生的严重药品不良反应

（1）报告的范围与时限

进口药品和国产药品在境外发生的严重药品不良反应（包括自发报告系统收集的、上市后临床研究发现的、文献报道的），药品生产企业应当填写《境外发生的药品不良反应/事件报告表》，自获知之日起 30 日内报送国家药品不良反应监测中心。国家药品不良反应监测中心要求提供原始报表及相关信息的，药品生产企业应当在 5 日内提交。

进口药品和国产药品在境外因药品不良反应被暂停销售、使用或者撤市的，药品生产企业应当在获知后 24 小时内书面报国家药品监督管理部门国家药品不良反应监测中心。

（2）对境外发生的严重药品不良反应报告的处置

国家药品不良反应监测中心应当对收到的药品不良反应报告进行分析、评价，每半年向国家药品监督管理局与卫生健康委员会报告，发现提示药品可能存在安全隐患的信息应当及时报告。

4. 定期安全性更新报告

（1）报告的范围

设立新药监测期的国产药品，应当自取得批准证明文件之日起每满 1 年提交一次定期安全性更新报告，直至首次再注册，之后每 5 年报告一次；其他国产药品，每 5 年报告一次。

首次进口的药品，自取得进口药品批准证明文件之日起每满 1 年提交一次定期安全性更新报告，直至首次再注册，之后每 5 年报告一次。定期安全性更新报告的汇总时间以取得药品批准证明文件的日期为起点计，上报日期应当在汇总数据截止日期后 60 日内。

（2）报告的内容

药品生产企业应当对本企业生产药品的不良反应报告和监测资料进行定期汇总分析，汇总国内外安全性信息，进行风险和收益评估，撰写定期安全性更新报告。定期安全性更新报告的撰写规范由国家药品不良反应监测中心负责制定。

（3）报告的提交

国产药品的定期安全性更新报告向药品生产企业所在地省级药品不良反应监测机构提交。进口药品（包括进口分包装药品）的定期安全性更新报告向国家药品不良反应监测中心提交。

（4）报告的处理

省级药品不良反应监测机构应当对收到的定期安全性更新报告进行汇总、分析和评价，于每年 4 月 1 日前将上一年度定期安全性更新报告统计情况和分析评价结果报省级药品监督管理部门和国家药品不良反应监测中心。

国家药品不良反应监测中心应当对收到的定期安全性更新报告进行汇总、分析和评价，于每年 7 月 1 日前将上一年度国产药品和进口药品的定期安全性更新报告统计情况和分析评价结果报国家药品监督管理局与卫生健康委员会。

二、药品不良反应的评价与控制

1. 报告主体的评价与控制

药品生产企业应当对收集到的药品不良反应报告和监测资料进行分析、评价，并主动开展药品安全性研究。药品生产企业对已确认发生严重不良反应的药品，应当通过各种有效途径将药品不良反应、合理用药信息及时告知医务人员、患者和公众；采取修改标签和说明书，暂停生产、销售、使用和召回等措施，减少和防止药品不良反应的重复发生。对不良反应大的药品，应当主动申请注销其批准证明文件。药品生产企业应当将药品安全性信息及采取的措施报所在地省级药品监督管理局和国家药品监督管理局。

药品经营企业和医疗机构应当对收集到的药品不良反应报告和监测资料进行分析和评价并采取有效措施减少和防止药品不良反应的重复发生。

2. 技术与行政监督机构的评价与控制

(1) 技术监测机构的评价

省级药品不良反应监测机构应当每季度对收到的药品不良反应报告进行综合分析，提取需要关注的安全性信息，并进行评价，提出风险管理建议，及时报省级药品监督管理部门、卫生行政部门和国家药品不良反应监测中心。国家药品不良反应监测中心应当每季度对收到的严重药品不良反应报告进行综合分析，提取需要关注的安全性信息，并进行评价，提出风险管理建议，及时报国家药品监督管理局与卫生健康委员会。

(2) 行政监督机构的控制措施

省级药品监督管理部门根据分析评价结果，可以采取暂停生产、销售、使用和召回药品等措施，并监督检查，同时将采取的措施通报同级卫生行政部门。国家药品监督管理局根据药品分析评价结果，可以要求企业开展药品安全性、有效性相关研究。必要时，应当采取责令修改药品说明书，暂停生产、销售、使用和召回药品等措施，对不良反应大的药品，应当撤销药品批准证明文件，并将有关措施及时通报卫生健康委员会。

三、药品不良反应报告与监测的法律责任

1. 药品生产企业的行政责任

药品生产企业有下列情形之一的，由所在地药品监督管理部门给予警告，责令限期改正，可以并处五千元以上三万元以下的罚款：①未按照规定建立药品不良反应报告和监测管理制度，或者无专门机构、专职人员负责本单位药品不良反应报告和监测工作的；②未建立和保存药品不良反应监测档案的；③未按照要求开展药品不良反应或者群体不良事件报告、调查、评价和处理的；④未按照要求提交定期安全性更新报告的；⑤未按照要求开展重点监测的；⑥不配合严重药品不良反应或者群体不良事件相关调查工作的；⑦其他违反本办法规定的。药品生产企业有前款规定第④项、第⑤项情形之一的，按照《药品注册管理办法》的规定对相应药品不予再注册。

2. 药品经营企业的行政责任

药品经营企业有下列情形之一的，由所在地药品监督管理部门给予警告，责令限期改正；逾期不改的，处三万元以下的罚款：①无专职或者兼职人员负责本单位药品不良反应监测工作的；②未按照要求开展药品不良反应或者群体不良事件报告、调查、评价和处理的；③不配合严重药品不良反应或者群体不良事件相关调查工作的。

3. 医疗机构的行政责任

医疗机构有下列情形之一的，由所在地卫生行政部门给予警告，责令限期改正；逾期不改的，处三万元以下的罚款。情节严重并造成严重后果的，由所在地卫生行政部门对相关责任人给予行政处分：①无专职或者兼职人员负责本单位药品不良反应监测工作的；②未按照要求开展药品不良反应或者群体不良事件报告、调查、评价和处理的；③不配合严重药品不

良反应和群体不良事件相关调查工作的。药品监督管理部门发现医疗机构有前款规定行为之一的，应当移交同级卫生行政部门处理。卫生行政部门对医疗机构作出行政处罚决定的，应当及时通报同级药品监督管理部门。

4. 监督管理部门的行政责任

各级药品监督管理部门、卫生行政部门和药品不良反应监测机构及其有关工作人员在药品不良反应报告和监测管理工作中违反本办法，造成严重后果的，依照有关规定给予行政处分。

5. 民事责任

药品生产、经营企业和医疗机构违反相关规定，给药品使用者造成损害的，依法承担赔偿责任。

第四节　药品上市后再评价

药品是一把双刃剑，它在预防和治疗疾病的同时，也具有一定的不确定性与风险性，如不可预知或不可避免的不良反应等。近年来，一系列的药害事件，如"齐二药""欣弗""鱼腥草注射液""毒胶囊"等引起了人们对药品安全问题的关注，同时也对我国药品上市后的安全监管工作带来了巨大的挑战。建立上市后再评价与监测管理制度，以预先识别药物风险信息，降低药品风险，确保上市药品的安全性和有效性，提高药品质量，成为各国完善药品监督管理体系的重要内容。

一、药品上市后再评价概述

2019 年 8 月，第十三届全国人民代表大会常务委员会第十二次会议表决通过了修订后的《中华人民共和国药品管理法》，其中第八十三条规定，药品上市许可持有人应当对已上市药品的安全性、有效性和质量可控性定期开展上市后评价。必要时，国务院药品监督管理部门可以责令药品上市许可持有人开展上市后评价或者直接组织开展上市后评价。药品上市后再评价是根据医药最新学术水平，从药学、临床医学、药物流行病学、药物经济学及药物政策等方面，对已批准上市药品的有效性、安全性、质量可控性、经济性以及使用合理性等进行系统评估的科学过程。它是药品上市前研究的延续，是全面评价药品不可缺少的一个环节，是预防和控制药品安全风险、确认和提升药品质量、遴选药品相关目录、整顿和淘汰药品品种的重要依据。

二、药品上市后再评价的内容

药品上市后再评价的内容主要围绕药品安全性评价、药品质量评价、临床有效性评价和经济性评价四个方面展开。药品上市后再评价是药品临床评价体系的主体。

2018 年 12 月，国家卫生健康委员会提出在未来五年内，全面建立药品临床综合评价体系，旨在促进临床合理用药，使药品回归临床价值。世界卫生组织的调查资料显示，全球范围内，有 50% 以上药品的处方、配药或销售不当，有 50% 的患者没有正确用药，30% 的死亡是不合理用药所导致。我国不合理用药现象也较为严重，有数据显示，我国儿童不合理用药达 12%～32%。国家卫生健康委员会计划到 2023 年，建立完善的药品临床综合评价机制，建立精准用药模型，来指导、实现基本药物目录、医保目录、辅助用药目录、临床急需药品清单等的动态调整。2019 年 4 月，国家卫生健康委员会发布关于开展药品使用监测和临床综合评价工作的通知，提出要科学开展药品临床综合评价，充分运用卫生技术评估方法及药品常规监测工具，融合循证医学、流行病学、临床医学、临床药学、循证药学、药物经济学、卫生技术评估等知识体系，综合利用药品上市准入、大规模多中心临床试验结果、不良反应监测、医疗卫生机构药品使用监测、药品临床实践"真实世界"数据以及国内外文献等资料，围绕药品的安全性、有效性、经济性、创新性、适宜性、可及性等进行定性、定量数据整合分析。

可见，药品上市后再评价是药品临床综合评价体系的主体，药品临床综合评价体系建立在药品上市后再评价的基础之上。

药品获批上市并不意味着研究的结束，而意味着在"真实世界"中更广泛的上市后研究的开始。未来药品需要实现闭环管理，研发、注册、流通、使用、报销的相关政策之间需要形成联动。药品上市后再评价是药品全生命周期管理的重要组成部分，对研发、注册、流通、使用、报销都具有广泛影响。国家提出建立药品临床综合评价体系，更是凸显了药品上市后再评价的重要性。制药企业对其产品的有效性、安全性负有必要的责任，是上市后再评价的责任主体，应主动对产品进行持续监测，主动进行必要的上市后研究。

1. 药品上市后安全性评价

在药品上市前临床研究过程中，由于所涉及的试验病例数较少，观察期相应较短，试验对象年龄范围较窄，用药条件控制较严以及目的单纯（观察指标只限于试验所规定内容），一些发生频率低于 1%的药品不良反应和一些需要较长时间应用才能发现或迟发的药品不良反应往往未能发现。由于上市前研究的局限性，导致上市前安全性评价所获得的信息有限，存在一定的偏倚，部分罕见的或长期药品不良反应发生情况无法得到充分提示，使得药品上市后的应用存在风险，因此尽管药物被批准上市时已经作出了药物给患者带来的利益优于风险的评价，仍然需要进行上市后安全性再评价。

药品上市后安全性再评价是药品上市后再评价的一个非常重要的内容，它需要在广大人群中考察经长期应用药品发生的不良反应、停药后发生的不良反应以及引起不良反应发生的因素如机体因素、遗传因素、给药方法、药物相互作用等。如美国药品上市后的再评价一般在药品审批上市后 18 个月或是使用人数超过一万人后启动，主要用以确定上市后的药物是否存在研发阶段未发现的新的严重不良反应，或出现非寻常多的已知副作用，或是在广泛人群中使用后发现存在潜在的新的安全问题。欧盟药品上市后再评价也侧重于药品上市后安全性研究（Post Authorization Safety Study，PASS），主要是依照上市许可条款开展药物流行病学研究或临床试验，发现或者定量确定与已上市药品有关的安全风险。日本 1979 年实施的《药事法》明确上市后药品再评价制度属于药品上市后监测的范围，要求自 1988 年 5 月起对所有处方药的疗效和安全性开展重新评估。

2. 药品上市后质量评价

药品一旦获准上市后，除非由于严重安全性问题退市或不再适应市场需求或企业不再生产而自然淘汰，其生命周期是漫长的。而随着现代制药技术的不断发展，人们对药品质量的要求也在不断地提高。通过对早年获准上市的老药，尤其是仿制药的质量再评价，确定其是否满足不断提高的质量标准和药品品质需求，是各国药品上市后监管的重要内容。早前 20

世纪 70 年代，美国曾对 1962 年以前批准生产的所有药品的功效、价格等进行调查统计和生物等效性评价，淘汰了约 6000 种不合格药品；1988 年 9 月，美国 FDA 就启动药品质量不等效性报告（Therapeutic Inequivalence Reporting）制度，用来识别和评估没有治疗效果但有毒性的药物，并公布质量不等效性药品的品种。英国也曾于 1975 年重新审查评价了 1968 年《药品法》出台之前上市的 3 万多种药品。1997 年 2 月，日本启动"药品品质再评价工程"的仿制药一致性评价工作，以确保仿制药与原研药具有等价质量，并对没有说明溶出度检测方法的原研药要求设置溶出度的检测条件和规格。

3. 药品上市后临床有效性评价

药品上市后在临床患者中应用的有效率（如药品缓解症状或改善基本身体状况的程度）、长期的治疗效应（如生命维持的时间和质量）、意想不到的收益、新的适应证以及临床疗效中存在的可影响药品疗效的各种因素（如治疗方案、准确的剂量、患者使用的年龄、病理生理状况、合并用药、与食物的作用等）的研究是上市后再评价的另一重要内容。上市后的临床有效性评价主要研究药品上市后在扩大人群使用中的有效性、长期效应、新的适应证以及临床应用中影响药品疗效的因素。临床有效性评价可充分补充上市前研究的不足，更全面地认识药物的性质，掌握真实状态下患者的应用规律。其评价的内容包括对现有临床适应证疗效的再评价、药品依从性的再评价和新的收益或新适应证疗效的再评价，并根据具体情况采取相应措施。1995 年，中华医学会成立临床药物评价委员会。2017 年 2 月 7 日，国家食品药品监督管理总局发布《仿制药质量和疗效一致性评价临床有效性试验一般考虑》，要求进行临床有效性试验的仿制药首先要考虑和评估仿制药的现实临床价值，基于其背景信息和循证医学证据等对临床有效性进行初步判断。仿制药质量和疗效一致性评价临床有效性试验应当遵从药物临床试验的一般规律，同时要根据仿制药背景信息（如国内外临床研究和应用信息）和循证医学证据的情况来决定临床试验的目的，依此制订后续的临床试验方案并实施。

4. 药品上市后经济性评价

药物经济学评价是运用药物经济学的理论和方法，通过成本与效益来衡量效价关系，从而制订最佳医疗方案，合理利用医药资源，是目前很多国家新药品种审评以及上市后市场前景预测、价格制定的重要依据，也是药品上市后再评价的重要内容之一，是临床合理用药、医院药品采购、国家基本药物和医疗保险报销目录品种遴选、医疗保险报销政策制定的重要依据。目前很多国家已经将药物经济学评价作为医疗保险报销决策的重要依据之一，并制定了相应的药物经济学评价指南。我国近年医疗体制改革相关文件中，明确提出应用药物经济学原则或参考药物经济性评价结果指导药品价格制定，遴选医疗保险药品目录，调整国家基本药物目录。2017 年国务院印发的《"十三五"深化医药卫生体制改革规划》首次提出"探索在基本药物遴选调整中纳入循证医学和药物经济学评价方法"，预示着药品领域改革不仅向纵深推进，精细化的管理也是重要的发展方向，药物经济学评价将成为医保和药企的刚需。

三、药品上市后再评价的实施

目前很多国家都建立了药品上市后再评价的相关制度，如美国 20 世纪 70 年代开始实施的药效研究实施方案（Drug Efficacy Study Implementation，DESI），1988 年美国 FDA 启动药品质量不等效性报告制度，随后又建立了药品再评价质量管理规范（Good Review Practices，GRP），日本 1997 年开始实施的药品品质再评价工程，欧盟 2001 年发布的药品上市后安全性研究指令等。我国 1984 年制定、2011 年修订的《药品管理法》中，都对已生产药品再评价做了规定，但系统的药品上市后再评价制度和体系尚未建立起来。2012 年 1 月国务院印发的《国家药品安全"十二五"规划》中，明确提出健全药品上市后再评价制度；开展药品安全风险分析和评价，重点加强基本药物、中药注射剂、高风险药品的安全性评价；完善药品再评价的技术支撑体系。2019 年 8 月，全国人大正式发布了由第十三届全国人民代表大会常务委员会第十二次会议第二次修订通过的《中华人民共和国药品管理法》，其中关于药品上市后再评价的规定予以增加。目前我国已经实施或正在建立的药品再评价措施与制度包括以下几个方面。

1. 新药 Ⅳ 期临床试验

根据《药品注册管理办法》，新药完成 Ⅲ 期临床试验后，即可申请上市，新药上市后，根据药品的审批类别规定，按要求或由申请人自主开展 Ⅳ 期临床试验。Ⅳ 期临床试验是新药上市后应用研究阶段，其目的是考察在广泛使用条件下的药物疗效和不良反应，评价药品在普通或者特殊人群中使用的利益与风险关系，以及改进给药剂量等。Ⅳ 期临床试验技术特点：

① Ⅳ 期临床试验为上市后开放试验，不要求设对照组，但也不排除根据需要对某些适应证或某些试验对象进行小样本随机对照试验。

② Ⅳ 期临床试验病例数要求至少 2000 例。

③ Ⅳ 期临床试验虽为开放试验，但有关病例入选标准、排除标准、退出标准、疗效评价标准、不良反应评价标准、判定疗效与不良反应的各项观察指标等都可参考 Ⅱ 期临床试验的设计要求。

2. 中药注射剂安全性评价

中药注射剂作为我国特有的药品品类，在过去缺医少药的年代里起到了很好的作用，但大多数品种都获批于 1985 年之前，临床有效性数据、安全性数据严重不足。近年来不良反应事故频发，引发患者对中药注射剂安全性的担忧。

2009 年曾发生双黄连注射液致死事件，药品监督管理部门因此撤销了人参茎叶总皂苷注射液和炎毒清注射液 2 个品种的药品标准；2017 年 9 月，红花注射剂和喜炎平注射剂四批次药品在山东、新疆、甘肃等多地注射后出现十多例寒战、发热等不良反应，被国家食品药品监督管理总局紧急召回。

为进一步提高中药注射剂安全性和质量可控性，国家药品监督管理部门于 2009 年 1 月 13 日印发《中药注射剂安全性再评价工作方案》，在全国范围内开展中药注射剂安全性再评价工作。通过开展中药注射剂生产工艺和处方核查、全面排查分析评价、有关评价性抽验、不良反应监测、药品再评价和再注册等工作，进一步规范中药注射剂的研制、生产、经营、使用秩序，消除中药注射剂安全隐患，确保公众用药安全。为规范和指导中药注射剂安全性再评价工作，2010 年 9 月 29 日，国家食品药品监督管理局组织制定了中药注射剂安全性再评价生产工艺、质量控制、非临床研究、临床研究、风险控制能力、风险效益 6 个评价技术原则（试行）和 1 个中药注射剂风险管理计划指导原则（试行）。2017 年 10 月 8 日，中共中央办公厅、国务院办公厅印发《关于深化审评审批制度改革鼓励药品医疗器械创新的意见》提出，未来将严格药品注射剂审评审批。2018 年，国家食品药品监督管理总局发布 2017 年度药品审评报告，并指出全面启动全国中药注射剂安全性再评价工作。

高风险品种风险管理计划推进行动

2008 年，国家食品药品监督管理局药品评价中心暨药品不良反应监测中心发出"高风险品种风险管理计划推进行动"的通知，要求在药品上市后的监管实践中引进药品风险管理制度措施，有效降低药品安全风险，切实保障公众用药安全。

此次纳入风险管理计划推进行动的高风险品种是指国家食品药品监督管理局于 2007 年 8 月《关于开展注射剂类药品生产工艺和处方核查工作的通知》中提出的高风险品种。这些高风险品种分别被列入化学药品注射剂高风险品种、中药注射剂高风险品种、有严重不良反应报告的注射剂品种的目录。其中，被列为高风险等级的药品有：氨基糖苷类抗生素葡萄糖注射液、穿琥宁注射液、炎琥宁注射剂、利福平注射液等 13 类化学药品相关品种，鱼腥草注射液、清开灵注射液、生脉注射液、双黄连注射液等 46 个批准文号的中药注射剂。严重不良反应的注射剂品种有 80 种，其中化学药品 55 种，中药注射剂 25 种。

风险管理计划是指药品生产企业在药品上市后为更好地发挥药品效用，减少药品风险，使药品给用药人群所带来的风险最小化而制定的计划。其主要内容包括产品基本情况、产品安全性详细说明、药物警戒计划、风险最小化需求评估、风险最小化计划、风险管理计划概要、风险管理计划的联系人等。据悉，该"推进行动"不强制企业参与。

中药注射剂安全性评价

自 1940 年我国第一个中药注射剂柴胡注射液出现以来，中药注射剂以吸收快、作用迅速等特点，成为临床上急症、重症等患者的选择剂型。此后，中药注射剂迎来高速发展期。1963 年版《中国药典》首次收录中药注射剂，1977 年版《中国药典》中收录 24 种中药注射剂，达到高峰，并且首次收录中药复方注射液。经过历年的变动改革，最新版药典（2020 年版）只收录 5 个中药注射剂。中药注射剂市场规模已破千亿大关。2013—2017 年我国重点城市公立医院销量前十的中成药中，中药注射剂占据 8 席，且销售额呈逐年递增态势，年增长率有所波动；2018 年，中药注射剂开始走"下坡路"，销售额同比下降 13.11%。

由于成分复杂、物质基础研究不清楚、临床存在普遍不合理用药等因素，中药注射剂不良反应事件时有发生，给中药注射剂带来了很多新的挑战，甚至被逐步淡化到辅助治疗领域。在此背景下，用现代手段研究清楚，合理用药，降低不良反应，降低临床风险，自主开展上市后安全性再评价工作，是中药注射剂生产企业的当务之急。

历经近 80 年发展，中药注射剂不良反应代表性事件备受行业关注。国家药品不良反应监测中心发布的不良反应监测报告显示，2011—2017 年我国中药注射剂不良反应事件发生率持续居高不下，占中药不良反应的一半以上，2017 年占比达 54%。如 2011 年，喜炎平注射液导致 49 名患者发生严重不良反应；2012 年，药监局提示了脉络宁注射液和喜炎平注射液的严重过敏反应；2015 年，江苏苏中药业生产的生脉注射液在广东引发多名患者出现不良反应；2017 年，红花注射剂和喜炎平注射剂四批次药品在山东、新疆、甘肃等多地注射后出现十多例寒战、发热等不良反应；而 2019 年药品不良反应监测年度报告显示，全国药品不良反应监测年度报告中显示报告数量较之前略有下降。从临床表现来看，中药注射剂的不良反应常累及多器官、多组织、多系统。主要表现为：过敏反应，如突发心慌、胸闷、呼吸困难、皮疹、皮肤瘙痒等；发热，以中度及高热为主；消化道反应，如恶心呕吐、腹痛、腹泻、黄疸等；血液系统损害，如出血、溶血性贫血、白细胞减少、血小板减少、过敏性紫癜等；心血管系统损害，如心律失常、心绞痛、心肌损伤、血压骤升或骤降；头痛、头晕等中枢神经系统反应；腰背剧痛、肌肉震颤及关节肿胀疼痛等运动系统反应；还有急性肾衰竭、急性肺水肿、静脉炎等。

中药注射剂不良反应产生的原因主要分布于生产与使用环节，原料药材的质量无法保证、制备生产落后、企业生产过程中 GMP 问题、超剂量使用、药证不符、溶剂使用不合理、中西药混用等；根源为药材、生产工艺、处方使用的技术原则和评价标准不完善，缺少安全性评价以明确注射剂的疗效与风险。

针对中药注射剂市场的反馈问题，国家从多方面采取措施进行管理。随着政策的不断施压，我国中药注射剂市场增长率近五年来持续下跌。2018 年，重点城市公立医院终端销售额下降超 13％，2018 年在中国城市公立医院、县级公立医院、城市社区中心及乡镇卫生院（简称中国公立医疗机构）终端中药注射剂的销售额降幅为 8.54％，重点城市公立医院受到的监管更为严格，降幅高于全国水平，达到 12.88％。同时，值得关注的是，重点城市公立医院终端中药注射剂的市场规模在 2019 年首次跌破百亿。自 2013 年起，共有超 40 个中药注射剂被要求修改说明书；2017 版医保目录对 38 个中药注射剂使用进行限制；2018 年 12 月，国家卫生健康委员会将辅助用药收入占比列为三级公立医院的考核内容，部分中药注射剂被纳入医保重点监控目录。然而在 2020 年开年，新冠病毒在国内肆虐，第四版、第五版、第六版、第七版的《新型冠状病毒感染的肺炎诊疗方案》中，均把喜炎平、血必净注射液、参附注射液、生脉注射液列为推荐中成药，而热毒宁注射液、痰热清注射液、醒脑静注射液、参麦注射液则在第六版、第七版被加入。

药审、批准上市关卡趋严。在制药行业，注射剂型的技术要求和质量标准最为严格。2009 年，国家食品药品监督管理局首次提出中药注射剂安全性再评价；2015 年，《国务院关于改革药品医疗器械审评审批制度的意见》中提出积极推进中药注射剂安全性再评价工作；2015 年版《中国药典》对中药注射剂安全性的控制收紧，多版本《新药审批办法》《药品注册管理办法》对其申报管理进行了多次修订，2017 年《关于鼓励药品医疗器械创新加快新药医疗器械上市审评审批的相关政策》（征求意见稿）提出口服制剂能够满足临床需求的，不批准注射制剂上市。随着药审、批准的趋严，我国中药注射剂开发骤减，新药数量下滑明显，在 2017—2020 年均无中药注射剂新药申报。

目前国内许多中药注射剂大企业、大品种都已经陆续主动开展相关安全性再评价研究工作，并取得了一定阶段性成果，给行业带来了很多积极的影响。具体而言，依目前整个行业的情况来看，中药注射剂开展和启动安全性再评价研究工作的主体依然是大企业、大集团、大品种，其中独家品种或销售上亿的大品种依然是安全性再评价研究的主要推动力。其所采用的模式是由大企业自主开展、利用行业学术组织、邀请大院士大专家参与顶层设计模式，实现大品种培育与发展目标。这类模式的优点是靶点明确，利于企业宣传和品种的做大做强。相较之下，小企业、小品种，尤其是多家生产的品种，往往进展缓慢或无进展。在统一标准中难免有企业受到伤害，甚至有企业被迫退出；而且中药注射剂安全性再评价工作投入较大，且面临不少困难。因此，基于共赢齐发展的目标，中药注射剂生产企业可以利用一些安全性评价研究平台谋求合作，形成合力，共同提高，共同发展。而目前，这一方法也确实为越来越多的同品种企业所采用。

3. 仿制药质量一致性评价

为全面提高仿制药质量，完善仿制药质量评价体系，提高我国仿制药质量水平，2012年国务院发布的《国家药品安全"十二五"规划》提出开展仿制药质量一致性评价的要求。2013年2月，国家食品药品监督管理局印发《仿制药质量一致性评价工作方案》，启动仿制药质量一致性评价工作。2013年7月，国家食品药品监督管理总局下达《2013年度仿制药质量一致性评价方法研究任务》，确定了首批开展仿制药一致性评价的75个品种。针对近年我国仿制药重复建设、重复申请，市场恶性竞争，部分仿制药质量与国际先进水平存在较大差距等问题，2015年8月，国务院发布《关于改革药品医疗器械审评审批制度的意见》，提出推进仿制药质量一致性评价，对已经批准上市的仿制药，按与原研药品质量和疗效一致的原则，分期分批进行质量一致性评价。2016年5月，国家食品药品监督管理总局发布了《关于落实〈国务院办公厅关于开展仿制药质量和疗效一致性评价的意见〉有关事项的公告》，旨在推进一致性评价工作进程。2018年12月28日，国家药品监督管理局发布了《国家药品监督管理局关于仿制药质量和疗效一致性评价有关事项的公告》，再度强化上市后监管，全面大力推进一致性评价工作。

（1）仿制药质量一致性评价工作方案

开展仿制药质量一致性评价，全面提高仿制药质量是《国家药品安全"十二五"规划》的重要任务，是持续提高药品质量的有效手段，对提升制药行业整体水平，保障公众用药安全具有重要意义。为此，2013年2月，国家食品药品监督管理局出台《仿制药质量一致性评价工作方案》。

（2）仿制药质量一致性评价的含义

国家药品监督管理部门组织相关技术部门及专家，按照给定的评价方法和标准，对药品生产企业提出的仿制药自我评估资料进行评价，评判其是否与参比制剂在内在物质和临床疗效上具有一致性。通过仿制药质量一致性评价，初步建立仿制药参比制剂目录，逐步完善仿制药质量评价体系，淘汰内在质量和临床疗效达不到要求的品种，促进我国仿制药整体水平提升，达到或接近国际先进水平。

（3）仿制药质量一致性评价的评价对象和计划

对2007年修订的《药品注册管理办法》实施前批准的基本药物和临床常用仿制药，分期分批进行质量一致性评价。未通过质量一致性评价的不予再注册，注销其药品批准证明文件。药品生产企业必须按《药品注册管理办法》要求，将其生产的仿制药与被仿制药进行全面对比研究，作为申报再注册的依据。首先评价的对象是2007年10月1日前批准的、对在国内外上市药品进行仿制的化学药品，并制订了具体工作计划。

（4）仿制药质量一致性评价的工作程序

①国家药品监督管理部门成立仿制药质量一致性评价工作办公室，制订年度工作计划，

确定拟评价品种名单；②工作办公室组织确定参比制剂及质量一致性评价方法和标准；③药品生产企业作为评价主体开展质量一致性评价研究；④省级药品监督管理部门进行仿制药质量一致性评价资料的受理和现场检查；⑤工作办公室审查仿制药质量一致性评价资料，公布质量一致性评价信息。

知识拓展

仿制药质量一致性评价

2018 年 12 月 28 日，国家药品监督管理局发布《关于仿制药质量和疗效一致性评价有关事项的公告》（以下简称《公告》）。《公告》指出，《国家基本药物目录（2018 年版）》（以下简称新版目录）已于 2018 年 11 月 1 日起施行，新版目录建立了动态调整机制，对通过仿制药质量和疗效一致性评价（以下简称一致性评价）的品种优先纳入目录，未通过一致性评价的品种将逐步被调出目录。充分考虑基本药物保障临床需求的重要性，对纳入国家基本药物目录的品种，不再统一设置基本药物评价时限要求，但不等于没有时限要求。《公告》还指出，化学药品新注册分类实施前批准上市的含基本药物品种在内的仿制药，自首家品种通过一致性评价后，其他药品生产企业的相同品种原则上应在 3 年内完成一致性评价。逾期未完成的，企业经评估认为属于临床必需、市场短缺品种的，可向所在地省级药品监督管理部门提出延期评价申请，经省级药品监督管理部门会同卫生行政部门组织研究认定后，可予适当延期。

一、建立现代化仿制药审评体系

为提升我国仿制药质量，根据《国务院关于改革药品医疗器械审评审批制度的意见》（国发〔2015〕44 号）、《"十三五"国家药品安全规划》（国发〔2017〕12 号）、《国务院办公厅关于开展仿制药质量和疗效一致性评价的意见》（国办发〔2016〕8 号）等有关规定，国家药品监督管理局全力推进一致性评价工作，成立了由药品审评、检验检测、审核查验、监测评价等部门组成的一致性评价办公室，并组建了由医药产业界、协会学会、高等院校等 60 余名专家组成的专家委员会，统筹推进一致性评价各项工作。自 2016 年启动一致性评价工作以来，截至 2020 年 8 月，全国已有 600 家企业积极参与到评价中，共 533 个品种、2319 个药品获得受理。随着一致性评价不断深入，地方发展将面临更激烈的竞争挑战，但同时也充满抢占市场、倒逼产业转型升级的新机遇。

一致性评价有利于提升药品质量，促进仿制药与原研药的相互替代，降低药品价格，节约医疗费用，并已获得社会各界的认可。北京、重庆、江西、四川、甘肃、福建、安徽、河南、贵州、宁夏、浙江等省（自治区、直辖市）出台鼓励政策，给予大力支持，调动了企业开展一致性评价的积极性。一部分重视研发投入、具备研发能力企业的品种相继通过评价，促进了医药产业高质量发展。

一致性评价工作坚持仿制药与原研药质量和疗效一致的审评理念，不断完善审评机制，扩大专职化审评队伍、建立以临床为导向的适应证审评团队、实施审评项目管理人制度、沟通交流制度等，发布了仿制药药学研究、人体生物等效性研究等多项技术指南，建立了符合国际通行做法的现代化仿制药审评体系，对于提升我国药品质量具有里程碑意义。

二、尊重科学，尊重现实

一致性评价工作在我国全面推进过程中，面临着提升科学认知，以及参比制剂选择、评价方法确定、临床试验资源不足等诸多挑战。

一致性评价是一项复杂的工作，国际上尚没有完整成熟的经验可借鉴。我国开展一致性评价工作，陆续公布了药学研究、生物等效性试验评价方法及参比制剂目录，逐步明确了基本药物品种的评价方法和参比制剂，理顺了评价工作机制，其中所发现的技术问题需要加以科学评估，逐步研究解决。

基本药物是一致性评价工作的重点，对于保障公众用药具有重要意义。在基本药物品种中，有180余个品种为低价药，例如氨苯砜片、地塞米松片、巯嘌呤片等，其中部分品种为临床必需、市场短缺用药。保障基本药物可及性，事关公众临床用药基本需求，需要一致性评价政策的积极配合，并作出相应调整。

监管部门进行了认真研究，充分听取和征求了医药企业、行业协会、医学药学专家，以及工业和信息化部、国家卫生健康委员会、国家医疗保障局等部门的意见。各界一致认为，要坚定不移科学推进一致性评价，从实际出发，对一致性评价工作的要求作适当调整和进一步明确。

三、科学调整持续推进

在充分听取企业意见和沟通协商基础上，下一步将结合品种实际，采取综合举措加快推进一致性评价。

一是借鉴国际经验，结合临床用药实际，进一步明确可豁免生物等效性试验的品种范围，减少不必要的生物等效性试验。同时建立审评绿色通道，对一致性评价申请随到随审，保障受理、检查、审评和审批各环节高效运行。并加大服务和指导力度，帮助企业解决重点难点问题，督促企业做好评价研究和申报资料整理工作。

二是坚持评价标准不降低，持续提升质量，进一步强化药品上市后监督检查。

三是加大配套政策支持力度，调动企业积极性。对同品种药品通过一致性评价的生产企业达到3家以上的，在药品集中采购等方面，原则上不再选用未通过一致性评价的品种。医保部门在保证药品质量和供应的基础上，从实际出发完善集中采购政策。卫生健康部门在国家基本药物政策上对价格低廉且临床需要的品种给予支持。通过一致性评价的品种，药品监督管理部门允许其在说明书和标签上予以标注，并将其纳入《中国上市药品目录集》。

4. 处方药与非处方药转换评价

处方药与非处方药分类管理是国际上普遍实施的保证公众用药安全和促进合理用药的药品管理制度。在我国，非处方药的界定有三种方式，一是国家药品监督管理部门按照药品分类管理工作的整体部署和安排，在国家药品标准收载的药品中进行非处方药的遴选；二是根据《药品注册管理办法》规定，药品申请注册时，若符合非处方药的情形，可以同时提出按照非处方药管理的申请；三是对已上市的处方药经过评价转化为非处方药。

2004年4月，国家药品监督管理局在先后公布6批4326个非处方药制剂品种，初步对上市药品进行处方药与非处方药分类管理的基础上，发布了《关于开展处方药与非处方药转换评价工作的通知》，从2004年开始开展处方药与非处方药转换评价工作，并对非处方药目录实行动态管理。2010年6月，国家食品药品监督管理局发布《关于做好处方药转换为非处方药有关事宜的通知》，进一步明确处方药与非处方药转换评价属药品上市后评价范畴，以回顾性研究为主。

（1）**处方药转换为非处方药的范围**

除不得申请转换为非处方药的 10 种情况外（详见第二章第三节），申请单位均可对其生产或代理的品种提出处方药转换评价为非处方药的申请。

（2）**非处方药转换评价为处方药**

国家药品监督管理部门组织对已批准为非处方药品种的监测和评价工作，对存在安全隐患或不适宜按非处方药管理的品种将及时转换为处方药，按处方药管理。药品生产、经营、使用、监管单位认为其生产经营使用管理的非处方药存在安全隐患或不适宜按非处方药管理，可填写《非处方药转换为处方药意见表》，向所在地省级药品监督管理部门提出转换的申请或意见。

（3）**转换评价工作的组织与程序**

根据处方药与非处方药分类管理制度的原则和要求，国家药品监督管理局组织遴选并公布非处方药药品目录，也可根据药品生产企业的申请和建议，组织进行处方药与非处方药的转换评价。药品生产企业可按照《关于开展处方药与非处方药转换评价工作的通知》和《处方药转换非处方药申请资料要求》，对品种相关研究资料进行全面回顾和分析，提出处方药转换为非处方药的申请或建议，相关资料直接报送国家药品监督管理局药品评价中心。国家药品监督管理局药品评价中心依据相关技术原则和要求组织开展技术评价，通过技术评价并拟予转换的品种，在药品评价中心网站进行为期 1 个月的公示。国家药品监督管理局根据药品评价中心技术评价意见，审核公布转换为非处方药的药品名单及非处方药说明书范本。药品生产企业按照《药品注册管理办法》及相关规定，参照国家局公布的非处方药说明书范本，规范非处方药说明书和标签，并及时向所在地省级药品监督管理局提出补充申请，经核准后使用。

四、药品上市后再评价与监测管理

1. 药品上市后监测

药品上市后再评价是对已上市药品进行系统评估的科学过程，这一过程一方面需要根据医药最新科技水平，通过开展有针对性的专项评价项目或工作系统地进行；另一方面，需要基于上市后药品的日常质量监管和安全性监测数据，及时发现上市后药品的质量问题与安全隐患，为再评价提供参考和依据。因此，药品上市后监测是药品上市后再评价的重要依据和手段之一。目前我国已建立起上市后药品不良反应监测和上市后药品安全性研究的体系，并随着药品研发产业的发展和不同药品安全问题的出现而不断地改进和完善。其中，重点监测是我国药品上市后监测和研究工作中提出的一个新要求，旨在加强我国上市后药品的监管力度，但其相关规定尚处于试行阶段，具体实施方法也需要各界进一步讨论和完善。

2. 药品不良反应报告与监测

药品不良反应报告与监测是药品上市后安全性监测的主要内容，是国际药物警戒工作的主要手段，也是药品安全性评价的主要依据。我国自 1988 年试点实施药品不良反应报告和监测管理制度，目前，已建立起包括全国 30 万余个医疗机构、药品生产经营企业在内的药品不良反应监测网，累计提交药品不良反应报告表近 790 万份。2020 年，国家药品监督管理局药品评价中心发布《国家药品不良反应监测年度报告（2019 年）》，报告显示全国药品不良反应监测网络收到的相关报告表为 151.4 万份，报告数量继续保持上涨的趋势，其中，全年收到新的和严重药品不良反应/事件报告为 47.7 万份。我国《药品不良反应报告和监测管理办法》第十三条规定：药品生产企业应当设立专门机构并配备专职人员，药品经营企业和医疗机构应当设立或者指定机构并配备专（兼）职人员，承担本单位的药品不良反应报告和监测工作。我国近年来药品不良反应报告情况显示：药品生产、经营企业的报告比例较低。

3. 药品质量抽查检验与公告

药品质量抽查检验是上市后药品质量监督管理的重要手段，是药品上市后质量评价与品种整顿的重要依据之一。《药品管理法》第六十四条规定，药品监督管理部门根据监督检查的需要，可以对药品质量进行抽查检验。国务院和省级药品监督管理部门应当定期公告药品质量抽查检验的结果（详见本书第二章）。2019 年 8 月，为加强药品监督管理，国家药品监督管理局组织修订了《药品质量抽查检验管理办法》，规范药品质量抽查检验工作；另外，药品质量公告公布不合格药品目录和不符合检验标准规定的项目，起到督促企业完善生产流程和提高药品质量的作用。

第五节　药物警戒和药品召回

一、药物警戒

1. 药物警戒概述

（1）药物警戒的定义与范围

药物警戒的概念目前在国际学术界蓬勃发展，为药品不良反应监测提供了更广阔的空间。药物警戒（Pharmacovigilance，PV）一词源于古希腊语 pharmko（药物）及拉丁语 vigilare（警戒），最早由法国科学家 Begaud 于 1974 年首次提出。"药物警戒"顾名思义可以理解为对药物进行监测、守护，时刻准备应对可能发生的危险。1996 年药物警戒中心的设置与运行专题研讨会在日内瓦召开，药物警戒概念在全球开始推广。2002 年世界卫生组织（WHO）将药物警戒定义为发现、评价、认识和须防药品不良反应或其他任何与药物相关问题的科学研究和活动。2004 年 11 月，ICH-E2E 出台的《药物警戒计划指南》正式将上市前药品安全评估与上市后监测整合到药物警戒活动范围中，药物警戒的工作内容也从最初的药品不良反应被动监测，发展为主动地、系统地、持续地进行风险管理的一种活动和理念，即在产品生命周期的全过程中，主动地综合运用科学手段来发现、评估、沟通风险信息，实现药品风险最小化，并通过广泛的社会合作和恰当的沟通，将药品安全信息正确地传播给公众。我国 2004 年 11 月在上海召开首届药物警戒和药物流行病学研讨会。2007 年 11 月 29 日举行第一届中国药物警戒研讨会，决定在药品不良反应监测体系基础上建立药物警戒制度，为药物警戒的良好开始打下坚实的基础。

依据 WHO 的定义，目前药物警戒的范围包括以下 10 个方面：①药品不良反应监测；②药物误用或用药差错；③药物滥用；④假药和劣药；⑤药物和器械（材）的用法错误；⑥过期药品；⑦用药剂量不当（过量或不足）；⑧无足够依据扩展适应证；⑨不良的药物相互作用或药-食相互作用；⑩与药品相关的死亡率等。

（2）国际药物警戒体系

① 欧盟的药物警戒体系。为了更好地收集关于药品及其安全性的数据，快速、强劲地评估药品安全性问题，通过有效的监管措施提供安全有效的药物使用，通过报告和参与授权患者直接报告不良反应，提高药品安全的透明度，促进更好的沟通，欧盟对药物警戒建立了一系列法律管理体系和制度。2003年开始，欧盟委员会（EC）决定开展对药物警戒体系的评估。2010年12月，欧盟药物警戒法规正式获得欧洲议会和欧洲委员会的批准。2012年6月19日，欧盟委员会发布了药物警戒法规的实施方案［Commission Implementing Regulation（EU）No 520/2012］。2012年7月2日，欧盟实施新的良好药物警戒管理规范（Good Pharmacovigilance Practices，GVP）。目前，欧盟是拥有最先进和最全面的药物警戒监测系统的区域之一。

欧盟的药物警戒管理规范由16个模块组成，每一个模块都是药物警戒活动的一个主要过程。截至2015年9月，EMA已正式发布12个模块，包括药物警戒体系和质量体系，药物警戒系统主文件，药物警戒的监测，风险管理系统，不良反应的报告与管理，定期安全性更新报告，上市后安全性研究，信号管理，额外监测，安全性沟通，风险最小化的措施。

② WHO的药物警戒体系。WHO于2010年推荐的国家药物警戒体系主要由五个部分构成：a.国家药物警戒中心，有指定的工作人员（至少一名全职），稳定的基本经费，明确的任务、结构和作用，并与WHO国际药物监测项目合作；b.国家药物不良反应的自发报告系统，并按全国性个案安全报告表格汇报（ICSR），如ADR报告表；c.专门的国家数据库或系统，收集和管理药品不良反应报告；d.国家药品不良反应或药物警戒咨询委员会，对不良反应的因果关系评估、风险评估、风险管理、事件调查以及必要时的危机管理，包括为危机沟通等方面提供技术支持；e.清晰的沟通策略，以便开展日常沟通和危机沟通。

在药物警戒体系中，药物警戒活动围绕药品质量问题、药品不良反应和用药差错等风险因素展开，相关参与人员、组织机构的职责和结构关系，见图13-1。

2. 药物警戒与药品不良反应监测的关系

药物警戒与药品不良反应监测两者均以保障公众用药安全，提高安全用药水平，增进人民群众健康为目的。药物警戒与药品不良反应监测工作的差异性，主要体现在以下4个方面。

（1）监测对象不同

药品不良反应监测的对象是药品不良反应，即合格药品在正常用法用量下出现的与用药目的无关的或意外的有害反应。而药物警戒监测的对象除了药品不良反应，还包括与药品相关的其他安全问题，即药品不良反应监测属于药物警戒的活动之一。

（2）目的不同

药品不良反应监测的目的是收集未知的药品不良反应的信号，尽早发现未能在新药临床试验中发现的药品不良反应；而药物警戒的目的是监测与减少、避免可能发生的任何药源性损害，增进与公众之间在药物警戒方面的有效沟通。

（3）监测期限不同

药品不良反应监测一般在药品上市后进行；而药物警戒贯穿于药品上市前研究、上市后安全性监测及再评价、最后的撤市和淘汰整个药品生命周期。

（4）研究方法不同

药品不良反应监测一般采用自发报告、集中监测、处方事件监测、数据库链接等方法进行监测，而药物警戒除了采用这些方法外，还使用比较性的观察性研究、定向临床调查和描述性研究等方法。

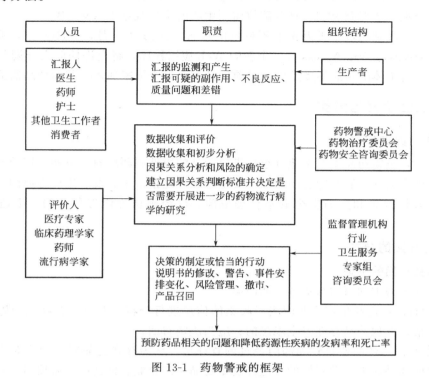

图 13-1　药物警戒的框架

二、药品不良反应监测与管理制度的发展

20 世纪 50 年代，新药层出不穷，随着药品品种和数量的增多，合并用药和长程疗法的现象不断增加。1961 年，系列的报道揭示沙利度胺（反应停）导致一种罕见的先天缺陷短肢畸儿（"海豹儿"）的发病率急剧增加，全球约有 1 万名"海豹儿"诞生。"反应停"不良反应事件的严重性引起世界各国的高度重视。1962 年，美国出台《Kefauver-Harris 药品修正案》（Kefauver-Harris Drug Amendments），该法案规定新药上市前必须同 FDA 提供实质性的证据证明安全性和有效性，并要求对新药研究提供更有力的监督；制药商必须在标签上说明药品副作用等。这一药害事件也促使欧洲建立了自发报告预警系统和相关立法。1963 年，第 16 次世界卫生大会通过了一项决议（WHA16.36），目的是加快药品不良反应信息的传递，重申采取行动的必要性。1964 年，英国药品安全委员会成立药物不良反应登记处，实行药物不良反应监察自发报告制度即黄色卡片制度（Yellow Card System）。1965 年，欧盟出台与医药产品相关的法律、法规或行政行为的指令（EC Directive 65/65），该指令旨在在成员国之间建立协调一致的药品审批标准，如建立 5 年一度的药品上市再评审制度；如果该药品被证明是在正常使用条件下对人体有害，或缺乏治疗效果，或定性和定量成分不清楚，各成员国主管当局有权暂停或撤销已授权上市的药品。

1968 年，WHO 建立国际药品监测计划（International Drug Monitoring Programme）。1970 年，WHO 药物监测中心（Drug Monitoring Centre）在日内瓦成立。之后，1978 年该中心迁至瑞典的乌普萨拉，更名为世界卫生组织国际药物监测合作中心（Collaborating Centre for International Drug Monitoring），又称为瑞典乌普萨拉监测中心（Uppsala Monitoring Centre，UMC）。国际药品监测计划由成员国的国家药品警戒中心、WHO 总部和乌普萨拉监测中心形成的网络构成。国际药品监测计划中，各成员国需要提交药品不良反应的个体案例安全报告数据到 WHO 乌普萨拉监测中心的全球数据库（VigiBase）。到 2014 年 10 月，VigiBase 已收到超过 1 千万份的不良反应报告。2015 年 4 月，WHO 启动新的数据库系统（VigiAccess）。VigiAccess 是一个新的 Web 应用程序，将允许任何人查询数据库的信息，并鼓励报告个体的药品不良反应。目前，已有上百个国家加入了国际药品监测计划。

三、药品召回定义与分类

1. 药品召回的定义

药品召回，是指药品生产企业（包括进口药品的境外制药厂商，下同）按照规定的程序收回已上市销售的存在安全隐患的药品。安全隐患，是指由于研发、生产等原因可能使药品具有的危及人体健康和生命安全的不合理危险。已经确认为假劣药品的，不适用于召回程序。

2. 药品召回的分类

（1）药品召回的类型

药品召回分为主动召回与责令召回两类。

① 主动召回：药品生产企业应当对收集的信息进行分析，对可能存在安全隐患的药品进行调查评估，发现药品存在安全隐患的，应当决定召回。

② 责令召回：药品监督管理部门经过调查评估，认为存在药品安全隐患时，药品生产企业应当召回药品而未主动召回的，应当责令药品生产企业召回药品。必要时，药品监督管理部门可以要求药品生产企业、经营企业和使用单位立即停止销售和使用该药品。

（2）药品召回的级别

根据药品安全隐患的严重程度，药品召回分为：

① 一级召回：使用该药品可能引起严重健康危害的。

② 二级召回：使用该药品可能引起暂时的或者可逆的健康危害的。

③ 三级召回：使用该药品一般不会引起健康危害，但由于其他原因需要收回的。

药品生产企业应当根据召回分级与药品销售和使用情况，科学设计药品召回计划并组织实施。

四、药品召回制度

1. 药品召回的管理机构

国家药品监督管理局监督全国药品召回的管理工作。

国家药品监督管理局和省、自治区、直辖市药品监督管理局应当建立药品召回信息公开制度，采用有效途径向社会公布存在安全隐患的药品信息和药品召回的情况。

召回药品的生产企业所在地省级药品监督管理局负责药品召回的监督管理工作，其他省级药品监督管理局应当配合、协助做好药品召回的有关工作。

2. 药品安全隐患的调查与评估

药品生产企业应当建立健全药品质量保证体系和药品不良反应监测系统，收集、记录药品的质量问题与药品不良反应信息，并按规定及时向药品监督管理部门报告。药品生产企业应当对药品可能存在的安全隐患进行调查。药品监督管理部门对药品可能存在的安全隐患开展调查时，药品生产企业应当予以协助。药品经营企业、使用单位应当配合药品生产企业或者药品监督管理部门开展有关药品安全隐患的调查，提供有关资料。药品安全隐患调查与评估的主要内容，见表13-1。

表13-1　药品安全隐患调查与评估的主要内容

序号	调查的内容	评估的内容
1	已发生药品不良事件的种类、范围及原因	该药品引发危害的可能性，以及是否已经对人体健康造成了危害
2	药品使用是否符合药品说明书、标签规定的适应证、用法用量的要求	对主要使用人群的危害影响
3	药品质量是否符合国家标准，药品生产过程是否符合GMP等规定，药品生产与批准的工艺是否一致	对特殊人群，尤其是高危人群的危害影响，如老年、儿童、孕妇、肝肾功能不全者、外科患者等
4	药品储存、运输是否符合要求	危害的严重与紧急程度
5	药品主要使用人群的构成及比例	危害导致的后果
6	可能存在安全隐患的药品批次、数量及流通区域和范围	—
7	其他可能影响药品安全的因素	—

五、药品召回实施

1. 药品召回的主体

药品生产企业是药品召回的主体。药品生产企业应当按照规定建立和完善药品召回制度，收集药品安全的相关信息，对可能具有安全隐患的药品进行调查、评估，召回存在安全隐患的药品。药品经营企业、使用单位应当协助药品生产企业履行召回义务，按照召回计划的要求及时传达、反馈药品召回信息，控制和收回存在安全隐患的药品。药品经营企业、使用单位发现其经营、使用的药品存在安全隐患的，应当立即停止销售或者使用该药品，通知药品生产企业或者供货商，并向药品监督管理部门报告。药品生产企业、经营企业和使用单位应当建立和保存完整的购销记录，保证销售药品的可溯源性。

2. 药品召回中的主体责任

（1）主动召回的药品生产企业的责任

药品生产企业应当对收集的信息进行分析，对可能存在安全隐患的药品进行调查评估，发现药品存在安全隐患的，应当决定召回。药品生产企业在作出药品召回决定后，应当制定召回计划并组织实施。药品生产企业在启动药品召回后，应当将调查评估报告和召回计划提交给所在地省级药品监督管理部门备案。

（2）责令召回的药品生产企业的责任

药品生产企业在收到责令召回通知书后，应当通知药品经营企业和使用单位，制定、提交召回计划，并组织实施。

（3）进口药品的境外制药厂商与境内进口单位的责任

进口药品的境外制药厂商在境外实施药品召回的，应当及时报告国家药品监督管理部门；在境内进行召回的，由进口单位按照《药品召回管理办法》的规定负责具体实施。

3. 召回主体的法律责任

① 药品监督管理部门确认药品生产企业因违反法律、法规、规章规定造成上市药品存

在安全隐患，依法应当给予行政处罚，但该企业已经采取召回措施主动消除或者减轻危害后果的，依照《行政处罚法》的规定从轻或者减轻处罚；违法行为轻微并及时纠正，没有造成危害后果的，不予处罚。药品生产企业召回药品的，不免除其依法应当承担的其他法律责任。

② 药品生产企业违反法律规定，发现药品存在安全隐患而不主动召回药品的，责令召回药品，并处应召回药品货值金额 3 倍的罚款；造成严重后果的，由原发证部门撤销药品批准证明文件，直至吊销《药品生产许可证》。

③ 药品经营企业、使用单位违反法律规定的，责令停止销售和使用，并处 1000 元以上 5 万元以下罚款；造成严重后果的，由原发证部门吊销《药品经营许可证》或者其他许可证。

④ 药品经营企业、使用单位拒绝配合药品生产企业或者药品监督管理部门开展有关药品安全隐患调查、拒绝协助药品生产企业召回药品的，予以警告，责令改正，可以并处 2 万元以下罚款。

本章小结

本章论述了药品不良反应、药品上市后再评价、药物警戒的相关基本概念；我国药品不良反应的报告范围、程序、处置、评价管理的内容；药品召回的界定、分级和程序。主要内容包括：

1. 药品不良反应是指合格药品在正常用法用量下出现的与用药目的无关的有害反应。药品不良反应是药品固有特性所引起的，任何药品都有可能引起不良反应。

2. 新的药品不良反应是指药品说明书中未载明的不良反应。说明书中已有描述，但不良反应发生的性质、程度、后果或者频率与说明书描述不一致或者更严重的，按照新的药品不良反应处理。

3. 严重药品不良反应是指因使用药品引起以下损害情形之一的反应：①导致死亡；②危及生命；③致癌、致畸、致出生缺陷；④导致显著的或者永久的人体伤残或者器官功能的损伤；⑤导致住院或者住院时间延长；⑥导致其他重要医学事件，如不进行治疗可能出现上述所列情况的。

4. 药品群体不良事件是指同一药品在使用过程中，在相对集中的时间、区域内，对一定数量人群的身体健康或者生命安全造成损害或者威胁，需要予以紧急处置的事件。

5. 药品不良反应报告和监测是指药品不良反应的发现、报告、评价和控制的过程。

6. 新药监测期内的国产药品应当报告该药品的所有不良反应；其他国产药品报告新的和严重的不良反应。进口药品自首次获准进口之日起 5 年内，报告该进口药品的所有不良反应；满 5 年的，报告新的和严重的不良反应。

7. 药品上市后再评价是根据医药最新学术水平，从药学、临床医学、药物流行病学、药物经济学及药物政策等方面，对已批准上市的药品的有效性、安全性、质量可控性、经济性以及使用合理性等进行系统评估的科学过程。

8. 药品上市后再评价的内容主要围绕药品安全性评价、药品质量评价、临床有效性评价和经济性评价四个方面展开。

9. 目前我国已经实施或正在建立的药品再评价措施与制度包括：新药Ⅳ期临床试验；中药注射剂安全性评价；仿制药质量一致性评价；处方药与非处方药转换评价。

10. 世界卫生组织（WHO）将药物警戒定义为，发现、评价、认识和须防药品不良反应或其他任何与药物相关问题的科学和活动。药物警戒的工作内容为主动地、系统地、持续地进行风险管理的一种活动和理念，即在产品生命周期的全过程中，主动地综合运用科学手段来发现、评估、沟通风险信息，实现药品风险最小化，并通过广泛的社会合作和恰当的沟通，将药品安全信息正确地传播给公众。

11. 药品召回是指药品生产企业（包括进口药品的境外制药厂商）按照规定的程序收回已上市销售的存在安全隐患的药品。药品召回分为主动召回与责令召回两类。

复习思考题

一、单选题

1. 药品不良反应是（　　）。

A. 药品是劣药、假药

B. 用药方法剂量不正确

C. 合格药品在正常用法用量下出现的与用药目的无关的有害反应

D. 医疗事故

2. 药品不良事件是（　　）。

A. 合格药品在正常用法用量下出现的与用药目的无关的或意外的有害反应

B. 医疗事故

C. 药品治疗过程中出现的不良临床事件，不一定与该药有因果关系

D. 药品说明书未载明的不良反应

3. 药品不良反应报告的原则是（　　）。

A. 报告一切怀疑与药品有关的不良反应或不良事件

B. 定期报告的原则

C. 严重不良事件立即报告

D. 新药监测期内的药品报告新的和严重不良反应

4. 药品不良反应报告和监测是指（　　）。

A. 指导临床合理用药

B. 药品不良反应的发现、报告、评价和控制的过程

C. 发生药品不良事件医疗处理过程

D. 药品不良反应信息通报的过程

5. 《药品召回管理办法》中，药品召回的主体是（　　）。

A. 药品生产企业

B. 药品经营企业

C. 药品使用单位

D. 国家药品监督管理局

二、多选题

1. 药品不良反应的报告单位是（　　）。

A. 药品生产企业

B. 药品经营企业

C. 医疗卫生机构

D. 市、县级药品不良反应机构

2. 新药监测期已满的国产药品应报告（　　）。

A. 该药品发生的所有不良反应

B. 该药品引起的新的和严重的不良反应

C. 药品说明书上未载明的不良反应

D. 药品说明书上已载明的不良反应

3. 新的药品不良反应是指（　　）。

A. 药品说明书中未载明的不良反应

B. 说明书中已有描述，但不良反应发生的性质、程度、后果或者频率与说明书描述不一致

C. 不良反应发生的性质、程度、后果比说明书描述更严重

D. 药品说明书中已载明的不良反应

三、简答题

1. 药品不良反应的监测方法有哪些？

2. 药品生产企业应如何处置药品群体不良事件？

3. 药品上市后再评价的意义是什么？

4. 简述药物警戒与药品不良反应监测的异同点。

5. 我国药品召回的含义是什么？如何分类和分级？

6. 主动召回和责令召回中药品生产企业的责任分别是什么？

第十四章
药品知识产权的保护

【学习目标】

　　1. 掌握：药品专利的类型及授予条件；药品专利的取得与保护；药品商标的注册申请、商标权的内容；药品商标侵权的保护。

　　2. 熟悉：药品知识产权的特征；医药商业秘密及保护；医药未披露数据保护。

　　3. 了解：药品知识产权的概念；药品知识产权的种类；药品专利的概念；商标的概念及特征。

案例导入

"养血清脑颗粒"专利侵权案

　　A 企业研制生产的养血清脑颗粒，1999 年获发明专利。2005 年 3 月，A 企业发现 B 公司上市了同名的养血清脑颗粒药。同年 5 月 A 企业先后向北京市第一中级人民法院和北京市高级人民法院提起发明专利侵权诉讼，要求判被告专利侵权并立即停止生产、销售养血清脑颗粒。

　　经过一审、二审，最终判决：B 公司主观上具有侵权的故意，客观上实施了侵犯他人专利权的行为，应当承担相应的民事责任。B 公司自判决生效日起停止制造、许诺销售该发明专利的行为，并且判决 B 公司按原告方要求赔偿 1 元钱人民币。

　　请阅读以上材料，思考并讨论：

　　(1) B 公司判处侵犯他人专利权的行为的依据是什么？

　　(2) 讨论专利权在药品生产销售过程中的重要性。

　　随着我国创新药物的研发发展，药品知识产权的保护越来越受国家重视，本章主要论述了药品知识产权、药品专利、药品商标的概念及特征以及药品知识产权的种类。同时，介绍了药品专利的类型及授予条件；药品专利的取得与保护；药品商标的注册申请、商标权的内容；药品商标侵权的保护，医药商业秘密及保护；医药未披露数据保护等内容。帮助学生进一步了解及学会药品知识产权保护相关知识，并在药品研发、生产、销售等领域发挥一定作用。

第一节 药品知识产权概述

一、知识产权的概念及种类

1.知识产权的概念

知识产权（intellectual property）是指公民、法人或其他组织在科学技术和文学艺术等领域的智力创新成果和工商业领域的投资成果享有的法定权益。

2.知识产权的种类

传统的知识产权分为两大类：一类为文学产权（literature property），如著作权和与著作权有关的邻接权；另一类为工业产权（industrial property），如专利权、商标权、商业秘密。

二、药品知识产权的概念及分类

1.药品知识产权的概念

药品知识产权是指一切与药品有关的发明创造和智力劳动成果的财产权。

2.药品知识产权的分类

目前，我国的医药知识产权保护主要有4种方式：药品专利权、药品商标权、医药著作权和医疗商业秘密权。

（1）药品专利权

药品专利权是指药品专利权人对其发明创造依法享有的专有权。药品专利权的内容包括人身权和财产权。财产权是专利权的主要内容，包括对取得专利的发明创造占有、使用、收益和处分的权利。

（2）药品商标权

药品商标权是指医药商标所有人对其在国家商标局依法注册的商标所享有的权利。办理商标注册申请是获准商标注册、取得商标权的前提和必经程序。

（3）医药著作权

著作权是指文学、艺术、科学作品的作者依法对他的作品享有的一系列的专有权，药品领域著作权的保护范围包括：著作、论文、口述作品、工程设计、产品设计图纸、产品说明书、计算机软件等。

（4）医药商业秘密权

医药商业秘密主要包括医药技术秘密和经营秘密两类。医药技术秘密可分为产品信息、配方和工艺、机械设备改进和研究开发的有关文件；经营秘密即未公开的经营信息，是指与药品的生产、经营销售有关的保密信息，包括：①与公司各种重要经营活动有关联的文件；②客户情报；③经营过程中的管理技术。我国对医药商业秘密的保护采取法律保护和权利人自我保护两种方式。

三、药品知识产权的特征及保护意义

1. 药品知识产权的特征

药品知识产权，是公民、法人和其他组织在药品领域创造的智力成果（或商业标记）而依法享有的一种知识产权，具有知识产权的共性特征。

（1）独占性

独占性亦称垄断性或专有性，是指发明创造人对其完成的发明创造享有占有、使用、收益和处分的权利。非经权利人许可，任何人不得实施和使用受保护的知识成果。

（2）时限性

知识产权只在法律规定的保护期限内有效。发明专利权的保护期限为二十年，实用新型专利权和外观设计专利权的保护期限为十年，均自申请日起计算。保护期过后，专利权随之消失。

（3）地域性

一个国家或地区所授予的知识产权仅在该国或该地区有效，对其他国家和地区不发生法律效力。如果发明创造人希望其发明创造在多个国家或地区取得保护，就必须依照各个国家的专利法律规定分别申请保护。

（4）无形性

知识的无形性决定了知识产权必须通过法律手段来保护。药品知识产权的无形性表现在以下几个方面：客体是一种无形的具有财产价值的知识；具有研发成本高、复制成本低、潜在利润极高的特点；可以被许多主体使用或反复多次使用而不降低其质量；企业对它的占有以合同、登记、数据库等形式作为依据；所有权人的权利被侵犯的可能性明显高于有形财产的权利人。

2. 药品知识产权保护的意义

作为高新科技和信息技术运用最为广泛的领域之一，医药行业不仅是绝大多数国家重要的工业产业支柱，也是无形资产集中的主要领域。因此，世界各国对医药领域的知识产权保护问题都十分重视。医药知识产权保护的意义主要体现在以下几个方面：

（1）促进医药科技创新

新药的研究开发是一项高投入、高风险、费时长、效益大的复杂的系统工程，需要进行新药的设计与筛选、临床前研究、临床研究、生产工艺优化、申报、审批及市场开发等大量、长期的工作。高额投入的回报是新产品所带来的巨大经济利益，但其前提必须是对医药新产品的有效保护，避免其他企业无偿仿制造成的市场和利润的损失。只有通过专利法等法律或行政手段，有效实施知识产权保护，才能提高研究开发者的积极性，促进医药科技创新的不断发展。

（2）推动医药科技产业化发展

由于知识产权的无形性和可复制性特点，医药科技创新必须及时转化为产品，才能创造财富和价值。发达国家往往将其药品销售额的 $10\%\sim15\%$ 用于新药的研究与开发，其目的正是新药研制产业化后的高额利润。医药知识产权保护制度的实施，可以从法律和行政等各方面促使高新技术成果转化为现实生产力，有利于加强科研与生产管理，解决科研与生产相脱离的问题。

（3）促进医药国际交流与贸易

我国作为一个发展中大国，已经加入主要知识产权保护国际公约，知识产权保护的法律体系也基本完善。良好的知识产权保护氛围可吸引更多的国家和企业在我国进行医药开发的技术投资与科研合作，也有利于我国医药产品与技术走向世界，促进中医药产品的对外出口与贸易。

（4）提高企业竞争意识与能力

中国加入世界贸易组织以后，医药知识产权保护制度得到更加严格的实施，我国长期以来以仿制无自主知识产权药品为主的绝大多数医药企业面临更加严峻的竞争形势。医药企业能否在残酷的国际与国内竞争中立于不败之地，很大程度上取决于是否拥有更多的自主医药知识产权。

（5）保护和发展我国传统中药资源和优势

中药是我国传统文化瑰宝，是祖先留给我们的宝贵科技文化财富，也是一笔丰富的经济财富。中药产业是我国医药经济中的重要组成部分，是独具特色和优势的民族产业，也是最具自主知识产权的朝阳产业和新的经济增长点。我国具有发展中药产业及中药知识产权的资源、政策、人才及文化优势。对于中药产业发展而言，中药知识产权不仅是一种无形资产，而且也是一种重要的经济资源。

第二节　药品专利保护

一、我国专利制度的建设

2019 年，我国发明专利、实用新型专利以及外观设计专利申请总数达 438.1 万件，同比增长 1.33%，其中发明专利 140.1 万件，占比 32%；实用新型专利 26.8 万件，占比 52%；外观设计专利 71.2 万件，占比 16%。近十年来，我国专利申请量始终保持增长，这与我国专利制度的建设和实施密切相关，极大地激发了全社会发明创造的热度。1950 年颁布了《保障发明权与专利权暂行条例》，然而到了 1952 年仅审查批准了 4 项专利。1954 年出台了《有关生产的发明、技术改进及合理化建议的奖励暂行条例》（以下简称《发明、技术改进及奖励条例》），替代了此前的《保障发明权与专利权暂行条例》，然而我国又于 1963 年废止了《发明、技术改进及奖励条例》。1978 年 12 月，我国先后派出工作组考察了日本、法国、德国、南斯拉夫、美国等国家专利组织以及世界知识产权组织。在充分调研的基础之上，1979 年 10 月 17 日，当时的国家科委向国务院提出了在我国建立专利制度的请示，该请示建议在我国起草《专利法》。国务院于 1980 年正式批准国家科委的报告，此后，便开始了我国《专利法》的正式起草阶段。《中华人民共和国专利法》（简称《专利法》）经过 4 年多的反复论证，前后历经 20 余稿修改，终于在 1984 年 3 月 12 日经第六届全国人大常委会第四次会议讨论通过，自 1985 年 4 月 1 日起正式施行。1992 年 1 月 17 日中美双方签署的《中美知识产权保护备忘录》等双边条约，为了落实这一条约并为我国加入世界贸易组织创造条件，我国于 1992 年对《专利法》进行了第一次修改，增加了专利权的权利内容，增加了专利权"进口权"内容，增加了专利权的保护期限。2000 年 8 月 25 日，我国《专利法》又进行了第二次修改，为我国赢得了国际商贸的发展机遇，同时对于保护国内创新也同样大有裨益。2008 年我国《专利法》迎来了第三次修改，修改后的《专利法》对专利权的保护更加严格和务实。2020 年 10 月 17 日，第十三届全国人民代表大会常务委员会第二十二次会议通过修改《中华人民共和国专利法》的决定，自 2021 年 6 月 1 日起施行。

二、药品专利的概念及分类

1. 药品专利的概念

药品专利，是指源于药品领域的发明创造，且转化为一种具有独占权的形态，是各国普遍采用的以独占市场为主要特征的谋求市场竞争有利地位的一种手段。

2. 药品专利的分类

药品专利分为药品发明专利、实用新型专利及外观设计专利。

（1）药品发明专利

药品发明专利是指对产品、方法或者其改进所提出的新的技术方案，主要包括：新药物专利、新制备方法专利和药物新用途。

（2）实用新型专利

实用新型专利是指对产品的形状、构造或者其结合所提出的适于实用的新的技术方案。

（3）外观设计专利

外观设计专利是指对产品的形状、图案或者其结合以及色彩与形状、图案的结合所作出的富有美感并适于工业应用的新设计。

三、药品专利的申请与授权

1. 药品专利的申请

（1）专利的申请原则

① 书面申请原则：目前，在国内申请专利必须递交书面文件，一切都是以递交的书面文件为依据。但随着电子信息技术的发展，我国专利局已在少数的涉外代理机构中就部分申请件试行电子申请。

② 先申请原则：如果两个以上的申请人分别就同样内容的发明创造申请专利，专利权则授予最先申请的人。

③ 优先权原则：我国《专利法》第二十九条规定："申请人自发明或者实用新型在外国第一次提出专利申请之日起十二个月内，或者自外观设计在外国第一次提出专利申请之日起六个月内，又在中国就相同主题提出专利申请的，依照该外国同中国签订的协议或者共同参加的国际条约，或者依照相互承认优先权的原则，可以享有优先权"。

④ 单一性原则：一份专利申请文件应当限于一项发明提出专利申请。

（2）申请文件的撰写与提交

专利申请文件的撰写要求完整、准确，因为申请文件的质量影响着专利能否成功申请和获得完整的保护。

① 药品发明专利的申请文件：发明专利请求书、说明书（必要时应有附图）、权利要求书、摘要及其附图。

② 实用新型专利的申请文件：实用新型专利请求书、说明书、说明书附图、权利要求书、摘要及其附图。

③ 外观设计专利的申请文件：外观设计专利请求书、图片或照片，要求保护色彩的，提交彩色图片或者照片。

2. 药品专利的审批与授权

（1）专利申请的审批程序

药品发明专利申请审批程序包括受理、初审、早期公布、实质审查及授权五个阶段。实用新型专利和外观设计专利申请审批程序包括受理、初审和授权三个阶段，在审批过程中不进行早期公布和实质审查。我国专利审批流程如图14-1所示。

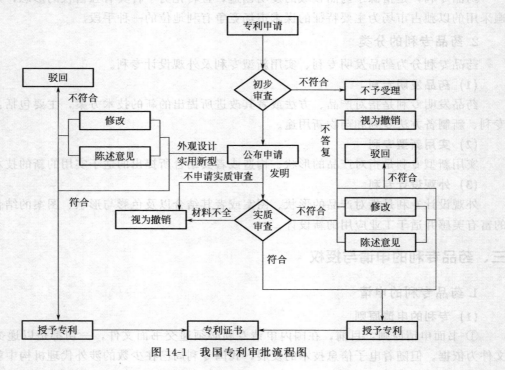

图 14-1　我国专利审批流程图

（2）授予专利权的条件

授予专利权的条件是指一项发明创造获得专利权应当具备的实质性条件。一项发明或者实用新型获得专利权的实质条件为新颖性、创造性和实用性。外观设计获得专利权的实质条件为新颖性和美观性。

① 新颖性：指在申请日以前没有同样的发明或实用新型在国内外出版物公开发表过、没有在国内公开使用过或以其他方式为公众所知，也没有同样的发明或实用新型由他人向专利局提出过申请并且记载在申请日以后公布的专利申请文件中。

② 创造性：是指同申请日以前已有的技术相比，该发明有突出的实质性特点和显著的进步，该实用新型有实质性特点和进步。

③ 实用性：是指该发明或者实用新型能够制造或者使用，并且能够产生积极的效果，即不造成环境污染以及能源或者资源的严重浪费，不会损害人体健康。

（3）不授予专利权的条件

① 违反国家法律、社会公德或者妨碍公共利益的发明创造；

② 科学发现；

③ 智力活动的规则和方法；

④ 疾病的诊断和治疗方法；

⑤ 动物和植物品种；

⑥ 用原子核变换方法获得的物质；

⑦ 对平面印刷品的图案、色彩或者二者的结合作出的主要起标识作用的设计。

四、药品专利侵权的保护

1. 专利权人的主要权利

（1）人身权

发明人或设计人对发明创造享有在专利文件中写明发明人或设计人姓名的权利。

（2）专利独占权

只有专利权人才有实施其发明创造的制造、使用、销售，对该专利获得享有独占的权利，任何自然人、法人、其他组织均不得不经许可，不支付报酬使用、制造、销售专利产品。

（3）专利许可权

专利权人有条件地允许他人使用其专利技术。

（4）专利转让权

专利申请权和专利权可以转让。根据《专利法》的规定，转让应符合下列程序：

① 当事人应当订立书面合同，并向国务院专利行政部门登记，由国务院专利行政部门予以公告。专利申请权或者专利权的转让自登记之日起生效。

② 中国单位或者个人向外国人转让专利申请权或者专利权的，必须经国务院有关主管部门批准。

（5）专利标记权

专利权人有权在其专利产品或者该产品的包装上标明专利标记和专利号。

2. 专利权的保护范围

专利权保护范围，是指专利权效力所及的发明创造的技术特征和技术幅度。

（1）发明或者实用新型专利

我国《专利法》第59条第1款规定：发明或者实用新型专利权的保护范围以其权利要求的内容为准，说明书与附图可以用于解释权利要求的内容。《专利法实施细则》第20条规定：权利要求书应当有独立权利要求，也可以有从属权利要求。独立权利要求应当从整体上反映发明或者实用新型的技术方案，记载解决技术问题的必要技术特征。从属权利要求应当用附加的技术特征，对引用的权利要求做进一步限定。

（2）外观设计专利

我国《专利法》第59条第2款规定：外观设计专利权的保护范围以表示在图片或者照片中的该外观设计专利产品为准。

3. 药品专利侵权的法律保护

专利侵权是指他人未经专利权人许可，以生产经营为目的，实施了依法受保护的有效专利的违法行为。在现实生活中，侵犯专利权的行为是多种多样的，性质也各不相同。因此，实施对专利权的法律保护方式也有所不同，归纳起来，有以下3种：行政保护、民法保护、刑法保护。

（1）行政保护

专利权的行政保护，就是通过行政程序，由国家行政管理机关用行政手段对专利权实行法律保护。根据《专利法》的规定，对未经专利权人许可，实施其专利的侵权行为，专利权人或者利害关系人可以请求专利机关进行处理。

（2）民法保护

在司法实践中，侵犯专利权的行为多属于民事侵权行为，因此对专利侵权的民事制裁是最重要的一种法律保护方式。当专利权人的专利权被他人侵犯时，被侵权人可以向人民法院起诉，来追究侵权人的民事责任。人民法院在保护专利权人的利益时，通常采取下列措施：①强制侵权人停止侵权活动；②没收侵权人的仿制产品；③赔偿专利权人的经济损失；④责令侵权人采取措施，恢复专利权人的信誉。

（3）刑法保护

专利权的刑法保护是指侵犯专利权的行为情节严重，触犯刑律构成犯罪，通过依法追究侵权人的刑事责任保护专利权人的合法权益。

第三节　药品商标保护

一、商标的概念、特征和分类

1. 商标的概念

商标是指能够将一生产者、经营者的商品或服务与其他生产者、经营者的商品或服务区别开来并可为视觉所感知的标记。

商标的构成要素可以是文字、图形、字母、数字、三维标志或颜色组合，也可以是上述这些要素的组合。

2. 商标的特征

（1）显著性

商标个性鲜明，便于消费者识别。

（2）独占性

注册商标未经注册商标所有人许可，他人不得擅自使用。

（3）依附性

商标依附于商品或服务而存在。

（4）价值性

商标能给经营者带来丰厚的利润。

（5）竞争性

商标是参与市场竞争的工具。

3. 商标的分类

（1）按构成分类

按构成可分为：平面商标、立体商标、声音商标。

（2）按使用对象分类

按使用对象可分为：商品商标、服务商标。

（3）按作用功能分类

按作用功能可分为：集体商标、证明商标、联合商标。

（4）按知名度分类

按知名度可分为：知名商标、著名商标、驰名商标。

（5）按是否注册分类

按是否注册可分为：注册商标、非注册商标。

二、药品商标的概念、特殊要求及作用

1. 药品商标的概念

药品商标是指由文字、图形、字母、数字、三维标志或颜色组合，以及上述要素的组合，能够将医药生产者、经营者用来区别于他人生产、经营的药品或药学服务的可视性标记。

2. 药品商标的特殊要求

① 药品商标必须与医药行业的属性相吻合。

② 申请药品商标时应当附送药品批准证明文件。

③ 药品商标不得使用药品通用名称。

3. 药品商标的功能与作用

（1）对于生产企业的作用

药品商标有表彰药品来源、广告宣传的作用；是重要的无形资产；创新专利药品配合以商标保护，是企业生存和发展的重要策略。

（2）对于消费者的作用

药品商标具有区别商品、标示质量的作用，可帮助消费者正确地选择使用安全有效的药品。

（3）对于政府部门的作用

药品商标具有监督药品质量，稳定我国医药经济发展，提高国际市场竞争力的作用。

（4）对于药品的作用

药品商标是药品是否合法经营的依据，是药品质量的保证。

三、药品商标权的取得及内容

1. 药品商标权的取得

（1）商标注册申请

办理商标注册申请是获准商标注册、取得商标权的前提和必经程序。申请注册的商标应当有显著特征，便于识别，并不得与他人在先取得的合法权利相冲突。

我国的商标注册申请流程见图 14-2。

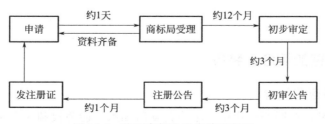

图 14-2　我国商标注册申请流程图

（2）不得作为商标注册的情形

① 使用药品的通用名称、图形、型号的；

② 直接表示药品的质量、主要原料、功能、用途、重量、数量及其他特点的；

③ 直接表示药品的功能、用途特点的。

2.药品商标权的内容

（1）专有使用权

专有使用权是指商标权人在核定使用的医药商品或服务上使用核准的注册商标的权利。

（2）禁止权

禁止权是指商标权人有权禁止他人未经许可使用其注册商标，或以其他方式侵犯其商标专用权的权利。对于驰名商标，国家实行扩大保护，即商标权人有权禁止他人将驰名商标或与驰名商标相类似的商标使用到任何商品和服务项目上。

（3）转让权

转让权是指药品商标权人在法律允许的范围内，将其注册商标有偿或无偿转让的权利。转让注册商标的，转让人和受让人应当签订转让协议，并共同向商标局提出申请。

（4）许可权

许可权是指商标权人以收取使用费用为代价，通过合同的方式许可他人使用其注册商标的权力。

四、药品商标侵权的保护

1.商标权的保护范围和期限

我国注册商标的有效期为 10 年，自核准注册之日起计算。注册商标有效期满需要继续使用的，应当在期满前 6 个月内申请续展注册，每次续展注册的有效期为 10 年。商标通过续展注册可得到永久性保护。

2.医药商标侵权行为及保护

（1）医药商标侵权行为

医药商标侵权行为是指侵犯他人有效的医药商标专有使用权的行为。

（2）医药商标侵权的保护

医药商标侵权的保护包括行政保护、司法保护、自我保护和消费者的社会保护。

第四节　医药商业秘密和医药未披露数据的保护

一、医药商业秘密的概念、特征

1.医药商业秘密的概念

医药商业秘密是指在医药行业中，不为公众所知悉、能为权利人带来经济利益、具有实用性并经权利人采取保密措施的技术信息和经营信息。

2. 医药商业秘密的基本特征

（1）秘密性

医药商业秘密必须是处于秘密状态的信息，不可能从公开的渠道所获悉。

（2）价值性

价值性是指该商业秘密自身所蕴含的经济价值和市场竞争价值，能为权利人带来现实的或者潜在的经济利益，所有人因掌握商业秘密而拥有竞争优势，并能实现权利人经济利益的目的。

（3）实用性

实用性是指构成商业秘密的信息具有确定的可应用性。实用性与价值性具有密切的关系，缺乏实用性的信息则无价值性可言。

（4）保密性

保密性是指有关信息的所有人主观上将该信息视为秘密，客观上则采取适当的保密措施以维持信息的秘密性。

二、医药商业秘密的主要内容

医药商业秘密的主要内容包括医药技术秘密、经营秘密两个方面。

1. 医药技术秘密

（1）产品信息

企业自行研究开发的新药，在既没有申请专利，也还没有正式投入市场之前，尚处于秘密状态，它就是一项商业秘密。即使药品本身不是秘密，它的组成部分或组成方式也可能是商业秘密。

（2）配方与工艺

医药产品的工业配方、化学配方、药品配方等是商业秘密的一种常见形式，甚至化妆品配方，其中各种含量的比例也属于商业秘密。有时几个不同的设备，尽管其本身属于公知范畴，但经特定组合，产生新工艺和先进的操作方法，也可能成为商业秘密。许多技术诀窍就属于这一类型的商业秘密。

中药技术秘密中包括中药的制造技术、生产工艺流程、特定配方、有关设备和材料的制作工艺的专门知识、经验等信息。

（3）机器设备的改进

在公开的市场上购买的制药机器、设备经公司的技术人员对其进行技术改进，使其具有更多用途或效率更高，这个改进是商业秘密。

（4）研究开发的有关文件

研究开发的有关文件用于记录研究和开发活动的内容，这类文件就是商业秘密。如蓝图、图样、实验结果、设计文件、技术改进后的通知、标准件最佳规格、检验原则等。

2. 医药经营秘密

医药经营秘密即未公开的经营信息，是指与药品的生产、经营销售有关的保密信息。包括：

（1）与公司各种重要经营活动有关联的文件

公司在各种重要经营活动中有许多关联的文件，如采购计划、进货渠道、供应商清单、销售计划、销售方法、会计财务报表、分配方案、市场调查资料等。

(2) 客户情报

客户情报包括客户清单、销售渠道、协作关系、货源情报、产销策略、招投标中的标底及标书内容等信息。

(3) 经营过程中的管理技术

管理技术包括在医药经营各个环节中有效运作的管理模式、管理方法、管理诀窍、管理步骤等。

三、医药商业秘密的保护方式

我国对医药商业秘密的保护采取法律保护和权利人自我保护两种方式。

1. 法律保护

① 法律通过对非法侵害他人商业秘密的行为，依法追究法律责任的方式保护商业秘密权。

② 侵犯商业秘密行为应当主要承担民事违约责任和民事侵权责任。

③ 当侵犯商业秘密行为构成不正当竞争行为时，依法还应当承担行政责任。

④ 侵犯商业秘密行为情节严重，构成犯罪时，则应当承担刑事责任。

2. 商业秘密的自我保护

① 企业内部设立专门的商业秘密管理机构。

② 与涉及商业秘密的人员签订保密合同以及竞业限制协议。

③ 在具体的管理上实行分级管理。

④ 定期对涉及商业秘密的人员进行培训，灌输保护商业秘密的意识，提高他们保护商业秘密的能力等。

我国中药的商业秘密自我保护已有数千年历史。在中药领域，千百年来秉承的"祖传秘方"保护形式，或称之为"技术诀窍保护"，是中药知识产权保护的重要方式之一。其范围涉及中药配方、独特的生产加工工艺、中药栽培养殖技术、饮片加工技术、炮制技术、复方配伍比例、技术信息等。只要不泄密，这种保护的时间就没有限制，可以保护几百年。

3. 商业秘密保护的缺陷

(1) 现行法律对商业秘密的保护力度较弱

商业秘密虽因其不公开而风险性低，并且没有时间上和地域上的限制，但是商业秘密会因合同等保护措施失败而被扩散，而我国现行立法对商业秘密的保护散见于各种不同的法律、法规中，这些有关保护商业秘密的法律条文难以保证内容上的统一性、协调性和体系上的完整性。

(2) 商业秘密保护自身的缺陷对中医药保护带来负面影响

从中药领域的技术特征看，商业秘密保护是中药知识产权保护的重要方式之一。但商业秘密拥有权不具有排他性，不能禁止他人以合法的途径了解和使用同样的技术，在理论上它不能对抗反向工程和独立发明。这样，商业秘密的权利人在他人独立发明相同或类似的商业秘密后会丧失其对商业秘密的专有权，甚至不能再生产该产品。

(3) 存在着不可预期的泄密风险

① 政府主管部门的原因：在申报注册过程中，如果政府主管部门对按照规定获得的商业秘密不负担保密的义务，则技术秘密很可能从专有领域流入公有领域。

② 企业自身在医药商业秘密实践中存在的问题：a.违反与权利人保守商业秘密的合同

约定；b. 违反限制使用条款，超越期限、地域、数量的自己使用或允许他人使用的行为；c. 违反商业秘密权利人的要求和公司章程，披露、使用或允许他人使用本单位、本公司商业秘密的行为等。

③ 以占有为目的的违法获取：采取秘密窃取的手段；采用利益引诱的手段；采用威逼、胁迫的手段；采取违反商业道德的手段。

四、医药未披露数据的保护

1. 医药未披露数据的定义

医药未披露数据是指在含有新型化学成分药品注册过程中，申请者为获得药品生产批准证明文件向药品注册管理部门提交的关于药品安全性、有效性、质量可控性的未披露的试验数据。

2. 医药未披露数据的内容

(1) 针对试验系统试验数据

包括动物、细胞、组织、器官、微生物等试验系统的药理、毒理、动物药代动力学等试验数据。

(2) 针对生产工艺流程、生产设备与设施、生产质量控制等研究数据

包括药物的合成工艺、提取方法、理化性质及纯度、剂型选择、处方筛选、制备工艺、检验方法、质量指标、稳定性；中药制剂还包括原药材的来源、加工及炮制等；生物制品还包括菌毒种、细胞株、生物组织等起始材料的质量标准、保存条件、遗传稳定性及免疫学等研究数据。

(3) 针对人体的临床试验数据

包括临床药理学、人体安全性、有效性评价等获得人体对于新药的耐受程度和药代动力学参数，给药剂量等试验数据。

3. 医药未披露数据的特征

(1) 医药未披露数据不具有独占性

医药未披露的试验数据保护不禁止其他申请人自行独立获取的数据，其他申请人可以合法地使用该数据，故不具有独占性。

(2) 医药未披露数据获得的途径不具备创新性

"生产或者销售含有新型化学成分药品"中的"新"并不是应用创新方法而获得的信息，而是一个注册性概念，只要生产者或者销售者提交的化学活性成分未经注册的即是新的。

4. 医药未披露数据保护的含义及法律依据

(1) 医药未披露数据保护的含义

医药未披露数据保护是对未在我国注册过的含有新型化学成分药品的申报数据进行保护，在一定的时间内，负责药品注册的管理部门和药品仿制者既不能披露也不能依赖该新药研发者提供的证明药品安全性、有效性、质量可控性的试验数据。

(2) 医药未披露数据保护的法律依据

WTO 的 TRIPS 协议第 39 条规定：对含有新型化学物质的药品或农业化学产品的试验数据或其他数据进行保护，以防止不正当的商业使用。根据 TRIPS 协议，我国政府制定了药品未披露的试验数据保护相关的行政法规、部门规章。

《药品管理法实施条例》第三十四条规定：国家对获得生产或者销售含有新型化学成分药品许可的生产者或者销售者提交的自行取得且未披露的试验数据和其他数据实施保护，任何人不得对该未披露的试验数据和其他数据进行不正当的商业利用。自药品生产者或者销售者获得生产、销售新型化学成分药品的许可证明文件之日起6年内，对其他申请人未经已获得许可的申请人同意，使用前款数据申请生产、销售新型化学成分药品许可的，药品监督管理部门不予许可；但是，其他申请人提交自行取得数据的除外。药品监督管理部门不得披露本条第一款规定的数据，除非是公共利益需要和已采取措施确保该类数据不会被不正当地进行商业利用。

本章小结

本章论述了药品知识产权、药品专利、药品商标、医药商业秘密的相关基本概念；药品知识产权的特征及分类，药品的专利的申请与授权及分类，药品商标和医药商业秘密的内容。主要内容包括：

1. 药品知识产权：是指一切与药品有关的发明创造和智力劳动成果的财产权。

2. 药品专利：是指源于药品领域的发明创造，且转化为一种具有独占权的形态，是各国普遍采用的以独占市场为主要特征的谋求市场竞争有利地位的一种手段。

3. 药品商标：是指文字、图形、字母、数字、三维标志或颜色组合，以及上述要素的组合，能够将医药生产者、经营者用来区别于他人生产、经营的药品或药学服务的可视性标记。

4. 医药商业秘密：是指在医药行业中，不为公众所知悉、能为权利人带来经济利益、具有实用性并经权利人采取保密措施的技术信息和经营信息。

5. 药品知识产权的特征：①独占性；②时间性；③地域性；④无形性。药品知识产权的分类：①药品专利权；②药品商标权；③医药著作权；④医药商业秘密权。

6. 药品专利分为：①药品发明专利；②实用新型专利；③外观设计专利。

7. 药品发明专利申请审批程序包括受理、初审、早期公布、实质审查及授权五个阶段。实用新型专利和外观设计专利申请审批程序包括受理、初审和授权三个阶段。药品发明或者实用新型获得专利权的实质条件为新颖性、创造性和实用性。外观设计获得专利权的实质条件为新颖性和美观性。

8. 药品商标必须与医药行业的属性相吻合，申请药品商标时应当附送药品，批准证明文件，药品商标不得使用药品通用名称。

9. 医药商业秘密的主要内容主要包括：医药技术秘密、经营秘密两个方面。而医药技术秘密主要包括：①产品信息，②配方与工艺，③机器设备的改进，④研究开发的有关文件。

复习思考题

一、单选题

1. 知识产权中的工业产权不包括（　　）。

A. 专利权　　　　　　　B. 商标权　　　　　　　C. 专利权和商标权

D. 著作权　　　　　　　　　E. 商业秘密

2. 须经批准授权的知识产权是（　　　）。

A. 植物新品种权　　　　　B. 著作权　　　　　　C. 著作邻接权

D. 商业秘密权　　　　　　E. 发表权

3. 有关商标注册的下列表述中不正确的是（　　　）。

A. 申请人必须委托商标代理机构进行申请

B. 药品商标必须与医药行业的属性相吻合

C. 申请人用药品商标时应当附送药品批准证明文件

D. 申请人既可以委托商标代理机构也可以自行申请

E. 商标注册实行自愿申请原则

4. 我国《专利法》开始实施的日期是（　　　）。

A. 1983 年 3 月 1 日　　　B. 1991 年 6 月 1 日　　　C. 1985 年 4 月 1 日

D. 2001 年 7 月 1 日　　　E. 1984 年 4 月 1 日

5. 用作药品辅料的新化合物可以申请（　　　）。

A. 实用新型专利　　　　　B. 外观设计专利　　　　C. 产品发明专利

D. 方法发明专利　　　　　E. 商品商标

6. 以下对象中可获得外观设计专利权的是（　　　）。

A. 一种新药　　　　　　　B. 药品的包装盒　　　　C. 药品的制造方法

D. 药品的处方　　　　　　E. 新的用途

7. 外观设计专利权的保护范围应当以（　　　）。

A. 专利权人制造的产品为准

B. 以专利权人的销售广告为准

C. 以申请人在申请时提交的设计图或照片为准

D. 以申请人在申请时提交的简要说明为准

E. 只以申请人在申请时提交的照片为准

8. 发明专利的保护范围以（　　　）为准。

A. 专利请求书　　　　　　B. 说明书　　　　　　　C. 摘要

D. 权利要求书　　　　　　E. 附图

9. 在中国，实用新型和外观设计专利申请（　　　）。

A. 须经过实质审查后授权

B. 经初审合格后即授权

C. 递交申请后即可授权

D. 经过形式审查和实质审查后才可授权

E. 公告后授权

10. 以下医药商业秘密论述错误的是（　　　）。

A. 不为公众所知悉的技术信息和经营信息

B. 能为权利人带来经济利益的技术信息和经营信息

C. 具有实用性的技术信息和经营信息

D. 经权利人采取保密措施的技术信息和经营信息

E. 能够永久独占的技术信息和经营信息

二、配伍选择题（备选答案在前，试题在后。每组5题，每组题均对应同一组备选答案。每个备选答案可以重复选用，也可以不选用。）

[1～5题]

A. 6年　　B. 10年　　C. 20年　　D. 30年　　E. 无时间限制

1. 我国发明专利权的期限为（　　）。
2. 我国实用新型专利权和外观设计专利权的期限为（　　）。
3. 注册商标权的有效期为（　　）。
4. 我国商业秘密保护权为（　　）。
5. 医药未披露数据保护的期限为（　　）。

[6～10题]

A. 驰名商标　　B. 著名商标　　C. 知名商标　　D. 注册商标　　E. 联合商标

6. 由国务院工商管理部门认定，享有较高声誉并为相关公众所熟知的商标是（　　）。
7. 由省级工商管理部门认可的，具有较高声誉和市场知名度的商标是（　　）。
8. 由市一级工商管理部门认可的，具有较高声誉和市场知名度的商标是（　　）。
9. 商标所有人在自己生产或销售的相同或类似的商品上注册几个近似的商标是（　　）。
10. 经商标局核准注册的商标是（　　）。

三、多选题

1. 下列各项中，中国《专利法》规定不授予专利权的是（　　）。

A. 动物和植物新品种　　　　　　　　　　B. 智力活动的规则和方法
C. 疾病的诊断和治疗方法　　　　　　　　D. 科学发现
E. 药品和化学物质

2. 商标禁止使用的标志是（　　）。

A. 与中国国旗相同的
B. 与中国中央政府所在地标志性建筑、名称相同的
C. 外国州、省行政区划名称
D. 与"红十字"名称相同的
E. 带有民族歧视性的

3. 我国专利法规定发明专利申请人应当提交的专利申请文件有（　　）。

A. 请求书　　　　　　B. 权利要求书　　　　　　C. 说明书
D. 摘要　　　　　　　E. 照片

4. 方法发明专利人享有下列哪些权利？（　　）

A. 专利独占权　　　　B. 专利许可权　　　　　　C. 专利转让权
D. 专利标记权　　　　E. 人身权

参考文献

[1] 杨世民，翁开源，周延安，等.药事管理学［M］.6 版.北京：人民卫生出版社，2016.

[2] 国务院.“十三五”深化医药卫生体制改革规划，2016.

[3] 国务院.关于促进医药产业健康发展的指导意见，2016.

[4] 杨悦.药事管理学研究方法论［D］.沈阳：沈阳药科大学，2004.

[5] 杨悦，李野，苏怀德.美国药事管理学科发展及其启示［J］.中国药房，2004，15（11）：698-701.

[6] 药品生产质量管理规范（2010 年修订）.卫生部令第 79 号.

[7] 药品生产监督管理办法.2020 年 1 月 22 日国家市场监督管理总局令第 28 号公布.

[8] 刘红宁.药事管理学［M］.北京：中国中医药出版社，2016.

[9] 刘兰茹.药事管理学［M］.2 版.北京：人民卫生出版社，2013.

[10] 张新平，刘兰茹.药品管理学［M］.北京：人民卫生出版社，2013.

[11] 杨波，刘兰茹，杨书良.药事管理学［M］.3 版.北京：化学工业出版社，2017.

[12] 刘红宁.药事管理学［M］.2 版.北京：高等教育出版社，2016.

[13] 邵蓉.中国药事法理论与实务［M］.2 版.北京：中国医药科技出版社，2015.

[14] 刘斌.药事管理［M］.2 版.北京：高等教育出版社，2012.

[15] 陈玉文.医药电子商务［M］.北京：中国医药科技出版社，2007.

[16] 刘红宁.药事管理学［M］.北京：中国中医药出版社，2016.

[17] 曾渝.药事管理学［M］.北京：中国医药科技出版社，2014.

[18] 马凤森.药事管理学［M］.杭州：浙江大学出版社，2010.

[19] 翁开源，廖瑞斌.药事管理学（案例版）［M］.北京：科技出版社，2017.

[20] 张立明，罗臻.药事管理学［M］.北京：清华大学出版社，2011.

参考答案

第一章

一、单选题　1. C　2. C　3. B　4. C
二、多选题　1. ACDE　2. ABCDE　3. ABDE　4. ABD

第二章

一、单选题　1. B　2. C　3. C　4. C　5. D
二、多选题　1. ABCD　2. ABCD　3. ABC　4. ABC

第三章

一、单选题　1. A　2. C
二、多选题　1. ACE　2. ABCDE

第四章

一、单选题　1. D　2. D　3. C　4. D
二、多选题　1. ACD　2. ABCDE　3. AB　4. ABD

第五章

一、单选题　1. C　2. B　3. B　4. A　5. C　6. A　7. B　8. A　9. D　10. D
二、多选题　1. ABCD　2. ABCD　3. ABCD　4. ABC　5. AB

第六章

一、单选题　1. A　2. C　3. C　4. B　5. C　6. A　7. C　8. D
二、多选题　1. CD　2. ABCD　3. ABC

第七章

一、单选题　1. A　2. B　3. C　4. C　5. D　6. D　7. B　8. B　9. C
二、多选题　1. ABE　2. ABCDE　3. ABC　4. AB
三、填空题　1. 生产；包装；检验　2. 质量；特性　3. 物料；已清洁　4. 评估；批准

第八章

一、单选题　1. C　2. B　3. D　4. D　5. C
二、多选题　1. ABCD　2. ABCD　3. ABD　4. ABCD　5. AB

第九章

一、单选题　1. C　2. D　3. A　4. C　5. B　6. B　7. C　8. C　9. B　10. D

二、多选题　1. ACDE　2. ABDE　3. ABCE　4. ACDE　5. ABCDE

第十章

一、单选题　1. D　2. A

二、多选题　1. ABCD　2. ABCD

三、判断题　1. 错　2. 对　3. 错　4. 对

第十一章

一、单选题　1. B　2. D　3. D　4. B　5. C

二、多选题　1. ABCD　2. ABC　3. ABD　4. ACDE　5. ABC

第十二章

一、单选题　1. C　2. D　3. B　4. A　5. D

二、配伍选择题　1. E　2. B　3. B　4. C　5. B　6. D　7. A

三、多选题　1. ABCD　2. ABCD　3. ABCD　4. ABC　5. ABCD

四、判断题　1. 错　2. 对　3. 错　4. 错　5. 对

五、案例分析题

（1）该案例中违反规定的宣传有：广告中对产品功能主治的宣传超出了药品监督管理部门批准的内容；含有不科学地表示功效的断言和保证；宣传治愈率或有效率；含有贬低同类产品的内容。

（2）违法主体是某制药集团有限公司；由市场监督管理部门责令其停止发布广告，责令广告主在相应范围内消除影响，处广告费用一倍以上三倍以下的罚款，广告费用无法计算或者明显偏低的，处十万元以上二十万元以下的罚款；情节严重的，处广告费用三倍以上五倍以下的罚款；广告费用无法计算或者明显偏低的，处二十万元以上一百万元以下的罚款，可以吊销营业执照，并由广告审查机关撤销药品广告批准文号、一年内不受理其广告审查申请。

第十三章

一、单选题　1. C　2. C　3. A　4. B　5. A

二、多选题　1. ABCD　2. BC　3. ABC

第十四章

一、单选题　1. D　2. A　3. A　4. C　5. C　6. B　7. C　8. D　9. B　10. E

二、配伍选择题　1. C　2. B　3. B　4. E　5. A　6. A　7. B　8. C　9. E　10. D

三、多选题　1. ABCD　2. ABDE　3. ABCD　4. ABCDE

第九章

一、单选题　1.C 2.D 3.A 4.C 5.B 6.B 7.C 8.C 9.B 10.D
二、多选题　1.ACDE 2.ABDE 3.ABCDE 1.ACDE 5.ABCDE

第十章

一、单选题　1.D 2.A
二、多选题　1.ABCD 2.ABCD
三、判断题　1.错 2.对 3.错 4.对

第十一章

一、单选题　1.B 2.D 3.D 4.B 5.C
二、多选题　1.ACD 2.ABC 3.ABD 4.ACDE 5.ABC

第十二章

一、单选题　1.C 2.D 3.B 4.A 5.D
二、配伍选择题　1.E 2.B 3.B 4.C 5.D 6.D 7.A
三、多选题　1.ABCD 2.ABCD 3.ABDC 4.ABC 5.ABCD
四、判断题　1.错 2.对 3.错 4.错 5.对
五、案例分析题

（1）该案例中涉及的违法行为：广告中对产品的疗效功能进行夸张和虚假的宣传，使用绝对化用语，以不科学的表示功效的断言和保证；使用消费者的名义和形象作证明，误导消费者的内容。

（2）由该生产厂家和广告经营公司，由市场监督管理部门责令其停止发布广告，并在相应范围内消除影响，没收广告费用以下以上的罚款。广告经营者发布广告费用以下以上的罚款。

第十三章

一、单选题　1.C 2.C 3.A 4.B 5.A
二、多选题　1.ABCD 2.BC 3.ABC

第十四章

一、单选题　1.D 2.A 3.A 4.C 5.B 6.C 7.C 8.D 9.B 10.D
二、配伍选择题　1.C 2.B 3.B 4.B 5.A 6.A 7.B 8.C 9.E 10.D
三、多选题　1.ABCD 2.ABDE 3.ABCD 4.ABCDE